한국 보건의료개혁의 정치

저자소개

김순양(金淳陽)은 고려대학교 사회학과를 졸업하고, 서울대학교에서 행정학석사와 행정학박사 학위를, 런던정경대(LSE)에서 Ph.D(사회정책학)를 취득하였다.
현재 영남대학교 행정학과 교수, 행정대학원장, 사회과학연구소장으로 재직하고 있다.
미국 Washington State University, University of Colorado (Denver), 영국 Southampton University, LSE Health and Social Care 등에서 교환교수, 객원연구위원 등을 역임하였다.
그동안 사회정책, 정책이론, 복지행정, 정부관료제 등의 분야에서 <Health Politics in Korea>, <Health Systems in Transition(WHO, 공저)>, <한국 다문화사회의 이방인>, <복지서비스의 민간위탁시스템 분석 (대한민국학술원 우수학술도서)>, <발전국가(공저)>, <행정(공저)>, <행정학의 이해(공저)> 등의 학술서적과 150여 편의 학술논문을 출간하였다. 영국, 미국 등지의 주요 국제학술세미나에서 많은 학술논문을 발표하였다. 세계 3대 인명사전인 미국 Marquis Who's Who in the World, 영국 국제인명센터(IBC)에 우수연구자로 등재되었으며, 동아일보 및 중앙일보 평가에서 우수연구자로 선정되었다. 학계 최고권위지인 <한국행정학보> 편집위원장을 2년간 역임하였다.

한국 보건의료개혁의 정치

초판 1쇄 2018년 2월20일
지은이 김순양
펴낸곳 영남대학교출판부
펴낸이 서길수
출판등록 1975년 9월 5일 경산 제16-1호
주소 경북 경산시 대학로 280
전화 053-810-1801~3
FAX 053-810-4722
홈페이지 book.yu.ac.kr

ISBN 978-89-7581-570-6 93350

이 도서의 국립중앙도서관 출판예정도서목록(CIP)은 서지정보유통지원시스템 홈페이지(http://seoji.nl.go.kr)와 국가자료공동목록시스템(http://www.nl.go.kr/kolisnet)에서 이용하실 수 있습니다. (CIP제어번호 : CIP2018004167)

이 저서는 2014년도 정부(교육부)의 재원으로 한국연구재단의 지원을 받아 연구되었음(NRF-2014S1A6A4A02027074).

한국 보건의료개혁의 정치

김순양 지음

영남대학교 출판부

서문

정책과정은 과학적이고 합리적일 것으로 기대하지만, 실제로는 매우 정치적이고 동태적이다. 많은 행위자들이 자신의 신념이나 이해를 관철하기 위해서 다양한 방식으로 개입한다. 그리고 정책과정은 진공상태가 아닌 동태적이고 소용돌이치는 환경적 맥락 하에서 진행된다. 따라서 정책과정과 정책산출은 예측 불가능한 경우가 많다. 보건의료정책의 과정은 더욱 그러하다. 보건의료정책과정에는 통상적인 행위자들은 물론, 다양한 전문이익집단들이 사생결단의 각오로 개입한다. 보건의료개혁은 대체로 보건의료 전문직종들 간의 영업권에 변화를 초래하기 때문이다. 더구나 1980년대 후반 이후의 민주화추세와 더불어 다양한 시민사회단체들이 개입하면서 보건의료정책과정은 더욱 동태적이고 정치적으로 되었다. 1963년의 의료보험법 제정부터 최근의 의료민영화 논쟁에 이르기까지 다양한 보건의료개혁이 추진되었지만, 대부분 장기간에 걸쳐서 갈등과 대립으로 점철되었다. 따라서 1960년대부터 최근까지 50년 이상에 걸쳐서 전개된 우리나라 보건의료개혁의 정치적 동태성을 종단면적으로 비교·분석해 보는 것은 보건의료정책은 물론, 우리나라 정책과정 일반의 실태와 문제점을 이해하는 데도 긴요한 작업이다.

그동안 보건의료개혁과 관련하여 많은 연구들이 행하여졌지만, 이를 장기간에 걸친 급변하는 환경적 맥락과 결부하여 종단면적으로 비교·분석한 경우는 거의 없다. 그리고 정책과정을 이해하기 위해서는 환경적 맥락, 정책하위체제, 정책결정과정, 정책산출로 이어지는 체계적이고 과정적인 관점에 입각한 통합적 분석틀이 필요하지만, 지금까지 이러한 분석틀을 사용한 단행본 형태의 연구는 찾아보기 어렵다. 따라서 긴 세월에 걸쳐서 진행된 다양한 보건의료개혁 사례들을 통합적이고 입체적인 분석틀에 입각하여 일목요연하게 정리하는 작업이 절실하다.

이러던 차에 한국연구재단으로부터의 재정지원이 있어 이책을 집필할 수 있었다. 다양한 보건의료개혁 사례들에 대한 분석을 한권의 책으로 묶음으로써 학술적 측면에서 보건의료정책과정의 정치적 동태성에 대한 체계적 이해가 가능하게 되었으며, 관심 있는 일반 독자들에게는 전문정보에 대한 접근성을 높일 수 있게 되었다. 이점에서 한국연구재단의 재정지원에 대하여 감사의 마음을 전한다.

저자는 30여년에 이르는 세월 동안에 일련의 보건의료개혁 사례들을 정책과정의 관점에서 분석하여 왔다. 이와 관련하여 발표한 학술논문이 수십 편에 이른다. 그러나 학술논문은 단일사례를 깊이 있게 분석하기에는 좋은 공간이지만, 다양한 사례들을 비교하거나 장기간에 걸친 변화추이를 살펴보는 데는 한계가 있다. 다양한 변수들을 포괄하는 통합적 분석틀에 입각하여 입체적인 분석을 행하는 데도 한계가 있다. 따라서 저자는 단행본의 집필을 통하여 장기간에 걸쳐 진행된 다양한 보건의료개혁 사례들을 체계적으로 비교·분석해 보려는 의욕을 오랫동안 품어 왔다. 따라서 본서는 갑자기 쓰여 진 것이 아니라, 저자가 오랜 기간 연구해 온 성과물들을 체계화, 정리, 보완한 것이다. 본서를 집필하는 데는 저자가 기존에 발표한 많은 학술논문들이 토대가 되었다. 이들 중에서 중요한 것들은 참고문헌 부분에 열거되어 있다.

이 책은 크게 다섯 개의 장으로 구성되어 있으며, 일반교재와 달리 구성이 다소 딱딱하다. 이는 본서의 주요 독자층이 정책학 및 보건의료정책에 관심을 가지는 학자들 및 준(準)전문가들이라고 보기 때문이다. 따라서 다소 진부해 보이지만, 기승전결의 형식으로 전문 학술서적의 포맷을 따라 하였다. 제1장은 머리말 부분으로서, 연구의 배경과 필요성, 목적, 구성체계 등을 소개하였다. 제2장은 보건의료개혁 과정을 이해하는데 필요한 정책이론모형들을 소개하였다. 여기에는 전통적인 다원주의모형과 조합주의모형은 물론, 정책네트워크모형, 옹호연합모형, 다중흐름모형 등을 포함하였다. 그리고 이들을 토대로 환경적 맥락, 정책창, 신념체계, 이해, 정책하위체제, 정책산출 등의 주요 변수들을 포괄하는 통합적 분석틀을 구축하였다. 그리고 보건의료 전문이익집단의 종류와 특성에 대해서도 설명하였다. 제3장은 본서의 핵심부분으로 1960년대 초반부터 현재까지의 주요 보건의료개혁 사례들을 환경적 맥락, 정책하위체제, 정책결정과정, 정책산출이라는 큰 변수에 입각하여 깊이 있게 분석하였다. 분석대상 사례는 1960년대 초반의 의료보험법 제정 논의, 1970년대 중반의 제2차 의료보험법 개정 논의, 1980년대 초반의 지역의료보험 시범사업 내 의약분업 논쟁, 제1차 의료보험 통합논쟁, 1980년대 후반의 제2차 의료보험 통합논쟁, 1990년대 이후부터 2000년대 초반까지의 한약조제권 분쟁, 의료보험 완전통합일화 논쟁, 의약분업 논쟁, 마지막으로 2000년대 중반이후부터 최근까지의 의료민영화 논쟁 등을 포괄하였다. 제4장은 앞장에서 분석한 사례들의 특징적인 면들을 논의하고, 50여년에 걸쳐 진행된 보건의료개혁 사례들을 정책과정의 측면에서 종단면적으로 비교·분석하였다. 이를 통해서 우리나라의 보건의료정책과정의 정치적 동태성을 잘 이해할 수 있다. 제5장은 결론부분으로서 연구결과를 요약하고, 본서에서의 실증분석을 통하여 얻을 수 있는 정책적 시사점들을 제시하였다.

이 책은 저자가 오랫동안 연구해 온 주제들인 정책과정과 보건의료정책을 결합하여 정리한 것이다. 저자는 시초부터 정책학 특히, 정책과정분석에 관심을 가지고 연구를 해 왔다. 연구대상 정책영역은 주로 복지정책과 보건의료정책을 포함하는 사회정책이었다. 자자의 입문 당시에는 크게 관심을 끌지 못하였던 연구분야였지만, 그동안의 정치민주화 및 복지국가화 추세와 더불어 이제는 국가운영의 중추적 정책영역이 되었다. 새삼 격세지감을 느낀다.

그러나 예나 지금이나 정책과정에서는 합리성이나 과학성보다는 정치적 논리 나아가서는 진영논리가 우선하고 있다. 부처이기주의, 집단이기주의도 여전히 극성을 부리고 있다. 정책을 둘러싸고 이해갈등에 더해 이념대립이 격화되고 있으며, 이로 인해 정책과정은 갈등과 투쟁의 장이 되고 있다. 보건의료정책은 더욱 그러하다. 이념과 이해가 대립하는 사생결단의 장이 되고 있다. 공익, 합리성, 조정, 중재의 개념들이 개입할 여지는 좁아 보인다. 정치와 행정이 바로서야 국민의 생활이 편안해 질 텐데, 정치와 행정이 만나는 지점인 정책과정은 시스템, 제도, 행태 등 모든 면에서 구태를 벗어나지 못하고 있다. 안타까울 따름이다. 비판적 자세를 견지하면서 정책과정분석 및 보건의료정책 연구에 더욱 정진함으로써 더 좋은 정책체계와 정책과정을 만드는 일에 학자로서의 책무를 다하고자 한다.

소년은 늙기 쉽고 학문은 이루기가 어렵다고 하였는데, 크게 이룬 학문도 없이 세월이 무심하게 흐르고 있다. 이제 인생 갑자의 한 바퀴를 돌고 새롭게 도전을 해야 할 시점에 서 있다. 이 책의 집필을 계기로, 곡학아세를 하지 않고 보다 큰 사명감으로 학문에 임할 것을 다짐해 본다.

한 권의 책을 쓰는 데는 주위 여러 분들의 도움과 희생이 뒤따르기 마련이다. 재정지원을 해 준 한국연구재단과 책을 깔끔하게 출판해 준 영남대학교출판부에 고마움을 표한다. 가정 내에서는 사명감이 강한 아내와 꿈이 야무진 두 자녀들(김도경, 김도은)이 언제나 든든한 버팀목이 된다. 물심양면에 걸친 형제자매의 후원에 대해서도 늘 감사하고 있다. 그러나 책을 쓰는 고된 작업을 마칠 때면 누구보다 그리운 분들이 있다. 어려운 시절, 어려운 살림살이에도 자녀들 공부시키는 것을 사명과 보람으로 여기셨던 부모님 영전에 삼가 이 책을 바친다.

무술년(2018년) 원단에

겨울바람 세찬 압량벌 연구실에서

저자 씀

차례

제1장
머리말

보건의료는 국민의 생명과 직결되는 중요한 정책영역이다. 따라서 환경변화에 맞추어서 적기에 개혁이 이루어져야 한다. 정부도 이를 인식하고 의료보험통합, 의약분업 등 다양한 보건의료개혁을 단행하였다. 그러나 많은 경우에 극심한 저항에 부딪혔다. 보건의료개혁에는 다양한 이해당사자들이 개입하며, 그 결과 개혁의 과정은 동태적이고 정치적이며, 예측 불가능하였다. 이러한 가운데 공익이 무시되거나 개혁의 목표가 표류하는 경우가 비일비재하였다. 과거의 많은 보건의료개혁 사례들이 이를 증거하고 있다. 따라서 보건의료개혁 과정의 정치적 동태성을 이해함으로써 향후의 보건의료개혁을 시행하는 데서 교훈을 얻는 것은 긴요한 과제이다. 즉, 지금까지의 보건의료개혁 과정에서 나타난 관련 행위자들의 신념과 이해, 공익의 향방(向方), 정부의 역할과 정책의지, 행위자들의 전략과 상호작용 등을 체계적으로 분석하는 것은 향후의 보건의료개혁을 추진하는 데서 유익한 정보를 제공해 줄 수 있는 것이다.

그러면 지금까지의 보건의료개혁은 왜 그렇게 동태적이고 정치적이었는가? 다양한 원인들이 있겠지만, 무엇보다도 보건의료 영역의 특수성에 기인하는 면이 크다. 첫째, 보건의료정책은 전문직종을 대상으로 할뿐만 아니라, 이러한 전문직종들 간에 관할권 다툼이 치열하며, 더구나 이것이 제로섬(zero-sum) 게임의 속성이 강하다. 따라서 관련 전문직종들은 자신의 업무영역을 침해할 소지가 있는 보건의료개혁에 대해서 극렬하게 저항하게 된다. 이러한 저항은 정부를 상대로 하기도 하며, 전문직종들 간의 갈등으로 나타나기도 한다. 둘째, 보건의료영역의 전문직종들이 강력한 전문이익집단을 형성하고 있다는 점이다. 즉, 보건의료직종은 직업적 동질성과 이해의 유사성을 토대로 응집력이 높은 전문이익집단을 형성하고 있으며, 보건의료정책 과정에서 적극적인 이익투입기능을 수행하고 있다. 셋째, 전문직종의 저항에 대한 정부의 제재(制裁)수단이 제한적이다. 이는 기본적으로 이들이 수행하는 직무의 대체가능성이 낮기 때문이다. 따라서 전문직종은 전문성을 무기로 집단휴진, 약국폐쇄 등의 강력한 단체행동을 행하지만, 이에 대한 정부의 대처능력은 제한적이다. 넷째, 보건의료 담당부처와 전문직종 간에는 강력한 고객관계(clientele relationship)가 형성되어 있다. 보건의료정책의 형성과 집행에서는 전문직종의 정보제공이 필수적이다. 그리고 전문직종은 전문성과 사회적 신망이 높기 때문에, 보건의료 담당부처로서는 의회와 국민들의 지지를 확보하는 데서 이들의 협력이 긴요하다. 반면에 이러한 고객관계는 전문직종의 행동을 억제하는 데 장애가 되며, 정부와 전문직종 간의 담합행위를 유발할 경우 공익을 침해할 소지가 있다. 다섯째, 나아가서는 보건의료 전문직종은 직능출신 의원 등의 인적 네트워크를 통하여 입법과정에서도 영향력을 행사한다. 그 결과 보건의료정책 영역에서는 기존에 고객관계로 엮여진 정부부처와 전문이익집단에 더해서, 의회 상임위원회까지 참가하는 '철의 삼각(iron triangle)'이 형성된다. 그러나 이러한 폐쇄적인 정책구조 하에서는 공익과 합리성이 저해될 소지가 크다. 마지막으로, 1980년대 후반이후의 일련의 민주화과정을 거치면서 다양한 시민사회단체가 개혁의 창도자로서 혹은 정책중개자로서 보건의료개혁 과정에 개입하고 있다. 물론 현재 어느 정책영역에서나 이들이 중요한 역할을 수행하지만, 보건의료개혁은 이들에게 상징적인 의미를 갖는다. 개혁성향의 시민사회단체에게 보건의료 전문직종은 대표적인 기득권세력 내지는 집단이기주의자로 간주되기 때문이다.

이러한 원인들로 인하여 보건의료개혁의 과정은 그 속성이 본질적으로 갈등적, 동태적, 정치적이다. 다양한 행위자들이 상이한 신념(beliefs)을 내세우는가 하면, 그 이면에는 각자의 이해(interests)에 기반을 둔 대립관계를 형성한다. 전문직종들 간에는 사생결단의 대치를 하기도 하며, 전문성과 직무수행의 대체 불가능성을 무기로 강력한 이익투입활동을 전개한다. 시민사회단체도 공익을 내세우며 적극적으로 개입한다. 정부부처는 물론, 입법을 담당하는 여·야 정당도 개입하지 않을 수 없다. 이 과정에서 이해관계가 충돌하며, 이로 인해 정책이 표류하며, 많은 경우에 공익이 침해된다. 그 결과 당초의 개혁의도가 좌절되고, 정책이 실패하는 경우가 많다. 따라서 이러한 보건의료개혁의 정치를 이해하는 것은 보건의료정책 형성과정의 동태성을 이해하는 데서도 필요하지만, 미래의 또 다른 보건의료개혁을 위한 시사점을 발굴하는 데서도 긴요한 작업이라고 할 수 있다.

그런데 보건의료개혁 과정은 이처럼 동태적이고 정치적인 속성이 강하기 때문에 이를 적절하게 분석할 수 있는 통합적인 분석틀을 구축하는 것이 중요하다. 즉, 보건의료 전문직종들 간에 극심한 갈등과 저항이 초래되고, 다양한 공식적, 비공식적 행위자들이 개입되는 복잡하고 동태적인 보건의료개혁 과정을 이해하기 위해서는 어느 하나의 이론모형에 입각해서는 이를 완전하게 분석하기가 어렵다. 행위자들의 신념체계, 정책이해, 전략적 상호작용은 물론, 환경적 맥락, 정치적 기회구조 등을 종합적으로 고려할 수 있는 통합적인 분석틀을 구축하는 것이 필요하다. 그동안 정책과정을 분석하기 위한 이론모형으로서 다원주의모형, 조합주의모형, 정책네트워크모형, 옹호연합모형, 관료정치이론, 다중흐름모형 등 다양한 이론들이 개발되어 각기 적용되어 왔지만, 어느 모형이든 복잡한 현실을 완전하게 설명하는 데는 한계가 있다. 특히, 보건의료개혁 과정에 참여하는 주요 행위자들의 동기와 행태를 정확하게 이해하기 위해서는 신념체계와 정책이해를 동시에 고려하는 것이 필요하다. 이를 통해서 이들이 채택하는 전략적 상호작용을 이해하고, 이 과정에서 집단이익과 공익 간의 상충관계를 파악하는 것은 개혁과정의 실체를 분석하는 데서 긴요하다. 이를 위해서는 신념체계, 정책이해, 옹호연합, 전략적 상호작용 등의 개념을 통합적으로 결합할 수 있는 입체적인 분석틀을 구축하고, 이에 입각하여 보건의료개혁의 정치적 동태성을 심층적으로 분석하는 것이 필요하다.

이러한 배경 하에서, 본서의 목적은 우리나라 보건의료개혁 과정의 정치적 동태성을, 신념체계, 정책이해, 전략 및 상호작용방식, 정치적 기회구조 등을 결합하는 통합적인 분석틀에 입각하여, 1960년대 이래 현재까지 50여년 이상 전개되어온 보건의료개혁의 정치를, 핵심적인 보건의료개혁 사례들을 중심으로 고찰하려는 것이다. 이를 통하여 보건의료개혁 과정의 갈등, 저항, 타협, 좌절의 실태를 실증적으로 분석하고, 이를 토대로 향후 지속적으로 추진될 보건의료개혁을 위한 정책적 시사점을 도출하고자 한다. 이러한 연구목적을 달성하기 위한 본서의 구체적인 연구질문(research questions)은 다음과 같다.

- 해당 보건의료개혁이 추진될 당시의 환경적 맥락은 어떠하였으며, 정치적 기회구조(기회의 창)는 무엇이며 어떠한 기능을 수행하였는가?
- 보건의료개혁의 추진주체는 누구이며, 추진 동기는 무엇이었는가?
- 주요 행위자들의 신념은 무엇이었는가?
- 주요 행위자들은 어떠한 이해를 가지고 있었는가?

- 주요 행위자들은 어떻게 옹호연합을 형성하고, 어떠한 전략적 상호작용을 하였는가?
- 보건의료개혁의 결과는 무엇이었으며, 누구의 이해가 주로 반영되었으며, 공익은 어떻게 침해 혹은 변질되었는가?
- 향후의 보건의료개혁을 위한 정책적 시사점은 무엇인가?

연구의 대상은 1960년대 초반부터 현재까지 전개된 다양한 보건의료개혁 사례들 중에서 우리나라 보건의료개혁 과정에서 중요한 의의를 갖는 것들, 다양한 행위자들이 참가하면서 격렬한 논쟁을 촉발한 것들을 중심으로 분석을 행하고자 하는데, 본서에서 분석하고자 하는 연구대상은 다음과 같다.

- 의료보험법 제정 논의(1962-1963년)
- 제2차 의료보험법 개정 논의(1976년)
- 지역의료보험 시범사업 내 의약분업 논쟁(1981-1984년)
- 제1차(1980-1982년) 및 제2차(1988-1989년) 의료보험통합 논쟁
- 한약조제권 분쟁(1993-1996년)
- 의료보험 완전 통합일원화 논쟁(1997-2003년)
- 의약분업 논쟁(1998-2000년)
- 의료민영화 논쟁(2004-2016년)

상기한 연구목적을 달성하기 위해서 본서는 다음과 같은 내용들로 구성하였다.

제1장은 머리말 부분으로서 본서의 집필배경 및 목적, 연구질문, 범위 등을 기술하였다.

제2장에서는 연구를 수행하기 위한 이론적 논의를 행하고, 이를 토대

로 적절한 분석틀을 설정한다. 이론적 논의는 보건의료개혁의 특성, 전문직종의 특성 및 전문직종들 간의 관할권 다툼, 전문이익집단의 이익투입 등에 대한 이론적 논의를 우선 행하고, 이어서 보건의료개혁 과정의 동태성을 분석하는 데 유용한 이론모형들을 소개한다. 예로서, 다양한 이익집단들 간의 경쟁과 타협을 중시하는 이익집단정치론(다원주의모형), 국가와 사회집단 간의 제도화된 관계를 분석하는데 유용한 조합주의모형, 국가와 전문이익집단 관계를 설명하는 데 적실한 중간 조합주의(meso-corporatism), 행위자들의 이해와 자원의존 관계를 분석하는 데 유용한 정책네트워크모형, 신념 및 옹호연합의 형성을 설명하는 옹호연합모형, 그리고 정책대안, 정책문제, 정치의 결합을 통해서 정책형성과정을 분석하고자 하는 다중흐름모형 등에 대한 이론적 논의를 행한다. 이어서 이러한 다양한 이론모형들로부터 핵심적인 개념들을 추출하고 결합하여 통합적인 분석틀을 설정한다. 분석틀은 환경적 맥락, 기회의 창, 신념, 이해, 옹호연합, 전략 및 상호작용방식, 정책산출 등의 개념을 적절하게 결합함으로써 체제론적이고 과정지향적(systematic and process-driven) 관점에 입각하여 설정하고자 한다.

제3장은 본서의 핵심적 부분으로서, 그동안의 우리나라 보건의료개혁에 관한 실증적 분석을 행한다. 우선은 그동안의 보건의료개혁의 전개과정을 개괄적으로 고찰하고, 환경적 맥락의 흐름 속에서 중요한 의의를 갖는 분석대상 사례의 의의를 약술한다. 이어서 앞장에서 구축한 분석틀에 입각하여 각 보건의료개혁 사례들을 실증적으로 분석한다. 분석대상 사례는 1960년대 초반의 의료보험법 제정으로부터 현재의 의료민영화 논쟁에 이르기까지의 사례들을 포함한다. 우리나라에서 본격적으로 보건의료제도가 도입되기 시작한 것은 1961년 5.16 군사정부 하에서 1963년 의료보험법에 제정되면서 부터라고 볼 수 있다. 따라서 본서는 보건의료개혁의 정치적 동태성을 분석하기 위하여 1960년대 이후부터

현재까지의 보건의료정책 분야의 주요 논쟁을 심층적으로 분석하고자 한다.

제4장은 제3장에서 분석한 각 사례들의 특징, 유사점, 차이점 등을 종단면적 비교(longitudinal comparison)의 관점에서 종합적으로 논의한다.

제5장은 결론 및 정책제언의 부분으로서, 연구결과를 요약하고, 우리나라 보건의료개혁의 문제점을 정책과정의 측면에서 도출하며, 향후 보건의료개혁의 성공적 추진을 위한 정책적 시사점, 전문직종들 간의 관할권다툼에서 공익을 보호하는 방안 등을 제언한다.

연구방법 및 자료수집 면에서, 본서는 1960년대 초부터 현재에 이르기까지 50년 이상에 걸쳐서 진행된 우리나라 보건의료개혁 과정의 정치적 동태성을 분석하려는 것으로서, 연구의 성격상 역사적 접근방식에 해당하는 것이다. 그리고 본서는 기본적으로 정책결정과정의 관점에 입각하여 보건의료개혁을 분석하려는 것이다. 이러한 점들을 감안하면, 계량적 접근은 현실적으로 어렵다. 따라서 본서는 기존에 간행된 다양한 문헌과 자료를 수집하여 이를 심층적으로 분석하는 방식에 의존한다. 즉, 문헌연구(document research)를 주로 하고자 한다. 문헌자료의 출처는 우선 이론적 논의 및 연구 틀의 설정과 관련해서는 보건의료 및 정책결정 관련 참고서적, 국내·외의 학술논문 등을 참고한다. 현황분석 자료와 관련해서는 정부발표문, 통계연보, 백서, 입법자료, 연설문집 등 공식적인 정부간행자료는 물론, 다양한 내부 자료들도 충실하게 수집하여 분석한다. 다음에 보건의료개혁 논쟁과정에 참여한 다양한 이해집단들인 시민사회단체, 전문이익집단(의사, 한의사, 약사 등), 경제단체, 노동단체, 의료보험조합 등의 사업보고서와 성명서 자료는 물론, 다양한 내부자료 등을 수집하여 활용한다. 언론의 현안분석자료, 주요 행위자들의 자서전 성격의 서적 등도 활용한다. 수집한 자료들은 체계적으로 정리하여 해당하는 부분에 적의 활용한다.

제2장
이론적 논의 및 연구 틀

제1절 보건의료정책 영역의 주요 행위자와 전문이익집단

1. 주요 행위자

보건의료정책 영역에는 다양한 전문직종이 있지만, 이들 중에서 그동안 우리나라 보건의료정책에 큰 영향력을 행사해 온 전문직종은 의료법과 약사법에 규정된 보건의료인이라고 볼 수 있으며, 이들 중에서도 특히 의사, 약사, 한의사 직종의 영향력이 컸다. 본서에서 분석하는 보건의료개혁 사례의 대부분도 이들 전문직종들이 주로 영향력을 행사하였다.

구체적으로, 의료인의 범위와 자격은 의료법에 규정되어 있는데, 의료법 상의 의료인에는 의사, 치과의사, 한의사, 조산사, 간호사가 있다. 이들의 임무는 의사는 의료와 보건지도, 치과의사는 치과 의료와 구강보건지도, 한의사는 한방 의료와 한방 보건지도, 조산사는 조산과 임산부 및 신생아에 대한 보건과 양호지도, 간호사는 간호 또는 진료보조를 각기 그 임무로 한다(의료법 제2조 2항). 그리고 의료인이 되기 위해서는 일정한 자격을 갖추고 해당 국가시험에 합격한 후, 보건복지부장관의 면허를 받아야 한다. 즉, 의사·치과의사 또는 한의사가 되기 위해서는 의학사·치의학사 또는 한의학사 학위를 받거나 의학·치의학 또는 한의학을 전공하는 전문대학원을 졸업하고, 해당 국가시험에 합격한 후, 보건복지부장관의 면허를 받아야 한다(의료법 제5조). 조산사는 간호사 면허를 가지고 의료기관에서 1년간 조산 수습과정을 마치고, 조산사 국가시험에 합격한 후 보건복지부장관의 면허를 받아야 한다(의료법 제6조). 간호사는 대학이나 전문대학에서 간호학을 전공하고 간호사 국가시험에 합격한 후, 보건복지부장관의 면허를 받아야 한다(의료법 제9조). 이러한 다양한 종류의 의료인들 중에서 본서의 주요 관심은 의사와 한의사이다.

약사의 자격은 약사법에 규정되어 있는데, 약사(藥師)는 "한약에 관한 사항 외의 약사(藥事)에 관한 업무를 담당하는 자로서, 대학에서 약학사 학위를 받고, 약사국가시험에 합격한 후에, 보건복지부장관의 면허를 받은 자이다"(약사법 제2조, 제3조). 한약사는 "한약과 한약제제에 관한 약사(藥事) 업무를 담당하는 자로서, 대학에서 한약학사 학위를 받고 한약사 국가시험에 합격한 후, 보건복지부장관의 면허를 받은 자이다"(약사법 제2조, 제4조). 우리가 흔히 언급하는 약사는 주로 양방을 취급하는 약사를 의미하며, 한약사는 한방약품을 취급한다. 물론 두 전문직종들 중에서 우리나라 보건의료정책에 큰 영향력을 행사하는 직종은 약사이며, 따라서 본서의 관심대상도 주로 여기에 한정한다.

2. 보건의료 전문이익집단

이익집단은 "동일한 이해를 공유하면서 정책에 영향력을 행사하려고 노력하는 개인들의 조직화된 집합체이다"(Berry, 1989: 4). 이러한 이익집단은 다양한 형태로 유형화되지만, 이들이 주창하는 이익이 무엇이냐에 따라서 흔히 사용자단체, 노동자단체, 전문가단체, 공익단체 등으로 구분된다(김영래 외, 1997). 이 중에서 본 연구의 관심대상인 전문가단체는 흔히 전문이익집단으로 명명되는데, 전문직을 수행하는 사람들이 자신의 이익을 표명하기 위하여 결성한 이익집단이다. 여기서 전문가란 일반인이 가질 수 없는 지식체계를 보유하고 이에 정통하며, 장기간의 전문적 훈련을 필요로 하며, 또한 전문가로서의 재량권을 가지되, 고도의 윤리의식과 책임의식을 갖는 일단의 직업군(群)이다. 대표적인 전문이익집단으로는 의사단체, 약사단체, 변호사단체 등이 꼽힌다.

전문이익집단은 다음과 같은 특성을 갖는다. 첫째, 전문성에 기반 하여 일반대중으로부터 명성과 존경심을 향유하며, 직종의 동질성이 높은 관계로 성원들 간의 응집성이 강하다. 따라서 강력한 이익투입활동을 할 수 있다. 둘째, 정책시행에 필요한 전문적 정보를 가진다. 따라서 정부로서는 정책을 결정하는 데서 이들의 도움이 필요하다. 셋째, 업무수행과정에서 전문적 재량이 크다. 따라서 정부로서는 이들의 행위를 어느 정도 통제할 필요는 있지만, 직접 통제하는 데는 한계가 있다. 넷째, 정책집행과정에서 전문직종의 도움이 중요하다. 이를 위하여 전문이익집단을 매개로 한 정보획득과 전문직종의 순응확보가 필요하다. 다섯째, 성원에 대한 통제력이 강하다. 전문직종은 출신배경의 유사성, 성원들 간의 위계성(hierarchy), 직종에 대한 충성심, 배타성 등이 강하다. 따라서 일단 성원들의 동의에 기반 하여 전문이익집단을 형성하면 성원통제력이 비교적 강하다. 이러한 특성들로 인하여 전문이익집단은 어느 이익집단보다 강력한 이익투입활동을 할 수 있으며, 정부로서는 정책을 시행하는 데서 이들의 협력이 절실하기 때문에 상호의존적 관계를 형성하게 된다.

전문이익집단들 중에서도 보건의료 전문이익집단의 경우는 전문성 정도가 매우 높으며, 이를 토대로 업무수행과정에서 고도의 자율성을 향유한다. 따라서 이익투입의 측면에서도 강력한 영향력을 행사할 수 있다.

다른 한편으로는 보건의료는 사람의 건강 및 생명과 직결되는 분야이기 때문에 전문이익집단은 이익투입활동을 하는 데서 고도의 윤리성, 책임성, 절제력을 필요로 한다. 그리고 전문이익집단들 간에는 각기 대표하는 전문직종들 간에 업무관할권을 둘러싼 다툼이 치열하다. 따라서 보건의료정책과정에서는 전문이익집단들 간의 갈등이 첨예한 경우가 많다. 이러한 특성들로 인하여 보건의료정책과정은 동태적, 갈등적, 정치적인 경우가 많다.

현재 주요 보건의료 전문직종의 단체구성과 관련해서는 의료법과 약사법에 규정되어 있다. 대부분 의무적으로 설립해야 하는 법정단체들이다. 우선 의료법 상의 의료인들인 의사·치과의사·한의사·조산사 및 간호사는 각기 전국적 조직을 두는 법인형태의 의사회·치과의사회·한의사회·조산사회 및 간호사회 중앙회를 설립해야 한다. 이 경우 정관 및 관련 서류를 제출하여 보건복지부장관의 허가를 받아야 한다. 정관의 변경도 보건복지부장관의 허가가 필요하다. 그리고 중앙회가 설립되면, 의료인은 당연히 가입해야 한다(의료법 제28조, 29조). 즉, 의료인의 의료단체 설립과 가입이 강제되어 있다. 중앙회는 다시 시도에 지부를 설치해야 하며, 시·군·구에 분회를 설치할 수 있다. 지부나 분회를 설치하면 관할 자치단체장에게 신고해야 한다. 이러한 법 규정에 따라서 의사는 대한의사협회, 치과의사는 대한치과의사협회, 한의사는 대한한의사협회, 조산사는 대한조산사협회, 간호사는 대한간호협회를 설립하고 있다. 약사단체의 설립은 약사법에 규정되어 있다. 약사는 약사윤리 확립, 약사의 권익증진 및 자질 향상을 위하여 대한약사회를 설립해야 한다. 그리고 약사는 의무적으로 가입해야 한다(약사법 제11조). 한약사에 관한 규정도 동일하다(약사법 제12조).

보건의료 전문이익집단에는 이러한 법정단체 외에도 다양한 임의단체들이 있다. 예로서 의사의 경우, 법정단체인 대한의사협회 외에도, 개원의협의회, 전공의협의회, 각 진료과목별 의사단체, 대한여의사회 등 다양한 임의단체들이 있다. 그리고 이념성향에 따라서도 인도주의실천의사협의회 등과 같은 진보적 성향의 단체들도 있다. 이들 단체들은 보건의료정책과 관련하여 때로는 대한의사협회와 협력하기도 하지만, 때로는 갈등을 하기도 한다. 약사단체도 의사단체처럼 많지는 않지만, 몇몇 임의단체들이 있다. 그리고 설립이 의무화되어 있지는 않지만, 의료기관단체도 보건의료정책과 관련하여 일정한 역할을 수행한다. 즉, 의료법 제52조에는 병원급 의료기관은 법인형태로 전국 조직을 설립할 수 있으며, 이에 따라 대한병원협회가 설립되어 있다.

그런데 이러한 전문이익집단과 정부 간의 관계는 서로 대립하는 경우도 많지만, 서로 편익을 주고받는 관계를 형성하기도 한다. 대표적으로 전문이익집단의 입장에서는 의무설립, 대표성 인정, 회원의 강제가입, 보수교육의 의무적 실시, 회원윤리에 관한 심의·의결권 등을 정부가 법적으로 보장함으로써 해당 영역의 독점적 이익대표권, 성원통제권을 확보할 수 있다. 반면에 정부의 입장에서는 설립 및 정관변경 허가, 협조의무, 정관변경 및 임원개선 명령, 지도 감독, 업무개시명령, 보고와 업무검사, 시정명령, 인증 및 개설허가 취소, 면허취소, 자격정지 등의 다양한 권한을 보유함으로써 전문이익집단을 통하여 전문직종을 일정부분 통제할 수 있다.

제2절 보건의료개혁 정치를 이해하기 위한 이론모형들

정책과정의 동태성을 설명하기 위해서 다양한 이론모형들이 개발되어 있다. 고전적인 모형들인 다원주의모형이나 조합주의모형은 물론, 국가이론, 관료정치이론, 정책네트워크모형, 옹호연합모형, 다중흐름모형 등 다양하다. 근래에는 정책과정을 분석하는 데서 특정의 단일 이론모형에만 의존하는 것이 아니라, 몇 개의 이론모형들을 결합하는 경우가 많다. 본서에서도 이러한 연구추세를 반영하여 몇 개의 이론모형들로부터 특징적인 변수들을 추출하여 통합적이고 입체적인 분석틀을 구성하고자 한다. 이하는 보건의료개혁과정의 정치적 동태성을 분석하는 데서 유용성이 있다고 생각되는 몇몇 이론들을 보다 구체적으로 소개하는 것이다.

1. 다원주의모형과 조합주의모형

다원주의(pluralism)와 조합주의(corporatism)는 정책과정에서의 국가와 이익집단 간의 이익대표체계(혹은 이익매개체계)를 설명하기 위한 대조적인 두 이론모형이다. 양자는 여러 면에서 상반되기 때문에 이론모형을 소개할 때 양자를 비교하여 설명하는 경우가 많다. 그래야만 두 이론모형을 보다 분명하게 이해할 수 있다. 본서에서는 우선 두 이론모형의 주요 내용을 소개하고, 이어서 몇 가지 변수에 따라 두 이론모형의 특성을 비교해 본다.

우선 두 이론모형을 간략하게 소개하면, 다원주의모형은 크게 다원적 권력이론(혹은 다두제론 polyarchy)과 집단과정이론(혹은 이익집단정치론 interest group politics)으로 구분된다. 전자는 Dahl 등에 의해서 주창된 것으로서, 엘리트이론에 대칭되는 권력구조에 관한 이론모형이다. 즉, Mills, Hunter 등에 의해서 주장된 엘리트이론이 정치적 자원은 누적적이며, 엘리트집단은 동질적, 폐쇄적, 자율적이라고 보는 데 비해서, 다원적 권력이론은 정치적 자원은 분산적이며, 엘리트는 응집력이 약하고 상호경쟁적이며, 대중의 요구에 민감하게 반응한다고 본다. 반면에 집단과정이론은 정책과정에서의 이익대표와 관련한 고전적인 이론모형이다. 이익집단의 활동을 정치과정의 핵심으로 보며, 다양한 이익집단들의 자유로운 이익투입활동을 전제로 한다. 정책을 다양한 이익집단들 간의 경쟁과 타협이 균형에 도달한 결과라고 이해한다(Pye and Yates, 1997). 정책과정 분석에서 사용되는 다원주의모형은 흔히 집단과정이론을 의미하는데, 본서도 마찬가지이다.

집단과정이론으로서의 다원주의이론의 선구자인 Bentley는 사회과학자들이 지나친 단순화와 불충분한 경험주의에 몰입해 있다고 비판하면서 엄격한 경험주의를 토대로 정치과정을 분석하고자 하였으며, 미국사회가 수많은 작은 집단들로 파편화된(fragmented) 정치체제임을 강조하였다. 그는 정치·행정 현상을 집단현상과 동일한 것으로 보면서, 정치과정을 이익집단들 간의 상호작용의 산물로 파악하였다. 그러나 Bentley는 이익집단의 개념이나 설립동기 등에 대해서는 명확한 설명을 하지는 못하였다(Zeigler, 1988). 이후 Truman은 '공유된 태도(shared attitudes)'의 개념을 도입하여 이익집단의 개념과 이익집단에의 가입동기를 보다 명확하게 설명하고 있다. 즉, 그는 개인들이 이익집단을 결성하고 이에 가입하는 것은 개인들 간의 공유된 태도에 기인한다고 보면서, 이익집단을 "사회의 다른 집단에게 어떤 요구를 하는 유사한 태도를 공유하는 사람들의 집단"이라고 정의하였다(Truman, 1971: 33). 그리고 그는 이익집단의 기능에 대해서 긍정적이다. 즉, 성원들의 중복가입으로 인해서 이익집단들 간의 경쟁이 체제의 불안정성을 방지한다고 주장한다. 특정 집단의 독주는 현재의 균형상태를 교란하게 되며, 이는 균형회복을 위한 새로운 집단의 출현을 유발함으로써 궁극적으로는 균형이 유지된다는 것이다(Berry, 1989). 다원주의모형은 이후에 Salisbury, Key, Almond, Polsby 등으로 이어지면서 학문적으로 심화되었다.

이익대표 양식에 관한 집단과정이론으로서의 다원주의모형은 다음과 같은 특성을 갖는다(이하는 김순양, 2003을 참조함). 첫째, 개인을 분석의 기본 단위로 하는 방법론적 개체주의(methodological individualism)

에 입각해 있다. 따라서 개인의 선호와 가치를 중시하며, 집단은 개인선호의 집합체에 불과하다고 본다(Alford & Friedland, 1985).

둘째, 이익집단의 역할을 긍정적으로 평가한다. 즉, 이익집단은 전제적 권력의 등장을 방지하고 개인을 정책과정에 연계시켜 주는 역할을 수행하며, 정치적 참여의 증대를 도모하며, 사회갈등을 해결하는 수단이다(Harrison, 1980).

셋째, 이익집단들 간에 영향력의 차이는 있으나, 전체적으로 균형을 유지하고 있다. 이는 잠재집단의 존재로 인한 균형 파괴에 대한 견제, 성원들 간의 중복가입, 이익집단들 간의 견제와 균형, 사회구성원들의 정치·사회적 기본가치의 공유 등으로 인해 가능하다. 정치체제로서도 어떤 이익도 완전히 배제하지는 않는 안전판(safeguards)을 가진다(Maitland, 1985). 따라서 이익대표체계 자체는 안정 내지는 동태적 균형을 유지하고 있으며, 격변이나 불확실성은 최소화된다.

넷째, 집단들 간에는 상호 경쟁적이지만, 기본적으로는 게임규칙을 준수하는 데 합의를 하고 있다. 합의를 통해서 만들어진 게임의 규칙을 준수하는 것이 민주주의를 지탱하는 가장 기본적인 질서이기 때문이다. 게임규칙을 준수함으로써 집단들 간의 극단적인 대립과 갈등이 순화될 수 있다(Judge, 1990).

다섯째, 국가를 권력의 수단이 아니라, 다양한 선호를 결집하고 합의를 도출함으로써 사회를 통합하는 중립적 기재로 인식한다. 따라서 정책과정의 주체는 경쟁하는 이익집단들이며, 국가는 이익집단들의 활동을 규정하는 규칙을 설정하고, 이해의 갈등을 조절하는 중재자 혹은 합의된 규칙의 준수를 독려하는 심판자(referee)이다(Wilson, 1982).

여섯째, 정책과정은 모든 이익집단에게 균등하게 개방되어 있지만, 이익집단들 간에 영향력의 차이는 있다. 그러나 이는 이익집단의 규모, 재정능력, 성원들 간의 응집성, 전문성, 로비능력 등 이익집단의 내부적 요인에 주로 기인하며, 국가에 의한 차별에 기인하는 것은 아니다(Dye, 2007).

마지막으로, 이익집단은 국가로부터 자율적이며, 양자 간에는 엄격한 경계가 있다. 즉, 이익집단은 공유된 이해를 실현하기 위하여 자발적으로 결성되며, 국가의 바깥에서 영향력을 행사하는 방식으로 정책과정에 개입한다. 이익집단 성원들의 가입도 의무적인 것이 아니라, 자발적으로 이루어진다(Wilson, 1982).

이러한 내용을 가진 다원주의모형은 그 동안 국가와 이익집단 관계를 설명하기 위한 주류 이론으로서 많은 지지를 받아왔지만, 광범위한 비판의 대상이 되기도 하였다. 첫째, 다원주의는 집단 성원의 자발성과 사회집단의 민주적 운영을 강조하고 있지만, 현실적으로는 어느 집단이나 과두제적인 속성이 강화되고 있다. 그리고 정책과정에의 접근기회가 누구에게나 열려 있다고 주장하지만, 현실적으로는 이익집단에 참여하지 못하고 있는 사람이 훨씬 많으며, 이들의 이익은 배제되기 쉽다.

둘째, 다원주의에서는 정책과정의 핵심은 집단들 간의 경쟁이며, 국가는 중재자의 역할을 수행함을 강조하지만, 현실적으로 주요 문제는 국가와 지배집단에 의해서 규정되는 경우가 많다. 많은 경우에 국가는 단순한 이해갈등의 조정자가 아니라, 공익을 스스로 규정하고 실천하는 적극적인 행위자이다(Parsons, 2003).

셋째, 다원주의는 집단들 간에 권력이 비교적 균등하게 분포되어 있다고 보지만, 실제로는 그렇지 못하다. 따라서 모든 이익이 균등하게 대표되지는 않는다(Bealey, 1988). 경제이익집단이나 전문이익집단처럼 권력자원이나 로비능력이 큰 집단이 있으며, 이들의 이익이 정책과정에 많이 반영된다. 그 결과, 정책결정이 공익보다는 특정집단의 이익에 의해서 좌우되거나, 강자의 이익이 과잉 대표되는 경우가 많다. 이렇게 되면 사회적 약자의 이익은 정책과정에 제대로 반영되지 못하며, 그 결과 정책을 통해서 공익이나 사회적 형평성을 실현하기가 어렵게 된다.

마지막으로, 다원주의는 집단들 간의 경쟁을 긍정적으로 보고 있지만, 실제로는 지나친 경쟁은 국가의 무활력을 초래할 수 있다. 즉, 국가의 통치불능성(ungovernability)을 초래하는 것이다(Harris, 1983). 특정 정책을 둘러싸고 이익집단들 간의 갈등이 첨예하게 대립하는 경우에 정책을 결정해야 하는 국가가 소극적인 중재자의 역할만 수행한다면, 정책과정은 표류하게 되며, 이는 정책실패로 연결될 가능성이 높다.

조합주의모형은 이익매개양식(mode of interest intermediation)과 관련하여 다원주의와 대립되는 것으로서, 정책과정에서의 국가와 정상(peak)이익집단 특히, 국가, 노동이익집단, 기업이익집단 간의 안정적으로 제도화된 관계를 설명하기 위하여 개발되었다. 조합주의에서는 정부는 단순한 심판자가 아니라, 자체 이해를 가지고 정책과정을 주도하는 능동적 행위자이다. 주요 정상이익집단들과는 편익의 상호교환을 통해서 제도화된 협의관계를 형성한다. 따라서 조합주의는 "두개 이상의 집단들 간에 구조적 갈등이 존재하고, 여기에서 국가가 이익집단들을 정책과정에 통합시킴으로써 갈등을 중재하며, 이들 집단들은 이익대표의 독점을 통해서 자기규제적 기능을 수행하는 이익매개체계"이다(Young, 1990: 76).

조합주의모형의 연원은 1870년대의 사회적 가톨릭주의(Social Catholicism)로까지 거슬러 올라가지만, 1970년대 이후 조합주의가 일종의 성장산업으로서 학문적 이목을 집중하게 된 것은 P. Schmitter가 다원주의모형에 대칭적인 이익매개의 한 형태로서 조합주의를 논의한 이후부터이다. 따라서 Schmitter 이후의 이익매개양식으로서의 조합주의를 과거의 논의와 구별하여 흔히 신조합주의(neo-corporatism)라고 칭하고 있다. 이후 조합주의모형은 국가와 이익집단 간의 관계를 이해하기 위한 유용한 설명모형으로서, 개발도상국에서는 경제개발과정에서 이익집단에 대한 국가통제의 현황을 설명하기 위해서, 선진국에서는 경제적 위기상황을 극복하기 위한 방편으로서 원용되고 있다. 그리고 1980년대 이후에는 논의의 범주가 그 이전에 산업 및 노동정책 분야에 치중하던 것에서 탈피하여 환경정책, 사회정책 등으로 확대되고 있다(Cawson, 1986).

그리고 과거의 이데올로기, 국가형태, 경제체제 등에 관한 조합주의 논의들이 주로 거시이론이었던 데 반해서, 이익매개양식으로서의 조합주의는 국가와 이익집단 간의 '관계'에 초점을 두는 중범위 이론의 성격이 강하다(Huelshoff, 1992). Schmitter는 조합주의를 이데올로기적 수준에서 사용할 경우, 비교연구를 위한 조작화가 불가능하다고 본다. 그리고 조합주의를 특정 정치문화의 산물로 보는 것도 상이한 문화적 특성 하에서 유사한 조합주의적 구조가 발생하는 현실을 설명하지 못한다고 비판한다. 따라서 보다 직접적으로 관찰이 가능하고 제도적으로 명확한 속성에 근거해서 조합주의를 이해할 필요가 있다고 보았으며, 이에 따라 조합주의를 이익매개양식으로 규정하였다(Schmitter, 1979).

그러나 이처럼 조합주의를 이익매개의 양식이라는 한정된 범주 속에서 이해할 것을 제안한 Schmitter는 경험적으로 특정 이익매개양식이 완전한 조합주의적 특성을 보인다는 것을 주장하지는 않는다. 왜냐하면 이익매개양식으로서의 조합주의는 전체주의적(heuristic)이고 논리분석적인 구성물(logico-analytical construct)이기 때문이다. 이 점에서 이익매개양식의 한 유형으로의 조합주의는 일종의 이념형이며, 위치상으로는 또 다른 이념형인 다원주의모형의 대칭적 극단이다(Williamson, 1989).

그리고 조합주의모형은 개입되는 국가기관과 이익집단의 수준, 정책관심 범위, 개입되는 이익집단의 수 등에 따라서 거시(macro), 중간(meso), 미시(micro) 조합주의로 구분할 수 있다(Cawson, 1986). 거시조합주의는 내각수준의 국가기관과 계급적 토대에 근거하는 자본과 노동의 정상이익집단 수준에서 발생하는 것으로, 통상적으로 조합주의는 이것을 의미하였다. 그러나 근래에는 중간조합주의에 대한 논의도 활발한데, 이는 부문이해에 기반을 두는 해당 분야의 특정 이익집단과 특정 정부부처 혹은 지방정부 수준에서 발생하는 조합주의적 이익매개양식이다. 특히 보건의료 분야를 포함하는 전문이익집단과 해당 정부부처 간의 제도적 관계를 분석하는 틀로서 이용된다. 미시조합주의는 정부의 특정부처 혹은 지방정부와 개별기업들 간에 직접적인 협상이 발생하는 경우이다.

이러한 조합주의모형은 근본적으로 부분들 간의 조화와 질서, 상호의존을 중시하는 유기체적 국가관에 근거하고 있다. 따라서 집단을 우선하는 집합주의 사고를 갖고 있으며, 유대와 협동을 중시하고 사회적 책임을 강조한다. 갈등보다는 집단들 간의 조화로운 상호의존과 자발적 협력이 중시된다(Robinson, 1991). 그리고 모든 참여자가 편익을 누리는 균등의 원칙과 참여자들 간의 합의를 중시한다. 그리고 조합주의는 국가를 독립적 행위자로 보며, 국가의 책임감을 강조하며, 이익집단은 정책과정에 기능적으로 기여를 한다. 이후 조합주의모형은 1970년대 이후의 자본주의경제의 침체와 더불어 추구하는 목표도 보다 현실적으로 구체화되었다. 즉, 조합주의의 목표는 후기자본주의가 직면한 경제적 난관을 극복하여 통치가능성(governability)을 확보하고, 기업에게는 수익률의 향상을, 노동자에게는 실업률의 저하를, 소비자에게는 가격의 안정을 가져다 주고자 한다(Jacek, 1986).

그러나 이러한 조합주의에 대해서 비판도 적지 않다. 우선 다원주의자들은 조합주의의 학문적 위상에 대해서 반론을 제기한다. 이들은 조합주의를 기껏해야 다원주의의 한 형태에 불과하다고 주장하면서 조합주의의 이론적 독창성을 부정한다. Martin(1983)은 조합주의를 다원주의의 하나의 부산물로 간주하면서, 조합주의를 근본적으로 조합주의적 상표(label)를 붙인 다원주의의 한 형태에 불과하다고 본다. 그리고 조합주의모형은 조직화되지 못한 시민들 및 협상과정에서 배제되는 이익집단들의 희생을 등한시하며, 정당과 이익집단 관계를 도외시하고 있다(Grant, 1985). 이 밖에 마르크스주의자들은 조합주의가 계급론적 시각을 결여하고 있어 계급갈등의 역할, 자본가계급과 국가와의 동맹관계 등을 고려하지 못한다고 비판한다(Huelshoff, 1992).

그런데 이론적으로는 이익대표체계를 다원주의모형과 조합주의모형으로 구분하다고 하더라도 현실의 이익대표체계는 매우 가변적이며, 두 가지 이론모형의 속성을 동시에 가지고 있는 경우가 많다. 따라서 실제의 분석과정에서는 어느 하나의 모형이 아닌 두 모형의 연속성(continuum) 상에서 고찰할 필요가 있다. 즉, 기본적으로 두 모형은 현실분석을 위한 이념형(ideal type)으로서 기능을 하는 것일 뿐, 실제의 이익대표체계는 대칭적인 두 모형의 연속선상의 어딘가에 위치하게 된다는 것이다. 그러면 이익대표체계와 관련한 대표적인 두 이론모형인 다원주의와 조합주의는 구체적으로 어떠한 차이점이 있는가?(이에 대해서는 김순양(1997)을 참조함).

이와 관련하여 이익매개양식으로서의 조합주의 즉, 신조합주의이론의 선구자인 Schmitter는 조합주의를 다원주의와 구별해 주는 구조적(structural), 행태적(behavioral) 요소로서 숫적인 제한, 단일성, 강제성, 비경쟁성, 위계성, 기능적 분화, 국가에 의한 인가, 이익대표의 독점권, 지도부 선출과 이익표명의 통제라는 아홉 가지 변수를 중심으로 다원주의와 조합주의를 비교한다(Schmitter, 1979). 이 가운데서 단일성, 강제성, 비경쟁성, 위계성, 기능적 분화의 다섯 가지는 이익집단의 내부 구조적 특성에 해당하는 것이며, 숫적인 제한, 국가에 의한 인가, 이익대표의 독점권, 지도부 선출과 이익표명의 통제의 네 가지는 국가와 이익집단 간의 관계를 설명하기 위한 변수이다. 이 경우 국가와 이익집단 간의 조합주의적 관계란 국가가 특정 이익집단에 대해서 경쟁 집단의 등장을 제한해 주고 독점적인 이익대표권을 부여해 주는 대가로 특정 이익집단은 설립과정, 지도부선출, 이익표명 등의 과정에서 국가의 통제를 수용하는 편익의 상호교환 행위가 발생하는 것이다. <표 2-1>는 Schmitter가 구조적, 행태적 변수를 중심으로 다원주의모형과 조합주의모형을 비교한 것이다.

<표 2-1> Schmitter의 다원주의모형과 조합주의모형의 구분

구조적, 행태적 변수	다원주의모형	조합주의모형
숫적인 제한	제한이 없음	제한된 수의 이익집단
다양성	다양하게 조직됨	단일적으로 조직됨
설립의 자발성	자발적으로 설립됨	강제적으로 설립됨
집단 간 경쟁성	경쟁적으로 조직됨	비경쟁적으로 조직됨
내부적 위계성	비위계적	위계적
이익대표 영역의 결정	이익집단의 자기결정	영역의 기능적 분화
정부인가 여부	인가 및 보조행위 없음	정부에 의한 인가
이익대표의 독점	독점적 이익대표권 없음	독점적 이익대표권 부여
지도부 선출 및 이익표명	통제 없음	통제의 수용

출처: Schmitter(1979: 13-21), 김순양(1998: 97)에서 인용함

반면에 Wilson은 주로 이익집단의 이익투입방식 측면을 중심으로, 제도화된 접근, 집행과정의 개입, 사적인 접촉, 인맥, 의회로비와 정당접촉, 여론 환기, 직접행동, 태업(sabotage) 및 불응이라는 여덟 가지 활동변수를 도입하여 다원주의모형과 조합주의모형을 비교하고 있다(<표 2-2> 참조).

<표 2-2> Wilson의 다원주의모형과 조합주의모형의 구분

활동변수	다원주의모형	조합주의모형
제도화된 접근	거의 없음	잘 발달됨
집행과정의 개입	거의 없음	매우 빈번함, 때로는 집행대리
사적인 접촉	매우 빈번함(정치인 상대)	비교적 빈번함(공무원 상대)
인맥	매우 중요함	비교적 중요함
의회로비 및 정당접촉	매우 중요하고 빈번함	별로 중요하지 않고 드물다
여론 환기	매우 중요하고 빈번함	별로 중요하지 않고 드물다
직접 행동	가끔 있음	거의 없음
태업 및 불응	가끔 있음	거의 없음

출처: Wilson(1982: 897)

이처럼 Schmitter는 주로 이익집단의 조직내부나 국가와 이익집단 간 관계의 구조적인 측면에 착안하여 다원주의모형과 조합주의모형의 특성을 비교하였으며, 반면에 Wilson은 주로 이익집단의 이익투입방식의 측면에 착안하여 양자를 비교하였다. 물론 이러한 비교는 두 이론모형의 특성을 이해하는 데 매우 유용한 것이지만, 현실의 이익대표체계의 실체를 통합적으로 이해하는 데는 한계가 있다. 따라서 본서에서는 상기한 연구들을 참조하여, 두 이론모형을 국가의 성격, 국가와 이익집단 간의 관계 특성, 이익집단의 구조적 특성, 이익집단의 영향력 결정요인, 이익집단의 정책과정에서의 역할이라는 다섯 가지 변수를 중심으로 비교해 보고자 한다(김순양, 1997).

우선 국가의 성격에 관하여 다원주의는 국가를 갈등적인 이해관계를 조정하는 공평무사한 중재자로 규정하고 있으며, 정책의 장(場)은 관련 이익집단들 간에 경쟁이 발생하는 장소이다. 그리고 국가는 정책과정에서 특정 이익집단을 의도적으로 포용하거나 배제하지 않으며, 따라서 특정 이익집단에게 독점적인 이익대표권을 부여하지 않는다. 그러나 조합주의는 국가를 자체적인 이해를 보유하면서 이익집단의 활동을 규정, 왜곡, 억압, 선동하는 독립적인 실체로 간주한다. 따라서 국가는 중립적이지 않으며, 특정 이익집단에 대해서는 선별적으로 배제하거나 포용한다.

국가와 이익집단 간의 관계 면에서, 다원주의에서는 양자 간에는 경계가 비교적 명확하며, 이익집단은 주로 국가기구의 바깥에서 압력단체의 역할을 수행한다고 본다. 국가는 모든 이익집단에게 균등한 접근기회를 보장하고자 한다. 그리고 이익집단으로서도 조직운영이나 이익투입활동 등에서 국가로부터 자율적이다. 반면에 조합주의에서는 국가와 이익집단 간의 경계는 불명확하다고 본다. 이익집단은 정책과정에서 요구를 제한하거나 지지를 표명하는 등의 형태로 일정한 국가통제를 수용하며, 그 대가로서 독점적인 이익대표권을 부여 받는다. 즉, 국가와 이익집단 간에는 편익의 상호교환 관계가 성립하며, 국가목표의 달성을 위해 상호 협력적이며, 합의형성을 제도적으로 추구한다.

이익집단의 구조 면에서 다원주의는 이익집단들이 다수의·자발적·경쟁적·비위계적으로 조직화되며, 이익대표의 범주 규정도 자율적이라고 본다. 그러나 조합주의는 이익집단은 단일의·강제적·비경쟁적·위계적으로 조직화되어 있으며, 기능적으로 분화된 범주를 갖는다고 본다. 또한 이익집단은 특정영역에서 전국적이고 독점적인 정상이익집단의 형태로 조직화되는 경우가 많다.

이익집단의 영향력 면에서 다원주의는 영향력이 주로 이익집단의 내적 자원 즉, 이익집단의 리더십, 규모, 재정력, 응집성, 로비능력 등에 의해서 좌우된다고 주장한다. 이에 비해서 조합주의에서는 이익집단의 영향력은 내적 자원도 중요하지만, 그 보다는 특정 이익집단이 해당 정책영역에서 차지하고 있는 기능적 중요성, 국가로부터의 인가 여부, 제도화된 접근통로 유무 등이 더욱 중요한 영향요인이라고 본다.

정책과정에서의 이익집단의 역할과 관련해서는 다원주의는 이익집단은 성원의 이익을 대표하며, 성원들이 원하는 정책을 유도하기 위해서 압력을 행사하는 것을 주된 임무라고 본다. 이를 위하여 이익집단들 간에 경쟁과 협력을 한다. 행정부처뿐만 아니라, 의회와 정당도 중요한 압력행사의 대상이다. 그리고 압력행사의 방법도 로비, 시위, 태업, 여론 환기 등 다양하다. 집행과정에서의 역할도 결정과정에서 반영되지 못한 이익을 계속 투입하는 데 있다. 반면에 조합주의에서의 이익집단은 성원대표와 성원통제의 기능을 동시에 수행한다. 그리고 국가로부터 인가된 이익집단은 정책과정에 제도적으로 접근할 수 있는 통로를 개설하며 국가와 협력한다. 따라서 주된 활동 대상도 주로 행정부처이다. 집행과정에서도 이익집단은 국가와 이익집단 간에 합의된 내용을 대리집행 혹은 집행보조를 하기 위하여 성원들로부터 순응을 확보하고자 한다. 이점에서 조합주의 하의 이익집단은 준(準)국가기구(para-state)로서의 역할을 수행하며, 정책과정에서 국가와 성원을 연결하는 이익매개자(interest intermediary)이다. <표 2-3>은 지금까지 언급한 이익대표(매개)양식으로서의 다원주의모형과 조합주의모형의 내용을 비교한 것이다.

<표 2-3> 이익대표(매개)양식으로서의 다원주의모형과 조합주의모형의 비교

	다원주의모형	조합주의모형
국가의 성격	공정한 중재자 내지는 심판자, 이익집단들 간 경쟁의 장	독립적인 실체로서 자체적인 이해를 보유, 차별적인 배제와 포용
국가와 이익집단 간의 관계	엄격한 경계, 주로 바깥에서 압력행사, 자율적, 균등한 접근기회	불분명한 경계(준국가기구), 국가의 통제 수용과 독점적 이익대표권 부여
이익집단의 구조적 특성	다수의, 자발적, 경쟁적, 비위계적, 자율적 영역규정	단일의, 강제적, 비경쟁적, 위계적, 기능적으로 분화된 영역
이익집단의 영향력 결정요인	내적 자원(리더십, 회원 수, 재정, 응집성 등)	내적 자원, 해당 정책영역에서의 기능적 중요성, 국가의 인가 여부
정책과정에서의 이익집단의 역할	성원이익의 대표, 압력행사, 이익집단들 간의 경쟁과 협력	성원이익의 대표, 합의의 형성, 집행대리 혹은 보조, 성원의 통제

2. 정책네트워크모형

1) 정책네트워크모형의 의의 및 발달

정책과정분석에 적용하는 경우의 정책네트워크(policy network)모형은 이익매개양식에 관한 기존의 두 이론모형인 다원주의 및 조합주의의 대안이 되는 제3의 이익매개양식으로 이해하는 것이다. 이러한 정책네트워크모형은 사회학 등에서 사용되어 오던 네트워크분석(network analysis)을 정책과정분석에 적용하려는 시도로서, 정책과정에 참여하는 다양한 행위자들 간의 관계를 자원의존의 관점에서 이해하려는 것이다(Klijn, 1997). 물론, 정책네트워크모형이 인기를 얻게 된 것은 기존의 두 이론모형들이 정책과정분석에서 갖는 한계 때문이다.

다원주의모형과 조합주의모형은 각기 이익집단들 간의 경쟁 혹은 국가와 이익집단 간의 관계에 초점을 둠으로써 정책과정에 참여하는 다양한 공사(公私) 행위자들을 포괄하는 데 한계가 있었다(Rhodes and Marsh, 1992). 그리고 두 이론모형은 행위의 동기를 주로 이해관계의 관점에서 파악함으로써 행위자들 간의 상호작용을 유발하는 다양한 동기를 이해하는 데 부족함이 있었다. 또한 이들 모형들은 행위자들의 역할과 관계유형을 예단함으로써 이론의 적용 면에서 경직성을 보였다(Bochel and Bochel, 2004). 이에 비해서 정책네트워크모형은 정책과정에 참여하는 공사부문의 다양한 행위자들 간의 상호작용을 수평적인 네트워크 관점에서 이해함으로써 정책과정분석의 지평을 크게 확장하였다(Williams, 2004). 그리고 정책네트워크모형은 다양한 하위모형들을 포괄하는 일종의 우산이론으로서의 포괄성과 신축성을 보이고 있다. 따라서 정책네트워크모형의 이러한 장점들로 인하여 1990년대 이래 집중적으로 연구가 되었으며, 우리의 경우도 2000년대 이래 많이 인용되고 있다.

정책네트워크모형은 기본적으로 사회학 등에서 행위자들 간의 사회적 관계망을 밝히기 위하여 사용하던 네트워크분석을 정책과정분석에 적용하려는 시도이다. 즉, 정책과정에 개입하는 다양한 행위자들 간의 상호작용을 자원의존에 의하여 매개된 수평적 관계로 이해하고(Hudson and Lowe, 2004), 이를 분석하기 위하여 네트워크분석에서 개발된 관계의 방향, 강도, 밀도, 중심성 등의 개념을 도입하고자 하는 것이다. 따라서 Kickert et al.(1997: 6)의 정의처럼 정책네트워크는 "정책문제나 정책프로그램을 둘러싸고 형성되는 독립적 행위자들 간의 비교적 안정적인 사회적 관계의 형태"이다. 정책네트워크모형의 특성 및 정책과정분석에서 가지는 의의를 구체적으로 보면 다음과 같다. 첫째, 정책과정에 개입되는 행위자들 간의 '관계'의 속성을 파악하고, 궁극적으로는 이러한 관계의 속성이 정책산출에 어떠한 영향을 미치는 지를 규명하고자 한다. 둘째, 정책과정에 참여하는 행위자의 범위와 관련해서는 공사부문 간의 경계를 초월하고자 한다. 셋째, 행위자들 간의 관계가 형성되는 과정에 주의를 기울이며, 그 동인(動因)으로서 행위자들 간의 자원의존을 중시한다. 넷째, 행위자들 간의 관계의 성격을 수평적인 상호의존 관계로 이해한다. 다섯째, 행위자들 간의 관계의 속성은 지속성과 배제성의 면에서 다양할 수 있다. 따라서 정책네트워크의 하위유형은 다양한 형태로 나타날 수 있다. 여섯째, 정책네트워크를 구성하는 행위자의 수, 범위, 주도자 등은 정책의 진행과정에 따라서 가변적일 수 있다.

정책네트워크모형의 연원은 미국의 하위정부(sub-government) 개념으로 거슬러 올라 갈 수 있다. 즉, Lowi(1976) 등은 당시 주류적 입장에 있던 다원주의모형을 비판하면서 정책과정이 소수의 행위자들에 의해서 지배되는 하위체제임을 주장하였으며, 이를 하위정부라고 칭하였다(Marsh, 1998). 하위정부는 행위자들 간의 폐쇄적이고 공생적인 관계에 의해 특징되는 것으로서, 이의 극단적 형태가 철의 삼각(iron triangle)이다. 따라서 하위정부 개념은 Rhodes and Marsh(1992)의 정책네트워크 유형화에 따르면, 소수의 행위자들이 정보와 권력을 독점하면서 정책과정을 지배하는 정책공동체(policy community)로 연결되는 것이다. 반면에 다원주의자들은 Heclo(1978)를 중심으로 이슈네트워크(issue network) 개념을 개발하였다. 이들은 하위정부모형이 다양한 이익집단이나 사회단체들이 적극적으로 정책과정에 참여하는 현실을 이해하는 데 부적절하다고 보면서 보다 개방적이고 유동적인 정책과정을 이해할 수 있는 이론모형으로서 이슈네트워크라는 개념을 고안하였다(Dorey, 2005). 소수의 행위자들에 의하여 지배되는 하위정부와는 달리, 이슈네트워크는 상이한 이해를 가지는 공사부문의 다양한 행위자들이 유동적인 관계를 형성하는 개방적 정책형성체계이다. 이후 Rhodes and Marsh(1992)는 이슈네트워크를 정책공동체에 대조되는 정책네트워크의 한 유형으로 정형화하였다.

유럽의 정책네트워크 연구는 우선 유럽대륙에서는 독일과 네덜란드를 중심으로 연구가 진행되어 왔다. 이들은 대체로 정책네트워크를 거시적 관점에서 거버넌스의 한 형태로 이해한다. 즉, 정책네트워크를 위계(hierarchy) 및 시장과 대비되는 거버넌스의 한 형태로 보는데(Klijn, 1997),[1] Groenendijk(2001)은 이를 이익매개의 한 형태로서의 정책네트워크를 바라보는 관점과 구분하여 네트워크 거버넌스(network governance)로 칭하고 있다. 여기서 위계는 국가에 의한 집권적 조정과 통제 및 공사부문 간의 밀접한 관계로 특징되는 국가중심의 거버넌스이며, 시장은 집권적 조정이나 공사부문 간의 구조적 관계가 발생하지 않는 시장중심의 자율적 거버넌스이다. 반면에 정책네트워크는 행위자들 간의 자발적인 합의와 조정에 기초하는 수평적인 거버넌스이다(Hill, 2005). 반면에 영국에서는 정책네트워크모형에 대한 관심이 Richardson and Jordan(1979)의 정책공동체 연구로까지 거슬러 올라갈 수 있는데, 이들은 정책네트워크를 개인 간 관계로 이해하는 미국적 전통의 영향을 많이 받았다. 그러나 1980년대 이후 영국의 정책네트워크 연구는 정책네트워크를 조직 간 관계로 이해하는 유럽대륙의 영향을 받아 제도나 조직 간의 구조적 관계를 중시하게 되었다. 그러나 유럽대륙과 영국의 근본적 차이는 전자가 정책네트워크를 거시수준에서 새로운 형태의 거버넌스로 이해하는 데 비해서, 영국에서는 중간수준(meso level)의 관점에서 새로

1 미국에서도 Powell, Ostrom 등 일부 학자들은 정책네트워크의 속성과 관련하여 이와 유사한 입장을 취한다.

운 이익매개양식으로 이해하는 것이다(Blom-Hansen, 1997).[2]

이렇게 전개되어 온 정책네트워크모형은 현재 이를 정책과정분석에 적용하는 경우에는 중간수준의 관점에서 다양한 공사부문 행위자들 간의 관계를 자원의존에 근거한 수평적 관계로 이해하는 것이다(Dorey, 2005). 이러한 중간수준의 정책네트워크모형은 정책과정분석에서 몇 가지 장점이 있다. 첫째, 정책과정에 개입되는 행위자들 간의 관계를 보다 유연한 시각에서 고찰할 수 있다. 정책네트워크모형은 행위자들 간의 특정한 관계유형을 사전에 설정하기보다는 네트워크분석의 결과를 토대로 누가 핵심적 행위자이고 누가 주변적 행위자인지 그리고 행위자들 간의 관계의 속성은 어떠한지를 기술하려는 것이다(Hudson and Lowe, 2004). 둘째, 정책네트워크모형은 다양한 하위유형들을 포함할 수 있는 포괄성을 가진다. 즉, 정책네트워크모형은 일종의 우산이론(umbrella theory)으로서, 다양한 하위유형을 포함함으로써 정책네트워크 속성의 차이가 어떻게 정책선택의 차이를 가져오는 지에 대한 답변을 줄 수 있다(Marsh, 1998). 셋째, 국가와 사회 간의 상호침투 현상을 설명하는 데 유용하다. 따라서 정책과정에 개입되는 공사부문의 다양한 행위자들의 관계를 이해함으로써 특히, 1980년대 이래 비정부기구 등 비전통적인 민간 행위자들의 정책과정 참여를 분석하는 데 이점이 있다(Williams, 2004).

2) 정책네트워크의 유형화

정책네트워크가 정책산출에 미치는 영향을 보기 위해서는 정책네

2 거시수준의 관점은 정책네트워크를 하나의 사회운영방식 내지는 전체적 시스템의 관점에서 이해하는 데 비해서, 중간수준의 관점은 행위자들 간의 관계에 초점을 두는 것이다. 따라서 이익매개양식으로서 정책네트워크모형을 이해한다는 것은 정책과정에 자신의 이해를 투입하고자 하는 공사부문의 다양한 행위자들 간의 상호작용 관계에 초점을 두는 것으로 이해할 수 있다.

트워크를 적절하게 하위 유형화하는 것이 필요하다(Rhodes and Marsh, 1992). 이에 더해서 정책네트워크모형은 그 자체가 하나의 우산이론이기 때문에 산하에 어떠한 하위유형들이 있는 지를 확인하는 것은 정책네트워크모형을 연구하기 위한 기본 절차이다. 따라서 그동안 많은 학자들이 정책네트워크의 하위유형을 확인하기 위하여 노력해 왔는데, 구체적으로 Jordan and Schubert(1992)와 Waarden(1992)은 각각 11개씩의 하위유형을 언급함으로써 현실에서 존재할 수 있는 거의 모든 유형의 이익매개양식들을 망라하고 있다. 그러나 이들의 유형화는 다양한 이론모형들을 포괄하는 정도의 의미는 있지만, 지나치게 복잡하여 현실의 단순화를 지향하는 유형화의 취지에는 어긋난다. 무엇보다도 이들은 하위유형에 다양한 종류의 다원주의모형(Jordan and Schubert의 경우 조합다원주의와 경쟁적/압력다원주의, Waarden의 경우는 압력다원주의와 후원다원주의)과 조합주의모형(Jordan and Schubert의 경우 중간조합주의, 국가조합주의, 사회조합주의, Waarden의 경우 부문조합주의, 거시조합주의, 국가조합주의)도 포함하고 있는데, 이는 정책네트워크모형을 양자에 대한 하나의 대안이라고 보는 보편적인 입장과도 부합하지 않는다.

반면에 Boase(1996)는 정책네트워크모형의 하위유형으로 다원주의, 고객주의, 신조합주의를 언급하고 있다. 그러나 이는 유형화의 단순함은 있지만, 정책네트워크모형을 다원주의와 조합주의의 대안으로 보는 정책네트워크모형의 위상과는 맞지 않는다. Grant(1992)는 정책네트워크를 중간조합주의(meso corporatism), 정책공동체, 사적 이익정부, 협상된 경제(negotiated economy)의 네 가지로 유형화하고 있는 데, 이 역시 기본적으로 다원주의모형에 기반을 둔 사적 이익정부와 조합주의모형의 한 형태인 중간조합주의를 포함하고 있는 등 Boase가 직면하는 것과 동일한 비판을 피하기가 어렵다. 그리고 협상된 경제 역시 일종의 조합주의모형의 한 형태라고 볼 수 있다.

Rhodes(1988)는 초기에는 정책네트워크모형을 폐쇄적인 정책공동체와 개방적인 이슈네트워크를 양 극단으로 하고, 그 중간에 누가 주된 행위자인가를 기준으로 전문가네트워크(professional network), 정부 간 네트워크(intergovernmental network), 지역네트워크(territorial network), 생산자네트워크(producer network)를 포함하였다. 그러나 이 역시 일관된 변수에 입각하여 유형화를 한 것은 아니며, 일부 하위유형(지역네트워크)의 경우는 특정 국가의 지역문제(영국의 북아일랜드와 스코틀랜드 등)를 언급하기 위하여 추가된 것으로서 일반화에는 무리가 있다. 따라서 Rhodes는 이후 Marsh와 함께 기존에 중간에 위치하던 네 개의 하위유형을 생략하고 정책네트워크의 유형을 정책공동체와 이슈네트워크로 단순화하였다(Rhodes and Marsh, 1992). 이들은 멤버십(membership), 통합(integration), 자원(resources), 권력(power)이라는 네 개의 변수를 도입하여 두 유형을 대비하고 있는데, 정책공동체는 소수의 행위자가 참여하고 행위자들 간의 상호작용의 빈도가 높으며, 행위자들 간에 기본적 가치에 대한 공유도가 높으며, 모든 행위자들이 일정한 자원을 보유하며, 행위자들 간에 권력균형이 유지되는 정책네트워크의 유형이다. 반면에 이슈네트워크는 많은 수의 행위자들이 참여하며, 행위자들 간의 상호작용의 빈도와 밀도가 가변적이며, 갈등이 만연해 있으며, 일부 행위자는 자원이 제한적이며 따라서 권력관계도 비대칭적일 수 있는 정책네트워크 유형이다(Daugbjerg, 1998). 양자는 연속선 상의 양 끝에 있는 일종의 이념형이다. 오늘날 이들의 유형화는 단순화를 지향하는 추세와 맞물려 국내외적으로 정책네트워크모형의 하위유형화에서 가장 빈번하게 인용된다.

물론 Rhodes and Marsh(1992)의 유형화는 현실을 단순화하고 이를 통하여 정책네트워크의 상이함이 어떠한 정책산출의 차이를 유발하는지를 비교하는 데는 매우 유용하다. 이들의 유형화가 인기가 있는 이유도 여기에 있다. 그러나 이들의 유형화 역시 문제가 없지는 않다. 무엇보다도 이들이 각 변수들의 하위변수를 개발하고 있음에도 불구하고,[3] 여전히 이들 변수들을 제대로 측정하여 현실의 복잡한 정책네트워크를 유형화는 것은 쉽지 않다. 따라서 연구자들은 다분히 자신들의 주관이나 인상에 기인하여 특정 사례를 "정책공동체에 보다 가깝다."거나 "이슈 네트워크의 속성을 보다 많이 보인다." 등의 모호한 표현으로 유형화를 하는 것이다. 그리고 다른 하나는 이들이 사용하는 변수들 중에서 자원과 권력을 엄격하게 구분하기가 어렵다는 점이다. 굳이 구분하자면 자원은 소유의 개념으로 권력은 행사의 개념으로 이해할 수 있지만, 양자는 동전의 앞뒷면과 같은 관계로 이를 구분하여 적용하기가 어려운 경우가 많다.

이 외에도 Yishai(1992)는 정책네트워크의 하위유형을 배제성(exclusion)과 행위자들 간의 상호의존성(interdependence)을 중심으로 이슈네트워크, 정책공동체, 철의 삼각, 철의 듀엣(iron duet), 정책커튼(policy curtain)으로 구분하고,[4] 후자로 갈수록 배제성과 상호의존성이 커지는 것으로 보고 있다. 그러나 Yishai의 유형화는 철의 듀엣이나 정책커튼 등과 같은 독창적인 아이디어를 제시한 점에서는 의미가 있지만, 정책공동체와 철의 삼각과의 관계, 정책커튼의 현실적인 존재가능성 등에서는 비판이 있다. 특히, 철의 삼각을 정책공동체의 기본적인 형태로 보는 보편적인 견해와 양자를 구분하는 Yishai의 견해는 상충하는 것이다. 물론 Yishai 역시 배제성과 상호의존성이라는 두 변수를 구체화할 수 있

3 이들은 분석변수와 관련하여 멤버십은 참여자의 수와 이익 유형(type of interest), 통합은 상호작용 빈도, 지속성, 합의, 자원은 네트워크 및 참여조직 내에서의 자원분포라는 하위변수를 개발하였다 (Daugbjerg, 1998).

4 철의 듀엣은 기존에 철의 삼각에서 의회의 상임위원회가 배제되고, 해당 정부부처와 관련 전문이익집단 간의 배타적 동맹관계가 형성된 전문관료정치(technocratic politics)를 의미하며, 정책커튼은 극단적으로 폐쇄적인 형태로 정책이 형성되는 경우로서, 정부부처가 정책결정을 독점하는 경우이다(Yishai, 1992). 그러나 정책커튼은 관료정치(bureaucratic politics)와는 상이하다. 정책커튼은 소수의 관료엘리트들이 긴밀하게 상호의존하면서 잘 정돈된 형태로 정책을 결정하는 과정을 표현하기 위한 것인 반면에, Allison(1971) 등이 주창한 관료정치 모형은 비록 정부관료가 정책결정의 주도권을 행사하지만, 이들 간에는 경쟁과 갈등이 심하다는 것을 전제로 하는 것이다.

는 측정지표는 제대로 개발하지 못하고 있다.

정책네트워크의 유형화에 관한 이상의 논의를 보면, 학자들마다 정책네트워크를 유형화하는 방식은 다양하지만, 대체로 정책공동체와 이슈네트워크는 공통적으로 포함하고 있다. 그리고 가장 보편적으로는 정책네트워크를 이러한 두 유형으로 구분하는 것으로서, 이는 정책네트워크의 복잡한 현실을 단순화해주는 장점이 있다(Dorey, 2005). 그러나 이 경우에도 두 하위유형을 보다 분명하게 구분해줄 수 있는 배타적 변수들을 다양하게 개발하고, 이들 변수들을 보다 잘 측정할 수 있는 지표를 개발하는 노력이 필요하다. 국내의 경우는 정책네트워크의 유형화에는 큰 주의를 기울이지 않고 있다. 이는 유형화가 불필요 하다고 생각하기 때문이 아니라, 대부분의 연구들이 Rhodes and Marsh(1992)의 유형화를 따르는데 암묵적으로 동의를 하고 있기 때문이다.

3) 정책네트워크의 형성과 동태성

정책네트워크모형은 행위자들의 네트워크 형성동기를 자원의존의 필요성에서 찾는다. 즉, 행위자들이 자신이 갖지 못한 자원을 가지는 행위자들로부터의 도움이 필요하기 때문에 다른 행위자들과 상호작용을 하는 것이다(Daugbjerg, 1998). 이 점에서 정책네트워크모형은 기존의 다원주의모형 및 조합주의모형이 행위자들 간의 관계형성 동기를 밝히는데 소홀하였던 데 비해서, 이에 대한 진일보한 사고를 보여준다.

그러나 정책네트워크모형의 가정과는 달리, 실제로는 행위자들의 상호작용 동기는 복합적이다. 우선은 행위자들이 반드시 다른 행위자가 가진 자원이 필요하기 때문에 상호작용을 한다고 보기 어려운 경우가 있다. 사실, 자원의존 관계에 있다는 것은 행위자들 간의 협력적 행위를 설명하는 데는 유용하지만, 적대적이거나 갈등적인 상호작용을 설명하는 데는 한계가 있다. 때로 행위자들은 다른 행위자들의 의사나 선호가 정책에 반영되는 것을 저지하기 위한 적대적인 동기에서 정책과정에 개입한다(Sabatier and Weible, 2007). 그리고 자원의존에 기인한 상호작용은 의도성을 전제로 하는 것이다. 행위자들이 자신의 자원을 평가해 보고, 어떠한 자원이 결여된 것인지를 계산해 보며, 그 결과로서 자신에게 부족한 자원을 가진 행위자를 찾아서 의도적으로 상호작용을 한다는 것이다(Hudson and Lowe, 2004). 그러나 실제에 있어서는 공식적 정책결정자인 정부부처나 의회를 상대로 한 상호작용 정도를 제외하고는, 행위자들 간의 상호작용이 의도한 것이라기보다는, 우연히 발생하는 경우도 많다. 정책과정에 개입하고 정부나 의회를 상대로 상호작용을 하는 과정에서 우연하게 혹은 불가피하게 상호작용을 하게 되는 것이다.

또한 행위자들이 상호작용을 하고 네트워크를 형성하는 데는 자원의존 외에 다른 동기들도 많이 작용한다. 무엇보다도 행위자들의 이해 혹은 이익(interests)이 중요한 동기가 된다. 행위자들은 자신의 이해를 정책에 반영하기 위해서 정책과정에 개입하며, 이 과정에서 다른 행위자들과 상호작용을 하게 되는 것이다(Smith, 2006). 그리고 해당 정책과 관련한 신념체계(belief systems)에 기인하여 유사 신념체계를 가지는 행위자들 간에 연합을 형성하여 다른 행위자들과 상호작용을 하는 경우도 있다(Sabatier and Jenkins-Smith, 2007). 이는 특히, 옹호연합모형에서 중시하는 것으로서, 오랫동안 의견을 달리하는 정책을 둘러싸고 시민단체 등이 자신의 신념체계를 관철하기 위하여 정책과정에 개입하는 것 등을 설명하는 데 유용하다(Weible et al., 2009). 이 외에도 행위자들 간에 상호작용을 하게 되는 것은 새로운 사고(idea), 권력관계, 거래비용 등에 기인하는 경우도 있다. 정책창도자(policy initiators)에 의하여 새로운 아이디어가 정책과정에 도입되는 경우에는 이에 공감하는 행위자들이 개입될 수 있으며, 권력관계에서 열세에 있는 행위자들이 마지못해 상호작용에 개입될 수도 있다. 합리적 선택제도주의 등이 주장하듯이, 다른 행위자들과의 관계에서 발생하는 거래비용을 계산해 보고, 거래의 방식을 제도화하는 것이 보다 유리하기 때문에 그 방안으로서 상호작용을 제도화할 수도 있다(Peters, 2004). 따라서 행위자들 간 상호작용의 동인을 지나치게 특정 원인에 기인하는 것으로 가정하는 것은 적실성이 낮을 수 있다.

그리고 정책네트워크모형은 자원의존에 기인한 상호작용을 중시하지만 이러한 자원이 구체적으로 무엇을 의미하며, 어떠한 것들이 자원을 구성하는지에 대한 논의는 부족하다. 정책네트워크모형이 행위자들 간의 관계를 보다 명확하게 규명하고자 한다면 자원의 의미와 구성요소들을 보다 분명하게 밝히는 것이 필요하다. 자원의 종류와 관련하여 Swell(2005)은 이를 정책을 결정할 수 있는 법적·공식적 권위, 여론, 정보, 동원가능한 인력, 재정적 자원, 리더십 등으로 구체화하고 있는데, 이는 정책네트워크모형에서 자원의존 관계를 분석하는 데서도 인용할 수 있다.

다음에는 정책네트워크의 동태성(dynamics) 문제이다. 그 동안 정책네트워크모형은 정책네트워크의 형성과 작동에 대해서는 관심을 경주하였지만, 이것이 시간을 두고 어떻게 변화하는 지에 대한 관심은 적었다(Hay, 1998). 그러나 정책네트워크를 형성하는 근간이 되는 행위자들이 보유한 자원의 양 및 유용성은 변화할 수 있으며, 이에 따라서 자원의존 관계도 변화할 수 있다. 물론, 그 결과로서 정책네트워크의 속성도 변화할 수 있다. 그리고 정책네트워크 자체도 한번 형성되었다고 해서 계속 그 상태로 있는 것이 아니다. 그럼에도 정책이론가들이 정책네트워크의 이러한 동태적 변화를 분석할 수 있는 이론적 틀을 만드는 것을 소홀히 하는 것은 정책네트워크의 적실성을 저하시키는 것이다.

정책네트워크는 살아있는 생명체와 같은 것이다. 따라서 이의 형성,

작동, 유지, 변동의 과정에 입각하여 관련 변수를 개발하고 이를 분석하는 것이 필요하다. 이 경우 정책네트워크의 형성은 주요 행위자를 확인하고 이들이 어떠한 자원이나 이해를 가지고 있으며, 어떠한 동인으로 참여하게 되었으며, 이들이 궁극적으로는 어떠한 형태의 네트워크를 형성하는 지를 연구하는 것이다. 다음에 정책네트워크의 작동은 일단 행위자들이 정책네트워크를 형성한 이후에 어떠한 방식으로 상호작용을 행하고 전략을 동원하는지 등의 동태적인 측면을 논의하는 것이다. 그리고 정책네트워크의 유지나 변동의 경우는 정책네트워크를 유지하기 위한 기재가 무엇이며, 변동을 초래하는 원인은 무엇이며, 이에 대한 행위자들의 반응이나 저항은 어떠한지 등을 분석하면 될 것이다.

4) 정책네트워크의 분석변수

정책네트워크모형을 현실의 정책과정에 적용하기 위해서는 적절한 분석변수와 지표가 개발되어야 한다. 이와 관련하여 그 동안 많은 연구자들이 정책네트워크의 구성요소 내지는 분석변수에 대하여 언급하였다. 그러나 <표 2-4>에서 보듯이, 분석변수에 대한 일관성을 찾기는 어렵다. 그리고 연구자들에 따라서는 분석변수를 지나치게 단순화하거나 반대로 지나치게 복잡하게 하고 있다. 분석변수가 너무 단순하면 정책네트워크의 전모를 파악하기가 어려우며, 반대로 너무 복잡하면 이를 실제 정책사례에 적용하는 데 어려움이 있다.

따라서 현실적으로는 Rhodes and Marsh(1992)가 정책네트워크의 유형을 분류하기 위하여 도입한 네 가지 분석변수들(멤버십, 통합, 자원, 권력)이 가장 빈번하게 언급되지만, 이들 역시 각 변수들에 대한 조작적 정의를 행하거나 구체적 측정지표를 개발하는 데 소홀하여 이를 현실에 적용하는 것이 쉽지 않다. 그리고 분석변수에 관한 선행연구들은 대부분이 정책네트워크 자체를 기술하는 데 치중함으로써 정책네트워크를 환경적 맥락 및 정책산출과 연계하는 분석변수를 개발하는 데는 소홀하다. 또한 동일한 연구자들이 선정하는 분석변수들 간에도 상호배타성이 부족한 경우도 있다.

<표 2-4> 정책네트워크의 분석변수(외국학자)

연구자	분석변수 혹은 구성요소
Collins(1995)	경계, 멤버십 유형, 연계유형, 관계의 강도 및 밀도, 조정유형, 집중화, 안정성, 관계의 성격
Cope(2001)	계속성 내지는 안정성, 멤버십, 자원, 권력균형
Daugbjerg(1998)	멤버십, 통합, 제도화
Döhler(1991)	네트워크구조, 행위자 및 연합, 거버넌스구조, 상호작용 유형, 네트워크의 전략적 선택성
Jordan and Schubert(1992)	제도화의 수준, 행위자의 수, 정책결정의 배열 범위
Knoke et al.(1996)	정책영역, 정책행위자, 정책이해, 권력관계, 집합적 행동, 정책결과
Marin and Mayntz(1991)	정책부문, 정책행위자, 조직간 관계로서의 구조, 집합적 행동, 권력관계, 전략적 상호작용
Rhodes and Marsh(1992)	멤버십, 통합, 자원, 권력
Montpetit(2005)	네트워크의 다양성, 능력의 분포, 상호연결, 응집성
Rhodes(1988)	이해관계의 배열, 구성원, 수직적 독립성, 수평적 독립성, 자원배분
Waarden(1992)	행위자, 기능, 구조, 제도화, 행위규칙, 권력관계, 행위자의 전략
Yishai(1992)	네트워크의 배제성, 행위자들 간의 상호의존성

국내의 경우도 그동안 많은 연구들이 다양한 분석변수들을 개발하였다. 그리고 국내의 선행연구들은 분석변수의 공통점을 거의 발견하기 어려운 외국의 경우와는 달리, 대체로 행위자, 상호작용, 네트워크 구조를 주요 분석변수에 공통적으로 포함하는 경향이 있다. 이는 기본적으로 연구자들이 몇몇 초기 연구들을 집중적으로 참조하여 분석변수를 개발하

여 왔기 때문으로 보여 진다.

그러나 외국의 연구들과 마찬가지로 국내연구의 경우도 대부분의 분석변수들이 정책네트워크 자체를 설명하는데 치중함으로써 정책네트워크와 환경적 맥락, 정책네트워크와 정책산출 간의 관계를 매개하는 연계변수를 개발하는 데는 미흡하다. 그리고 정책네트워크 자체를 설명하기 위한 분석변수들의 경우도 주로 행위자의 수나 주요 행위자 등 외부관찰이 용이한 변수들을 중심으로 선정되는 경향이 있다. 그 결과, 정책네트워크모형의 본질적인 속성인 행위자들 간의 자원의존 관계 및 상호작용을 파악하기 위한 분석변수를 개발하는 데 취약하다. 그리고 정책네트워크모형이 네트워크분석을 활용하는 것임에도 불구하고 이와 관련한 변수들을 개발하고 응용하는 데 소홀하다. 즉, 행위자들 간의 상호작용의 빈도, 방향, 밀도, 중심성 등을 분석할 수 있는 변수를 제대로 개발하지 못하고 있다. 그리고 행위자들 간의 상호작용은 행위자들이 선택하는 전략과 연결이 되어야 하는데, 국내연구들의 대부분이 이와 관련한 분석변수를 제대로 개발하지는 못하고 있다.

5) 정택네트워크모형의 설명력 제고방안

정책네트워크모형은 다양한 견해에도 불구하고, 이를 정책과정분석에 적용하는 경우의 대부분은 정책네트워크모형을 새로운 이익매개양식으로서의 중간수준의 이론으로 인식하는 것이다. 정책네트워크모형을 거시적 수준에서 하나의 거버넌스 형태로 보는 관점은 현실적으로 정책과정분석에서는 적용하기가 어렵다. 특히, 우리의 경우는 대부분의 연구들이 정책네트워크모형을 정책사례분석에 적용하면서 중간수준의 이론모형으로 인식하고 있으며, 이를 위하여 다양한 변수들을 개발하고 있다. 그리고 이는 정책사례분석의 수준을 한 단계 높였다. 다양한 공사부문 행위자들을 포함할 수 있는 것, 행위자들 간의 관계를 자원의존 관계로 이해하는 것, 다양한 하위유형을 포함할 수 있는 유연성을 가지는 것 등도 정책네트워크모형이 가지는 장점이다.

그러나 다른 한편으로 정책네트워크모형은 정책과정을 분석하는 데서 이론적, 실천적 양면에서 한계점도 적지 않다. 그리고 많은 사회과학 이론들이 그러하듯이, 서구의 현실에 기초하여 개발된 정책네트워크모형 역시 일부 분석변수의 경우는 정치·행정적 토양이 상이한 국가에서는 적용하기가 어려운 것들도 있다. 그리고 정책네트워크모형은 분석변수의 속성을 세밀하게 기술하는 데는 장점이 있지만, 변수들 간의 관계를 설명하는 데는 부족한 점이 있다(Smith, 1993). 정책네트워크모형의 한계를 구체적으로 보면 다음과 같다.

우선 정책네트워크모형은 네트워크 자체의 분석에 치중하다 보니 환경적, 제도적 맥락이 정책네트워크에 미치는 영향에 대한 논의가 부족하다. 이는 정책네트워크모형이 체제론적 관점이 부족하다는 것이다. 그러나 정책과정의 동태성을 보다 잘 이해하기 위해서는 환경적 맥락과 정책과정 간의 관계를 설명하는 것이 필요하다.

또한 정책네트워크모형은 정책네트워크와 정책산출 간의 관계에 대한 논의가 부족하다. 따라서 정책네트워크의 동태성이 어떻게 정책산출에 영향을 미치는 지를 이해하기가 어려우며, 이는 동 모형의 유용성 문제와 직결된다. 즉, 현실을 기술하기 위한 용도로만 정책네트워크모형을 활용한다면 이는 실증주의에 기반을 둔 많은 이론들이 그러하듯이 이론 모형으로서의 유용성은 저하되는 것이다(Yin, 2009). 물론, Rhodes and Marsh(1992) 등은 정책네트워크의 상이함이 어떻게 정책산출의 차이를 가져오는 지를 보는 것이 중요하다고 주장하지만, 이후 많은 연구자들은 정책네트워크 자체를 분석하는 데 치중함으로써 양자 간의 관계를 고찰하는 데 소홀하였다. 따라서 정책산출에 누구의 이해가 주로 반영되었으며, 최종 정책산출이 처음에 의도한 정책내용과는 어떠한 차이를 가져왔으며, 그 차이를 가져온 동기는 무엇인지 등에 대한 적절한 답변을 주지 못하고 있다(Hill, 2005).

그리고 정책네트워크모형은 정책네트워크의 특성을 규명하기 위하여 다양한 분석변수들을 도입하고 있으며, 또한 이들을 적절하게 기술하고 있지만, 문제는 이러한 분석변수들 간의 관계성을 밝히는 데는 취약하다는 점이다(Marsh, 1998). 개별 분석변수들을 기술하는 것만으로는 정책네트워크모형이 정책과정분석에서 의의를 가지기가 어렵다. 변수들 간의 관계의 경로를 분석할 수 있어야 정책과정의 동태성을 잘 파악할 수 있다(Flyvbjerg, 2001). 이처럼 정책네트워크모형이 변수들 간의 관계를 분석하는 데 소홀한 것은 기본적으로 각 변수들을 구체적으로 측정할 수 있는 조작적 정의를 행하고 이에 입각하여 적절한 측정지표를 개발하는 것을 등한시하였기 때문이다. 물론, 이는 정책과정의 정치적 속성을 생각하면 불가피한 면도 있지만, 어느 이론모형이든 측정지표가 제대로 개발되지 않고서는 변수들 간의 인과관계를 제대로 파악하기는 어렵다.

국내의 경우, 초기에는 주로 정책네트워크 자체를 설명하기 위한 변수를 개발하고 실증자료를 통하여 이를 기술하는 데 치중하였지만, 점차 정책네트워크를 정책환경과의 관계 속에서 고찰하는 경향이 나타나고 있다. 그러나 여전히 영향요인으로서의 정책환경, 정책네트워크, 그리고 결과변수로서의 정책산출로 이어지는 체제론적 관점에서 입체적으로 분석하는 경우는 많지 않다. 그리고 아직 정책네트워크 자체를 구성하는 변수들 간의 상관관계를 분석하는 연구는 거의 없다. 또한 구체적 측정지표의 개발이 미진하고 분석변수들 간의 관계를 엄밀하게 규명하는 데는 미흡하다.

따라서 정책네트워크모형이 정책과정분석을 위한 보다 적실한 이론틀이 되기 위해서는 다음과 같은 방안들이 고려되어야 할 것이다. 첫째, 체제론적이고 과정론적인 관점에 입각한 통합적 분석틀이 필요하다. 현재 정책네트워크모형이 정책과정분석을 하는 데서 인기가 높지만, 정책네트워크모형만으로는 정책과정의 동태성을 완전하게 이해하기가 어렵다. 정책네트워크모형이 적실성을 가지려면 정책네트워크의 속성 자체를 분석하는 데서 나아가 외적 영향요인으로서의 환경적·제도적 맥락→정책과정 및 정책네트워크의 동태성→결과로서의 정책산출 및 환류로 이어지는 통합적 관점이 필요한 것이다. 이를 위하여 체제이론, 신제도론, 정책흐름모형 등에서 각기 개발된 개방체제, 제도, 정치적 기회구조 등의 개념을 정책네트워크모형과 적절하게 결합하는 것이 필요하다.

둘째, 행위자들 간의 관계의 형성 및 상호작용을 설명하기 위한 다른 개념들과의 결합도 필요하다. 즉, 정책네트워크모형은 관계형성의 동인으로서 자원의존을 강조하지만, 이 외에도 신념체계, 이해, 권력관계, 아이디어, 모방을 통해서 관계를 형성할 수 있다. 물론, 이것들을 모두 고려하는 것이 현실적으로 어렵지만, 분석대상이 되는 정책사례의 성격에 따라서 적절한 동인들을 결합함으로써 행위자들 간의 관계형성 동기를 보다 잘 이해할 수 있을 것이다. 그리고 상호작용의 방식과 관련해서도 이를 갈등적 대 협의적 등으로 유형화할 수 있으며, 상호작용의 결과가 어떻게 정책산출로 연결되는 지를 이해하기 위해서 학습이나 중개 등의 개념들도 도입할 수 있다. 이 점에서 정책네트워크의 내적 동태성을 분석하기 위한 하나의 방안으로서 정책네트워크모형과 옹호연합모형을 결합하는 것을 제안할 수 있다.

셋째, 정책네트워크를 분석하는 데서의 방법론적 다양화가 필요하다. 현재 정책과정분석에 적용되는 대부분의 연구들은 특정한 방법론에 대한 언급이 없거나, 문헌연구에 기반을 둔 질적 방법에 의존하고 있다. 이 경우에도 구체적인 측정지표를 개발하는 경우는 거의 없으며 대부분이 연구자의 주관적 해석이나 인상에 의존하고 있다. 그 결과 정책네트워크모형을 적용하는 많은 연구들이 객관성이나 신뢰도 면에서 비판을 받게 된다. 따라서 정책네트워크모형의 방법론적인 엄밀성을 제고하기 위해서는 불가피하게 주로 질적인 방법에 의존을 하더라도 가능한 범위 내에서 양적인 방법을 가미할 필요가 있다.

넷째, 정책네트워크를 이해하기 위한 적실한 분석변수를 선정하고 이를 구체화하기 위한 측정지표를 개발해야 한다. 그리고 정책네트워크와 정책산출을 연결할 수 있는 변수의 개발도 필요하다. 현재 연구들마다 다양한 분석변수들을 적용하고 있지만 일관성이 없으며, 타당성이 낮은 것들도 많다. 따라서 변수를 개발하는 경우에는 정책네트워크의 형성, 작동, 유지, 변동에 이르는 과정을 염두에 두는 것이 필요하다. 또한 분석변수를 개발할 때는 환경적·제도적 맥락과 정책네트워크, 정책네트워크와 정책산출을 연계할 수 있는 연결변수들을 개발하는 것도 중요하다. 그리고 분석변수를 개발한 이후에는 이들을 우선 조작적으로 정의하고 이에 입각하여 측정지표를 개발해야 한다.

다섯째, 정책사례를 연구하는 데서 다양한 방식의 비교연구가 활성화되어야 한다. 정책네트워크모형의 적용과 관련하여 현재 대부분의 국내외 연구들이 취하는 방식은 사례분석의 방법이며, 사례의 대상은 대부분 단일사례를 심층적으로 기술하는 것이다. 따라서 정책네트워크모형을 적용한 횡단면적, 종단면적 비교연구는 드물다. 그러나 단일사례의 분석은 정책네트워크모형의 유용성을 점검하거나 다양한 형태의 정책네트워크를 비교하는 데는 한계가 있다. 이는 정책과정분석이 가지는 메타연구의 관점 즉, 정책과정분석을 통한 정책시스템 자체를 점검하고 개선할 수 있는 기회를 갖지 못한다는 것이다. 따라서 정책네트워크모형의 유용성을 제고하기 위해서는 비교연구의 활성화가 필요하며, 비교의 방식으로는 선후진국 간 비교, 정책영역별 비교 등의 횡단면적 비교는 물론, 유사 사례의 역사적 비교분석을 통하여 정책네트워크의 변화를 추적할 수 있을 것이다.

여섯째, 현실에 대한 단순한 기술이나 묘사를 넘어서 변수들 간의 인과관계에 대한 설명력을 제고해야 한다. 이는 정책네트워크모형의 유용성과도 밀접하게 관련된다. 현재 정책네트워크모형은 실증적 관점에서 현실을 기술하는 데는 매우 유용한 것으로 인정을 받고 있다(Hay, 1998). 그러나 정책네트워크를 구성하는 변수들 간의 관계, 정책네트워크와 정책산출 간의 인과관계, 환경적 맥락과 정책네트워크 간의 관계 등을 파악하는 데는 취약하다(Rhodes and Marsh, 1992). 따라서 정책네트워크모형이 학문적 유용성을 제고하고 궁극적으로 정책형성체제 자체를 개선하는 데 기여하기 위해서는 구성변수들 간의 관계는 물론, 환경적 맥락 및 정책산출과의 영향관계를 분석하는 노력이 필요하다.

일곱째, 정책네트워크모형과 정책단계의 결합이 필요하다. 현재 대부분의 정책네트워크 연구들은 정책형성과정에 초점을 두고 있다. 그러나 오늘날은 정책이 형성되었다고 해서 후속과정들이 기계적으로 따라오는 것이 아니라, 정책집행과정도 정책형성과정에 못지않게 동태적이다(Hudson and Lowe, 2004). 따라서 정책집행과정을 포함한 정책과정 전반을 정책네트워크모형과 결합함으로써 정책과정의 동태성을 보다 잘 이해할 수 있다. 그리고 이를 통하여 정책형성과정과 정책집행과정 간의 정책네트워크의 차이를 비교할 수도 있다.

마지막으로, 정책네트워크를 보다 안정적인 구조적 측면과 동태적인 상호작용의 측면으로 구분하고 이에 입각하여 분석변수를 개발할 필요가 있다. 이 경우 네트워크 구조는 행위자들 간의 상호작용을 제약하는 기능을 하게 되며, 따라서 환경적, 제도적 맥락→정책네트워크(네트워크 구조→상호작용)→정책산출로 이어지는 체제론적 관점에서 정책과정을 입체적으로 파악할 수 있다. 그리고 이 경우는 상호작용이 보다 직접적으로 정책산출에 영향을 미치는 것임을 이해할 수 있다. 본래 행위 내지는 상호작용과 구조의 관계는 상대적인 것으로서, 일정한 행위가 지속·반복되면 구조가 된다(McAnulla, 2002). 물론 구조라고 해서 불변하는 것은 아니지만, 대체로 행위보다는 안정적이다. 그리고 양자 간에는 엄격하게 선후관계를 형성하고 있지는 않지만, 일단 행위가 구조로서 안정화되면 구조는 행위를 제약하는 역할을 한다(이호철, 1996). 분석변수를 선정하는 데서 각 변수들을 구조적 측면과 일상적인 상호작용의 측면으로 구분하여 배열하고, 전자를 후자를 제약하는 요인으로 설정하면 정책네트워크의 실체를 보다 적실하게 이해하는 데 유용할 것이다.

<그림 2-1>은 지금까지 정책네트워크의 내부구조나 행위자의 전략을 분석하는 초점을 두어 왔던 정책네트워크모형을 환경적 맥락, 정책네트워크, 정책산출의 관계 속에서 체제론적이고 과정지향적 관점에서 구축한 정책네트워크모형의 개념 틀을 제시하는 것이다.

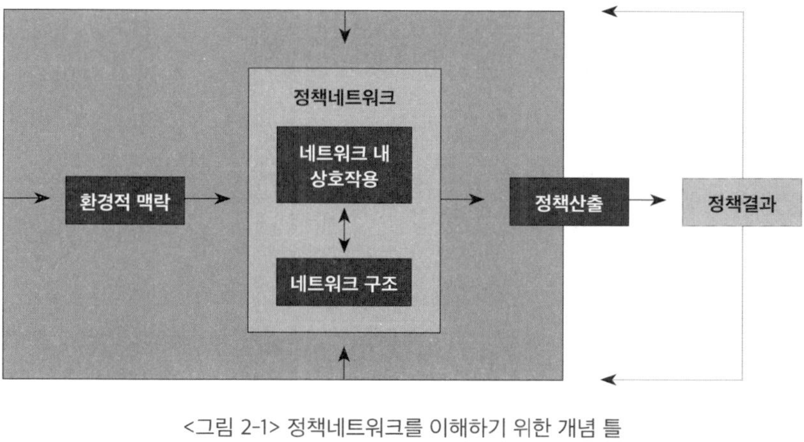

<그림 2-1> 정책네트워크를 이해하기 위한 개념 틀

3. 옹호연합모형

옹호연합모형(advocacy coalition framework, ACF)은 정책과정에 개입되는 변수들 간의 인과관계를 규명하고, 상이한 신념체계를 가지는 행위자들이 옹호연합을 형성하며, 이러한 옹호연합들 간의 갈등과 상호작용을 통하여 정책산출을 도출하는 과정을 설명하려는 것이다. ACF는 정책과정의 내적 동태성과 이를 통한 정책산출의 과정을 밝힘은 물론, 환경적 요인이 정책과정에 미치는 영향 또한 고려함으로써 환경적 맥락-정책과정-정책산출 간의 관계를 체계적으로 밝히고자 하는 점에서 의의가 있다. ACF는 초기에는 주로 미국의 환경정책 등을 중심으로 적용되었으나, 이후 유럽 및 아시아국가의 다양한 정책영역으로 확대되었다(Fűg, 2009). 우리의 경우는 2000년대 이후부터 적용되기 시작하여 현재 정책과정분석을 위한 중요한 이론모형의 하나가 되고 있다.

그러나 다른 한편으로 ACF는 이론적, 실천적 양면에서 적지 않은 비판의 대상이 되기도 한다. 이론적으로는 관련 변수의 복잡성 및 조작가능성, 인과관계의 확인문제 등의 비판에 직면해 있으며, 실천적 측면에서는 다원사회를 배경으로 개발된 이론모형이 보편적으로 적용되는 데는 한계가 있다는 비판이다. 결국, ACF는 인기가 높은 반면에, 내적, 외적 타당성의 양면에서 논란이 되고 있다. 물론 이에 대해서 Sabatier, Jenkins-Smith, Weible 등 핵심적 ACF 주창자들은 수차례 모형을 수정하면서 비판에 대응하였다.

1) 옹호연합모형의 의의

ACF는 목표 갈등과 기술적 논란이 있으면서 다양한 수준의 행위자들이 개입하는 정책문제를 다루기 위하여 Sabatier(1988)가 개발한 것이다. 이들은 기존의 정책과정연구들이 다음과 같은 문제점들이 있다고 지적하였다. 첫째, 정책단계모형(stages heuristic model)은 정책과정에 대한 인과적 설명이 부족하다. 둘째, 정책집행에 대한 하향식 및 상향식 접근의 장단점에 대한 논쟁에 대응하면서 체제론에 기반을 둔 정책이론이 필요하다. 셋째, 정책과정에서의 과학적·기술적 정보의 역할에 대한 이론이 결여되어 있다. 따라서 ACF는 정책순환의 단계를 통합하고, 정책집행에 대한 상·하향식 접근을 포괄하며, 과학적 정보를 중시하는 체제기반의 모형으로 창출되었다(Elliott and Schlaepfer, 2001). 또한 ACF는 정책행위자들의 행위는 보다 큰 정치사회체제에 의해서 영향을 받는다는 거시적 가정, 정책하위체제 내의 다양한 행위자를 분석하는 가장 좋은 방안은 이들을 옹호연합으로 묶는 것이라는 중간수준(meso-level)의 가정, 사회심리학에서 도출된 미시수준의 개인모형이라는 통합적 토대 위에서 출발하였다(Sabatier and Weible, 2007). 그리고 ACF는 기본적으로 장기간에 걸친 신념체계의 변화 및 이에 기인한 정책변동을 연구하려는 것이다. 따라서 정책변동 및 정책지향학습을 이해하기 위해서는 10년 이상의 시간적 관점이 필요하다고 보고 있다(Jenkins-Smith and Sabatier, 1993). 신념체계에 기반 하는 옹호연합의 주장을 변화시키는 데는 장기간에 걸친 인식의 변화 및 학습과정이 필요하기 때문이다. 물론, ACF 개발자들이 이처럼 장기간의 시간적 관점을 가정한 것은 오랜 기간 지속되는 정책논쟁의 경우는 행동의 동기를 이해관계나 권력관계 등의 전통적인 개념으로는 설명하기가 어려웠기 때문이다. 이들이 대안적으로 개발한 개념이 신념체계였다.

ACF의 주요 공헌은 무엇보다도 정책하위체제와 환경적 요인을 구분하는 것이다. 즉, 정책하위체제는 외적조건에 의해서 규정되고 장기적 연합기회구조 및 단기적 자원에 의해서 제약되는 보다 넓은 정치적 환경

내에서 작동한다(Weible et al., 2009). 그리고 ACF는 개별행위자에 초점을 두기보다는 정책하위체제라는 분석단위를 도입하고 있다. 여기서 정책하위체제는 실질적 이슈와 지리적 범위에 의해서 규정되며, 다양한 이해당사자로 구성된다(Weible, 2005). 또한 ACF는 행위자들이 개별적으로 행동하기보다는, 신념을 공유하는 행위자들 간에 옹호연합을 형성하여 조정된 행동을 하는 것으로 봄으로써 행위자들의 행동유형을 단순하게 이해할 수 있게 한다.

ACF는 그동안 수차례에 걸쳐서 수정과 보완을 거침으로써 이론의 일반화를 제고하고자 하였다. 물론 이는 1990년대 이후 ACF가 유럽, 아시아국가 등에 적용되면서 다원주의적 가정에 대한 반론이 많이 제기되었기 때문이다. 특히, 1999년 이래 ACF는 옹호연합이 작동하는 맥락(즉, 환경적 요인과 정책하위체제 사이의 매개요인), 옹호연합자원의 유형화, 주요 정책변동의 경로의 세 가지 면에서 크게 수정되었다(Sabatier and Weible, 2007). 우선 맥락과 관련하여 이전에는 제약 및 기회요인으로서 영향을 미치는 두개의 외적요인(external factors)에 초점을 두었다. 그러나 이에 대해서 ACF가 조합주의 및 권위주의 체제에 적용되는 데 한계가 있다는 지적이 있자, 외적요인이 옹호연합의 행위에 영향을 미치는 것을 매개하는 연합기회구조(coalition opportunity structures) 개념을 통하여 이전의 '자원과 제약'이라는 추상적 개념을 보완하였다. 그리고 주요 정책변동의 경로와 관련해서 종래에는 외적충격과 정책지향학습 만을 언급하였으나, 이후에는 정책하위체제 내부로부터의 내적충격과 '협상된 동의'(negotiated agreement)라는 경로를 추가하였다.

그리고 ACF는 정책단계모형의 약점인 '인과적 설명의 부족'을 극복하려는 것으로서, 변수들 간의 인과관계를 파악함으로써 모형의 설명력을 제고하고자 한다. 우선 외적요인은 정책하위체제 내 옹호연합의 행동에 영향을 미치는 맥락요인으로서, 이를 상대적으로 안정적 변수와 역동적 변수로 구분하고 각각 네 개의 하위변수를 도입하고 있다. 그리고 이러한 외적요인이 정책하위체제에 영향을 미치는 과정에서 장기적 연합 기회구조와 단기적 제약 및 행위자의 자원은 매개변수로서의 기능을 한다. 다음에 이러한 외적요인 및 매개변수의 영향 하에서 행위자들은 상이한 신념체계에 근거하여 옹호연합을 형성하며, 적절한 전략을 선택하여 상대 옹호연합과 상호작용을 한다. 이 과정에서 정책중개, 정책지향학습 등을 거쳐서 정책이 형성되거나 변동한다. 그러나 정책핵심신념의 변동 및 이를 통한 주요 정책변동을 초래하기 위해서는 외적충격과 내적충격이 가미되어야 한다(Sabatier and Weible, 2007). <그림 2-2>는 이러한 내용들을 포함하는 수정된 옹호연합모형이다.

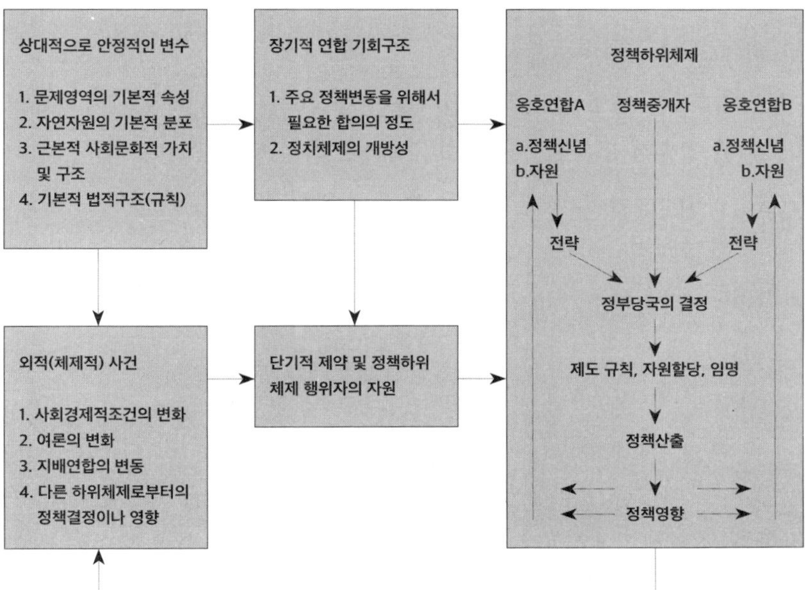

출처: Sabatier and Weible(2007: 202)

<그림 2-2> 옹호연합모형의 기본 틀

2) 옹호연합모형의 주요 구성요소

ACF는 다양한 변수들로 구성되는 복잡한 이론모형이지만, 현실적인 사례분석에서 많이 사용되는 주요 구성요소들은 다음과 같은 몇 가지로 요약할 수 있다.

(1) 외적요인(external factors)

이는 정책하위체제에 자원과 제약으로서 영향을 미치는 외생적 요인으로서, 상대적으로 안정적인 변수(relatively stable parameters)와 역동적 외적요인(dynamic external factors)이 포함된다. 전자에는 문제영역의 기본적 속성, 자연자원의 분포, 기본적 사회문화적 가치 및 구조, 기본적 법적구조가 포함된다. 이것들은 잘 변화하지 않기 때문에 행위자들의 행태나 정책의 변동을 초래하는 동인이 되지 못하는 경우가 많다. 그러나 이것들은 하위체제 내 행위자들이 동작하는 데서 자원과 제약요인이 된다. 역동적 외적요인은 사회경제적 조건의 변화, 여론의 변화, 지배연합(governing coalition)의 변동, 다른 하위체제로부터의 정책결정이나 영향을 포함한다. 이는 주요 정책변동을 초래하는 데 큰 영향을 미친다(Sabatier and Jenkins-Smith, 1999).

(2) 정책하위체제(policy subsystems)

Sabatier and Jenkins-Smith(2007)는 정책과정은 범위가 너무 넓기 때문에 이를 이해하기 위해서는 정책하위체제에 초점을 두어야 한다고 주장한다. 정책하위체제는 사회문제를 해결하기 위해서 함께 모이는 일련의 개인 혹은 집단들로서(Ike, 2009), 핵심적 신념의 공유와 상당한 정도의 조정에 기반을 두는, 옹호연합에 소속되는 이해당사자들을 포함한다. 구체적으로 정책하위체제는 일련의 행위자와 지리적, 실질적(정책영역)

범위에 의해서 규정된다(Weible, 2006). 그리고 정책하위체제의 행위자는 전통적인 철의 삼각의 성원들뿐만 아니라, 해당영역에 전문성이 있는 연구자, 언론인, 법조인 등도 포함한다. 특히, 과학적·기술적 정보가 신념을 형성하고 수정하는데 중요하기 때문에 연구자의 역할이 중요하다(Engel, 2007).

(3) 개인모형과 신념체계(model of the individual and belief systems)

ACF에서의 개인은 인지적 제약을 가진 제한적으로 합리적이며, 신념체계를 통해서 지각을 여과하며,[5] 이익보다는 손실에 민감하며, 승리보다는 패배를 오래 기억한다. 따라서 상대방의 영향력과 해악을 과대평가함으로써 같은 옹호연합에서는 내부결속을 강화하며, 다른 옹호연합과는 갈등을 심화시킨다.[6] 그리고 개인은 자신의 신념과 부합하는 정보만을 받아들이고자 한다. 또한 신념이 다른 행위자들은 같은 정보를 달리 해석함으로써 불신을 심화시킨다(Weible, 2006). 개인은 자신의 신념을 정책으로 전환하려 하지만, 그렇게 하기에는 능력이 제한되어 있다. 따라서 신념이 유사한 사람들과 옹호연합을 형성하여 유대를 강화하고 공동 전략을 개발하며, 신념이 상이한 집단에 대해서 대항한다(Weible, 2005).

개인의 신념은 3층의 위계구조를 이루고 있다. 우선 규범적 핵심신념(deep core beliefs)은 인간 본성, 근본가치의 우선순위, 정부와 시장의 역할, 의사결정 참여범위 등에 관한 규범적이고 존재론적인(ontological) 가정을 포함한다. 이는 광범위하고 안정적이고 여러 정책하위체제에 걸쳐서 적용되며, 대개 유소년기에 사회화의 결과로서 형성되는 것으로

5 이는 '지각 여과(perceptual filters)'라고 하는 것으로서, 귀에 거슬리는(dissonant) 정보는 걸러내고 자신이 믿는 정보는 더욱 강화시킨다(Sabatier and Weible, 2007).

6 개인에 대한 이러한 가정을 Sabatier and Weible(2007)은 '악마 만들기(devil shift)'라고 지칭한다. 이는 행위자들이 상대방을 사악하고 신뢰할 수 없는 것으로, 실제보다 더 강한 것으로 보는 경향이다.

서 변화시키기가 어렵다(Weible et al., 2009). 정책핵심신념(policy core beliefs)은 규범적 핵심신념을 특정 정책영역에 적용하는 것으로서, 정책하위체제와 옹호연합을 확인할 수 있는 준거틀을 제공한다. 대체로 두세 개의 정책핵심신념 만으로 옹호연합을 확인할 수 있으나, 많을수록 좋다. Sabatier and Jenkins-Smith(2007)에 의하면, 정책핵심신념에는 서로 상이한 정책가치들 간의 우선순위, 관련 행위자들의 적절한 역할, 정책문제의 상대적 심각성과 원인 등이 해당한다. 정책핵심신념 역시 근본적인 정책선택과 관련되기 때문에 변화시키기가 어렵다. 마지막으로, 이차적 신념(secondary beliefs)은 범위 면에서 보다 실질적이고 지리적으로 좁으며, 도구적 속성과 경험적 기반이 강하며, 옹호연합들 간에 타협의 대상이 되는 것이다. 변화가 비교적 용이하다. 주로 세부규칙, 예산적용, 특정지역 내 문제의 속성, 특정법제 등과 관련된다(Engel, 2007).

(4) 옹호연합(advocacy coalitions)

옹호연합은 "정책핵심 신념을 공유하고, 상당한 정도의 조정에 개입되는 행위자들로 구성되는 것"이다(Weible et al., 2009: 132). 행위자들은 자신의 신념을 상대방보다 먼저 정책으로 구현하기 위해서 동맹을 찾고, 자원을 교환하고 전략을 개발해야 한다. 악마 만들기(devil shift)도 적에게 지게 된다는 두려움을 크게 함으로써 동지와의 협력을 강화시킨다. 따라서 행위자들은 유사한 정책핵심신념을 가지는 사람과의 동맹을 희구하는데, 만약 이들이 상당한 정도의 조정에 개입하게 되면 이들은 옹호연합을 형성하는 것이다. 정책하위체제 내에는 대체로 2~5개의 옹호연합이 존재한다(Cashore, 2003). 그리고 정책핵심신념은 잘 변하지 않기 때문에 옹호연합은 안정적으로 유지되는 경향이 있다.

(5) 신념 및 정책의 변동 경로

가. 외적충격(external shock)

외적충격은 정책하위체제 외부로부터 야기되는 중대한 혼란 내지는 사건(events)이다. 이는 의제를 변화시키고 공중의 주의를 환기시키며, 핵심 정책결정자의 관심을 유발한다. 외적충격에는 사회경제적 조건의 변화, 지배연합의 변동, 다른 하위체제로부터의 영향, 재난 등이 포함된다. 외적충격 중에서 가장 중요한 것은 소수연합에 의한 지배연합의 대체를 가능하게 하는 자원의 재분배이다(Sabatier and Weible, 2007) 외적충격은 두 가지 방식으로 정책변동을 유발한다. 하나는 공중이나 주요 통치자의 새로운 관심을 유발함으로써 자원을 이동하게 하고 옹호연합들 간의 권력을 변화시키는 것이다. 다른 하나는 지배연합의 정책핵심신념의 구성요소를 변화시키는 것이다. 예로서, 경제위기 시에는 규제선호집단이 규제에 대한 생각을 바꿀 수 있다(Weible, 2006).

나. 정책지향학습(policy-oriented learning)

정책지향학습은 "정책목표의 달성 및 수정과 관련된, 경험이나 새로운 정보로부터 연유되는 사고나 행동의 상대적으로 지속적인 변화이다."(Sabatier and Jenkins-Smith, 1999: 123). 이는 장기간에 걸친 정보의 점진적 축적을 통해서 발생한다. 정책지향학습이 신념 및 정책의 변동을 초래할 가능성은 신념체계의 수준에 따라서 상이하다. 규범적 핵심신념과 정책핵심신념은 새로운 정보에 반응하여 변화하기는 어렵다. 개인들이 인지적 여과를 행하고 자신의 신념과 충돌하는 정보를 회피하기 때문이다. 그러나 이차적 신념은 정책지향학습에 보다 반응적이다. 외적충격은 정책하위체제의 구조나 개별 정책핵심신념의 급속한 변동을 초래할 수 있는 반면에, 정책지향학습은 10년 이상이 걸릴 수 있으며, 이차적 신념에 보다 큰 영향을 미친다(Jenkins-Smith and Sabatier, 1993).

다. 내적충격(internal shock)

이는 정책하위체제 내부로부터의 재난 등과 같은 것들이다. 예로서, 환경관련 논쟁 도중에 기름유출사고가 발생하는 경우이다. 내적충격이 신념이나 정책의 변동을 초래하는 과정을 보면, 내적충격은 정책문제에 공중의 관심을 집중시키고 자원의 재분배를 초래하며, 이러한 자원의 이동은 정책하위체제 내의 권력구조를 변화시킨다. 이점에서는 외적충격과 유사하다. 다음에 내적충격은 소수연합에게는 정책핵심신념을 확신시키는 반면에, 지배연합에게는 그들의 신념에 대한 의문을 증가시킨다(Sabatier and Weible, 2007).

라. 협상된 동의(negotiated agreements)

이는 조합주의체제처럼 중요한 내적, 외적충격이 없이도 협의에 도달하는 현실을 설명하기 위해서 고안된 것으로서, 정책지향학습 개념과 대안적 분쟁해결(alternative dispute resolution, ADR)이론을 결합하는 것이다. 양자는 전문적 포럼에서 협상 및 동의에 도달하기 위한 제도설계와 관련하여 유사한 처방을 도출한다. 진지한 협상을 위한 인센티브의 필요성,[7] 가능한 많은 관련 집단을 참여시킴, 리더십, 합의적 의사결정규칙, 자금조달, 지속과 몰입, 경험적 이슈의 취급, 협상 당사자들 간 신뢰형성, 대안적 지점(alternative venues)의 희소성 등이 그것이다(Sabatier and Weible, 2007).

(6) 정책중개자(policy brokers)

정책중개자는 정책을 둘러싼 옹호연합들 간의 갈등을 중개하는 제3

7 성공적 협상의 기본전제는 분쟁 당사자들이 현 상황의 유지를 바라지 않는 것이다. 이를 ACF는 '정책교착상태(policy stalemate)', ADR은 '궁지에 빠진 교착상태(hurting stalemate)'라고 하는데, 이는 "분쟁 당사자들이 현상유지가 지속되는 것을 수용할 수 없는 것으로 보고, 자신의 목표를 달성하기 위하여 대안적인 지점(venues)을 모색하는 상황이다."(Fűg, 2009).

자로서, 이들의 주된 관심은 갈등을 최소화함으로써 합리적인 타협에 이르는 것이다(Parsons, 2003). 이들의 역할은 소극적인 경우도 있고 적극적인 경우도 있는데, 실제로는 이를 구분하기가 어렵다. 정책중개자는 정책결정의 권한을 보유하고 있는 의회, 행정관료, 사법부는 물론, 중재위원회, 명망가 위원회(blue ribbon commission), 이해당사자들이 참여하는 정부의 각종 위원회 등도 될 수 있다. 그리고 시민단체나 전문가집단 등도 정책중개자가 되는 경우가 있다. 정책중개자는 어느 옹호연합에도 포함되지 않고 중립적이어야 그 역할을 잘 수행할 수 있지만, 현실적으로는 시민사회단체 등 사적 행위자들은 물론, 의회나 행정관료 등의 공적 행위자들도 특정 옹호연합에 개입되는 경우가 많으며, 따라서 중립적인 정책중개자가 되기가 쉽지는 않다(Weible et al., 2009).

3) 옹호연합모형을 둘러싼 쟁점들

(1) 외적요인

외적요인은 정책하위체제에 영향을 미치는 자원 및 제약요인으로서, 이를 통하여 ACF는 기존의 단계모형이 가지고 있던 제약점인 인과적 개념의 부족을 보완할 수 있게 되었다. ACF는 외적요인으로서 안정적 변수와 역동적 요인으로 구분하고, 총 여덟 개의 변수를 도입하고 있다. 이러한 변수들은 일반적으로 언급되는 환경적 요인들인 정치, 사회, 경제, 문화적 요인들을 망라한 것이지만, 이론적으로 다음과 같은 문제점도 있다.

첫째, 변수의 조작 및 측정의 문제이다. 이는 ACF의 외적요인을 구성하는 변수들이 무엇을 의미하며, 범위는 어디까지이며, 그 영향을 어떻게 측정할 수 있는지와 관련된다. 이러한 문제가 발생하는 원인의 상당부분은 ACF가 외적요인 변수들을 열거만 할 뿐, 구체적 개념정의나 범위설정에는 소홀하기 때문이다.

둘째, 외적요인을 구성하는 변수들이 지나치게 복잡하다. 정책과정 분석은 질적 분석이 많이 가미되기 때문에 변수를 단순화할 필요가 있는데, ACF에서 언급하는 여덟 개의 변수를 모두 논의하는 것은 현실적으로 어렵다. 그리고 정책영역에 따라서는 연관성이 적은 변수들도 있다. 그리고 변수가 많아지면 실증연구 특히 질적 분석에서는 어떠한 변수의 영향력이 보다 결정적인지를 밝히기가 어렵다. 따라서 외적요인 관련 변수들은 유사한 것들은 묶어서 단순화하고, 정책영역에 따라서 취사선택하여 재구성하는 것이 필요하다.

셋째, 외적요인과 정책하위체제 간의 인과성을 밝히는 문제이다. ACF는 외적요인이 자원이나 제약요인으로서 정책하위체제에 영향을 미친다고 언급하지만, 이는 개념적 엄밀성이 떨어지는 것이다. 그 결과 대부분의 연구들은 외적요인의 어떤 변수들이 어느 정도로 정책하위체제에 영향을 미치는 지에 대해서 주관적 판단을 내린다. 물론 외적요인을 조작하고 측정하기가 어려운 상황에서 이의 영향을 구체적으로 밝히기는 어려우며, 이는 대부분의 정책연구가 가지는 공통적 약점이기도 하다 (Flyvbjerg, 2001).

넷째, 외적요인에 포함된 여덟 개의 변수들을 장기적이고 안정적인 변수와 단기적이고 역동적인 변수로 엄격하게 구분하는 것도 용이하지는 않다. 물론, 양자의 구분은 상대적일 수 있지만, 예로서 사회경제적 조건의 경우는 역동적 요인에 포함되어 있지만, 선진국의 경우는 이것이 상당부분 안정되어 있는 경우도 많다. 반면에 안정적인 변수에 포함되어 있는 법적 구조의 경우는 헌법이 아닌 구체적인 법령의 차원에서는 동태적인 경우도 많다.

다섯째, '지배연합의 변동' 개념이 모호한 면이 있다. 이를 선거를 통한 정치권력의 변동으로 볼 경우에는 Kingdon(2014)이 말하는 정책창

(policy window)의 개념과 유사한 역할을 수행할 수 있다. 그러나 문제는 대통령제하에서는 행정권과 의회권력의 변동이 불일치 할 수 있다는 점이다. 즉, 대통령과 여당은 바뀌었지만, 의회의 다수당은 바뀌지 않을 수 있다. 이 경우에는 행정부와 의회의 주도적 권력이 모두 바뀌는 경우에 비해서 지배연합의 변동이 정책하위체제에 미치는 영향이 적을 것이다.

(2) 정책하위체제

ACF는 정책결정의 장으로서 정책하위체제를 상정하며, 정책하위체제 내에서는 행위자 개인보다는 옹호연합을 주요 분석대상으로 한다. 정책하위체제는 중복과 내포된(nested) 하위체제들로 인하여 적절한 범위를 설정하기가 어렵지만, 이를 확인하는 규칙은 "상호작용을 구조화하는 제도의 실질적, 지리적 범주에 초점을 두는 것이다."(Sabatier and Weible, 2007: 193). 또한 ACF는 성숙한 정책하위체제와 초기 정책하위체제를 구분한다. 대부분의 선진국들은 전자에 개발도상국은 후자에 해당하는 경우가 많다(Beverwijk, 2005).

그러나 여전히 정책하위체제의 범위는 불명확한 경우가 많다. 특히, 정책하위체제의 지리적 공간과 관련하여 통상적으로 지방, 전국, 세계 수준 등으로 구분할 수 있지만, 현재 많은 정책논쟁들이 이러한 공간적 구분을 초월하여 전개되는 경우가 많다. 특히, 환경정책의 경우는 전통적으로 지리적 범위가 대부분 특정 지방수준으로 제한되었지만, 오늘날은 여러 지방수준에 걸친 광역적 성격이 강해지고 있다. 그리고 보건의료정책 등의 영역은 대부분 전국 및 지방수준이 혼재되어 있어 지리적 범위를 설정하기가 곤란하다. 그리고 정책하위체제의 기능적 범위와 관련해서도 오늘날 많은 정책들이 서로 연관되어 있기 때문에 특정 정책논쟁의 기능적 범위를 엄밀하게 설정하기가 어렵다(Fenger and Klok, 2001).

정책하위체제에 참여하는 행위자의 범위와 관련해서도 역할이 아주 미미한 경우도 포함할 것인지에 대한 논란이 있다. 규범적으로는 행위자를 주요 참여자와 보조적 참여자로 구분하고, 주로 주요 참여자를 중심으로 논의를 하는 것이 보다 유용할 것이다.

(3) 개인모형과 신념체계

옹호연합을 형성하는 동기는 합리적 계산이 아니라, 개인이 특정정책과 관련하여 가지고 있는 신념체계이다. 따라서 ACF는 개인에 대한 가정에서 합리적 선택모형과 다르다. 합리적 선택모형은 자기이익을 추구하는 개인이 합리적으로 행동한다고 보는데 비해서, ACF는 규범적 신념을 중시하고 이타적 행위도 가능하다고 본다. 그리고 ACF는 신념을 논의의 핵심에 두고 있는데, 이를 위계구조로 개념화하였다. 또한 ACF는 신념체계가 상이한 개인들 간의 갈등을 강조한다(Engel, 2007).

이처럼 ACF는 개인의 신념을 옹호연합을 구성하는 핵심변수로 설정하며, 특히 계층적 신념체계를 고안한 것은 독창적인 시도이다. 그러나 ACF의 개인모형 및 신념체계에 대한 가정은 많은 논란의 대상이 되기도 한다.[8] 이를 구체적으로 보면, 우선 ACF의 개인에 대한 가정들인 제한적으로 합리적인 개인, 개인의 인지적 여과, 상대방에 대한 불신, 상대방의 힘에 대한 과도한 평가 등이 신념체계와 어떠한 연관성이 있는 지에 대한 설명이 부족하다. 즉, ACF의 개인모형과 계층적 신념체계 간의 논리적 연계성이 취약한 것이다.

개인의 신념체계를 확인하는 것이 쉽지 않다. 이는 설사 행위자들이 옹호연합을 형성하고 있다고 하더라도, 이것이 동일한 신념에 기인한 것인지 아니면 다른 동기가 작용한 것인지를 확인하기가 어렵다는 것이다. 그리고 위계적 신념체계란 것도 관념적으로는 구분할 수 있지

8 신념체계에 대한 논란과 관련하여, Mawhinney(1993)는 ACF의 가정과는 반대로, 상이한 옹호연합의 행위자들이 정책핵심신념에서는 동의하면서 이차적 신념에서는 동의하지 못하는 경우를 다루고 있다.

만, 현실에서는 이처럼 계층화하는 것이 쉽지 않다. Jenkins-Smith and Sabatier(1993)도 신념체계의 측정이 어려운 것은 ACF의 중요한 결함이라고 인정한다.

규범적 핵심신념의 개념이 모호하고 추상적이다. 이는 행위자들이 사물을 바라보는 일종의 세계관인데, 이는 진보적-보수적 성향처럼 대체로는 구분되지만, 실제로 이를 확인하기는 쉽지 않다. 그리고 사안에 따라서는 규범적 핵심신념이 정책핵심신념이나 이차적 신념과 다르게 나타날 수 있으며, 그 결과 계층적 신념체계들 간에 비일관성을 보일 수 있다. 즉, 규범적 핵심신념은 유사하더라도, 정책 사안에 따라서는 상이한 정책핵심신념이나 이차적 신념을 가질 수 있으며, 그 결과 상이한 옹호연합에 속할 수도 있는 것이다.

마지막으로 신념과 다른 개념들 특히, 이익 내지는 이해와의 관계를 구분하기가 어렵다. 이는 옹호연합 형성이 현실적으로 신념에만 기인하기보다는 이해관계나 선호 등이 복합적으로 얽혀 있는 경우가 많기 때문에 더욱 그러하다(Fenger and Klok, 2001). 그리고 행위자의 특성에 따라서 신념보다는 물질적 이해가 보다 크게 작용하는 경우도 있다.[9] 신념과 태도(attitudes) 간의 관계 역시 밝히기가 어렵다. 따라서 Ike(2009)는 태도가 신념체계의 일부분인지의 여부 등의 논쟁점에 대해서 ACF가 제대로 답을 하지 못하고 있다고 비판한다. 그리고 ACF에서 언급하는 이차적 신념의 구체적 사례들은 신제도론에서 언급하는 제도적 규칙의 개념과도 유사한 점이 많다.

(4) 옹호연합

옹호연합은 기본적 신념을 공유하면서 자신의 목표를 달성하기 위

9 이와 관련하여 신념과 비교한 물질적 자기이해의 영향에 대한 연구도 등장하고 있다. Jenkins-Smith and St. Clair(1993)에 의하면, 이념지향집단은 신념이 중요한 데 비해서, 물질지향집단은 자기이해가 보다 중요하다.

해서 노력하는 다양한 공·사 행위자들로 구성된다. 그러나 현재 옹호연합은 ACF의 핵심개념인 동시에 논쟁의 대상이다(Sabatier and Weible, 2007). 기본적으로는 신념이 과연 옹호연합을 형성하는 본질적인 것인가 하는 점이다. 행위자들이 연합을 형성하는 데서는 신념 외에도 이해, 전략적 판단, 자원의존, 사적 관계 등 다양한 요인들이 개입될 수 있다. 적어도 신념을 통하여 옹호연합이 형성되는 과정에서 이해나 전략적 판단이 중요한 매개변수는 될 수 있다.

다음에는 신념이 중요하다고 하더라도, 이것이 어떻게 옹호연합의 형성으로 연결되느냐는 점이다. 즉, 옹호연합의 형성기재가 무엇이냐는 것으로서, ACF는 신념이 옹호연합을 형성하는 주요 동기라고 하면서도 구체적 형성경로를 밝히는 데는 소홀하다.[10] 이에 대해서 ACF는 개인모형을 통하여 상대방의 힘을 과대평가하는 행위자들이 자신의 신념을 지키기 위해서 옹호연합을 형성하는 것으로 설명하나(Sabatier and Jenkins-Smith, 2007), 이것만으로는 신념의 유사성이 옹호연합으로 연결되는 것을 설명하는 데 한계가 있다.

옹호연합의 특성에 대한 논의가 부족하다. 즉, 신념의 유사성을 통해서 옹호연합이 형성되는 것을 인정하더라도, 형성된 옹호연합 내에서 행위자들 간의 관계, 주요 행위자와 보조적 행위자의 관계, 옹호연합 내 행위자들 간의 응집성 정도, 옹호연합 내 행위자들 간의 상호작용의 성격 등에 대한 논의가 결여되어 있다.

옹호연합 내에서의 개별 행위자들의 무임승차 문제이다. 옹호연합은 활동을 전제로 하는 것이기 때문에 행위자의 입장에서는 비용이 수반되며, 따라서 비용부담을 회피하려는 행위자들의 무임승차 문제가 발생할 수 있다. 옹호연합이 아무리 신념을 토대로 형성된다고 해도 이것이 강

10 Schlager(1995)는 ACF는 지금까지 옹호연합 형성에서 신념의 문제는 많이 취급하지만, 행위자들이 연합을 형성하기 위하여 신념과 행동을 어떻게 조정하는지에 대한 설명은 불충분하다고 비판한다.

제에 기인하는 것도 선택적 편익에 기인하는 것도 아닌 한에서는 무임승차 문제를 해결하기는 어렵다. 이에 대해서 ACF는 최근의 수정에서 옹호연합의 무임승차 문제 해결과 관련하여 상대적으로 낮은 거래비용, 과장된 인지된 편익, 다양한 조정양식이라는 세 가지 근거를 제시한다. 그러나 이에도 불구하고, 여전히 ACF는 참여할 경우의 선택적 편익과 참여하지 않을 경우의 불이익에 대한 설명이 부족하기 때문에 무임승차 문제를 설명하는 데 한계가 있다.

옹호연합의 유지에 대한 관심이 적다. 즉, 옹호연합이 유지되기 위해서는 전략개발, 조직화, 자원동원 등이 필요한데, 이에 대한 설명이 부족한 것이다. 그리고 옹호연합의 안정성에 대한 가정은 강한데 비해서, 성원들의 연합 이탈(coalition defection), 옹호연합의 해체, 옹호연합 내에서의 하위 연합의 형성 등에 대한 관심은 부족하다.

(5) 신념 및 정책의 변동 경로

ACF는 신념 및 정책의 변동에 이르는 경로를 초기에는 외적충격 내지는 혼란(external shocks or perturbations)과 정책지향학습이라는 두 가지를 가정하였으나, 이후 내적충격(internal shocks) 내지는 하위체제 사건(subsystem events)과 협상된 동의(negotiated agreements)라는 경로를 추가하였다. 이 중에서 외적충격은 행위자의 통제권 밖에 있는 것으로서, 자원의 변화, 권력이동, 신념의 변화 등을 통하여 정책하위체제의 변동을 초래할 수 있으며(Cashore, 2003), 정책지향학습은 장기간에 걸친 학습과정을 통하여 주로 이차적 신념에 영향을 미친다. 내적충격은 현재의 정책하위체제의 실패를 부각시킴으로서 변화를 초래한다. 협상된 동의는 조합주의체제에 대한 분석을 위해서 추가된 것이다. 그리고 ACF는 정책핵심신념의 변화를 초래하는 주요 정책변동과 이차적 신념의 변화를 초래하는 보조적 정책변동을 구분하고 있다(Sabatier and

Jenkins-Smith, 1999).

이러한 신념 및 정책변동의 경로들은 대체로 망라적이고 적실성이 높은 설명들이지만 논쟁이 없지는 않다. 우선 외적충격과 신념 및 정책의 변동을 연계하는 것에 대해서 의문을 제기하는 연구들이 있다. 그리고 외적충격의 영향은 정책하위체제의 내적인 일들과 분리하여 이해하기가 어렵다. 즉, 정책변동을 유발하는 경로들이 별개로 작동하는 것이 아닌데, ACF는 이를 별개의 것으로 이해하고 있다(Weible et al, 2009). 따라서 정책변동의 기재를 이해하려면 네 가지 경로들 간의 상호작용을 밝히는 것이 필요하다.

내적충격은 새로운 정보가 유입됨으로써 옹호연합 특히, 지배적 옹호연합의 내부로부터 정책핵심신념에 의문을 제기하게 되며, 궁극적으로 옹호연합 내 행위자들 간 권력균형을 파괴함으로써 주요 정책변동을 초래한다(Sabatier and Weible, 2007). 그러나 이러한 내적충격 개념은 또 다른 내적 변동 유발요인인 정책지향학습 개념과 상치되는 면이 있다. 즉, 정책지향학습에서는 지각여과 등으로 인하여 정책핵심신념의 변화는 어려우며, 이차적 신념도 변화하려면 오랜 시간이 필요하다고 보는데, 내적충격은 새로운 정보의 유입으로 옹호연합 내 핵심성원들이 자발적으로 그것도 단기간에 신념의 변화를 초래하는 것으로 보고 있다. 물론, 새로운 사고나 사상의 충격으로 인하여 주요 행위자들이 자신의 신념을 갑자기 바꾸는 것이 이론적으로는 가능하지만, 이는 실제로는 발생하기가 어렵다.

협상된 동의는 갈등하는 옹호연합들이 협상을 통하여 신념 및 정책의 변동을 유발할 수 있음을 강조한다. 여기서 신념체계는 주로 이차적 신념체계와 관련된다. 규범적 신념이나 정책핵심신념은 협상을 통해서 변화시키기가 어렵다. 정책지향학습이 정보의 흡수 등을 통하여 행위자가 자발적으로 신념체계를 변화시키는 것으로 보는데 비해서, 협상된 동의는 상대방과의 협상의 결과로 변화가 발생하는 것으로 보는 점에서 차이가 있다. 그러나 양자는 이차적 신념의 변화를 초래하는 기재에 초점을 두는 면에서는 공통점이 있다. 그런데 여기서 문제는 협상된 동의의 개념을 ACF의 또 다른 개념인 전략과 어떻게 구분하느냐는 점이다. 행위자들이 다양한 전략을 동원할 때는 일방적인 자기주장만 하는 것이 아니라, 협상이 당연히 포함된다. 따라서 정책변동의 경로를 망라적으로 표현하더라도 적어도 동일한 개념 틀 내에서의 유사 개념들 간의 관계는 분명하게 하는 것이 필요하다.

마지막으로, 정책지향학습은 ACF의 가장 중요한 개념인 동시에 논란이 되는 개념이다. ACF는 논의가 이차적 신념에 집중되어 있는 경우, 이슈가 기술적인 경우, 갈등이 지나치게 크지 않은 경우, 전문적 포럼이 있는 경우에 정책지향학습이 발생하기 쉽다고 가정한다. 그러나 정책지향학습 개념은 독창적 아이디어를 제공하는 반면에, 다음과 같은 점들에서 논란이 된다. 우선 정책지향학습을 신념 및 정책의 변동으로 연결하는 기재가 무엇인지에 대한 의문이다. 기본적으로 ACF는 옹호연합들 간에는 상당한 갈등이 있다고 보는 데, 이를 정책지향학습 만으로 해소하기는 어렵다. 여기에는 상황 및 자신의 권력자원에 대한 한계 인식, 이해관계 등 다양한 요인들이 복합적으로 개입될 수 있다.

그리고 정책지향학습의 효과는 동일한 것이 아니라, 옹호연합들 간 갈등정도에 따라서 상이하다. 갈등의 정도가 높은 적대적 하위체제에서는 관련 정보를 상대방에 대한 정치적 무장해제(salvo)로 사용하며, 학습도 주로 옹호연합 내에서 발생하며, 전문적 포럼의 효과가 적으며, 정보를 자신에게 유리하게 해석한다. 따라서 정책지향학습의 효과가 적다. 반면에 협력적 하위체제에서는 연합들 간에 학습을 위해서 과학적 정보를 이용할 개연성이 크며, 전문적 포럼이 보다 효과적이며, 다양한 정보에 의존할 가능성이 크다. 따라서 정책지향학습을 통한 이차적 신념의 변동이 용이하다(Cashore, 2003). 이처럼 정책지향학습을 통한 신념이나 정책의 변동을 유발하는데서 옹호연합들 간의 갈등의 정도가 큰 영향을 미치는 데, ACF는 이에 대한 고려가 부족하다.

이외에도 ACF는 정책지향학습의 과정에 대한 설명이 부족하다. 현실적으로 학습은 객관적 조건, 이에 대한 주관적 인지, 그리고 행동이 결합되어야 발생할 수 있다. 또한 ACF는 정책지향학습은 주로 이차적 신념의 변화를 초래한다고 하고 있는데, 실제로는 정책핵심신념의 변화를 초래한다는 연구도 있다. 전문적 포럼이 옹호연합들 간 학습을 촉진하는데 기여하지 못한다는 연구도 있다. 그리고 학습은 사회적 학습(social learning)의 개념에서도 중시되고 있는 것인데(Henry, 2009), ACF는 이러한 사회적 학습의 개념과 과정을 정책지향학습을 설명하는데 제대로 인용하지 못하고 있다.

(6) 정책중개자

정책중개자는 옹호연합들 간의 갈등을 중재하고 타협점을 찾게 하는데 관여하는 제3의 행위자로서(Sabatier and Jenkins-Smith, 1999), 해당 분야에 전문성이 있고 중립적인 지위를 확보하고 있어야 한다. 그러나 정책중개자는 ACF에서 비중 있게 다루어지지 못하고 있으며, 논리적으로도 몇 가지 문제점이 있다. 우선은 정부부처나 의회 등 공식적 행위자의 역할을 정책중개자로 설정할 경우에 자칫 공익이 저해될 수도 있다는 점이다. 정책중개자 개념은 기본적으로 다원주의적 가정에 기반을 두고 있다. 즉, 다원주의적 이익집단정치론에서는 갈등하는 집단들이 정책의 중심에 있으며, 정부는 중립적 입장에서 갈등을 중재하는 것으로 가정한다(Wynia, 1990). 그러나 이렇게 될 경우에는 집단이익 특히, 강자의 이익이 과잉 대표되는 반면에, 공익은 등한시될 수 있다.

다음에 ACF에서 가정하는 신념체계의 차이로 인하여 유발된 갈등상황을 중개행위를 통하여 완화할 수 있겠는가 하는 점이다. 중개의 개념은 기본적으로 이해관계의 대립과 관련하여 개발된 것이다. 그러나 신념체계는 이해관계를 초월하는 것이기 때문에 중개를 통해서 협상을 유도하기는 쉽지 않다. 특히, 규범적 신념이나 정책핵심신념의 경우는 이것이 제3자의 중개행위를 통해서 변화시키기는 어렵다고 보아야 한다. 물론, 이차적 신념의 경우는 중개행위를 통해서 어느 정도 변화가 가능하겠지만, 이것만으로는 근본적인 갈등상황을 치유하거나 정책변동을 유발하기는 쉽지 않다.

중개자의 중립성과 전문성 확보 문제이다. 중개가 효과적이려면 정책중개자가 해당분야에 전문성을 가지고 양자의 의견을 이해하며, 적절한 대안이나 타협점을 제시해야 한다(Sabatier, 1993). 그리고 이러한 전문성은 정책내용에만 국한되지 않으며, 중개의 타이밍, 심리상태 이해 등 협상과 중개에 대한 전문기술도 포함한다. 그러나 정책중개자에 해당하는 정부부처, 의회, 시민사회단체 등이 이러한 전문성을 가지지 못하는 경우가 많다. 다음에 정책중개자가 중립성을 유지하고 이해당사자로부터 신뢰를 확보하는 것도 과제이다. 현실적으로 시민사회단체 등은 물론, 정부부처나 의회도 대부분 자체 이해를 가지고 특정 옹호연합에 소속되는 경우가 많다. 이 경우에는 중개행위의 신뢰성이 저하된다.

마지막으로 정책중개와 신념 및 정책의 변동경로 간의 관계이다. ACF에서는 신념 및 정책의 변동경로로서 외적충격, 내적충격, 정책지향학습, 협상된 동의를 언급하고 있지만(Sabatier and Weible, 2007), 정책중개는 이에 포함시키지 않고 있다. 정책중개가 지향하는 것이 기본적으로 갈등하는 당사자들 간에 합의에 도달하는 것이라면, 이는 적어도 이차적 신념의 변화를 초래하는 것이다. 이 경우에는 정책중개도 신념이나 정책의 변동을 초래하는 경로가 되는 것이다. 이 점에서 ACF는 정책중개와 신념이나 정책 변동의 경로들 간의 관계를 제대로 밝히지 못하고 있다.

4) 옹호연합모형의 적실성 제고

ACF가 정책과정분석에서 인기를 끄는 것은 ACF의 설명력이 그만큼 크기 때문이다. ACF는 신념체계와 정책지향학습의 개념을 통해서 장기간에 걸친 갈등과 타협의 결과로 발생하는 정책형성 및 변동의 과정을 잘 설명하고 있다. 그리고 ACF는 개인모형의 개념을 통해서 유사한 신념을 가진 행위자들이 옹호연합을 형성하는 동기를 잘 설명하고 있다. 또한 ACF는 정책과정에 참여하는 다양한 공사 행위자들을 몇 개의 범주로 묶어 갈등상황을 단순화함으로써 복잡한 정책과정을 잘 이해할 수 있게 한다. 뿐만 아니라, ACF는 그 동안 수차례의 수정과 보완을 통해서 모형의 이론적 일반화와 정교함이 크게 향상되었다.

그러나 ACF는 이론적·실천적 측면에서 미흡한 점이 여전히 있다. 이하에서는 ACF가 보다 적실한 정책과정분석모형이 되기 위해서 보완할 점들을 제시하는 것이다. 우선 이론적인 측면에서 ACF는 첫째, 빈번한 수정 및 보완을 거치면서 전반적으로 모형이 너무 복잡하게 되었다. 물론 다양한 변수들을 도입하면 복잡한 현실을 설명하는 데 유용할 수 있지만, 다른 한편으로 모형이 지나치게 복잡하게 되면 이를 통하여 현실의 정책과정을 해석하는 데 어려움에 직면하게 된다. 따라서 계속 새로운 변수를 추가하는 형태로 모형의 현실적합성을 높이려 하기보다는, 기존의 변수들 중에서 불필요하거나 설명력이 낮은 변수들은 제거하고 필요에 따라서 소수의 새로운 변수들을 추가함으로써 모형의 단순함과 현실적합성을 동시에 유지하는 것이 필요하다.

둘째, 방법론 측면의 정교화가 필요하다. 현재 ACF를 적용한 많은 연구들이 방법론적으로 특정한 언급이 없이 연구를 진행하고 있다(Weible et al., 2009). 그리고 방법론이 적시된 논문들은 대부분 질적 연구방법을 택하고 있다. 물론, 정책과정분석은 엄격한 계량분석이 어려운 면이 있지만, 그렇다고 지나치게 특정 방법론에 의존하는 것은 바람직하지 않다(Flyvbjerg, 2001). 따라서 ACF가 방법론적으로 보다 정교해지려면 우선은 각 변수들을 적절하게 개념화하고 이를 조작적으로 정의하며, 이를 토대로 측정지표들을 개발해야 한다. 그리고 자료의 수집방식도 문헌자료에만 의존할 것이 아니라, 면접조사 및 설문조사 등 다양한 질적·양적 기법을 혼용해야 한다. 그리고 자료의 다양화 및 계량적 접근의 가미를 통하여 변수들 간의 인과관계를 보다 엄밀하게 측정할 필요가 있다.

셋째, ACF를 구성하는 주요 개념들을 유사개념들과의 관계 속에서 보다 분명하게 하는 것이 필요하다. 신념과 이해의 관계, 신념의 변동과 정책변동의 관계, 정책지향학습과 사회적 학습 등 ACF에서 사용하는 개념들이 그 자체적으로는 물론, 유사한 개념들과의 관계가 제대로 정리되지 못하고 있다. 그런데 이론모형은 기본적으로 주요 구성변수들의 개념화가 선행되어야 실증분석을 위한 후속논의가 가능하다. 따라서 ACF를 구성하는 주요 변수들의 개념을 보다 명확하게 규정하는 것이 필요하다.

넷째, 외적요인을 구성하는 변수를 구체적 분석이 가능한 핵심 변수를 중심을 단순화하는 것이 좋다. 안정적 외적요인은 그 영향이 간접적이라고 언급하고 있는데, 이러한 간접적인 영향은 현실적으로 인과관계를 파악하기 어렵다. 따라서 안정적 외적요인과 역동적 외적요인을 통합하며, 인과관계를 밝히기 쉬운 변수들을 선별하여 외적요인을 재구성하는 것이 필요하다. 이 경우 제도적 요인도 고려할 필요가 있다.

다섯째, 옹호연합의 형성과정을 분석하는 것도 중요하지만, 옹호연합의 유지, 옹호연합 내의 상호작용, 성원이탈 등에 대한 분석을 강화하는 것도 필요하다. 정책과정분석은 옹호연합을 기술하는 것만으로는 정책산출에 미치는 영향을 이해하기가 어려우며, 옹호연합들이 어떠한 자원과 전략을 동원하며, 어떠한 상호작용과정을 거쳐서 정책산출을 도출하는지를 분석하는 것이 중요하다. 따라서 ACF가 적실성이 있으려면 권력관계분석, 이해관계자분석(stakeholder analysis) 등에서 개발된 개념들을 가미한 동태적 분석이 필요하다.

여섯째, 주요 변수들 간의 인과관계를 보다 정확하게 추적하려는 노력이 필요하다. 본래 ACF는 인과모형을 지향하면서 개발되었으나 이를 완전하게 달성하지는 못하였다. 예로서, 신념과 정책변동의 관계, 정책중개자의 역할경로, 외적사건과 정책변동의 관계 등 여러 면에서 ACF는 불분명한 점이 많다. 따라서 ACF가 인과모형으로서의 위상을 확보하려면 우선은 인과적 경로를 분명하게 설정하고, 다음에는 각 변수들을 조작적으로 정의하고 측정지표들을 개발하며, 그리고 방법론적 다양화를 통하여 변수들 간의 관계를 보다 정밀하게 측정해야 할 것이다. 이를 위해서는 유사한 변수들을 통합하여 단순화할 필요가 있다.

일곱째, 지나친 일반화를 지향하기보다는 정치체제 및 정책영역에 따라서 적합한 변수를 선별적으로 사용하는 융통성이 필요하다. 지나친 일반화가 오히려 모형을 복잡하게 만들면서 실제로는 일반화에도 기여하지 못하는 경우가 있다. 즉, ACF는 처음에는 미국식 다원주의를 근간으로 설정되었지만, 이후 이를 상이한 정치체제에 적용하는 데 한계가 있음을 인식하고 정책변동의 경로에서 내적충격과 협상된 동의를 추가하고, 외적조건과 하위체제 간의 매개변수로서 연합기회구조 개념을 추가하였다(Sabatier and Weible, 2007). 물론, 이를 통해서 모형의 적실성이 향상된 것은 사실이지만, 그 결과 모형이 지나치게 복잡하게 되었다. 그렇다고 ACF가 어느 정치체제에나 잘 적용될 수 있게 된 것도 아니다. 따라서 이 보다는 정치체제를 다원주의, 조합주의, 개발도상국가 등으로 적의 유형화하고, 공통 핵심변수를 제외한 나머지 변수들은 각 정치체제에 적합한 것들을 중심으로 선별하여 적용하는 것을 고려해야 한다. 정책영역별로도 ACF는 에너지정책이나 환경정책 등을 대상으로 개발된 것이므로 일부 정책영역에는 적용되기 어려운 변수들이 있다. 따라서 이 역시 정책영역을 범주화하여 일부 변수들을 조정하는 것이 필요하다.

이 밖에도 ACF는 이론적으로 정책지향학습 및 정책중개를 발생시키는 조건과 과정, 옹호연합 형성 및 옹호연합 간 상호작용 과정에서의 제도, 자원의존, 권력관계 등의 역할에 관한 논의를 보완할 필요가 있다. 그리고 옹호연합도 이를 하나의 묶음으로만 볼 것이 아니라, 연합 내의 핵심행위자와 주변행위자 등의 유형화도 필요하다(Weible et al., 2009). 또한 옹호연합들 간의 갈등을 봉합하는 기재(여론, 강제 등), 정책산출에 주로 반영된 이해, 정책산출의 내용 등에도 관심을 기울여야 한다.

다음에 ACF를 우리의 정책과정분석에 적용할 경우에는 상기한 이론적 측면 외에도, 다음과 같은 점들에 주의를 기울여야 한다. 이는 기본적으로 우리의 정치행정문화, 정책결정체제가 서구와는 다른 점이 많기 때문이다. 구체적으로 보면 첫째, 외적요인의 영향과 관련하여 우리의 경우는 정치적 변수의 영향이 서구에 비해서 훨씬 크다는 점을 유념해야 한다. 반면에 안정적 변수의 장기적 영향은 적을 수 있다. 따라서 ACF에서 언급된 외적요인 변수를 모두 적용하기보다는 이들 변수들 중에서 우리의 실정에 부합하는 것들을 선별하며, 또한 우리에게 특수한 변수가 있으면 이를 추가하는 것이 바람직하다.

둘째, ACF를 적용하는 데서 시차(時差)요인을 고려해야 한다. ACF는 10년 이상의 장기적 정책을 주로 다루는 데, 우리의 경우 단기간에 환경요인이 급변하여 왔기 때문에 정책사례의 초창기와 현재 시점을 동일하게 적용하면 외적요인의 타당성에 문제가 발생할 수 있다. 따라서 외적요인의 영향도 동태적 관점에서 변화과정을 볼 필요가 있다.

셋째, ACF를 적용하는 데서 정부의 역할에 대한 재조명이 필요하다. 우리는 지금까지 서유럽형의 조합주의체제가 아니면서도 강력한 정부가 정책과정을 통제하여 왔다(Kihl, 2005). 그렇다고 다원주의적 중개자도 아니었다. 따라서 우리의 정책과정분석에서는 서구와는 다른 관점에서 정부역할을 고찰하되, 이 역시 시기별 또는 정책이슈별로 비교 분석하는 것이 필요하다. 그리고 정부가 중개자로서 기능하는 것이 바람직한지에 대한 논의도 필요하다. 우리는 아직 이익집단정치가 제도화되어 있지 않기 때문에 이익집단들이 집단이기주의에 매몰되거나 탈법행위를 하는 경우가 허다하다. 따라서 정부가 중개행위 못지않게 공익수호에도 세심한 주의를 기울일 필요가 있다.

넷째, 시민사회단체의 역할에 주목해야 한다. 1980년대 후반 이래 이들이 주요 정책과정에 개입하지 않는 경우가 거의 없으며, 역할도 중개자, 옹호자, 감시자 등 다양하다. 그리고 시민사회단체가 특정 옹호연합을 주도하는 경우가 허다하다. 의료보험통합과정에서 통합옹호연합은 거의 시민사회단체가 주도하였다(김순양, 2006a). 이는 기본적으로 우리의 시민사회운동이 민주화과정에서 정치사회운동의 일환으로서 활성화되었기 때문이다.

다섯째, 정책지향학습의 역할이 우리의 경우는 크지 않을 수 있다. ACF에서는 신념 및 정책 변동의 경로로서 정책지향학습을 강조하고 있다. 이는 서구의 경우 외적요인과 신념체계가 비교적 안정되어 있어 외적충격을 통한 신념의 급격한 변화는 어려우며, 대신에 장기적인 학습과정을 통해서 이차적 신념의 변화와 점진적인 정책변동이 많이 발생하기 때문이다. 그러나 우리는 상대방에 대하여 배타적이고 환경적 요인이 급격하게 변화하기 때문에 정책지향학습을 통한 신념 및 정책의 변동이 발생하는 경우는 흔하지 않다.

여섯째, 우리의 경우는 정책과정에서 과학자나 정책분석가의 역할이 서구처럼 크지 않다. 그리고 이들의 비중은 정책영역에 따라서도 상이하다. 그동안 정책과정에서 정치행정 지도자의 정치적 판단이 크게 작용하였으며, 과학적 분석은 이를 뒷받침하는데 불과한 경우가 많았다. 정책분석가들은 주로 참모나 보조자로서 기능을 하였다. 따라서 ACF에서 강조하는 과학자와 정책분석가의 역할을 우리의 현실에 맞추어서 이해할 필요가 있다.

마지막으로, 의회의 역할을 제대로 반영하는 것이 필요하다. ACF는 의회가 정책중개자가 될 수 있다고 언급하는 정도에 그치고 있다. 그러나 우리의 경우 정책과정에서 의회의 역할이 커지고 있다. 논란이 되는 중요한 정책들은 대부분이 입법이 필요하다. 시민사회단체 등도 주요 정당과 연대하여 대(對)의회활동을 강화하고 있다. 의약분업, 의료보험통합, 호주제폐지, 새만금개발 등의 주요 쟁점사항에서 의회와 정당의 역할이 매우 컸었다. 따라서 의회를 단순한 정책중개자로 보기보다는 핵심적 행위자로 이해할 필요가 있다.

결론적으로, ACF는 그 유용성에도 불구하고, 이론적, 실천적 양면에서 결코 완벽한 이론모형은 아니다. 이는 어느 이론모형이나 마찬가지로서, 사회과학에서 하나의 이론모형으로 복잡하고 다양한 현실을 완전하게 분석하기는 어려움을 의미한다. 따라서 방안은 기본적으로 융통성과 통합성의 바탕 위에서, ACF에서 사용한 변수들을 정치체제나 정책영역에 따라서 취사선택하여 적용하며, ACF의 변수들을 다른 이론모형에서 사용하는 변수들과 결합함으로써 환경적 요인, 정책과정, 정책산출로 이어지는 정책과정분석을 적실하게 하려는 노력이 필요하다.

4. 다중흐름모형

1) 다중흐름모형의 의의

(1) 쓰레기통모형

다중흐름모형(multiple streams framework)은 조직 내의 의사결정에 관한 Cohen, March and Olsen(1972)의 쓰레기통모형(garbage can model)을 수정하여 국가차원의 정책결정과정을 분석하기 위하여 만든 것이다. 쓰레기통모형은 통제하기 어려운 모호한 상태인 조직화된 무질서(organized anarchy) 상태에 있는 조직에서 어떻게 의사결정이 이루어지는 지를 보기 위해서 개발한 것이다. 쓰레기통은 선택기회의 장으로서, 다양한 문제와 해결책들이 혼재하는 공간이다. 조직의 의사결정은 조직 내에 독립적으로 존재하는 문제, 해결책, 참여자, 선택기회의 흐름이 상호작용하는 과정에서 도출된다고 본다.

(2) Kingdon의 정책흐름모형

1984년 Kingdon은 조직의 의사결정보다는 국가의 정책결정과정에 초점을 두면서, 행위자들이 왜 어떤 이슈는 정책의제로 고려하면서 왜 어떤 이슈는 그러하지 않는지에 대한 의문을 해결하고자 쓰레기통모형을 수정한 정책흐름모형(policy streams model)을 고안하였다. 이는 조직의 의사결정에 관한 쓰레기통모형을 국가 단위의 정책결정과정에 적용하는 것으로서, 구체적인 내용은 상이한 부분이 있지만, 모형의 기본취지는 유사한 점이 많다.[11] 정치행정체계를 쓰레기통으로 간주하면서 그 안에서 흐르고 있는 각기 독립적인 흐름을 문제흐름, 정책흐름, 정치흐름으로 개념화하였다. 세 흐름이 결합되었을 때 정책창(policy window)이 열리면서 정책의제가 설정된다고 보았다. 여기서 정책창은 정책으로 의제화되거나 결정될 수 있는 가능성의 공간일 뿐, 반드시 정책결정이 발생하는 공간은 아니다. 정책창이 열렸을 때 정책활동가(policy entrepeneur)가 어떠한 역량을 발휘하고 역할을 하느냐가 중요하다.

(3) Zahariadis의 다중흐름모형

Zahariadis(1995)는 유럽의 공기업민영화 정책과 미국의 대외원조정책 등의 과정을 분석하기 위하여 Kingdon의 정책흐름모형을 더욱 정교화하고 수정하여 다중흐름모형(multiple streams model)이라고 명명하였다. 다중흐름모형은 의제설정 뿐만 아니라 정책결정을 포함한 정책형성과정 전반을 포괄하고 세 흐름별로 구체적인 분석기준을 제시하였다. 또한 다중흐름모형은 행위자의 인지적 동태성에 대한 요소를 추가하면서 다음과 같은 세 가지 가정을 설정하였다. 첫째, 개인의 관심과 문제처리 과정은 순차적인 반면에, 체제의 관심과 문제처리 과정은 여러 개가 동시에 발생할 수 있다. 둘째, 정책결정자는 시간의 제약 하에서 문제를 처리한다. 셋째, 세 가지의 흐름들은 체제 내에서 독립적으로 존재한다(이혜림·박재완, 2016).

11 두 모형은 차이점도 적지 않다. 우선 분석의 수준이 서로 다르다. 즉, 쓰레기통모형은 조직 내에서의 의사결정과정을 분석하는 데 비해서, 장책흐름모형은 보다 상급 단위에서의 정책결정과정을 분석한다. 그리고 쓰레기통모형은 흐름을 문제, 해결책, 참여자, 선택기회의 흐름이라는 네 가지로 구분하지만, 정책흐름모형은 문제, 정책, 정치의 흐름이라는 세 가지로 구분한다. 또한 쓰레기통모형은 과정과 참여자를 구분하지 않지만, 정책흐름모형은 양자를 구분하며, 참여자는 다시 가시적 참여자와 비가시적 참여자로 구분한다. 그리고 정책흐름모형은 쓰레기통모형이 간과한 정치의 중요성 특히, 정책활동가의 중요성을 강조한다.

2) 세 가지 흐름과 흐름의 결합(coupling)

실제에서는 정책흐름모형과 다중흐름모형은 명칭부터가 혼용되어 사용되는 경우가 많다. 이는 다중흐름모형이 Kingdon의 정책흐름모형을 일부 수정·보완한 것이기는 하지만, 기본 내용이나 주요 구성요소 면에서는 큰 차이가 없기 때문이다. 이하에서는 두 모형을 구성하는 주요 개념들인 문제흐름, 정책흐름, 정치흐름, 정책창, 정책활동가(혹은 정책혁신가) 등을 중심으로 다중흐름모형의 내용을 구체적으로 살펴보고자 한다.

(1) 문제흐름

문제흐름(problems stream)은 정책행위자들이 해결해야할 공적인 문제 상황으로서, 일반국민, 선출직공무원, 고위공무원 등의 관심을 집중시키는 역할을 한다. 이는 정책행위자나 정책결정자가 다양한 사회적 이슈를 정책의제로 인식하는 과정과 관련이 있다. 정책행위자들 간에는 문제상황에 대한 관심이 다를 뿐만 아니라, 문제상황을 달리 이해하고 정의한다. 따라서 문제상황에 대한 각자의 인식을 토대로 서로 다른 정책대안을 모색한다. 동일한 정책행위자라고 하더라도 시간이 흐름에 따라서 문제상황을 달리 인식할 수 있으며, 따라서 선호하는 정책대안도 달라질 수 있다. 문제의 흐름을 규정하는 요인으로는 대체로 지표, 초점사건, 피드백 등이 언급된다(지은정, 2016). 지표(indicators)는 문제상황을 양적으로 표현한 것으로서 다양한 사회적, 경제적 지표나 수치들이 해당한다. 국민이나 정책행위자들은 이러한 지표를 통하여 문제상황의 심각성을 인식하게 된다. 초점사건(focusing events) 특정지역 또는 이익공동체에 영향을 주는 현재적 또는 잠재적 위험이다. 초점사건이 되려면 특정 사건에 관심을 집중시킬 수 있는 힘이 있어야 하는데, 여기에는 미디어의 역할과 사건에 대한 정책결정자의 태도가 중요하다. 정책결정자가 관심을 가질 수 있는 범위에는 한계가 있기 때문이다. 재난, 사고, 집단시위, 청원 등이 초점사건이 될 수 있다. 환류(feedback)는 과거의 정책결과가 새로운 정책의 형성에 영향을 미치는 것으로서, 정책집행결과에 따른 의견수렴과정이다.

(2) 정책흐름

정책흐름(policies stream)은 동일한 문제에 관심을 가지는 정책공동체 내의 전문가들이 문제해결을 위해 고안한 다양한 정책대안들이 정책으로 채택되기 위하여 경쟁하는 공간이다. 정책대안은 전문가나 고위공무원에 의해서 고안되는 아이디어나 해결책을 의미하는데, 이들은 이익집단 등과 연계하여 정책네트워크를 형성하기도 한다. 정책흐름은 문제흐름과는 무관하게 진행되는데, 정책흐름에 영향을 미치는 것들로는 정책공동체의 존재 및 분화정도, 정책활동가의 활동 실태, 이익집단의 개입 등이 있다. 그리고 특정 대안이 정책으로 생존하는 데서는 정책대안의 실행이 상대적으로 용이한 정도인 기술적 실현가능성(technical feasibility), 정책공동체 내의 주요 행위자들의 가치관과 일치하는 정도인 가치수용성(value acceptability), 정책대안을 집행하는 데 소요되는 예산규모 내지는 재원의 적절성인 재정적 함의(budgetary implications)의 세 가지 요인이 영향을 미친다(권석천·장현주, 2015).

(3) 정치흐름

정치흐름(politics stream)은 문제흐름이나 정책흐름과는 무관하게 정치적 역동성이나 정치적 사건 등에 의해서 진행되는 것으로서, 여론 내지는 국민정서(national mood), 이익집단활동, 행정부 또는 입법부 교체 등에 의해서 영향을 받는 것이다(허만형·정주원, 2012). 구체적으로, 여론 내지는 국민정서는 많은 국민들이 공통적으로 가지는 관념으로서 정책행위자의 행동을 크게 제약한다. 이익집단활동은 해당 분야의 주요 이익집단들이 특정 정책을 지지 혹은 거부하는 의사를 표출하는 것이다. 행정부 또는 입법부 교체는 선거 등을 통하여 새로운 행정 및 정치권력이 등장하는 것으로서, 이는 집권세력의 이념성향에 변화를 초래함으로써 정책선택에 큰 영향을 미친다. 대체로 정치흐름에서는 설득보다는 이익집단이나 정당 등이 서로 제휴함으로써 협상을 통하여 합의에 도달하는 경우가 많다.

이러한 세 흐름은 독립적으로 흐르다가 어느 순간에 결합(coupling)이 되면 정책창이 열리게 되며, 이 때 의제설정이나 정책결정이 된다. 이러한 과정은 정해진 일정이나 형태에 따라 발생하는 것이 아니라, 우연적이면서도 어느 정도 조작가능한 방식으로 이루어진다. 세 흐름들 중의 어느 하나가 정책형성과정을 지배할 수 없으며, 서로 결합이 되어야 한다. 따라서 다중흐름모형에서 가정하는 정책형성과정은 유동적이고 예측불가능하며, 따라서 매우 동태적이다(Kingdon, 2014).

3) 정책창

정책창(policy window)은 각기 독립적으로 흐르는 세 흐름이 서로 결합되었을 때 열리는 것이다. 정책창은 우연한 기회에 초점사건이 발생하여 사회적 관심이 집중됨으로써 문제흐름, 정책흐름, 정치흐름이 결합되어 정책선택 기회의 장이 단기간 열리는 상태이다.[12] 정책창이 열렸을 때 정책활동가는 자신이 선호하는 해결책에 문제를 결합시킴으로써 자신이 지지하는 정책대안이 채택되게 한다. 정책창은 중요한 정책문제들에

12 정책창은 정책활동가들이 자신이 선호하는 정책대안 내지는 해결책을 추동하고자 하는 짧은 기회이다 (Kingdon, 2014).

의해 또는 정치적 사건에 의해 잠깐 동안만 열린다. 따라서 정책활동가는 정책창이 열려 있는 동안에 다양한 전략이나 수단을 동원하여 정책결정자로 하여금 자신이 선호하는 정책대안을 선택하게 해야 한다. 정책창이 닫히게 되는 것은 정책활동가들이 선호하는 정책대안이 정책형성과정에 충분히 반영되었다고 판단할 때, 정책활동가들이 정책결정자의 결단을 유도하지 못하였을 때, 정책창을 연 사건들이 국민적 관심으로부터 멀어질 때, 정책창을 여는 데 역할을 한 정치적 유력자의 지위에 변동이 발생한 때, 문제를 해결할 정책대안이 없을 때 등이다(배용수·주선미, 2016).

4) 정책활동가

정책활동가(policy entrepreneur)는 세 가지의 흐름을 결합시켜 정책창을 열려고 노력하는 개인 또는 집단이다. 이들은 예상되는 정치적 이익을 얻기 위해서 시간, 열정, 금전 등을 기꺼이 투자한다. 정책활동가는 간혹 정책결정자인 경우도 있지만, 대체로는 선호하는 정책대안이 채택될 수 있도록 다양한 전략을 동원하여 정책결정자에게 접근하고자 하는 사람들이다. 이들은 정책창이 열렸을 때 자신이 지지하는 정책대안이 채택될 수 있게 해야 하며, 이를 위해서는 정책결정자에게 가까이 접근할 수 있어야 하고 자신의 선호를 강제할 수 있는 자원을 가져야 한다.[13] 그리고 정책활동가는 선호하는 정책대안이 채택되게 하기 위하여 틀 짓기(framing), 살라미 전략(salami tactics), 상징 등 다양한 전략을 사용한다(배용수·주선미, 2016). 틀 짓기는 특정 정책대안의 이익 또는 손해를 제시하여 성공적인 결합을 유도하는 전략이다. 살라미 전략은 본래는 하나인

13 Zahariadis는 정책활동가는 합법적으로만 행동하는 것은 아니며, 세 흐름의 결합을 촉진하기 위하여 정보를 왜곡하거나 조작하기도 한다고 본다.

카드를 복수로 분리하여 카드별로 보상을 받아냄으로써 협상과정에서 이익을 극대화하는 전략이다. 상징은 감정과 인지적 의미를 통해 개인의 관심을 끌거나 선택을 왜곡하는 것이다.

5) 다중흐름모형의 한계

다중흐름모형은 조직에 관한 의사결정모형인 쓰레기통모형을 수정·보완하여 이를 정책의제설정 및 정책결정과정을 포함하는 정책형성과정에 적용하는 것으로서, 모호하고 불확실한 상황 하에서의 정책선택을 분석하는데 유용한 이론모형이다. 다중흐름모형은 정책형성과정을 상이한 가치를 포함하는 다양한 정책대안들 간에 우선순위를 정하는 선택적 행동으로 보면서, 이 과정에서는 합리성보다는 우연의 요소가 더 크게 작용한다고 보는 것이다. 문제흐름, 정책흐름, 정치흐름의 세 흐름이 각기 흐르고 있다가 우연한 기회에 결합이 되면 단기간 동안에 정책창이 열리게 되며, 이 때 정책활동가는 정책결정자가 자신이 선호하는 정책대안을 선택하도록 다양한 전략을 동원한다. 정책형성과정은 정책결정자가 특정 정책대안을 선택함으로써 종료한다.

다중흐름모형은 정책형성과정에 관한 인과적 설명이나 예측보다는 정책형성과정을 세밀하게 기술하는 데 치중하는 것이다. 다중흐름모형은 우리나라처럼 정책형성체계의 분화 정도가 낮고 정책결정과정의 합리성이 부족하고 수시로 정책이 변동되는 경우에 유용하게 적용할 수 있는 정책형성모형이다. 그러나 세 흐름들이 반드시 독립적이지 않은 경우도 있으며, 정책창이 일시적으로 열리는 과정을 보다 체계적으로 설명하지 못하는 한계도 있다(Sharf, 1994). 그리고 우연성과 비합리성만이 정책형성과정을 특징짓는 요소는 아니다. 계산적이고 합리적으로 정책이 형성되는 경우도 많다. 또한 특정 정책활동가들의 활동에 기인하기보다는, 다양한 공식, 비공식의 정책행위자들 간에 갈등과 타협의 결과로 정책이 형성되는 경우도 많다.

제3절 연구 틀의 설정

본서는 1960년대 초부터 현재까지 약 60년에 걸친 우리나라 보건의료개혁 과정의 정치적 동태성을 분석하려는 것이다. 우리나라는 1961년의 5.16군사정변 이후 본격적으로 보건의료 및 복지 분야의 제도를 도입하기 시작하여 현재는 적어도 제도적인 측면에서는 선진국에 버금가는 수준으로 발전하였다. 1995년 고용보험제도의 도입으로 4대 사회보험이 완비됨으로써 적어도 제도화의 측면에서는 복지국가에 진입하였다. 현재는 보편적 복지 등을 둘러싼 정치적 논쟁이 가열되고 있으며, 여기에는 보건의료 분야도 포함되어 있다. 이는 우리도 이제 서구처럼 보편적 복지국가의 단계에 진입하려는 시도라고 볼 수 있다.

그러나 여기까지 오는 데는 많은 시행착오와 정치적 논쟁과 갈등이 있었다. 현재도 보건의료 분야에서는 의료민영화 등을 둘러싸고 정치권은 물론, 사회전체적으로 대립과 갈등이 심각하다. 1960년대 초 세계의 최빈국 중의 하나이던 때에 의료보험제도를 도입하겠다고 시도한 이래, 현재의 의료민영화를 둘러싼 논쟁에 이르기까지 보건의료개혁을 둘러싼 숱한 논쟁들이 있었다. 그리고 대부분의 경우에는 정치적 논쟁으로 비화하여 공·사 부문의 많은 행위자들이 논쟁과정에 개입하였으며, 그 결과 정책과정은 격동적이었다. 물론, 1980년대 후반이전까지의 권위주의체제와 그 이후의 민주화된 정치체제 하에서 발생한 논쟁의 성격이 같을 수는 없다. 특히, 1960-70년대의 일인지배의 권위주의체제에서는 집권세력이 보건의료개혁 과정 전반을 지배하였을 소지가 크다.

1980년대 들어서도 1987년의 민주항쟁 이전까지는 정치체제는 권위주의적이었다. 따라서 정치적, 사회적 환경은 1960-70년대와 크게 다르지 않았다고 볼 수 있지만, 주지하다시피 1980년대 초 전두환 정권의 집권초반에 발생한 시범사업지역 내 의약분업 논쟁은 극심한 저항과 대립을 수반하였다. 이렇게 보면, 정책과정이라는 것이 반드시 정치적 맥락에 의하여 결정되는 수동적인 것은 아님을 알 수 있다. 1980년대 후반이후의 민주화 진행과정에서 발생한 의료보험통합 논쟁, 한약조제권 분쟁 등의 보건의료개혁 과정은 더욱 동태적이고 예측 불가능하였다. 정책하위체제와 정책결정체계는 개방적이고 불안정한 형태로 바뀌었다. 특히 시민단체와 노동단체의 역할이 크게 확대되었다. 정책네트워크모형에서 사용하는 유형화에 따르면, 정책공동체로부터 이슈네트워크 형태로 전환한 것이다. 더구나 민주화 이후에는 보건의료개혁이 단순한 보건의료영역의 논쟁으로만 머무른 것이 아니라, 사회변혁을 위한 상징적 이슈로 전환하였다. 따라서 일반국민이나 언론의 관심도 크게 증가하였다. 따라서 보건의료개혁은 더욱 동태적이고 정치적인 속성을 띠게 되었다.

이처럼 동태적이고 정치적인 속성이 강한 보건의료개혁의 과정을 분석하기 위해서는 보다 종합적이고 포괄적인 분석틀이 필요하다. 경제발전, 정치민주화, 사회집단의 활성화, 관료의 권력수준 등이 서로 상이한 시기에 발생한 다양한 보건의료개혁 사례들을 분석하기 위해서는 통합적인 분석틀이 불가피하다. 물론, 권위주의체제 하의 정책결정과 민주화 이후의 정책결정을 하나의 틀을 통하여 분석하는 데는 한계가 있을 수 있지만, 이는 60년이란 오랜 기간에 걸쳐서 진행되어온 다양한 보건의료개혁 사례들을 일목요연하게 들여다보기 위해서는 불가피한 선택이다. 더구나 이 기간 동안에 우리는 전례 없이 요동치는 정치적, 경제적, 사회적 격변기를 경험하였다. 따라서 본서에서는 이러한 시대상황을 반영할 수 있도록 통합적인 분석틀을 구축하고 이를 구성하는 적절한 분석변수를 선정하는 데 심혈을 기울이고자 하였다.

본서의 기본 틀은 환경적 맥락, 정책하위체제(policy subsystems) 내지는 정책결정체계, 정책결정과정, 그리고 정책결정의 결과로서 생산되는 정책산출(policy outputs)로 이어지는 체제론적이고 과정지향적 관점의 통합적 관점에 따르는 것이다. 그러면 이러한 네 가지의 큰 변수를 구체적으로 설명해 보자.

우선 환경적 맥락은 정책하위체제 및 정책결정과정의 속성을 특징짓는데 직·간접적인 영향을 미치는 일체의 외적 요인들이다. 정책산출 역시 환경적 맥락의 영향 하에 정책결정과정을 거치면서 형성되는 것이다. 따라서 정책과정과 정책산출은 기본적으로 진공 속에서 발생하는 것이 아니라, 이를 둘러싼 환경적 맥락 하에서 형성되는 것이다(Peters, 2004). 이러한 환경적 맥락은 대체로 정치적, 경제적, 사회적 맥락으로 구분하는 것이 보편적이다(Dye, 2007). 우선 정치적 맥락은 환경적 맥락 중에서 정치요인과 관련되는 것으로서, 우리처럼 정치와 행정의 영향이 크고 정치적 변동이 심하였던 국가들에서는 정치적 맥락의 영향이 매우 크다. 그리고 정치적 맥락은 사회적 맥락과도 밀접하게 연관되어 있다. 정치의 성격에 따라서 시민사회의 특성, 국가와 시민사회의 관계 등이 상당부분 결정되기 때문이다. 정치적 맥락은 정치이데올로기, 정치체제의 속성, 정치리더십의 경쟁성, 정치적 기회구조 등 다양한 요소들로 구성되어 있다. 보건의료개혁과 관련해서는 정치적 정당성을 확보하기 위한 필요성, 선거 등의 정치적 기회구조 등의 정치적 맥락은 개혁을 시발하는 직접적인 동기가 되는 경우가 많다. 즉, 우리 역사에서 두 차례에 걸쳐서 발생하였던 군사정변을 정당화하기 위한 수단으로서 혹은 선거에서의 득표수단으로서 보건의료개혁이 추동되었던 것이다. 그리고 정치적 리더십이나 정치적 의지는 보건의료개혁의 결정과 집행을 가능 혹은 불가능하게 하는 제약요인으로 작용할 수도 있다. 본서에서는 정치적 맥락을 분석하기 위해서 정치체제를 분석하는 데서 통상적으로 사용되는 바대로, 정치리더십의 경쟁성, 정치권력의 분배, 정치이데올로기 등을 살펴보고자 한다.

경제적 맥락은 보건의료개혁을 포함한 정책을 구상하고 추진하는 데서 제약요인으로 작용하기도 하고 촉진요인으로 작용하기도 한다. 국가의 경제적, 재정적 능력이 뒷받침되어야 이에 맞는 보건의료개혁을 설계할 수 있으며, 정책산출의 내용이나 산출된 정책의 집행도 국가의 경제적 능력에 의해서 제약을 받는다. 즉, 특정 시점에서의 경제능력은 채택가능한 대안의 범위를 제약하며, 정책의 목표 및 목표들 간의 우선순위를 결정하는 데 영향을 미치게 된다. 경제적 맥락과 관련해서는 1인당 GDP 등의 경제규모는 물론, 복지정책의 경우는 인플레이션 정도 등도 영향을 미칠 수 있다(Cochran, 2003). 그리고 1960-70년대의 경제성장제일주의와 같은 국가의 경제이념 역시 정책과정 및 정책산출에 영향을 미칠 수 있다. 경제정책의 결정기재나 경제기구들 간의 역학관계 등도 정책형성과정에 영향을 미칠 수 있다.

사회적 맥락은 정책과정에 투입되는 사회적 요구와 지지를 이해하기 위하여 필요하다(Walsh et al, 2005). 시민사회나 이익집단이 활성화되어 있으면 사회부문의 이해가 정책과정에 적극적으로 투입된다. 그 결과 정책결정과정은 다양한 이해관계자들이 유동적으로 개입하는 개방적인 형태가 된다. Korpi(1979)의 주장대로 노동조합은 서구의 사회복지 발달과정에서 중요한 역할을 수행하였다. 시민단체나 이익집단 등도 복지정책에 대한 중요한 외부압력이 된다. 그리고 사회전반의 사회적 시민권(social citizenship)에 대한 인식 정도 역시 복지정책의 형성을 촉진한다(Dwyer, 2004). 뿐만 아니라, 빈곤, 노령화, 열악한 보건의료 등도 복지정책 수요를 증가시킨다. 그리고 사회적 맥락은 미약하지만 복지공급 측면에 관련되기도 한다. 예로서, 의료인력이나 의료기관의 수, 의료기술 수준 등은 복지정책의 일환인 보건의료서비스를 제약하는 것이다. 그리고 사회적 맥락은 정치적 맥락과 연계되어 있다. 정치민주화가 진행되면 시민사회의 영향력이 커지게 되며, 이는 다시 정치민주화를 촉진한다. 본서에서는 사회적 맥락과 관련해서는 일반적인 방식대로 시민사회와 노동조합 등 사회집단의 활성화 정도를 주요 변수로 분석하고자 한다. 그러나 필요한 경우에는 고령화와 같은 인구사회학적 변동과 의료수준 등과 같은 보건의료 환경도 고려한다.

정책하위체제는 환경적 맥락의 영향을 받으면서 형성되는, 정책이 결정되고 행위자들 간에 상호작용이 발생하는 정책결정의 장(arena)이다. 그리고 정책하위체제는 일정한 특성에 따라서 형태를 달리 하는데, 이와 관련해서는 정책네트워크모형을 포함한 다양한 정책이론들이 행한 유형화를 참고할 수 있다. 대표적으로 Rhodes and Marsh(1992)는 정책네트워크 유형을 멤버십, 통합성, 자원, 권력이라는 네 가지 차원을 기준으로 정책공동체와 이슈네트워크로 분류하고 있다. 이는 현재 정책네트워크의 유형화와 관련하여 가장 빈번하게 인용된다. 정책공동체는 행위자들 간에 기본적 가치를 공유하고, 자원을 교환하는 소수의 참여자를 가지는 단단한(tight) 네트워크이다. 반면에 이슈네트워크는 정책과정에 대한 접근이 가변적이고 많은 수의 참여자를 가지는 느슨한(loose)한 네트워크이다. 대체로 정치체제가 민주적이고 사회집단이 활성화되어 있는 환경적 맥락 하에서, 정책문제의 속성 면에서 국민들의 광범위한 관심을 끄는 것일수록 정책하위체제는 이슈네트워크의 속성이 강할 것이다. 그리고 Yishai(1992)는 정책하위체제 내지는 정책결정체계를 신규 행위자에 대한 개방정도인 배제성(exclusion)과 행위자들 간의 상호의존성(interdependence)이라는 두 가지 변수를 도입하여 다섯 가지 형태로 유형화하였다. 그의 유형화는 매우 포괄적이어서 정치체제의 속성에 불문하고 적용할 수 있는 장점이 있을 뿐만 아니라, 정책하위체제의 특성과 관련한 배경적 지식을 제공하는 데 유용하다. 구체적으로 Yishai는 정책결정의 구성물(constructs)이라는 개념을 사용하여, 배제성과 상호의존성이라는 두 변수를 도입하여 <표 2-5>와 같이 정책커튼(policy curtain), 철의 듀엣(iron duet), 철의 삼각(iron triangle), 정책공동체, 이슈네트워크라는 다섯 가지로 유형화하였다. 이들 중에서 정책커튼과 철의 듀엣은 Yishai가 고안한 개념이며, 나머지는 이미 논의가 되고 있던 것들이다.

<표 2-5> Yishai의 다섯 가지 정책결정의 구성물(constructs)

		배제성	
		높다	낮다
상호의존성	높다	철의 듀엣 철의 삼각	정책공동체
	낮다	정책커튼	이슈네트워크

출처: Yishai(1992: 97-103)의 논의를 토대로 필자가 작성함.

정책커튼은 배제성이 높고 상호의존성이 낮은 형태로서, 정책결정이 정부기관에 의하여 독점되는 것이다. 즉, 외부의 이해관계자는 커튼에 의하여 차단된다. 그 결과 정책과정에서는 정부엘리트의 주장이 주로 반영된다. 철의 듀엣은 배제성과 상호의존성이 모두 높은 것으로서,[14] 정책결정과정이 정부와 관련 전문가집단 간의 배타적 동맹에 의하여 지배되는 전문관료정치(technocratic politics)의 형태이다. 철의 듀엣은 외부행위자의 참여가 지식과 전문성에 의거하여 발생하며, 참여자들 간에는 밀접한 유대관계가 형성된다. 이들은 정보를 은밀하게 교환하며, 자신들만의 전문용어를 사용함으로써 대중의 이목으로부터 벗어나고자 한다. 철의 삼각 역시 배제성과 상호의존성 모두가 높은 유형으로서, 정책결정

14 철의 삼각과 철의 듀엣 모두 외부 행위자에 대한 배제성 정도가 높지만, 철의 듀엣은 의회의 참여가 배제된다는 점에서 철의 삼각보다 배제성 정도가 더욱 높다(Yishai, 1992).

과정에서 정부부처, 의회 상임위원회, 이익집단 간에 안정적 관계가 형성되는 경우이다. 참여자들은 호혜적(reciprocal) 관계를 형성하며, 정책결정은 점증적으로 되는 경향이 있다. 그리고 철의 삼각은 일종의 독립적인 정책결정단위로서, 이에 대한 외부의 개입이나 압력은 최소화된다(McCool, 1990). 정책공동체는 배제성은 낮지만, 상호의존성은 높은 형태이다. 그러나 여기서 배제성이 낮다는 것은 전술한 세 개의 형태에 비해서 그렇다는 의미이며, Richardson, Schubert, Jordan 등 정책공동체의 개념을 고안한 학자들에 따르면, 정책공동체는 제한된 수의 참여자, 참여자들 간 관계의 안정성과 지속성, 참여자들 간의 높은 상호의존성을 특징으로 하는 것이다(Dorey, 2005). 따라서 배제성의 정도가 이슈네트워크보다는 훨씬 높다. 그리고 정책공동체는 모든 참여자들이 적절한 자원을 보유하고 있으며, 참여자들은 상대방의 자원에 의존적이다. 그리고 참여자들은 어느 정도 권력균형을 유지하며, 기본적 가치에 대해서 동의를 하고 있기 때문에 정책산출은 안정적인 경향이 있다(Hill, 2005). 반면에 이슈네트워크는 Heclo(1978)에 의하여 고안된 개념으로서, 정책형성과정에서 다양한 이해관계자들이 참여하며, 이들 간의 상호작용의 빈도가 낮거나 불안정한 형태이다. 즉, Yishai의 유형화에 따르면 배제성의 정도와 상호의존성이 모두 낮은 개방적인 정책결정체계이다. 이슈네트워크는 이슈의 진행과정에 따라서 수시로 새로운 행위자들이 참여하거나 탈퇴하게 된다. 즉, 참여가 유동적이다. 그리고 참여자들 간의 자원이나 권력도 불균등하게 배분되어 있으며, 상호작용도 갈등적인 경우가 많다. 따라서 정책산출도 예측이 어렵다(Marsh, 1998).

본서에서는 정책하위체제를 주요 행위자들 간의 상이한 이해관계나 신념체계를 토대로 형성되는 갈등과 타협의 장으로 이해하고, 이를 분석하기 위해서 행위자의 수 및 주도적 행위자, 주도적 행위자의 신념체계 및 정책이해, 옹호연합의 형성과 작동을 중심으로 보건의료개혁 논쟁과정에서의 정책하위체제의 동태성을 분석하고자 한다.

정책결정과정은 정책의제화로부터 시작한다. 정책의제화는 다양한 사회문제들 중에서 정책의제를 선택하는 과정으로서(Rushefsky and Patel, 1998), 여기에서는 의제화의 동기, 주도자, 촉발요인(triggering devices)을 밝히는 것이 중요하다. 정책의제화는 대체로 사회적 이슈, 공중의제, 공식의제의 순으로 의제화의 과정을 거친다. Cobb과 Elder(1983)는 의제화를 누가 주도하느냐에 따라서 외부주도형, 동원형, 내부접근형으로 유형화하였다. 외부주도형(outside initiative model)은 이익집단, 언론 등 정부바깥의 행위자들이 의제화를 주도하는 것으로서, 강요된 의제화이다. 이 유형은 시민사회가 활성화된 국가들에서 나타날 수 있다. 동원형(mobilization model)은 정치지도자가 정치적 동기에 의해서 의제화를 행하는 것이다. 정책에 대한 국민들의 지지를 획득하기 위해서 의도적으로 공중의제화를 추진하게 된다. 대체로 민간부문의 역량이 취약한 개발도상국가에서 많이 발생한다. 내부접근형(inside access model)은 정부관료가 의제화를 주도하는 경우이다. 정부관료들은 정책문제가 공개되는 것을 싫어하기 때문에 의제화과정에 외부참여를 배제하고 은밀하게 일을 처리하려는 속성을 가지고 있다. 이들 유형들 중에서 권위주의체제 하의 정책의제화는 대체로 동원형이나 내부접근형에 가까운 경우가 많으며, 민주주의체제에서의 정책의제화는 외부주도형이 상대적으로 많다(주재현, 2008).

정책결정은 공식의제로 채택된 정책의제를 토대로 실제로 정책목표를 설정하고 정책대안을 채택하는 과정이다(Anderson, 2010). 정책목표 설정과정에서는 다양한 이해관계자들 간에 갈등과 타협이 발생하며, 다양한 가치관과 기준이 충돌하게 된다. 그리고 정책목표는 정치적 타협의 결과로 인하여 추상적이고 실현가능성이 낮은 정책목표가 설정되는 경우도 많다. 다음에 정책대안은 정책목표를 달성하기 위한 정책수단의 묶음으로서, 이의 선택은 광범위하게 정책대안을 개발하고 탐색하는 데서 출발한다. 정책대안을 탐색하는 데서는 결과예측이 중요하며, 이를 위하여 다양한 정책분석기법들이 개발되어 있다. 그러나 정책은 대부분이 장기적 관점에서의 사회적 비용과 편익을 추정해야 하므로 이를 정확하게 예측하는 것은 쉽지 않다. 이후 정책대안별 비용과 편익의 예측에 기초하여 정책대안의 우선순위가 설정되면, 이들 중에서 일부를 선택해야 한다. 그러나 이 과정은 합리성 못지않게 비합리성과 초합리성이 개입하는 과정이다. 이는 정책결정과정은 본질적으로 동태적이고 정치적인 것이기 때문이다(Hudson and Lowe, 2004).

본서는 정책결정과정에는 정책의제화 단계도 포함된 것으로 이해하며, 행위자들이 자신의 이해나 신념체계를 정책에 구현하기 위해서 동원하는 전략, 상호작용방식 혹은 이익투입방식을 중심으로 보건의료개혁을 둘러싼 논쟁에서의 정책결정과정의 동태성을 탐색하고자 한다.

정책결정과정의 결과는 정책산출로 나타난다.[15] 이러한 정책산출은 정책집행에도 영향을 미치지만, 정책결정과정에 환류 되기도 한다(Dye, 2007). 구체적으로 정책산출은 우선 이의 구체적 내용을 파악하고, 이를 통하여 누구의 이해가 주로 반영되었는지를 정책산출과 각 행위자들의 주장을 비교할 필요가 있다. 다음에는 정책산출을 처음 의도한 정책내용과 비교함으로써 정책결정과정에서 정책내용이 어느 정도 변동하였는지를 파악할 수 있다. 정책산출이 정책결정과정과 관련하여 의의를 가지는 것은 이를 통하여 누구의 이해가 주로 반영되었으며, 본래 의도한 정책내용이 어떻게 변동되었는지를 살펴봄으로써 정책하위체제의 속성, 행위자들 간의 권력관계 및 상호작용방식을 이해할 수 있기 때문이다.

15 산출된 정책은 이후 집행과정을 거치면서 정책결과(policy outcomes)가 된다. 정책결과는 비교적 단기적이고 직접적인 것이다(Lloyd, 2001). 반면에 정책영향(policy impacts)은 보다 장기적이고 포괄적인 것이다. 따라서 시간적으로는 정책산출, 정책결과, 정책영향의 순으로 나타난다(Cochran et al., 2003).

본서는 환경적 맥락, 정책하위체제, 정책결정과정, 정책산출이라는 네 가지의 주요 변수에 입각하여 체제론적이고 과정지향적인 관점에 입각하여 연구의 틀을 구축하고, 이를 토대로 1960년대 초반부터 현재에 이르기까지의 긴 시간동안에 발생한 다양한 보건의료개혁 논쟁들의 정치적 동태성을 분석하려는 것이다. 여기서 체제론적이라고 하는 것은 본서가 정책결정과정을 중심으로 이에 대한 영향요인으로서의 환경적 맥락, 정책결정과정의 결과로서의 정책산출을 결합하는 관점에 입각해 있다는 의미이다. 반면에 과정지향적이라는 것은 본 연구가 단순한 정책의 내용에 초점을 두는 것이 아니라, 정책과정의 동태성에 초점을 둔다는 것이다. 본서에서는 환경적 맥락은 이를 정치적, 경제적, 사회적 맥락으로 세분하였다. 정책결정체계에 해당하는 정책하위체제와 관련해서는 행위자의 수 및 주도적 행위자, 행위자들의 신념체계와 정책이해, 그리고 옹호연합의 형성 및 작동을 중심으로 분석을 행한다. 그리고 정책결정과정은 의제설정을 포함하여 누가, 어떠한 동기에 의해서 의제화를 하는지를 탐색하며, 정책결정의 측면에서는 행위자들이 동원하는 전략 및 행위자들 간의 상호작용을 중심으로 포괄적으로 논의를 한다. 정책산출은 처음의 정책의도가 어느 정도 변화하였으며, 누구의 신념이나 이해가 최종산출에 주로 반영되었는지를 중심으로 논의를 한다.

그리고 본서의 특징 중의 하나는 정책하위체제를 분리하여 이해함으로써 이것이 정책결정과정을 제약하는 측면을 부각하고 있다는 점이다. 정책하위체제와 관련해서는 전술한 Rhodes and Marsh, Yishai의 논의에 따라서 연구대상 사례들의 정책하위체제의 속성이 어떠하였는지를 논의하고, 이러한 정책하위체제가 정책결정과정 나아가서는 정책산출에 어떠한 영향을 미쳤는지를 논의한다. 그리고 정책하위체제와 정책결정과정의 관계는 전자가 보다 제도적, 구조적, 안정적인 속성이 강한데 비해서, 후자는 보다 동태적, 전략적, 가변적인 속성이 강한 것으로 이해하면

될 것이다.

마지막으로 정책산출을 분석하기 위한 지표로는 산출된 정책이 처음 의도한 정책내용과 어떠한 차이가 있는 지를 고찰하는 것이다. 대부분의 정책들이 정책과정에서의 다양한 행위자들 간의 이해갈등 등으로 인하여 처음 의도한 것으로부터 다소간 변화된 형태로 나타나게 된다(Dye, 2007). 그리고 또 다른 지표는 주로 누구의 이해가 정책에 반영되었는지를 보는 것이다. 이를 통하여 해당 정책결정과정에서 누가 주도적 행위자이며, 누구의 권력자원이 더 큰지, 누구의 전략이 보다 효과적이었는지 등을 이해할 수 있다.

이상에서 논의한 바를 토대로 본서의 주요 분석변수들을 제시해 보면 다음과 같다.

- **환경적 맥락**
  - -정치적 맥락
  - -경제적 맥락
  - -사회적 맥락
- **정책하위체제**
  - -행위자의 수 및 주도적 행위자
  - -신념 및 이해
  - -옹호연합의 형성과 작동
- **정책결정과정: 행위자의 전략 및 상호작용**
- **정책산출**

제3장
우리나라 보건의료개혁의 정치적 동태성 분석

제1절 1960-1970년대의 보건의료개혁

1. 의료보험법 제정 논의(1962-1963년)

1) 사례의 개요

우리나라에서 보건의료복지를 포함한 사회복지가 본격적으로 제도화되기 시작한 때를 5.16군사정부(1961.5-1963.12) 시기로 보는 데는 견해가 일치한다(문병주, 2005). 물론 이전에도 공무원연금 등 일부 제도들이 있었지만, 광범위하게 제도적 기반을 구축하게 된 것은 이때부터이다. 5.16군사정부는 단기간에 주요 복지제도들을 다량으로 제도화하였으며, 이를 토대로 한국의 사회복지는 경제발전기, 민주화이행기, 진보정권 집권기 등을 거치면서 비약적으로 발전하였으며, 그 결과 현재 적어도 제도화의 측면에서는 우리나라도 복지국가의 틀을 갖추었다고 평가할 수 있다.[16] 당시에 입법의 형태로 제도화 된 복지제도들을 살펴보면 <표 3-1>과 같은 데, 이 중에서 군사원호보상법은 기존의 군상원호법과 경찰원호법을 통합한 것이며, 생활보호법은 조선구호령을 폐지하고 설치한 것이다. 사회보험 관련 법제들 중에서 선원보험법은 일제강점기의 선원보험제도를 대체한 것이었으며, 군인연금법은 공무원연금에 포함되어 있던 군인연금을 분리한 것이다. 산재보험법과 의료보험법은 군사정부 하에서 처음 입법된 것으로서, 일반국민을 대상으로 한 최초의 사회보험제도라는 점에서 의의가 크다.

<표 3-1> 5.16군사정부 하에서 입법화된 주요 사회복지제도들

	법제 및 입법연도	비고
공공부조	군사원호보상법(1961.11월)	군상원호법 및 경찰원호법 폐지 1984.8월 국가유공자예우 등에 관한 법률 제정으로 폐지
	생활보호법(1961.12월)	1999년 국민기초생활보장법 제정으로 폐지
	재해구호법(1962.3월)	-
사회보험	선원보험법(1962.1월)	시행령 미비로 사문화
	군인연금법(1963.1월)	공무원연금으로부터 분리
	산재보험법(1963.11월)	500인 이상 사업장 강제적용
	의료보험법(1963.12월)	임의보험제도
사회복지서비스 기타	사회보장에 관한 법률(1963.11월)	전문 7조에 불과함
	고아입양특례법(1961.9월)	- 외국입양의 합법화 - 1977.1월 폐지
	아동복리법(1961.12월)	1981.4월 아동복지법으로 전부개정
	윤락행위등 방지법(1961.11월)	질서유지법의 성격이 강함

출처: 김순양(2012: 74)에서 인용 및 재정리.

16 복지국가의 가장 중요한 지표인 사회보험의 측면에서 보면, 한국은 1995년까지 이미 연금보험, 건강보험, 산재보험, 고용보험의 4대 보험을 완성하였으며, 2000년대 들어서는 여기에 더해서 기초연금, 노인장기요양보험 등도 도입함으로써 복지국가의 제도적 틀을 완성하였다.

그런데 5.16군사정부가 복지의 제도화과정에서 이처럼 중요한 역할을 하였음에도 불구하고, 이에 대한 연구는 극히 빈약하다. 일부 발전주의 복지국가의 관점에서 이 시기의 복지정책을 분석한 경우는 있지만, 이 경우에도 대부분 1960-70년대의 복지정책 발달과정의 한 부분으로 취급하는 정도였다. 그리고 이러한 연구들도 대부분이 복지정책형성을 정책과정의 관점이 아니라, 주로 제도화의 동기에 착안하여 연구를 진행하였다.[17] 따라서 군사정부라는 비일상적인 정치체제 하에서 발생하였던 복지정책과정의 동태성을 제대로 파악하지 못하였다.

따라서 본서에서는 오늘날 의료보험의 제도적 기반을 구축하였던 5.16군사정부 하의 의료보험법 제정과정의 동태성을 환경적 맥락, 정책하위체제, 정책결정과정, 정책산출로 이어지는 체제론적이고 과정지향적인 관점에서 분석해 보며, 이를 통하여 당시의 보건의료 정책결정의 특성 및 시사점을 이해하고자 한다. 이는 기존의 연구들이 가지고 있던 5.16군사정부 하의 정책결정에 관한 단편적이고 동기론에 치중한 분석의 한계를 극복하고, 당시의 보건의료 정책과정을 보다 심층적, 통합적으로 이해하기 위한 노력의 일환이다.

우리나라에서 의료보험의 도입에 대한 논의는 1950년대 중반부터 있었지만, 당시는 민간 차원의 논의에 불과하였다. 이후 1959년부터 보건사회부 내에서도 의료보험에 대한 논의가 시작되었으나, 여전히 비공식적 논의의 수준이었다. 따라서 의료보험에 대한 공식적 논의가 시작되는 것은 5.16군사정변 이후인 1962.3월 보사부 내에 사회보장제도심의위원회(이하, 사보심)가 설치되면서 부터이다. 사보심은 종합반, 공적부조반, 의료보험반, 노동보험반으로 구성되었는데, 의료보험은 의료보험반 소관사항이었다(최천송, 1991).

17 대부분의 연구들이 5.16군사정부 하에서의 사회복지의 제도화 동기를 군사정부의 정당성 확보 내지는 산업화의 토대구축 수단이라는 관점에서 이해하고 있다(박병현 외, 2007).

이후 의료보험법 제정 실무는 주로 의료보험반 소속의 전문위원들을 중심으로 진행되었는데, 의료보험반은 1962.6월 의료보험요강과 7월 '의료보험실시에 대한 보충설명'을 작성하여 의료보험의 방향을 모색하였다. 그리고 동년 7.28일에는 박정희 최고회의의장이 내각수반에게 "실시에 용이한 보험을 선택하여 시범사업을 통해서 실시하라."는 내용의 '사회보장제도확립 지시각서'를 시달하였는데, 이는 의료보험의 법제화를 결정적으로 촉진하였다(문옥륜 외, 1991). 의료보험반은 이후 1962.10월부터 2개월에 걸쳐서 서울시민을 대상으로 국민건강조사를 실시하였다. 1963.1월에는 다시 "사회보장 실시의 일환으로 의료보험제도를 발족할 방침이다."라는 최고회의의장의 시정방침이 발표되었다(서울신문, 1963.1.5일자). 그리고 1963.2월에는 사보심 의료보험반에서 의료보험법 시안을 작성하여 거의 무수정으로 보사부안으로 확정하고, 각의의결을 거쳐 정부안으로 확정하였다. 여기에는 의료보험을 500인 이상의 사업장근로자에게 강제 적용하도록 규정되어 있었다(손준규, 1981). 이후 정부안은 1963.12월 당시 입법기능을 수행하던 국가재건최고회의 문사위원회에 회부되어 자구수정만을 거친 채 통과되었다. 이후 의료보험법안은 최고회의 상임위원회에 상정되었는데, 여기서는 강제적용 조항을 둘러싸고 논란이 있었으나, "이 법은 이대로 통과된 것으로 하고, 실제 법조문은 법률고문이 수정한 내용으로 한다."는 단서와 함께 통과되었다. 그런데 이후 이 단서조항에 의해서 법률고문의 강력한 주장대로 당초의 강제가입 규정이 임의가입으로 변경되고, 갹출료의 강제징수규정이 삭제된 채 1963.12.16일 법률로 공포되었다(최천송, 1991). 의료보험을 시행하는 데서 가장 중요한 사항인 보험의 적용형태가 법률고문의 말 한마디에 강제적용에서 임의적용으로 바뀐 것이다. 공포된 의료보험법은 보험가입을 임의적용으로 하고, 보험자는 의료보험조합으로 하며, 보험료는 피보험자와 사업주가 반반씩 부담한다는 내용을 골자로 하였다. 이후

1964.6월에 시행령, 10월에 시행규칙이 제정됨으로써 일련의 집행준비를 완료하였다. 그러나 실제의 시행과정에서는 1960년대 전체로 단 3개의 시범사업만 실시되었을 뿐이었다. 이는 기본적으로 임의가입 방식을 채택한 데 주요 원인이 있었다.

2) 환경적 맥락

1963년의 의료보험법 제정은 비상시국 하에서 입법이 된 것이다. 따라서 법제정 당시의 환경적 맥락은 1961년의 5.16군사정변을 언급하지 않으면 이해할 수 없다. 5.16군사정변은 당시의 정치적 혼란을 수습하고 도탄에 빠진 민생고를 해결한다는 명분 하에 단행되었다(설봉식, 2006). 소위 '혁명주체세력'들은 비상기구로 군사혁명위원회를 설치하였으며, 곧 이를 국가재건최고회의(이하, 최고회의)로 개칭하고 군정을 가동하였다. 최고회의는 직업군인 중심의 한시기구로서, 1961.6월 국가재건비상조치법의 제정으로 최고통치기관으로서의 법적 지위를 획득하였다. 최고회의는 입법·행정·사법의 3권을 관장하는 최고기구로서, 내각은 최고회의에 대하여 연대책임을 지며, 대법원장과 대법원판사도 최고회의가 제청권을 가짐으로써 임명권을 행사하였다. 따라서 최고회의는 1963.12월 제3공화국이 출범하기까지 최고 통치기구였다(법무부, 1998).[18]

5.16군사정부의 정치적 맥락을 살펴보면, 우선 정치이념 면에서 군사정부는 산업화, 경제개발, 조국근대화, 반공 등을 추구하였다(Robinson, 2007). 이 중에서도 의료보험을 포함하는 보건복지정책과 관련되는 것은 산업화, 경제개발, 조국근대화 등 발전주의 정치이념이다. 즉, 발전주

18 국가재건비상조치법 제2조는 "국가재건최고회의는 5.16군사혁명과업 완수 후에 시행될 총선거에 의하여 국회가 구성되고 정부가 수립될 때까지 대한민국의 최고통치기관으로서의 지위를 가진다."라고 규정하고 있다.

의 정치이념을 달성하기 위해서는 경제발전이 중요하지만, 다른 한편으로는 노동인력의 육성과 보호, 군사정변의 정당화를 위한 국민동원 등의 측면에서 복지에 대한 수요도 촉발될 수 있었다.

정치체제의 특성 면에서 5.16군사정부는 폐쇄적이고 집권적인 권위주의체제였다. 군사정부는 군사혁명위원회 포고령 제4호를 발동하고 정당과 주요 사회단체를 해산하고, 국가재건비상조치법을 통해 최고회의가 국회의 권한을 대신하였다. 그리고 1962.3월 정치활동정화법을 제정하여,[19] 국가재건최고회의 산하에 정치정화위원회를 설치하고 민주당정부 하의 주요 정치인과 고급관료들의 정치활동을 정지시켰다. 뿐만 아니라, 좌익혐의자 체포, 폭력배 소탕, 부정축재자 구속, 부패공무원 숙정 등을 전개함으로써 정치분위기를 경직시켰다(김영명, 2003).

5.16군사정부는 또한 정치권력이 최고회의에 집중된 집권적 정치체제를 구축하였다. 소수의 혁명주체세력들로 구성된 최고회의 상임위원회 및 분과위원회가 국가의 주요 의사결정을 독점하였다. 대통령(윤보선)은 형식적 존재에 불과하였으며, 내각 역시 최고회의의 지시와 통제 하에 있었다. 즉, 국가재건비상조치법에 의거하여 내각은 대통령이 아닌 최고회의에 대하여 연대책임을 지며, 내각수반은 최고회의가 임명하며, 각원은 최고회의의 승인을 얻어 내각수반이 임명하였다. 내각사퇴와 각원해임도 최고회의의 권한이었다. 그리고 최고회의는 사법행정에 대한 통제권도 가지고 있었다. 대법원장과 대법원판사는 사실상 최고회의가 임명권을 행사하였으며, 일반법관의 인사에 대해서도 통제권을 행사하였다. 중앙정보부도 직속기관으로 설치하였다.

이처럼 군사정부는 권위주의체제였음에도 불구하고, 민정이양을 앞둔 1963년부터는 일부 변화가 나타났다. 이는 정당 간 경쟁 정도를 보면

19 군사정부는 "낡은 정치에 책임이 있는 비리정치인에게 반성의 기회를 제공한다."는 명분 하에 정치활동정화법을 제정하였으며, 이에 의거하여 구정치인 4,374명의 정치활동을 금지시켰다(김영명, 2003).

분명해 진다. 즉, 군사정부 중반기까지는 국회와 정당이 해산되고 주요 정치인들의 정치활동이 금지된 상황에서 정당 간 경쟁이 구조적으로 불가능하였다. 그러나 1963.1월부터 주요 정치인들의 정치활동이 허용되고 새로운 정당이 창당되었으며, 민정이양을 위한 대선과 총선이 예정되면서 정당 간 경쟁도 증가하였다. 구체적으로, 1963.10월의 대선에서는 박정희후보가 득표율 46.6%, 야당의 윤보선후보가 45.1%로 약 15만 표의 근소한 차이를 보였다. 1963.11월 총선은 여당인 민주공화당이 전국적 득표율은 33.5%에 불과하였으나, 야당의 분열로 인하여 총175석 중에서 110석을 차지하여 62.8%라는 의석점유율을 기록하였다(심지연, 2004).

정치리더십 측면에서 5.16군사정부는 비록 주도세력들 간에 권력투쟁은 있었지만, 전반적으로 최고회의를 중심으로 강력한 정치적 리더십을 구축하였다. 군부 내부적으로 박정희의장은 강력한 카리스마와 최고회의 산하의 중앙정보부 및 감찰위원회 등을 통하여 리더십을 확보하였다. 5.16군사정변 이후에도 윤보선이 대통령이었지만 실질적 권한은 없었으며, 그 나마도 윤보선은 1962.3월 대통령직을 사임하였다(임종일, 1993). 따라서 군사정부 기간 동안 최고지도자인 박정희의장은 효율적인 통치리더십을 발휘할 수 있었으며, 복지정책과 관련해서도 시정연설, 지시각서 등을 통한 지시사항들이 내각에 전파되었다. 최고회의의 정치적 리더십을 보면, 당시 최고회의는 내각에 대해서 절대적인 우위에 있었으며, 입법과정에서 절대적 권한을 가지고 있었다. 다음에 정부부처 내부적으로도 효율적인 리더십이 확보되었다. 이는 당시의 위계적이고 권위주의적인 행정풍토에 기인한 면도 있지만, 무엇보다도 군사정부 하에서는 주요 부처의 각료들이 군인출신이었던 관계로 이들의 관료에 대한 통제권이 강하였기 때문이다.

의료보험의 제도화과정에서 일종의 정책창 역할을 하는 정치적 사건은 군사정변 그 자체와 민정이양을 위한 대선 및 총선을 들 수 있다. 우선 군사정변은 이를 정당화하기 위해서는 적절한 명분과 유인책을 필요로 하였다(서익진, 2004). 이 점에서 당시의 절대빈곤으로부터의 해방을 정변의 명분으로 내세웠던 군사정부에게 복지정책은 정치적 효용성이 있었다. 그리고 당시 민정이양 및 군정연장 등과 관련하여 수차례 입장을 번복한 박정희의장과 신설된 민주공화당의 지지도가 불안정한 상황에서, 선거에서의 득표를 위한 방편으로서 복지정책이 필요하였다.

경제적 환경을 보면, 군정 주도세력들은 군사정변의 주요 동기의 하나로 국민들을 절대빈곤으로부터 구제하는 것을 들고 있는데, 이는 향후 군사정부가 경제발전에 국가적 우선순위를 둘 것임을 예고한 것이다. 실제로 이들은 1961.7월에 종합경제재건 5개년계획을 발표하고 경제발전 추진기구로서 경제기획원을 설치하였다. 1962년부터는 제1차 경제개발 5개년계획(1962-66)을 발표하고 이를 시행하였다(강광하, 2005). 이처럼 5.16군사정부가 집권직후부터 경제발전을 추진하게 된 것은 이것이 군사정부의 정통성을 확립하는 첩경이었기 때문이다(Robinson, 2007).

그러나 이러한 의욕에도 불구하고, 군사정부의 경제적·재정적 능력은 매우 취약하였으며, 이는 복지정책의 입안에도 큰 영향을 미쳤다. 왜냐하면 제도의 입안은 시행을 전제로 하는 것이며, 이를 위해서는 정부지출이 뒷받침되어야 하기 때문이다. 물론 지출은 정부의 재정능력에 의해서 제약이 되고, 재정능력은 다시 국가의 경제능력에 의해서 제약을 받는다. 따라서 한 국가의 경제적·재정적 능력은 복지정책을 시행하는 데서 공급측면에서는 물론, 제도설계의 제약요인으로서도 영향을 미친다. 구체적으로 군사정부 하의 경제적·재정적 맥락을 살펴보면, 국민1인당 GNP는 1961년 82달러, 1962년 87 달러, 1963년 100달러로서 세계 최하위수준이었으며, 경상수지는 1961년 33.1백만달러, 1962년 -55.5백만달러, 1963년 -143.3백만 달러의 적자상태였다. 중앙정부의 재정규모도 1961년 797억원, 1962년 1,199억원, 1963년 1,100억 원에 불과하였다

(한국은행, <국민계정>, 각 년도).

<표 3-2> 군사정부 전후의 주요 경제지표 (홀수연도)

	총 GNP (억 달러)	1인당 GNP (달러)	경제성장률 (전년대비)	총저축률 (%)	경상수지 (백만$)	중앙재정규모 (억원)
1955	14	65	4.5	10.3	-36.3	454
1957	17	74	7.6	13.9	-2.6	543
1959	19	81	3.9	10.8	16.4	584
1961	21	82	5.9	11.7	33.1	797
1962	23	87	2.1	11.0	-55.5	1,199
1963	27	100	9.1	14.4	-143.3	1,110
1965	30	105	5.7	13.2	9.1	1,541

출처: 한국은행(각 년도), <국민계정>.에서 발췌함.

특히, 당시 1인당 국민소득은 북한의 140달러(1963년)에 비해서도 크게 낮았으며, 주요선진국의 1/20 내지는 1/30에 불과함은 물론, 동남아시아의 저개발국 혹은 개발도상국들인 대만, 필리핀, 태국보다도 낮은 수준이었다(<표 3-3>참조).

<표 3-3> 군사정부 전후의 아시아 주요 국가의 1인당 GNP 비교 (단위: 달러)

	1955	1960	1965
한국	65	80	105
인도	56	74	114
일본	266	458	923
싱가포르	-	431	511
대만	202	153	217
필리핀	203	254	189
태국	82	97	131

출처: IMF(each year), International Financial Statistics Yearbook

따라서 당시로서는 한국은 경제적 자립능력이 거의 없었으며, 소요

재원의 상당부분을 외국의 무상원조에 의존하였다. 1961년의 경우에 총 201,555천 달러의 외국원조를 수혜하였으며, 이 중에서 77.1%가 국제개발처(AID)로부터의 원조이었으며, 나머지는 미공법 408호에 의한 원조였다. 1960년까지는 UN한국재건단(UNKRA)도 꾸준히 원조를 제공하였다. 이러한 상황은 사회복지와 관련해서도 마찬가지였는데, 1962년을 기준으로 보면, 요보호대상자에 대한 지원자금의 93%가 외국원조에 의존하였으며, 아동복지단체에 대한 지원도 외국원조가 56%를 차지하였다(심재진, 2011).

이러한 열악한 경제상황 하에서 정부재정 역시 매우 빈약하였다. 즉, <표 3-4>에서 보듯이 1963년을 기준으로 정부재정의 총지출규모는 728억원에 불과하였으며, 이 가운데서 국방비가 28.2%, 경제개발비 24.5%를 차지하였으며, 사회복지지출은 총액 44억원으로 총지출액의 6.0%에 불과하였다. 1960년대 초의 총국민소득 대비 사회복지지출 규모는 1.0%-1.3% 수준에 불과하였다(노인철·김수봉, 1996). 따라서 5.16군사정부 하의 열악한 경제수준은 복지의 제도화 및 시행에 중요한 제약요인으로 작용할 수밖에 없었다.

사회적 환경면에서, 군사정부는 1961.5월 계엄사령부 공고 제5호로 '경제질서 회복에 관한 특별성명'을 발표하고 일체의 노동쟁의를 금지하였으며, 이어서 국가재건최고회의 포고령 제6호를 공포하여 정당 및 사회단체의 해산을 명령하였다(서병조, 1985). 그리고 부정축재자, 부패공무원, 부패정치인, 당파적 노조지도자 등을 사법처리하고 조직폭력배를 소탕하였다. 이후 1961.6월 최고회의는 '사회단체등록에 관한 법률'을 공포하여 사회단체의 재등록을 허용하였으나, 군사정부에 비판적인 사회단체는 제외하였다. 물론 1963년 이후 민정이양을 앞두고 정당정치가 복원되고 구(舊)정치인들의 정치활동이 허용되면서 군사정부의 억압은 상당부분 완화되기는 하였다. 그러나 전반적으로 비상계엄과 더불어 출발한 군사정부 하에서 시민사회는 제대로 활성화되기가 어려웠다. 그리고 당시의 절대빈곤 상황에서 복지에 대한 관심을 가질만한 사회적 여건이 되지 못하였다. 뿐만 아니라, 서구의 복지정책 발달과정에서는 사회주의 정당이 큰 역할을 하였지만, 반공을 국시로 삼았던 군사정부 하에서 사회주의 정당은 활동이 불가능하였다.

무엇보다도 군사정부 하에서는 복지정책의 주요 주창자인 노동단체의 활동이 극히 부실하였다. 한국노총을 위시한 모든 노동단체는 최고회의 포고령 제6호에 의하여 해산되었다. 이후 1961.8월 '사회단체등록에 관한 법률'이 개정되어 노동단체의 등록이 허용되었으나, 동시에 군사정부는 '근로자의 단체활동에 관한 임시조치법'을 공포하여 종전의 기업별노조 조직을 15개 산별노조와 1개 연합노조로 개편하였으며(노동청, 1973), 노조설립 허가주의를 규정하였다. 이후 한국노총의 재건과정에서 재건위원들은 물론, 산별노조의 조직책임자들도 정부가 지명하였다. 군사정부의 이러한 개입을 통하여 한국노총의 재건은 일사불란하게 진행되어 1961.8월 결성대회가 열리게 되었다(한국노동조합총연맹, 1979). 그리고 이러한 무기력한 노동단체였기 때문에 당시의 쟁의발생건수도 1960년에는 256건이던 것이 1961년 122건, 1962년 0건, 1963년 70건, 1964년 7건 등으로 급감하였다(한국노동연구원, 1991).[20] 그리고 군사정부 하에서는 물론, 그 이후에도 <표 3-5>에서 보듯이 노동조합의 사회복지에 대한 관심은 낮았다. 특히 1963-65년 동안에 한국노총의 이익투입활동 중에서 사회복지와 관련된 것은 전체의 1.8%에 불과하였다.

20 조합원수는 1961년 96,831명, 62년 176,165명, 63년 224,420명, 64년 271,579명, 65년 291,105명에 불과하였으며, 노조조직률은 1963년 기준으로 9.4%에 머물렀다(한국노총, <1970년 사업보고서>).

<표 3-5> 한국노총의 이슈별 이익투입활동 추이

	사회보장 (건)	전체 (건)	비중 (%)
1963-65	5	278	1.8
1966-70	37	401	9.2
1971-75	15	282	5,3
1976-80	24	349	6.9

출처: 마인섭(2001: 242)에서 발췌함.

3) 정책하위체제

(1) 행위자의 수 및 주도적 행위자

의료보험법 제정은 1962년부터 시작하여 1963.12월에 종결되었다. 당시는 정상적인 통치체제가 아니라, 군사정변 이후의 과도적 국가기구인 국가재건최고회의가 통치권을 행사하고 있었다. 최고회의가 입법기능을 수행하였기 때문에 여당이나 야당도 없었다. 최고회의가 행정부에 대한 지휘권도 행사하였다. 의료보험의 주무부처인 보건사회부장관도 육군의무감 출신의 정희섭이었다. 주요 사회단체도 강제로 해산되고 최고회의 주도로 재건되었기 때문에 국가정책에 반대를 할 수가 없었다. 따라서 의료보험법 제정 당시에는 국가재건최고회의가 최고 통치권자로 주도적 행위자였다. 따라서 의장인 박정희가 궁극적인 최종 정책결정자이다. 그는 1962.7월의 '사회보장제도확립 지시각서', 1963.1월의 시정방침 등을 통하여 의료보험 연구를 촉구하였다. 그리고 최고회의 산하의 위원회들 중에서 보건 및 복지정책을 담당하였던 문사위원회가 의료보험법에 관한 실질적 정책결정권을 행사하였다. 특히, 문사위원장인 홍종철의 역할이 컸다(손준규, 1981). 최고회의 부의장 법률고문도 중요한 역할을 하였다. 즉, 1963.12월 의료보험법이 최고회의에서 통과할 당시의 단서조항에 법률고문이 의료보험의 가입방식을 수정할 수 있게 하였는데, 이에 따라 법률고문은 처음의 500인 이상 사업장에 대한 강제가입 조항을 임의가입 조항으로 바꾸었다. 의료보험의 정착에 가장 중요한 사항인 가입방식을 자문역할을 수행하는 법률고문이 이렇게 쉽게 수정할 수 있었다는 것은 군사정변 주도자들이 의료보험에 대해서 전혀 지식이 없었거나 관심이 없었음을 방증하는 것이다.

그러나 최고회의가 처음부터 의료보험의 정책의제화를 주도한 것은 아니다. 그 보다는 보사부 내의 전문가들 및 일부관료들이 의료보험에 대한 전문지식이 없던 소위 '혁명주체세력'들을 설득하였다. 이들 전문가들은 1962.3월에 설치된 보사부 내 사회보장심의위원회(사보심) 소속의 전문위원으로 있었다. 사보심은 각 분야의 전문가들로 구성되었는데, 의료보험, 산재보험, 생활보호 등 중요한 복지제도에 대한 아이디어와 지식을 제공하였다. 의료보험은 사보심 의료보험반에서 담당하였는데, 최천송, 남윤호, 홍창섭 등이 중심이었다. 이들은 1962.6월의 의료보험요강, 1962.7월 '의료보험실시에 대한 보충설명' 등의 주요 자료들을 생산함으로써 의료보험법의 정부안 작성을 주도하였다. 그리고 보사부에서는 군 출신의 보사부장관도 정부안 입안과정에서 중요한 역할을 하였다. 정부관료들은 실무작업을 수행하였다.

따라서 의료보험법 제정과정은 군사정부라는 정치적 특성 상 주도적 행위자는 국가재건최고회의 의장, 문사위원장 및 소속 위원, 법률고문, 주무부처인 보사부장관 및 담당공무원, 보사부 사보심 소속의 계약직 전문가들 등 공식적 참여자들로 제한된다. 당시의 정치체제 하에서 사회단체나 이익집단, 정당 등은 배제되었다. 따라서 의료보험법 제정과정은 주요 행위자의 수가 소수의 공식적 행위자에 국한되었으며, 비공식적 행위자나 사회부문의 참여가 배제된 폐쇄적인 정책하위체제 하에서 정책이 결정되었다.

(2) 신념체계 및 정책이해

의료보험법 제정과정의 주요 행위자는 박정희 최고회의의장, 홍종철 최고회의 문사위원장을 비롯한 소위 '혁명주체세력', 보사부장관 및 실무관료, 보사부 내 사보심 전문위원들, 최고회의 법률고문 등이다. 모두 공식적 행위자들이면서 당시의 군사정변에 동조하는 사람들이었다. 따라서 이들의 의료보험에 대한 신념이나 이해관계를 이해하기 위해서는 5.16군사정변의 속성을 먼저 이해해야 한다. 본서에서는 행위자들을 크게 최고회의 관련자, 사보심 전문위원, 보사부 관련자로 구분하여 이들의 의료보험에 대한 신념체계 및 정책이해를 살펴본다.

5.16주체세력들이 공식적으로 내건 군사정변의 명분은 크게 두 가지이다. 하나는 기성 정치인들의 무능력으로 인한 정치·사회적 혼란을 수습하고 부정부패를 척결하는 것이다. 이는 군사정변의 정치적 명분으로서, 남북대치 상황에서 이를 방치하면 국가의 존립이 위태롭다고 생각하였다. 따라서 이들은 반공태세를 강화하고(혁명공약 제1항), 공산주의와 대결할 수 있는 실력배양에 진력할 것을 다짐하였다(혁명공약 제5항). 다른 하나는 군사정변을 단행한 경제 및 민생차원의 명분으로서, 경제적 도탄상태에 빠진 민생을 구한다는 것이다. 따라서 혁명공약 제4항에는 "절망과 기아선상에 허덕이는 민생고를 시급히 해결하고 국가 자주경제 재건에 총력을 경주할 것입니다."라고 선언하였다.

따라서 최고회의의 의료보험에 대한 신념은 이러한 민생고 해결의 관점에서 이해할 수 있다. 사회보장은 소득보장과 의료보장의 두 가지를 축으로 하는데, 양자는 서로 연동되어 있는 것이다. 즉, 소득이 충분하면 의료보장도 해결될 수 있는 것이다. 이 점에서 민생고 해결과 의료보장은 별개의 것이 아니다. 따라서 박정희의장은 1963.1월의 시정방침 발표에서 의료보험을 사회보장제도의 일환으로 실시할 방침이라고 밝혔다(서울신문, 1963.1.5일자). 의료보험의 도입을 통해서 가난한 국민들에게 의료접근성을 보장하는 것이 국민의 건강권을 확보하는 길이라고 판단한 것이 군사정변 주도세력들의 신념이라고 볼 수 있다. 정희섭보사부장관의 경우도 마찬가지이다. 그는 의사출신이지만 군에 오랫동안 복무하였으며, 무엇보다도 군사정변에 적극적으로 동조하였기 때문에 장관이 되었다. 따라서 그의 의료보험에 대한 신념도 최고회의 주도세력들과 다르지 않다고 볼 수 있다. 그러나 군사정변 주도세력들이 실제로 의료보험에 대해서 어느 정도 굳건한 신념체계를 가지고 있었는지에 대해서는 의문을 가질 수 있다. 이는 당시의 경제력 수준에서 임의가입 방식을 택하면 의료보험이 정착되기 어렵다는 것이 자명한데도 입법과정에서는 거의 즉흥적으로 처음 의도한 강제가입 방식 대신에 임의가입 방식을 택한 데서 입증된다.

보사부관료 및 보사부 내 사보심 소속 전문가들은 이미 1950년대 말부터 의료보험에 대한 토의를 하여 왔는데, 이들은 주로 일본의 의료보험제도를 참고하였다. 이들은 당시의 의료환경 하에서 일반국민들이 의료시설을 제대로 이용하기가 어려우며, 이는 국민들의 건강권을 위협한다는 점을 인식하였다. 이는 담당공무원이나 전문가라면 당연히 가져야 할 문제의식이었다. 따라서 이들은 국민들의 건강권 보장을 위해서는 의료접근성을 높여야 하며, 이를 위해서는 의료보험이 필요하다는 신념을 가지고 있었다. 이는 일본의 선행사례에서도 확인되는 것이다. 따라서 이들은 무기력한 자유당 및 민주당 집권기를 지나고 강력한 통치세력이 등장하자 이들을 적극 설득하였다고 볼 수 있다. 이 점에서 의료보험법 제정 논의는 이들의 전문가로서의 신념과 군사정변세력의 필요성이 결합된 결과로 볼 수 있다.

반면에 의료보험 도입에 관한 주요 행위자들의 이해관계는 신념체계와 맥을 같이 하지만, 같은 것은 아니다. 군사정변 주도세력의 경우는 군사정변의 정당성을 확보하기 위하여 의료보험 등의 사회복지제도 도입이 필요하였다. 내심은 차치하고라도, 적어도 공개적으로는 민생구휼을 군사정변의 목적으로 정당화하였으며, 따라서 경제발전과 더불어 사회복지는 유용한 정당화 수단이었다. 따라서 많은 사람들이 군사정부 하에서 많은 복지제도들이 법제화된 것은 군사정변의 정당성을 확보하기 위한 동기였다고 해석한다. 본서도 이러한 주장에 상당부분 동의한다. 왜냐하면 군사정부 하에서 입법된 상당수의 복지제도들이 민정이양 후에 사문화된 경우가 많기 때문이다. 복지제도를 시행하려면 여러 가지 여건을 감안해야 하지만, 이를 법제화하는 것은 어려운 일이 아니다. 이웃나라(주로 일본)의 것을 모방하는 것은 더욱 쉬운 일이다. 그리고 군사정변 세력들은 "...우리의 과업이 성취되면 참신하고도 양심적인 정치인들에게 언제든지 정권을 이양하고 우리들은 본연의 임무에 복귀할 준비를 갖추겠습니다.(혁명공약 제6항)"고 한 약속을 번복하고 민정이양을 위한 대선과 총선에 출마하였는데, 이를 위해서도 의료보험 등의 복지공약이 필요하였다. 의료보험법 자체는 대선(1963.10월) 이후인 1963.12월에 제정되었지만, 논의과정은 1962년부터 시작되었기 때문에 선거에 충분히 영향을 미칠 수 있었다. 군사정변세력의 일원이었던 보사부장관의 이해도 이들과 다르지 않았을 것이다.

사보심 전문위원들은 관련분야의 전문 계약직이었다. 따라서 의료보험, 산재보험 등 담당영역별 복지를 법제화하고 또한 이를 제대로 시행해야 자신들의 보직을 유지할 수 있었다. 따라서 의료보험의 법제화는 자신들의 위상과 관련하여 이해관계가 있었다. 보사부의 관련공무원들의 경우도 자신들의 업무를 제대로 수행해야 조직 내에서 위상을 확보할 수 있다. 그리고 최고회의와 장관이 계속 관심을 가지고 있었기 때문에 임무를 잘 수행하는 것이 경력관리에도 유리하였다.

이처럼 의료보험법 제정과정에서 주요 행위자들은 모두 의료보험의 도입을 지지하면서 논의에 참가하였는데, 여기에는 이들의 신념과 정책이해가 적절히 결합하여 작용하였다. 그러나 이들의 신념이나 정책이해와는 별개로, 의료보험법은 제정은 되었지만, 임의가입 방식의 채택으로 실제로는 정착이 되지 못하였다. 이는 주요 행위자들이 의지와 신념이 있다고 하더라도 경제적 능력이 뒷받침되지 않으면 복지가 제대로 정착되기 어려움을 보여주는 것이다. 또한 산재보험과의 관계에서 산업화의 초기단계에서 강제가입 방식으로 도입된 산재보험에 비해서, 의료보험은 긴급성 면에서 우선순위가 낮았다. 따라서 두 제도를 동시에 시행할 경제적 능력이 없었던 여건 하에서 산재보험이 우선하였다.

(3) 옹호연합의 형성과 작동

의료보험법 제정과정에서 의료보험 도입을 공개적으로 반대한 행위자는 없었다. 이는 당시 기성 정치인들의 정치활동이 금지되고, 사회단체들이 강제로 해산되고 재인가를 받아야 하는 경직된 정치·사회적 분위기 하에서 군사정변 주도세력들이 추진하는 정책에 반대할 수 있는 세력이 없었기 때문이다. 그리고 당시는 시민사회가 제대로 형성되지 못하였으며, 노동단체도 복지와 관련한 관심이 없었다. 이해관계자들 중에서 기업이익집단은 아직 제대로 형성되지 못하였으며, 의사단체나 약사단체 등의 전문이익집단도 정부의 통제 하에 있었기 때문에 찬·반 활동을 하지는 못하였다.

따라서 의료보험법 제정과정의 주요 행위자들은 의료보험 도입에 찬성하는 자들이었으며, 이들 간의 관계도 연합을 형성하여 협력하는 관계라기보다는, 최고회의의장, 최고회의 문사위원회, 내각, 보사부장관, 보사부관료 및 전문위원의 순으로 위계적으로 되어 있었다. 따라서 아이디어는 전문가들이 제공하였더라도, 입법과정에서는 최고회의의장의 지시가 있으면 일사불란하게 움직였으며, 최고회의도 여·야로 구분되어 있는 것이 아니었기 때문에 의료보험 도입에 대한 찬반 논란이 별로 없었다.

특히, 의료보험법 제정은 민정이양을 목전에 두고 최고회의가 마지막으로 법제화를 서두르던 시기에 행한 것이기 때문에 의료보험법과 같이 논쟁이 적은 법안은 거의 정부안대로 통과되었다. 그리고 당시 의료보험법은 먼저 일본의 것을 대체로 모방하였기 때문에 시행착오를 둘러싼 논란이 크지 않았다. 이러한 상황에서 의료보험법 제정과정에서는 아직 찬반 옹호연합이 제대로 형성되지 않았다.

4) 정책결정과정: 행위자의 전략 및 상호작용

의료보험법 제정과정은 이후에 발생하는 논쟁들과는 상이한 환경 하에서 진행되었다. 즉, 군사정부라는 과도기적 정치체제 하에서 논의가 전개되었기 때문에 정상적인 정치체제 하에서의 정책결정체계와는 달랐다. 대통령이나 주무부처 대신에 군 출신들이 주도하는 국가재건최고회의가 최고 정책결정자였으며, 국회가 없었기 때문에 여·야 간 대립도 없었다. 따라서 의료보험법 제정과정의 행위자들의 전략이나 상호작용을 이해하기 위해서는 우선 당시의 독특한 정책결정체계를 이해해야 한다.

구체적으로, 본래 최고회의는 입법기능을 주로 수행하기 위한 것이었으며 내각과 사법부는 별도로 있었지만, 과도기적 군사정부 하에서 3권을 장악하였다. 당시 최고회의는 30명의 최고위원과 2명의 고문으로 구성되었는데(심지연, 2004), 구성 당시에는 전원 현역군인이었으나, 이후에는 현역과 예비역이 혼재하였다. 따라서 최고회의는 기본적으로 직업군인 출신들로 구성되었으며, 이들은 속성상 형평성보다는 능률성을 추구하며, 토론과 타협보다는 일사불란한 의사결정방식에 익숙하였다. 그리고 정당 및 사회단체가 통제된 상황에서 외부로부터의 이익투입은 사실상 불가능하였다.

당시 최고회의의 의사결정체계는 본회의, 상임위원회, 분과위원회로 구성되어 있었는데, 이중에서 상임위원회는 최고회의의 일상적 권한을 행사하는 기구로서, 최고회의의장(위원장 겸직), 부의장, 각 분과위원장으로 구성되었다(국가재건최고회의법 제3조 및 제4조). 분과위원회는 법제사법, 내무, 외무국방, 재정경제, 교통체신, 문교사회, 운영기획의 일곱 개로 구성되어 내각 부처를 관장하였다. 사회보험의 경우는 문사위원회 소관이었다. 의료보험법의 경우 최고회의에서 '사회보장제도확립 지시각서'를 내각으로 시달하고, 최종 의사결정도 최고회의에서 하였다. 따라서 최고회의가 정책의 의제화 및 최종결정을 주도하였다. 반면에 주무부처인 보사부는 최고회의의 지시사항을 실무적으로 뒷받침하였다. 특히, 입안과정의 실무작업은 보사부장관의 자문에 응하기 위하여 설치된 사보심이 중심이 되었다. <그림 3>은 5.16군사정부 하의 복지정책결정체계를 도식화한 것이다.

요약하면, 의료보험법 제정은 정책결정체계가 최고회의(문사위원회, 상임위원회, 본회의)와 보사부 사보심을 축으로 형성되었으며, 외부의 참여는 배제되었다. 내각회의도 정부안을 심의·확정하는 데서 기능을 하였다. 특이사항은 최고회의가 정책창도자 및 최종결정자의 역할을 하였지만, 실제의 정책입안에서는 보사부 내의 전문가들의 역할이 컸다는 점이다. 이는 최고위원들이 주로 직업군인 출신들로서 사회보험의 세부내용까지 결정할 수 있는 전문성이 부족하였기 때문일 것이다. 따라서 Yishai의 유형화에 따르면, 당시의 정책결정체계는 외부참여자에 대한 배제성이 높은 폐쇄적인 정책커튼의 속성을 보였으며, 이는 정책결정과정 및 정책산출에 중요한 영향을 미쳤다.

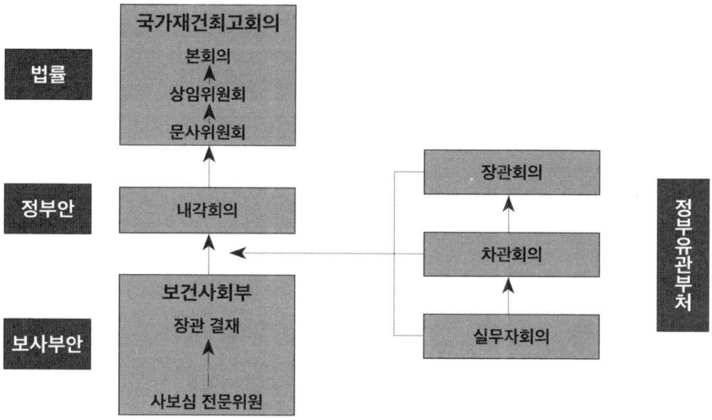

<그림 3-1> 5.16군사정부 하의 사회정책형성체계도

이러한 정책결정체계 및 정책하위체제 하에서 의료보험법은 군사정부의 막바지에 실무작업은 사보심에서, 최종정책결정은 최고회의에서 행하였다.[21] 그리고 입법과정에서 최고통치권자인 박정희의장의 지시가 정책을 시발하고 방향을 설정하는 데 영향을 미쳤다. 이 점에서 의료보험의 정책의제화는 고위 정책결정자들이 국민의 지지를 획득하기 위한 정치적 동기에 의하여 정책의제화를 추진한 동원형 의제화에 가깝다. 반면에 일반국민, 노동단체, 보건의료단체 등 외부 이해관계자들의 투입은 거의 배제된, 폐쇄적 정책결정이었다.

주요 행위자들의 전략 및 상호작용방식은 다음과 같다. 의료보험은 이미 1950년대 말부터 보사부 내에서 논의가 되고 있었으나, 당시는 제도화를 염두에 두었다기보다는 일본의 의료보험을 중심으로 토론과 학습을 행하는 수준이었다. 따라서 본격적으로 도입 논의가 시작된 것은 군사정부가 어느 정도 안정을 찾게 되는 1962년부터이다(권문일, 1989). 즉, 1962.1.15일의 시정연설에서 박정희의장은 "...의료균점시책을 수립

21 이와 관련하여 당시 사보심 전문위원이었던 최천송(1991: 35)은 다음과 같이 진술하고 있다. "5.16주체세력 중 문사위원이었던 홍종철은 산재보험과 의료보험의 2개 법률을 이미 점찍어 놓고 연구방향도 그쪽으로 유도했다."

하고 부조와 보험을 근간으로 하는 사회보장제도의 기틀을 마련하여 국민생활향상과 복지사회건설을 기할 것입니다..."라고 의료보장에 관하여 처음으로 언급하였다(<박정희장군 담화문집>, 1963: 169). 그리고 이는 곧 최고회의의 기본정책에 반영되었는데, 최고회의의 문교사회기본방침(제2항)에서는 "사회보장제도 심의위원회를 구성하여 우리나라 현실에 적합한 사회보장제도를 조사 연구한다.... 사회보장제도 확대실시를 위한 입법 및 단계적 연구를 행한다..."고 규정하였다(한국군사혁명사 편찬위원회, 1963: 402). 이러한 지침에 따라서 1962.3월 보사부 내에 사보심이 설치되면서 의료보험반을 중심으로 제도화 작업이 본격화되었다.

의료보험반은 1962.6월말 '의료보험요강'을 작성하였으며, 7월초에는 '의료보험 실시에 대한 보충설명'이라는 보고서를 작성하여 의료보험의 방향을 구상하였다. 이후 박정희의장은 사회보장제도 확립 지시각서를 내각에 시달하였으며, 이에 따라서 내각도 사회보장제도 중에서 우리나라에 적합하고 용이한 보험을 선택 착수할 것을 강조하였다(한국경영자총협회, 1989). 이러한 최고회의 및 내각의 의지에 따라 사보심은 의료보험 실시 기반을 조성하기 위하여 1962.10월부터 2개월 간 서울시민을 대상으로 국민 1인당 의료비 지출액과 상병률을 파악하였다.

1963년 들어서 박정희의장은 다시 시정연설을 통하여 사회보장제도의 일환으로서 의료보험의 실시를 강조하였다. 즉, 1963.1.15일 박정희의장은 "...정부는 보건사회, 노동, 원호 등 복지행정 면의 제(諸)시책을 더욱 강력히 추진할 것이며...광범위한 사회보장제도 실시의 일환으로서 의료보험과 근로자를 위한 재해보험제도를 발족시킬 것을 기약하며...(<박정희장군 담화문집>, 1963: 367)"라는 내용의 시정연설을 통하여 의료보험 시행을 제안하였다. 그리고 일부 언론은 조만간 산재보험과 의료보험을 실시할 것임을 홍보하였다. 이후 의료보험은 신속하게 입법이 진행되었는데, 의료보험반은 일본의 건강보험제도(직장근로자)와 국민건강보험제도(일반국민)를 혼합하여 1963.2월 의료보험법 시안을 작성하였다. 이는 보사부안으로 확정되었으며, 각의에 회부되어 큰 논란이 없이 정부안으로 확정되었다. 정부안은 의료보험을 500인 이상의 사업장근로자를 대상으로 강제 적용하도록 하였다(손준규, 1981).

정부안은 1963.12월에 최고회의 문사위원회에 회부되어 자구수정을 가한 수정안을 만들었으며, 상임위원회에서는 정부원안과 문사위 수정안을 대조하면서 심의를 진행하였는데, 동 법안이 상임위원회에 상정된 것은 최고회의의 마지막 날이었다. 동 법안은 본래 상시 근로자 500인 이상 사업장에 강제 적용하도록 되어 있었으나(법안 제8조), 최종심의과정에서 강제가입조항이 삭제된 채로 통과되어 1963.12.16일 공포되었다(최천송, 1991). 이렇게 된 데는 형식논리 면에서는 최고회의 법률고문이 강제가입은 헌법상의 계약자유의 원칙에 위반된다고 주장하였기 때문이지만, 실질적으로는 최고회의 내에 강제 의료보험은 시기상조라는 분위기가 팽배하였으며, 강제가입 시에는 정부와 기업의 재정부담 우려가 컸기 때문이다.

5) 정책산출

의료보험법은 1963.12.16일 최고회의에서 입법이 되었으며, 1964.6월 시행령 및 의료보험심사규정 제정, 1964.10월 시행규칙 제정으로 일련의 시행준비를 완료하였다. 당시 제정된 의료보험법의 주요 내용을 보면 다음과 같다. 첫째, 의료보험의 적용대상은 임시근로자, 일용근로자, 계절적 업무종사자를 제외한 일반근로자를 대상으로 하되, 임의가입 방식으로 한다. 둘째, 보험자는 의료보험조합으로 한다. 즉, 개별 의료보험조합이 관리운영권을 가진 조합주의 방식을 채택하였다. 셋째, 보험급여는 요양급여, 장제급여, 분만급여의 세 가지로 한다. 넷째, 보험료는 피보험자와 사업주가 분담하며, 보험료율은 임금의 3-8% 범위 내에서 정한다. 다섯째, 의료보험에 관한 중요사항을 심의하기 위하여 보사부에 의료보험심의위원회를 둔다. 여섯째, 정부는 사무집행에 소요되는 비용 전액을 보조한다.

그러나 의료보험법은 임의가입 방식을 취하였기 때문에 당시의 열악한 경제환경 하에서 활성화되지 못하였으며, 1977년부터 강제가입 방식이 채택되기 이전까지는 일부 시범사업만 시행되었을 뿐이다. 그리고 1970.7월 의료보험의 적용대상을 전체국민으로 하되, 근로자, 공무원, 군인에 대해서는 강제 가입하도록 하는 것을 골자로 하는 제1차 의료보험법 개정이 의원입법의 형태로 단행되었지만(제74회 국회본회의 제7차 회의록, 1970.7.16.일), 시행령의 미비로 무산되었다. 따라서 1976년까지는 11개의 임의 의료보험조합이 운영되었을 뿐이며, 적용대상 인원도 65,000명으로 전체국민의 0.2%에 불과하였다(문옥륜 외, 1991). 이처럼 5.16군사정부 하에서 임의가입의 형태로 출발한 의료보험은 시행과정에서 적지 않은 시행착오를 겪었다. 1977년 강제가입 이후의 적용대상 확대과정은 보험재정의 안정성을 기하고 정부의 재정부담을 최소화하는 방향으로 설계되었다. 즉, 대기업부터 시작하여 특수직역, 중소기업으로 점진적으로 확대하였으며, 1988.1월부터는 농어민, 1989.7월부터는 도시자영업자로까지 단계적으로 확대됨으로써 전체 국민을 포괄하게 되었다.

6) 종합적 논의 및 시사점

환경적 맥락 중에서 정치적 환경 측면에서는 의료보험법은 5.16군사정부 하의 최고회의에서 입법이 되었다. 군사정부의 이념은 경제발전과 반공을 중심으로 하였는데, 이는 당시의 복지정책형성에 큰 영향을 미쳤다. 우선 국가주도의 경제발전을 위해서는 자원의 제약 하에서 복지정책은 저(低)발전되거나 경제발전을 위한 수단을 제공할 수 있도록 설계된다. 이와 관련하여 발전주의자들은 발전국가에서는 산재보험이나 고용보험과 같은 노동자를 위한 사회보험들이 조기에 시행되는 경향이 있다고 지적하는데(Hort and Kuhnle, 2000), 우리나라의 산재보험의 조기시행도 이와 연계하여 이해할 수 있다. 다음에 반공이념의 경우는 당시 남북대치의 냉전체제 하에서 형성되었는데, 이는 높은 국방비 지출을 필요로 하였다. 따라서 복지지출에 대한 제약요인으로서 복지정책형성에 영향을 미치는 것이었다.

정치체제 면에서, 5.16군사정부는 폐쇄적이고 집권적인 권위주의 정치체제였다. 정변 주도세력들로 구성된 최고회의가 3권을 장악하였으며, 주요 의사결정권은 여기에 집중되었다. 그리고 주요 정당과 사회단체들이 해산되고, 국민들의 참여의식이 저조한 상태에서 외부 행위자들의 참여는 배제되었다. 그리고 이러한 정치체제는 정책결정체계를 폐쇄적으로 만들었으며, 정책결정과정 역시 최고회의가 독점하였다.

5.16군사정부의 정치리더십은 최고회의 의장을 정점으로 효율적으로 구축되었다. 최고회의 의장이 지시각서나 연두교서의 형태로 사회보장의 필요성을 역설하면, 내각과 보사부는 이를 받들어 신속하게 정부안으로 만들었다. 이러한 정치리더십 하에서 군부실세들이 의제화를 주도하였으며, 최고회의가 최종 정책결정을 행하되, 때로는 전문가들이 만든 안을 다소 즉흥적으로 바꾸기도 하였다.[22] 이는 당시의 교조적인 정치리더십을 반영하는 것이다.

정치적 사건의 경우는 당시 군사정변, 대통령선거, 총선, 민정이양 등

22 예로서, 의료보험법의 정부안은 강제가입 방식을 채택하였으나, 최고회의 논의과정에서 갑자기 임의보험 방식으로 변경되었다.

이 정책결정과정에 영향을 미쳤다. 우선 군사정변은 그 자체로서 이를 정당화할 필요성, 정책방향과 정책결정체계의 전환, 외부행위자들의 배제 등 근본적 틀을 바꾸는데 결정적 영향을 미쳤다. 대선과 총선은 모두 복지정책의 제도화를 촉진하는 정치적 기회구조를 제공하였다. 민정이양의 경우는 군사정부의 소멸을 전제로 하기 때문에 군사정부가 의료보험법 제정을 서두르게 하는 데 영향을 미쳤다. 의료보험법을 포함한 많은 복지관련 법안들이 군사정부의 마지막 날인 1963.12.16일에 무더기로 통과되었다(안상훈, 2010).

당시의 취약한 경제적·재정적 능력은 의료보험법의 내용을 제약하였다. 당시 경제능력은 세계 최하위 수준이었으며, 재정의 상당부분은 외국의 무상원조에 의존하였다. 더구나 이러한 상태에서도 많은 액수의 국방비 지출은 불가피하였다. 따라서 군사정부 하에서 많은 복지법제들이 만들어졌지만, 이들의 상당수는 사장되거나 시행이 연기되었다. 의료보험의 경우 제도는 도입하였지만 이를 임의보험 형태로 함으로써 제도시행을 거의 사문화시킨 것도 당시의 경제수준에서 의료보험이 성공할 가능성이 별로 없었으며, 정부 역시 재정부담능력이 없었기 때문이다.

사회적 환경은 정치적 환경과 밀접하게 연관되어 있다. 당시의 군부권위주의체제 하에서 주요 사회단체가 강제해산 및 재등록하는 과정에서 시민사회는 크게 위축되었다. 따라서 시민사회는 정책과정에서 유의미한 역할을 수행하지 못하였다. 특히, 복지정책 형성에서 중추적 역할을 수행해야 할 노동단체의 경우는 어용단체로 전락하였다. 그리고 당시에는 사회적 시민권(social citizenship) 개념이 부재한 상태에서 시민사회로부터의 사회복지에 대한 적극적 요구나 이익투입은 없었다. 따라서 당시 사회보장수요는 컸음에도 불구하고, 시민사회가 배제된 폐쇄적이고 독점적인 복지정책결정체계였다.

결국, 환경적 맥락은 정책결정체계와 정책결정과정을 제약하였으며,

그 결과 정책산출에도 영향을 미쳤다. 구체적으로, 환경적 맥락을 구성하는 하위변수들 간의 관계를 보면, 정치적 맥락 특히, 정치적 리더십이나 정치체제의 경우 경제적 맥락과 관련하여 경제정책의 방향, 산업화 등을 제약하였다. 즉, 당시의 정치적 리더십이나 정치적 필요성은 계획경제, 경제성장 중심의 산업화 등의 경제정책을 유발하였다. 반면에 경제적 맥락의 경우는 정치적 맥락이 정책결정과정 및 정책산출에 미치는 영향에 대한 일종의 매개요인으로 작용하였다. 그리고 정치적 맥락과 사회적 맥락은 서로 밀접하게 연관되었으며, 특히 정치적 맥락은 사회적 맥락을 규정하는 데 큰 영향을 미쳤다. 역으로 비활성화된 시민사회로 특징되는 당시의 사회적 맥락은 정치체제나 정치리더십을 더욱 권위주의적이고 폐쇄적으로 만드는데 기여하였다. 마지막으로, 경제적 맥락과 사회적 맥락 간의 관계는 대체로 경제수준이 낮으면 정치민주화 정도 역시 낮으며, 그 결과 시민사회의 활성화 정도도 낮은 것으로 주장된다(Powell and Hewitt, 2002). 5.16군사정부는 산업화 이전의 절대빈곤의 시기로서, 아직 분배나 사회복지에 대한 욕구가 제대로 표출되지 못하였다.

5.16군사정부 하의 정책결정체계는 배제적이고 집권적이었다. 즉, 정책결정체계는 최고회의와 정부부처 주도로 작동하였으며, 일반국민, 사회단체, 이익집단, 정당, 언론 등 민간부문의 참여는 배제되었다. 비상계엄선포, 정당 및 사회단체 해산, 부정축재자 처벌, 노조지도자 숙정, 주요정치인의 정치활동금지 등이 단행된 상태에서 민간부문이 제대로 역할을 하기는 어려웠다. 무엇보다 민간부문은 복지정책에 대한 이해 자체가 결여되어 있었다. 국민들 역시 요구를 적극적으로 표명하지 못하였으며, 사회복지를 시혜로 인식하였다.

정부기관들 간에는 정책결정권이 최고회의에 집중되었다. 최고회의는 단순한 입법기관이 아니라, 3권을 총괄하는 통치기구였다(김영명, 2003). 따라서 정책결정체계는 최고회의가 최종결정권을 가지고 보사부 특히, 사보심이 실무안을 작성하여 최고회의에 회부하는 형식을 띠었다. 그 결과, 당시의 정책결정체계는 최고회의가 의제화, 지시, 후원을 하면 보사부 사보심이 세부안을 만들어서 보사부장관의 결재를 받아 보사부안을 확정하고, 이후 관련 부처들과의 실무자회의, 차관회의, 장관회의를 거치면서 이견(異見)을 조정하며, 내각회의에서 정부안을 확정하였다. 정부안은 최고회의에 제출되었다. 물론 정부안을 작성하는 과정에서도 최고회의에 사전보고, 협의, 지시 등의 과정을 거쳤다. 최고회의에는 회부된 정부안을 문사위원회, 상임위원회, 본회의의 순으로 심의하여 법률로 확정하였다.

이러한 배제적이고 집권적인 정책결정체계는 환경적 맥락에 의하여 규정된 것이며, 이는 다시 정책결정과정 및 정책산출에 영향을 미쳤다. 특히, 정치적 맥락 중에서 권위주의 정치체제와 정치리더십은 정책결정체계를 배제적이고 집권적으로 만들었다. 그리고 당시의 사회적 맥락 역시 배제적 정책결정체계를 만드는데 일조하였다. 이러한 배제적이고 집권화된 정책결정체계는 정책결정과정 및 정책산출에 직·간접적으로 영향을 미쳤다. 우선 정책결정과정과 관련해서는 외부주도형 의제화를 불가능하게 만들었으며, 정책결정과정을 소수의 행위자들이 주도하게 하였다. 그리고 외부참여가 없는 상태에서 행위자들 간의 사전 지시와 보고, 내부조율과 조정 등이 중요하였다. 최종 정책산출 면에서 폐쇄적 정책결정체계는 정부기관의 의도가 주로 정책에 반영되게 하였다. 그리고 정책결정과정에서 정책내용이 일부 변경되었지만, 이는 외부의 요구나 압력에 의한 것은 아니었다.

정책결정과정은 환경적 맥락과 정책결정체계의 영향을 받는데, 우선 의료보험의 의제설정과정을 보면, 주창자는 최고회의의장 및 문사위 최고위원들이었다. 주무부처인 보사부는 산하의 사보심에서 연구한 내용을 토대로 신속하게 보사부안을 만들었다. 그리고 의제화의 동기는 군사정부의 정당성을 주장하기 위한 의도가 컸다. 즉, 의료보험법은 외부의 압력이나 요구가 아닌, 정치적 필요성, 젊은 군인들과 사보심 전문위원들의 사명감 등의 내적 요인에 기인하여 의제화가 되었다. 따라서 연두교서 발표 등을 통한 적극적인 홍보가 필요하였으며, 실제로 그렇게 하였다. 이 점에서 의료보험법 제정은 동원형 의제화에 가깝다.

정책결정과정의 주도적 행위자는 최고회의와 보사부였다. 일반국민은 물론, 노동단체, 보건의료단체, 기업가단체 등의 이해집단들도 제대로 개입하지 못하였다. 국회와 정당은 해산된 상태에서 정책과정에 참여할 수 없었다. 관련 정부부처들은 정부안 확정과정에서 일부 참여하였지만, 부처이해와 관련되는 일부 문제점을 지적하는 정도였다. 상호작용의 측면에서는 최고회의와 보사부 간에는 위계성에 근거하여 밀접하게 상호작용을 하였다. 즉, 최고회의의 지시로 의료보험의 제도화가 시발되었기 때문에 이 과정에서 사전보고나 지시가 있었으며, 특히 홍종철 등 일부 최고위원들은 최고회의에서의 결정과정은 물론, 정부안 작성과정에서도 수시로 애로사항에 대하여 후원하였다. 그리고 실무업무를 보사부가 주도하였지만, 유관 정부부처들 간에는 실무자회의, 차관회의, 장관회의 등을 통해서 상호작용을 하지 않을 수 없었다.

주요 행위자들의 정책이해는 우선 최고회의의 경우는 군사정변을 정당화하기 위해서는 절대빈곤을 타파하고 이를 위한 산업화를 추진해야 할 책무가 있었다. 사회보장제도 중에서 생활보호제도는 물론, 의료보험 역시 빈곤구제와 관련이 있다. 그러나 의료보험의 제도화를 통하여 최고회의의 정책이해가 어느 정도 충족되었는지는 미지수이다. 다음에 문사위원회 최고위원들의 경우는 대부분 직업군인 출신들로서 특유의 사명감과 저돌성이 있었다고 평가하지만(손준규, 1981), 이들의 정책이해 역시 다른 최고위원들과 크게 다르지 않았을 것이다. 다만, 이들이 문사위원회 소속이었던 관계로 사회보장제도를 군사정부 하에서 마무리해야 한다는 사명감은 있었을 것이다. 보사부 전문가들의 경우는 사회복지에 대한 열정이 많이 작용한 것으로 기록되고 있지만(최천송, 1991), 이들 역시 보사부 소속 공직자로서의 정책이해는 기본적으로 공유하였다.

그리고 정책결정과정에 참여한 주요 행위자들 간의 상호작용방식은 대체로 위계적이고 지속적이었으며, 상호작용의 빈도 역시 비교적 높았다. 우선 상호작용은 주요 행위자들인 최고회의 의장, 최고위원, 내각수반, 보사부, 보사부 사보심으로 이어지면서 위계적으로 행해졌는데, 이는 당시 군(軍)우위의 계층제적 속성을 가진 군사정부의 성격이 반영된 것이다. 그리고 주요 행위자들 간의 상호작용은 의료보험이 입법화되는 2년에 가까운 기간 동안에 비교적 안정적이고 지속적으로 유지되었다. 특히, 최고회의 문사위 위원들과 사보심 전문위원들 간에는 지속적인 협의와 후원이 있었다(손준규, 1981; 최천송, 1991). 그리고 이들은 입법과정에서 비교적 빈번하게 상호작용을 하였다.

정책결정과정의 결과는 정책산출로 나타났는데, 최고회의의 의지대로 의료보험이 제도화되었으며, 세부 법안내용에서는 사보심의 의견이 많이 반영되었다. 그러나 강제가입 규정이 임의가입으로 바뀜으로써 입법과정에서 주요 정책내용이 변동하였다. 이는 당시의 경제 및 보건의료 상황 하에서 의료보험의 조기실시가 불가능하다는 현실적 제약이 작용하였을 것이다. 실제로 당시의 취약한 경제적 능력, 의사1인당 인구수가 3,000명을 상회하던 보건의료 현실 하에서 강제 의료보험을 실시하는 것은 무리였다(보건사회부, <보건사회통계연보>, 1965). 그러나 다른 한편으로 정부안의 핵심내용이 최고회의에서 졸속적으로 바뀐 것은 군 출신 최고위원들의 제도에 대한 이해부족, 즉흥적 의사결정, 산재보험에 대비한 낮은 우선순위 등도 복합적으로 영향을 미쳤을 것이다.

정책산출에서 주로 반영된 정책이해를 보면, 의료보험이 제도화되었다는 면에서는 군사정변 주도세력들의 이해가 반영된 것이다. 대기업부터 단계적으로 의료보험 적용대상을 확대하도록 한 것은 보사부의 의도가 반영된 것이다. 그러나 임의가입방식으로 바뀐 것은 보사부의 정책의도가 좌절된 것이다. 따라서 최고회의의 가이드라인 하에서 세부 정책내용을 결정하는 데서 주무부처인 보사부의 의견이 많이 반영되었지만, 정부전체의 이해가 걸린 사안에 대해서는 보사부의 의견이 반영되지 못하였다. 부처이해라는 것은 정부전체의 이해와 충돌하지 않는 범위 내에서 반영될 수 있었다. 그리고 이러한 한계 내에서 보사부안이 많이 반영된 것은 정부부처들 간에 가급적 타 부처업무에는 관여하지 않으려는 경향이 있는데다, 당시로서는 의료보험이 다소 생소한 분야였기 때문이었을 것이다. <표 3-6>은 지금까지 논의한 의료보험법 제정과정 및 정책산출의 흐름을 요약한 것이다.

<표 3-6> 의료보험의 정책결정과정 및 정책산출의 주요 내용

정책과정	주요 내용
정책의제화	혁명주체세력이 의제화 주도 박정희 최고회의의장 : 사회보장제도 확립 지시각서, 시정연설 등 송요찬 내각수반 : 내각지시 최고회의 최고위원 : 홍종철 등
정책결정 및 입법화	사보심 의료보험반 : 보고서작성 (의료보험요강, 의료보험 실시에 대한 보충설명), 국민건강조사 보사부 : 일본 건강보험제도 참조, 보사부안 확정 내각회의 : 정부안 확정 최고회의 : 법안 최종의결 (문사위→ 상임위→ 본회의)
정책산출 및 환류	일반근로자 대상으로 임의 적용 보험자는 개별 의료보험조합 보험료는 피보험자와 사업주가 분담(임금의 3-8% 범위 내) 소수의 시범사업만 실시, 1976년 제2차 의료보험법 개정으로 500인상 사업장 강제적용

특히, 법제화의 마지막 단계에서 강제가입 조항이 삭제된 것은 당시의 상황 탓이 컸다. 즉, 당시의 경제수준 하에서 강제가입의 의료보험을

도입하기가 어려웠으며, 정치적으로도 그렇게 절박하지 않았다. 정책결정자들 역시 의료보험에 대한 시행의지가 확고하지는 못하였다. <그림 3-2>는 지금까지 논의된 5.16군사정부 하의 의료보험법 제정과정의 동태성을 분석변수에 입각하여 요약 정리한 것이다.

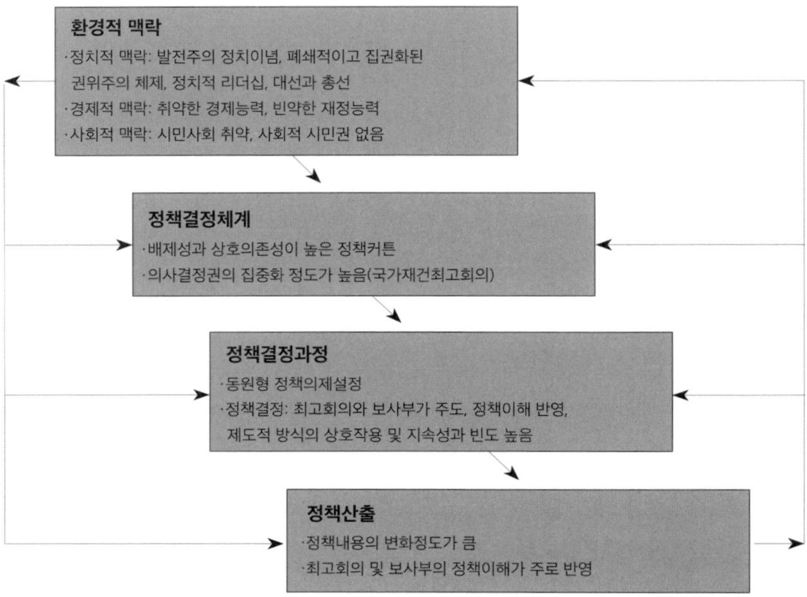

<그림 3-2> 의료보험법 제정과정의 도식화

지금까지 의료보험법 제정과정을 환경적 맥락, 정책결정체계, 정책결정과정, 정책산출로 이어지는 체제론적이고 과정적인 관점에서 분석해 보았다. 분석결과 특기할 점은 다음과 같다. 첫째, 네 가지 변수들은 서로 영향을 미치지만, 대체로는 환경적 요인과 구조적 요인(정책결정체계)이 과정적 요인(정책결정과정)에 영향을 미치며, 그 결과로서 정책산출이 나타난다. 그리고 체제론적 관점에서는 정책산출이 다시 환경적, 구조적 요인에 환류 된다고 보지만, 개별 정책산출이 단기적으로 유의미한 영향을

미치기는 어려우며, 정책이 시행되면서 정책영향(policy impacts)의 형태로 미미하게 영향을 미칠 수 있을 것이다.

둘째, 환경적 맥락 중에서 정치적 맥락이 정책결정체계와 정책결정과정의 속성을 규정하는데 중요한 영향을 미친다. 사회적 맥락은 정치적 맥락에 의해서 제약되며, 역시 정책결정체계와 정책결정과정에 영향을 미친다. 즉, 당시의 권위주의 정치체제와 정치리더십은 시민사회와 노동단체의 비활성화라는 사회적 맥락을 초래하였으며, 이는 정책결정체계를 폐쇄적이고 배제적인 것으로 만들었으며, 그 결과 정부기관이 정책결정과정 전반을 독점하였다. 반면에 경제적 맥락의 경우는 수요와 공급의 측면을 동시에 구성하면서 정책결정과정에서 정책내용을 제약하였다. 가령, 의료보험을 임의가입 형태로 한 것은 당시의 부실한 경제적, 재정적 능력과 밀접한 관계가 있었다.

셋째, 정책결정체계의 경우 환경적 맥락에 의해서 영향을 받으면서 정책결정과정에 직접 영향을 미친다. 권위주의 정치체제와 사회집단의 비활성화는 폐쇄적·집권적 정책결정체계를 파생하였으며, 이는 다시 정책결정과정에서 동원형 의제화를 촉발하였으며, 정책결정과정에서는 소수의 참여, 정부중심의 정책결정, 참여자들 간의 위계적 상호작용 등의 특성을 초래하는 데 영향을 미쳤다. 그리고 군사정부 하의 정책결정체계는 정부기관 중심으로 결정이 이루어지는 정책커튼의 성격이 강하였다. 이는 군사정부 하에서의 정당 및 시민사회 억압, 국회해산, 비상 국가운영체계 등의 특성이 반영된 결과였다.

넷째, 정책결정과정은 환경적 요인과 정책결정체계에 의하여 제약된다. 우선 의제설정은 군사정변 주도세력들이 주도하고 이를 적극적으로 홍보한 동원형에 가까 왔다. 이는 복지정책을 정당성 확보의 수단으로 이용하려 하였기 때문이다. 보사부 내의 전문가들은 군사정부의 요구에 부응할 수밖에 없었다. 시민사회나 노동단체가 억압된 상태에서 의제화과정에서 외부로부터의 압력은 없었다. 다음에 정책결정과정에서는 참여자의 수가 적고, 정부기관이 주도하며, 주도적인 행위자들 간에 목표공유도와 상호작용 빈도가 높았으며, 외부참여자들에 대한 배제적 속성이 강하였으며, 주요 참여자들 간의 관계가 안정적이고 지속적이었다.

마지막으로 정책산출은 정책결정과정의 결과로서, 의제설정 및 정책결정과정의 주도적 행위자의 특성, 이들의 정책이해, 상호작용 방식 등에 의해서 영향을 받는다. 의료보험법의 경우, 최고회의가 의제화를 주도하고, 폐쇄적인 방식으로 정책을 결정하였기 때문에 최종 정책산출에도 주로 정부기관의 이해가 반영되었다. 특히, 군사정부의 주도세력들은 의료보험에 관한 전문지식이 부족하였기 때문에 주무부처인 보사부의 주장이 최종결과에 많이 반영되었다. 그러나 최종적으로 임의가입 방식으로 핵심내용이 바뀐 것을 보면, 정치적 필요성이 당시의 경제적·재정적 능력이라는 현실적 한계에 의해서 제약되었음을 알 수 있다.

결국, 5.16군사정부 하의 의료보험법 제정과정은 환경적 맥락, 정책결정체계, 정책결정과정의 상호작용을 통하여 정책이 산출되었으며, 이 과정에서 환경적 맥락은 법제화를 촉진 혹은 제약하였다. 그리고 환경적 맥락은 정책결정체계와 정책결정과정에도 큰 영향을 미쳐 당시의 정책결정체계는 정책커튼에 가까웠으며, 동원형 의제설정과 소수의 공식적 행위자를 중심으로 한 정책결정을 파생하였다. 그리고 이러한 선행요인들은 일부 예외는 있지만, 대체로 정책산출을 예측 가능하게 만들었다.

2. 제2차 의료보험법 개정 논의(1976년)

1) 사례의 개요

의료보험법은 군사정부 하인 1963.12월에 제정되었으나, 임의가입의 형태를 취하였기 때문에 소수의 시범사업을 제외하고는 활성화되지 못하였다. 1970.8월 의원입법의 형태로 제1차 의료보험법 개정을 단행하고 전(全)국민을 대상으로 의료보험을 실시하고자 하였으나, 이는 당시의 상황을 고려할 때 비현실적이었다. 따라서 시행령이 제정되지 못하여 사문화되었다. 1970년대 초반부터는 보건사회부 관료들도 강제가입의 의료보험 도입을 주장하였으나, 리더십의 부재로 성과를 거두지 못하였다.

강제가입의 의료보험 도입이 본격화되는 것은 1975.12월 보사부장관으로 신현확이 부임하면서부터이다.[23] 의료보험 도입에 소극적이던 전임장관(고재필)과는 달리, 신현확장관은 적극적이었다. 이에 따라 보사부는 복지연금국을 중심으로 의료보험 실시준비를 본격화하였다.[24] 특히, 박정희대통령이 결정적 역할을 하였는데, 그는 1976.1월의 연두기자회견 및 2월의 보사부 연두순시에서 의료보장의 필요성을 역설하였다. 이에 보사부는 의료보험법 개정작업을 시작하여 1976.4월, 1977년부터 500인 이상 사업장에 강제 의료보험을 실시하는 것을 골자로 하는 '의료보장 10개년계획'을 발표하였으며, 이어서 의료보험법 개정시안을 확정하였다. 당시 보사부안은 자치재정, 사업장단위의 조합설립, 행위별수가제, 3-8% 범위 내의 노사 간 보험료 균등부담 등이 골자였다(의료보험연합회, 1997).

23 신현확보사부장관의 임명과 관련하여, 김정렴 당시 대통령비서실장은 박대통령이 의료보험의 실시를 염두에 두고서 추진력이 있는 경제계 출신의 신현확을 임명하였다고 주장한다(김정렴, 1990).

24 보사부 복지연금국은 국민복지연금을 시행하기 위하여 1974.1월 설치되었으나, 국민복지연금 시행이 연기됨에 따라서 의료보험사업을 이관 받아 수행하여 왔다. 1977년부터는 사회보험국으로 개칭되었다(의료보험연합회, 1997).

그러나 경제기획원, 한국개발연구원(KDI), 평가교수단 등은 이를 반대하였다. 경제기획원과 KDI는 의료보험의 통합운영과 보험료 상한의 5% 인하를 주장하였다. 평가교수단도 통합운영을 주장하였으며, 의료보험의 적용대상에 공무원, 교사 등 특수직 종사자도 포함할 것을 주장하였다. 이에 대해서 보사부는 기존 안을 고수하였다.

그러나 1976.6월의 '제4차 5개년계획 보고회' 자리에서 박정희대통령은 저소득층에 대한 의료보호제도를 우선 실시할 것을 지시하였으며, 이에 따라서 보사부는 당초 계획을 바꾸어 의료보호보다 6개월 늦은 1977.7월부터 도입하기로 하고, 1976.7월 제2차 개정시안을 발표하였다. 그러나 경제기획원이 계속 국가주도의 단일보험자 방식을 주장함에 따라 경제차관회의 및 경제장관회의에서 난항이 있었다. 이후 보사부의 설득으로 1976.8월중에 내부조율을 마쳤으며, 대체로 보사부안의 골격이 유지되었다. 1976.9월 정부안이 확정되었다. 이후 정부안은 10월 국회에 제출되었는데, 논의과정에서 건강증진 예방사업을 추가하고 조합연합회에 대한 국고지원을 첨부한 것 외에는, 거의 정부안대로 보건사회위원회를 통과하였다. 이어서 법사위를 통과하고 11.30일 본회의를 통과하였다. 1976.12월 개정 의료보험법이 공포되었으며, 1977.7월부터 상시 고용 500인 이상의 사업장가입자를 대상으로 강제 의료보험이 실시되었다. 다음은 제2차 의료보험법 개정과정을 약술한 것이다.

1975.12월	신현확보사부장관 임명
1976. 1월	박정희대통령 연두기자회견
2월	박대통령 보사부 연두순시
4월	의료보장 10개년 계획 발표
5월	보사부의 의료보험법 제1차 개정시안 발표
7월	보사부의 의료보험법 제2차 개정시안 발표

9월	제2차 의료보험법 개정 정부안 발표
11월	제2차 의료보험법 개정안 국회통과
12월	제2차 의료보험법 개정안 공포
1977. 7월	500인 이상 사업장가입자를 대상으로 강제 의료보험 실시

2) 환경적 맥락

의료보험법 제2차 개정은 유신체제 하에서 단행되었는데, 1972.10월 유신을 통해서 등장한 제4공화국은 일인지배의 권위주의국가였다. 이는 정치체제를 대통령이 지배하는 폐쇄적인 형태로 만들었으며, 시민사회와 이익집단의 활동을 억제하였다. 그리고 1970년대는 경제발전을 우선하였는데, 이 과정에서 정부는 직접적으로 개입, 계획, 통제하였다. 따라서 많은 학자들은 당시의 한국을 발전국가(developmental state)라고 명명하였다. 그리고 이러한 발전국가 하에서 사회복지나 분배는 우선순위가 크게 뒤쳐졌다. 따라서 제2차 의료보험법 개정 논의는 1970년대의 이러한 정치적, 경제적, 사회적 맥락 하에서 이해되어야 한다.

정치적 환경 면에서 1970년대는 사회질서 및 정치적 안정을 유지하기 위해서 폐쇄적이고 배제적인 특성을 띠게 되었는데, 이는 경제발전을 위한 차관도입 및 외자유치를 위해서도 긴요한 것으로 보았다(구종서, 1996). 전반적으로 1970년대의 정치체제는 1960년대와 큰 차이가 있다. 1960년대는 두 차례의 대통령 직접선거가 시행되었으며, 선거과정도 경쟁성이 높은 비교적 개방적인 정치체제였다. 행정부에 대한 국회의 견제기능도 작동하였다. 1964-65년의 한일회담 반대시위나 노동조합운동 등에서 보듯이 시민사회도 비교적 활성화되었다. 그러나 1970년대 들어서 박정희정권은 1971년의 대선(박정희 53.2%, 김대중 45.3%) 및 8대 총선

(공화당 48.8%, 신민당 44.4% 득표율)에서의 경합(최한수, 2004), 7월의 사법파동 등을 겪으면서 1971.10월 서울일원에 위수령을 발동하고, 12월에는 국가비상사태를 선포하고 대통령에게 비상대권을 부여하는 '국가보위에 관한 특별조치법'을 제정하였다. 이어서 1972.10월에는 비상계엄을 선포하고, 헌법기능의 일부정지, 국회해산, 정치활동 중지라는 10월 유신을 선포하였다(심지연, 2004). 이후 1970년대의 유신공화국은 한국적 민주주의를 토착화한다는 명분하에서 강력한 권위주의체제를 구축하였다. 당시의 정치적 환경을 정치리더십의 경쟁성, 정치권력의 분배, 정치이데올로기 등을 중심으로 구체적으로 분석해 보자.

우선 권위주의 정체체제 하에서 정치리더십은 비경쟁적이었다. 대통령은 통일주체국민회의에서 간접선거로 선출되었다. 1972년의 대선에서 박정희는 2,359명의 통일주체국민회의 대의원들 중에서 찬성 2,357표, 반대 0표, 무효 2표로 8대 대통령에 당선되었다. 대통령의 임기는 국력낭비를 줄인다는 이유로 4년에서 6년으로 연장하였다. 국회의원의 1/3은 유신정우회(유정회)라는 이름으로 대통령이 추천하였으며, 선거구제가 소선거구제에서 중선거구제로 전환됨에 따라 1973년의 9대 총선에서 여당후보가 전원 당선되었다(최한수, 2004). 따라서 국회의 행정부 견제기능은 상실되었다.

정치행정기구들 간의 권력배분은 권력의 집중과 불균형으로 특징되었다. 우선 행정부와 국회 간에는 행정부의 권력이 압도적이었다. 대통령이 국회의원의 1/3을 추천하였으며, 대통령은 여당의 공천권을 행사하였다. 정보기관은 여·야당 모두를 사찰하였다. 따라서 국회는 거수기 역할을 수행하였다. 이러한 권력관계는 정책과정에도 반영되어 행정부 중심의 폐쇄적인 정책결정체계를 구축하였으며, 대통령과 정부관료가 주요의사결정을 독점하였다(하태권 외, 1998). 행정부 내에서는 청와대의 권한이 강하였으며, 경제부처들 간에는 1960년대와 같은 경제기획원의 독주는 불가능하였으며, 권한이 상당부분 공유되었다(김형아, 2005). 행정조직 내에서는 조직의 상층부에서 주요 의사결정을 행하였으며, 이 과정에서 KDI나 사회보장심의원회 등의 전문기관이 자문을 하였다.

정치이데올로기는 정책목표 설정과 정책대안 선택을 제약하는 방식으로 의제화 및 정책결정에 영향을 미친다. 1970년대의 정치이데올로기는 성장제일주의, 능률지상주의, 총력안보주의 등으로 특징된다. 유신정부는 경제발전과 국가안보를 제일의 국가목표로 설정하였다. 그리고 군사정부는 능률성, 신속성, 효과성을 중시하였다. 이러한 정치이데올로기 하에서 분배와 참여에 대한 요구는 억압되었다. 시민사회는 국가로부터 승인된(authorized) 집단을 제외하고는 정책과정에서 배제되었다. 사익의 표출은 공익과 배치되는 것으로 보았으며, 정부관료를 중심으로 하는 공식적 행위자들이 정책과정을 주도하였다. 정책을 신속하게 결정하기 위하여 위로부터의 조정기재가 필요하였으며, 관계 장관회의나 차관회의 등 수뇌부 중심의 정책결정구조가 확립되었다(이송호, 2008).

경제적 맥락 역시 정책과정 및 정책산출을 제약한다. 즉, 특정 시점에서의 경제능력은 채택가능한 정책대안의 범위를 제약하며, 경제성장제일주의는 정책목표 및 목표들 간의 우선순위를 결정하는 데 영향을 미치게 된다. 그리고 경제정책의 결정기재나 경제기구들 간의 역학관계 등도 정책과정에 영향을 미치게 된다. 구체적으로, 우리나라는 1960년대 초반부터 경제발전을 위한 계획경제를 추진하였지만, 1960년대에는 절대빈곤으로부터 벗어나지 못하였다. 그러나 1970년대부터는 경제발전이 가속화되어 1971년과 1979년 사이에 1인당 국민소득은 278달러에서 1,597달러로 5.7배 증가하였으며, 수출액은 14배나 증가하였다. 실업률은 3-4%의 낮은 수준을 유지하였다(경제기획원, <연간통계연감>, 1979). 그리고 1970년대의 연간 경제성장률은 지속적으로 7-8%를 상회하였다. 따라서 1970년대는 충분하지는 않지만, 국가의 경제능력이 크게 향상되었다.

그러나 성장경제의 이면에는 높은 인플레이션이 수반되었다. 1970년대의 소비자물가상승률은 1973년을 제외하고는 지속적으로 두 자리 수를 기록하였다(한국은행, <경제통계연보>, 2005). 물론 이는 의료보험을 포함한 사회보험의 정착을 가로막는 요인이 될 수 있었다.

경제이데올로기 면에서, 1970년대는 성장우선주의를 지향하였다. 경제성장을 촉진하기 위하여 계획경제를 강화하고 1973년부터 중화학공업화를 추진하였다. 그리고 재벌중심의 경제구조가 형성되기 시작하였으며, 능률지상주의가 만연하였다. 이러한 환경 하에서 분배와 복지는 등한시되었다(손호철, 2004). 1976년을 예로서 보면, 상위 20%의 소득점유율이 45.3%인데 비해서 하위 40%는 16.8%에 불과하였으며, Gini계수는 0.391에 달하였다(경제기획원, <한국의 사회지표>, 1986). 따라서 1970년대는 경제능력은 어느 정도 상승하였지만, 여전히 성장이데올로기가 지배하면서 복지는 우선순위가 뒤처졌다.

사회적 환경 면에서 시민사회나 이익집단이 활성화되어 있으면 사회부문의 이해가 정책과정에 적극적으로 투입된다. 그 결과 정책과정은 개방적 형태가 된다(Walsh et al, 2005). 그리고 사회적 환경은 정치적 환경과 밀접하게 연계되어 있다. 정치민주화가 진행되면 시민사회의 영향력이 커지며, 이는 다시 정치민주화를 촉진한다. 권위주의적 정치체제는 경제성장을 위해서 분배욕구를 억압하고 정치안정을 도모해야 하며, 이를 위해서 사회부문을 통제하려 한다(손호철, 2004).

구체적으로, 1970년대의 권위주의체제는 다양한 방식으로 시민사회를 억압하였다. 1971년 국가비상사태 선언, 1972년의 10월 유신 등을 통하여 권위주의체제를 강화한 이래, 아홉 차례에 걸친 긴급조치를 발동하였다. 이외에도 국가보안법, 집시법, 국가보위에 관한 특별조치법(1971), 사회안전법(1975), 반국가행위자의 처벌에 관한 특별조치법(1977) 등의 사회통제입법들을 발동하였다. 1970년대의 시국관련 구속자수는 총

5,283명에 달하였다(이목훈, 1992). 그리고 노동운동에 대한 통제도 극심하였다. 물론 노조조직률은 계속 증가하였지만, 노동운동은 강력하게 통제되었다. 그 결과 1970년대 노사분규건수는 연간 100여건 이하에 불과하였으며, 노사분규로 인한 노동손실일수도 연간 10-20건에 불과하였다. 1970의 전태일 분신사건 이후 민주노조운동이 시작되었음에도 불구하고, 정부의 노동통제 강화와 노조의 정치의식 결여 등으로 노동운동은 활성화되지 못하였다.

사회적 환경 중에서 의료보험과 관련이 있는 보건의료 환경을 보면, 우선 의료보장 면에서 1976년의 의료보험 적용인구는 당시 전체국민의 0.18%인 66,449명에 불과하였다. 의료보호제도는 도입되지 않고 있었다. 따라서 대부분의 국민들은 의료보장으로부터 배제되었으며, 의료비를 부담하기 어려운 응급환자의 입원이 거부되는 등 의료사고가 빈발하였다(김한주, 1983). 의료인력 면에서도 1976년 기준 의사 1인당 인구수 2,009명, 치과의사 1인당 인구수 13,064명, 약사 1인당 인구수 1,730명으로 의료 인력이 크게 부족하였다. 인구 천 명당 조출생률은 22.2, 조사망률은 7.5이었으며, 기대여명은 64.2세에 불과하였다(통계청, 1998). <표 3-7>은 1970년대의 정치, 경제, 사회적 환경을 요약한 것이다.

<표 3-7> 1970년대의 환경적 맥락

환경적 맥락	내용
정치적 환경	- 일인 독재의 권위주의적 정치체제 - 비경쟁적인 정치리더십 - 정치권력의 집중과 불균형 - 성장, 효율성, 안보 우선의 정치이데올로기
경제적 환경	- 경제능력의 증대 - 높은 인플레이션 - 성장우선주의 경제이데올로기
사회적 환경	- 사회부문 통제 및 사회집단의 비활성화 - 강력한 노동통제 - 열악한 보건의료 환경(의료보장 및 의료인력 부실 등)

3) 정책하위체제

(1) 행위자의 수 및 주도적 행위자

제2차 의료보험법 개정과정의 참여자 수는 적지 않았으나, 주도적 참여자는 행정부와 소수의 인가된(authorized) 사회집단이었다. 행정부에서는 대통령, 보사부장관과 보사부관료, 경제기획원이었으며, 외부 행위자로는 전경련과 의사단체인 대한의학협회(의협, 현재의 대한의사협회)가 주요 행위자였다. 우선 박정희대통령의 역할이 컸다. 물론 그의 역할을 소극적으로 보는 견해도 있지만(의료보험연합회, 1997), 1975.12월 신현확을 보사부장관으로 임명하고, 국민의료제도 확립을 언급한 1976.1월의 연두기자회견, 저소득층을 위한 의료보호제도를 우선적으로 도입하도록 지시한 1976.2월의 보사부 연두순시, 저소득층에 대한 의료혜택 방안을 마련하라고 지시한 1976.6월의 제4차 5개년계획 보고회 등에서의 박대통령의 의지표명과 지시가 강제 의료보험의 도입논의를 촉진하는데 중요한 역할을 하였음을 부인하기는 어렵다(Hwang, 2006).

신현확보사부장관과 그의 지시에 따른 보사부관료들도 핵심적 행위자였다. 신현확은 부임 직후 그동안 실무차원에서 준비해온 의료보험 실시계획을 적극 검토하라고 지시하였다. 1976.2월 대통령 연두순시 때도 신현확은 대통령에게 의료보험 실시를 설득하였으며(의료보험연합회, 1997), 경제부처를 중심으로 조합주의 방식의 보사부안(案)을 반대하였음에도, 경제장관회의, 국무회의 등에서 이를 관철하고자 하였다. 그리고 국회 보사위 등에서도 보사부안을 소신껏 주장하였다(최정원, 1998).

특히, 박정희대통령과 신현확장관은 강제 의료보험 도입의 정책의제화를 주도하였는데, 이점에서 제2차 의료보험법 개정의 정책의제화는 Cobb and Elder(1983)가 분류한 동원형 의제화에 가깝다. 구체적으로, 박대통령은 저소득층의 의료보장에 큰 관심을 가졌으며, 이미 1973년의 연두기자회견에서 1970년대 후반부터 의료보험을 실시할 것이라고 하였다. 1976년부터는 지속적으로 의료보장제도 확립을 지시하였으며, 이에 따라 보사부도 황급하게 의료보험법 개정안을 입안하였다(이두호 외, 1992). 전경련, 의사단체 등 그동안 의료보험 도입에 부정적이던 사회집단들도 대통령의 의지를 확인하고 협조적으로 되었다. 신현확장관의 행정리더십도 의료보험 도입을 촉발하였다. 그는 대통령의 신임을 바탕으로 의료보험 도입을 주도하였으며, 전경련 등을 설득하였다(최정원, 1998). 입법과정에서도 경제부처의 반대 등을 극복하고 조합주의에 기초한 강제 의료보험을 도입하는 데 리더십을 발휘하였다. 보사부관료들은 보사부안을 성안하는 등 실무작업을 수행하였다. 이처럼 1976년의 의료보험 도입은 박대통령의 정책의지, 신현확장관의 선도적 추진, 보사부관료의 정책입안 등이 핵심 요소였지만, 타 정부부처 역시 정책과정에서 배제된 것은 아니었다. 경제기획원과 KDI, 평가교수단 등이 정책결정과정에서 의견을 제시하였으며, 그 결과 경제차관회의, 경제장관회의, 청와대실무회의 등에서 보사부안은 반대에 직면하기도 하였다.

비공식 행위자들 중에는 전국경제인연합회와 의협이 중요한 행위자였다. 전경련은 시혜적 차원에서 의료보험 실시를 환영하였으며(손명세, 1989), 보사부와의 간담회 개최, 건의서 제출 등의 방식으로 정책결정과정에 참여하였다. 의료보험 도입이후에는 의료보험연합회의 운영을 사실상 관장하였다. 의협의 경우도 간담회를 개최하고 자체 대안을 보사부에 제출하였다. 이에 따라 의협의 의견은 요양취급기관 지정, 의료계 대표의 관련 정부위원회 참여 등이 반영되었다.

그러나 전반적으로는 제2차 의료보험법 개정과정의 주도적 행위자는 대통령, 행정부처, 산하 연구기관이었다. 따라서 정부주도의 배제적이고 폐쇄적인 정책결정이었다. 이는 당시의 유신체제 하에서 시민사회나 사회집단이 활성화되지 못하였으며, 행정부 독주의 권력구조 하에서 국회나 야당의 역할이 미미하였기 때문이다. 그리고 당시는 아직 의료보험이 여론이나 정치권의 관심을 끌만한 중요한 사안도 아니었다. 특징적인 것은 복지정책의 입안과정에서 경제전문기관인 KDI가 적극적으로 개입한 점인데, 이를 통해 경제발전을 우선하던 1970년대에는 복지정책이 경제정책의 일환으로 논의되었음을 이해할 수 있다.

(2) 신념체계 및 정책이해

제2차 의료보험법 개정과정의 주요 행위자는 정부 내에서는 대통령, 보사부장관 및 보사부관료, 경제기획원과 KDI, 정부 바깥의 행위자로는 전경련과 의협이었다. 이밖에도 약사회와 한국노총도 부분적으로 참여하였다. 의료보험과 관련한 이들의 신념체계 및 정책이해를 보면, 우선 통치권자로서의 대통령(청와대 포함)의 정책신념은 경제발전과정에서 누적된 빈부격차와 의료불평등을 시정함으로써 사회통합을 촉진하는 것이었다(김행범, 1993). 의료보장의 핵심이 의료보험과 의료보호제도였다. 정책이해와 관련해서는 우선 정치적 이해관계가 있었다. 1970년대 이래 박대통령은 총력안보를 제창하였다. 물론 이를 위한 주된 방법은 자주국방이었으나, 의료보장 확립도 그 일환으로 간주되었다(박관용·이충길 외, 2001). 즉, 당시 북한은 사회주의체제 하에서 의료균점이 실현되고 있다고 선전하고 있었는데, 1973년 이후 남북대화가 시작되면서 의료체제 비교는 안보차원에서 중요한 사안이었다. 따라서 의료보험을 통해서 의료접근성을 높이는 것이 체제유지에 필요하였다. 다음에 의료보험의 실시가 정부재정 부담에 미치는 영향을 최소화하고자 하였다. 따라서 박대통령은 의료보장 확대를 역설하면서도 처음에는 의료보험 도입을 망설였다(이신용, 2007).[25]

신현확장관과 보사부관료의 경우는 우선 의료보험을 도입함으로써 의료보장을 확립하는 것은 보건복지 전담부처로서의 본질적 신념이었다(이두호 외, 1992). 즉, 강제 의료보험을 통하여 의료보장 대상을 확대하고 의료서비스에 대한 접근성을 높이는 것은 의료보험 담당부서의 당연한 신념체계인 것이다. 정책이해의 측면에서는 조직을 유지해야 하는 관료적 이해가 있었다. 즉, 1973년에 제정된 국민복지연금법의 시행을 위하여 보사부 내에 복지연금국을 설치하였으나, 국민복지연급법 시행이 무기한 연기되었기 때문에 관련 조직도 해체될 상황이었다. 이를 벗어나기 위해서는 의료보험의 도입을 통하여 조직을 유지해야할 필요가 있었다. 실제로 1977년 복지연금국은 사회보험국으로 개칭하고 의료보험 시행의 실무 작업을 총괄하였다. 그리고 보사부는 의료보험의 핵심 쟁점사항인 관리운영체계와 관련해서도 관료적 이해가 있었다. 즉, 보사부는 끝까지 조합주의방식을 고집하였는데, 이는 조합주의가 관료적 이해에 부합하였기 때문이었다. 조합주의방식이 개별 조합의 인사에 영향력을 행

25 1976.2월의 보사부 연두순시 때 박대통령은 "의료보험을 도입하면 영국과 같이 될까 걱정이다."라고 우려하였다. 이에 김종환 국회 보사위원장이 "의료보험은 보험료로 운영되는 것이지 세금으로 운영하는 것은 아닙니다."라고 설득하였다(의료보험연합회, 1997: 78-79).

사하고 퇴직관료들의 일자리를 만드는데 유리하였다(Kim S., 2006). 그리고 일부 시범사업이 조합주의방식으로 시행되고 있었기 때문에 이를 지속하는 것이 제도의 조기 정착에도 용이하였다.

경제기획원과 산하 KDI의 정책신념은 기본적으로 과도한 정부재정 지출을 방지하는 것이다. 이는 예산부처의 본질적 신념이다. KDI도 경제기획원 산하의 연구기관이기 때문에 기본적 신념을 공유하였다. 이들은 의료보험의 시행으로 인한 정부재정 부담을 최소화하는 데 관심이 있었다. 따라서 이들은 조합주의방식으로는 건전한 재정관리가 어려우므로 국가기관이 관리하거나 의료공단을 설치할 것을 주장하였다(최정원, 1998). 소규모 조합이 난립하는 조합주의방식으로는 규모의 경제를 실현하기 어렵고, 재정부실 시에는 정부부담이 커질 것을 우려하였다. 반면에 이들의 정책이해는 의료보험의 운영과정에서 보사부의 독주를 막는 것이었다. 이는 관련부처들 간에 주도권을 행사하려는 관료제적 이해이다. 따라서 별도의 의료보험 전담기구를 설치하는 대신에 기존의 산재보험기구나 국세청을 활용하자고 제안하였다(의료보험연합회, 1997).

비공식적 행위자들 중에서 기업이익집단인 전경련의 근본적 신념은 회원사들의 재정 부담을 줄이는 것이다. 그리고 경제단체는 기본적으로 효율성과 비용절감의 가치를 중시한다. 따라서 전경련은 강제 의료보험의 도입에 반대하는 입장이다. 의료보험이 도입되면 고용주인 기업이 보험료의 절반을 부담해야 하기 때문이다. 그러나 정부의 의지가 강하였기 때문에 이를 반대하기는 어려웠다. 따라서 도입은 하되, 조합주의방식을 선호하였다. 이것이 조합자치주의를 통해서 낭비적 요인을 줄이고 운영의 효율성을 도모할 수 있다고 보았기 때문이다. 다음에 전경련의 정책이해는 크게 세 가지이다. 첫째, 강제 의료보험을 도입하더라도 기업의 재정부담을 최소화하는 것이다. 따라서 의료보험에 대한 국고부담 확대, 기업부담 보험료에 대한 조세특례 인정, 갹출료산정 시의 단순표준보수제 채택 등을 주장하였다(김순양, 1994). 둘째, 기업이 의료보험조합의 관리운영권을 확보하는 것이다. 이를 통하여 기업이 조합의 재정운영과 인사에 영향력을 행사할 수 있기 때문이다. 따라서 전경련은 기업이 조합운영을 책임지는 조합주의방식의 관리운영체계를 주장하였다. 셋째, 전경련은 의료보험조합중앙회의 운영에 주도권을 행사함으로써 기업에게 유리하게 의료보험을 운영하고자 하였다.

강제 의료보험 도입과 관련한 의사단체의 주된 이해는 의료보험수가의 보장, 의료계의 의료보험 운영과정 참여, 의료기관의 자율적인 요양취급기관 참여 등에 있었다. 우선 의료보험수가와 관련하여, 의협은 당초 의료보험 도입 시에 조합의 재정적자로 인하여 의료비 징수가 불안해질 것을 우려하여 의료보험 도입을 반대하였다. 이후 의료보험 도입을 수용하지만, 여전히 보험재정의 부실을 우려하여 국가가 관리하는 통합주의방식을 지지하였다. 그리고 의협은 의료보험심의위원회 등 관련 정부위원회에 의료계의 참여를 주장하였다. 마지막으로, 의협은 보험자가 요양취급기관을 지정할 것이 아니라, 원하는 의료기관은 누구든 할 수 있게 해야 한다고 주장하였다.

이밖에 약사회의 경우는 약국도 요양취급기관으로 참여함으로써 의료보험제도에 편입되며, 관련 정부위원회에 참여함으로써 정책과정에서 배제되지 않는데 이해가 있었다. 한국노총의 경우는 보험료율 인하, 국고보조 확대, 의료급여범위 확대 등 다양한 이해관계를 가질 수 있었다. 그러나 한국노총은 1976.6월에 한 차례 건의문을 발표한 외에는(한국노총, 「1976년 사업보고서」), 활동이 미미하였다. <표 3-8>은 의료보험 정책과정에 참여한 주요 행위자들의 정책이해를 요약한 것이다.

<표 3-8> 주요 행위자들의 정책이해

주요 행위자	정책이해
대통령	- 의료보장 개선을 통한 남북한 간 체제비교 우위 확립 - 정부재정 부담의 최소화
보건사회부	- 조직 유지, 일자리 확보 등과 관련된 관료적 이해 - 초기 제도정착의 용이성 확보 - 제도운영의 주도권 확보
경제기획원 (KDI 포함)	- 제도운영에서의 보사부 독주 견제 - 정부재정 부담을 줄여야 하는 부처이해
전경련	- 기업의 의료보험 재정부담의 최소화 - 의료보험 재정운영에서의 영향력 확보 - 정책결정과정에서의 안정적 참여
의사단체	- 의료보험수가의 안정적 보상 - 의료보험 운영과정에서의 의료계 참여
약사단체	- 약국의 요양취급기관 참여 - 의료보험 운영과정에서의 약사의 참여
한국노총	- 노동자의 보험료 부담 경감 - 노사 간 보험료의 차등부담

(3) 옹호연합의 형성과 작동

1976년의 제2차 의료보험법 개정과정은 대통령과 정부부처 중심의 폐쇄적이고 배제적인 속성을 보였으나, 입법이 필요한 주요 정책사안이었던 관계로 행위자의 수는 적지 않았다. 주요 행위자는 우선 행정부 내에서는 사회적 취약계층에 대한 의료보장 확립을 강조하였던 박정희대통령, 적극적인 리더십을 발휘한 신현확장관과 보사부관료, 의료보험에 대한 전문지식을 제공한 사회보장제도심의위원회(사보심), 여러 면에서 보사부와 상이한 견해를 보였지만 재원조달 등의 면에서 개입하지 않을 수 없었던 경제기획원과 산하의 KDI 등이었다. 국회의 경우는 보사위를 중심으로 여야 의원들이 개입되었다.

사회집단들 중에서는 처음에는 반대하였으나 대통령의 의지를 확인한 이후부터는 오히려 의료보험 도입에 적극적으로 앞장섰던 전경련, 의료보험 재정의 안정화와 의사대표의 의료보험심의위원회(의보심) 참여를 주장한 대한의학협회, 약국의 요양취급기관 포함을 주장한 대한약사회 등도 활발하게 이익을 표명하였다. 피보험자의 이익을 대변하는 한국노총도 소극적이지만 자신의 이해를 표출하였다.

그러나 이처럼 적지 않은 수의 행위자들이 논의과정에 참여하였지만, 제2차 의료보험법 개정논의에서는 주요 행위자들이 옹호연합을 형성하지는 못하였다. 이는 기본적으로 옹호연합을 형성하기 위해서는 정책을 둘러싸고 갈등하는 당사자들이 있어야 하는데, 제2차 개정과정에서는 대통령 및 정부부처가 의료보험 도입을 주도하는 상황에서 이에 대적할만한 반대집단이 없었기 때문이다. 유신헌법, 반공법, 국가보안법, 긴급조치 등의 억압적 제재를 통해서 유지되었던 유신체제 하에서 정부정책에 대한 체계적 저항은 사실상 불가능하였다. 더구나 대통령이 주도하는 정책을 일반 이익집단이 연합을 형성하여 반대하기는 어려웠다. 따라서 관련 이해집단들은 의료보험 도입 자체를 반대하기보다는, 개별적으로 건의, 간담회 등의 방식으로 의료보험 도입과정에서 자신의 이해를 반영하고자 하였다. 그리고 노동단체의 경우, 한국노총 중심의 제도권 노동이익집단은 친정부적이었으며, 저항노조인 민주노동조합의 경우는 의료보험과 같은 보건복지에 대해서는 별로 관심이 없었다.

4) 정책결정과정: 행위자의 전략 및 상호작용

주요 행위자들 중에서 박대통령의 경우는 정책결정과정에 세부적인 지시를 하기보다는, 1970년대 후반부터는 경제발전과 사회발전을 동시에 추구하기로 하고, 이의 일환으로 의료보험을 포함한 의료보장제도의 확립을 지시하는 선에서 개입하였다. 이를 위하여 필요한 인물로 신현확을 보사부장관으로 발탁하였다. 박대통령은 보건의료정책과 같은 전문 영역에 서는 직접 개입하기보다 주무부처에 상당한 권한을 위임하였다. 물론 당시 정치·행정적 권력이 대통령에게 집중되어 있던 상황에서 대통령이 관심을 보이고 방향을 제시하는 것만으로도 정책과정에 큰 영향을 미쳤다(하태권 외, 1998). 구체적으로, 박대통령은 1975.12월, 의료보험 도입에 소극적이던 고재필보사부장관을 신현확으로 교체하여 정책추진 체계를 갖추었다. 1976년에는 연두기자회견, 연두순시, 제4차 5개년계획 보고회 등 수차례에 걸쳐서 의료보장 확립을 지시하였다. 이러한 박대통령의 지시는 의료보험 도입에 미온적이던 보사부로 하여금 단기간에 정부안을 만들게 하는 동력이 되었다(이두호 외, 1992).

보사부는 의료보험법 개정안을 입안한 핵심적 행위자로서, 정부안을 성안하고 타 정부부처를 적극 설득하였다. 전경련이나 의협 등에 대해서는 설득, 제도적 참여보장, 의견반영 등을 통하여 반발을 무마하였다. 구체적으로, 보사부는 1976년부터 의료보험법 개정작업을 시작하여 의료보험의 기본원칙으로 단계적 실시, 강제적용과 임의적용의 병행, 조합주의 관리운영체계, 수혜자부담 등을 정하였다. 1976.4월 보사부는 제4차 5개년 계획에 포함될 의료보험 내용을 입안하였는데, 골자는 단계적 실시, 보험료의 노사분담, 자영자의 임의조합 구성 등이었다. 그리고 5월에 보사부안을 확정하였는데, 여기에는 사업장(1종) 및 시군구(2종) 단위 조합설립, 행위별수가제, 보험료 부담방안(1종은 3-8% 내에서 노사 균등부담, 2종은 부양가족수 기준), 적용대상(500인 이상 사업장 강제적용), 관리운영비의 일부 국고부담 등이 포함되었다(의료보험연합회, 1997). 이에 대해서 경제기획원과 평가교수단은 특히 조합주의 방식 및 적용대상과 관련하여 이의를 제기하면서, 공단이나 공사 형태로 단일조합을 설립하여 국가가 관리해야 한다고 주장하였다(유승흠, 1990). 적용대상 면에서는 공무원과 교직원도 포함할 것을 주장하였다. 그러나 보사부는 국가관리 방식은 의료수가의 상승과 의료보험 운영의 경직성을 초래할 것으로 우려하였다. 제도도입을 용이하게 하기 위해서도 조합주의 방식이 낫다고 주장하였다. 적용대상 면에서는 공무원, 군인, 교직원은 별도로 해야 한다고 주장하였다(김행범, 1993).

보사부는 1976.6월의 제4차 5개년계획 보고회에서 박대통령이 "저소득층에게 의료혜택을 주는 방안을 우선적으로 강구하라."는 지시를 하자, 당초 1977.1월부터 실시하려던 계획을 바꾸어 7월부터 실시하기로 하고, 개정안을 일부 수정하여 1976.7월 제2차 개정안을 발표하였다. 경제기획원은 조합주의 방식 등에 계속 반대하였으며, 경제차관회의는 몇 차례 심의를 보류하는 등 난항을 겪었다. 법안은 다시 평가교수단과 청와대 비서실의 검토를 거쳐야 했으며, 여기서도 격론이 있었으나 의료보험이 국가경제에 부담을 주지 않는다는 보사부의 설득으로 1976.9월 정부시안이 마련되었다(의료보험연합회, 1997). 이후 정부시안은 국무회의를 통과하여 10월 정기국회에 제출되었다. 그러나 당시는 세법, 국회법, 선거법 등의 쟁점법안들에 가려 의료보험은 관심권 밖이었다.

국회 보사위에서는 요양취급기관 지정방식, 의보수가 결정기구, 국고부담 증대, 수가산정 시의 급여기준 현실화 등이 지적되었으나, 신현확장관은 이를 조목조목 반박하였으며, 특히 국고부담 증대에 반대하였다(서울대학교 행정대학원, 1980). 이후 보사위는 소위원회를 구성하여 심사를 하였는데, 여기에서는 의료보험에 건강증진 예방사업을 포함하고, 의료보험조합연합회에 대해서도 국고보조를 할 수 있게 하며, 의보심 구성을 조정할 것 등을 제외하고는 큰 수정이 없었으며, 이러한 소위안은 보사위에서 쉽게 통과되었다(오을임, 1987). 그리고 11.30일 본회의에서 의료보험법 개정법률안은 만장일치로 가결되었다.

관련 정부부처들 중에서 적극적으로 개입한 곳은 경제기획원(KDI 포함)이다. 경제기획원은 여러 면에서 보사부와는 다른 입장을 취하였다.

경제기획원이 보사부와 의견을 달리한 주된 것은 의료보험의 관리운영체계 및 적용대상과 관련된 것이었다. 그러나 경제기획원은 보사부가 의료보험을 독점적으로 관장하는 것을 반대하였지만, 처음에는 국가주도형을 주장하다 이후에는 주식회사방식의 운영을 주장하는 등 자신의 정책을 수시로 바꾼 것을 보면 의료보험과 관련한 정책기조는 불분명하였다(의료보험연합회, 1997). 경제기획원의 구체적인 활동을 보면, 1976년 초 별도로 의료제도 개선방안을 마련하였는데, 여기서는 전국의 국공립병원을 통합하여 의료공단을 설치하고 인사 풀(pool) 제도를 도입하며, 국민보건금고를 설치하여 농어촌지역의 의료인에 대한 장기저리 융자를 주장하였다. 그리고 1976.5월 이후 보사부안에 대한 대폭적인 수정을 요구하였다. 보험료율을 5%로 낮추며, 전담기구의 신설보다는 기존의 산재보험기구나 국세청을 활용하자고 주장하였다(서울대학교 행정대학원, 1980). 그리고 조합주의 방식의 관리운영체계가 보험재정의 부실을 초래할 것으로 우려하여 국가관리 방식을 주장하였다. 따라서 1976.7월 이후의 정부내부 결정과정에서 지속적으로 보사부안에 반대하였다(유승흠, 1990). 그러나 이러한 주장은 당시 경제기획원의 취약한 정부 내 위상, 신현확보사부장관의 역량, 중화학공업화정책 등을 둘러싼 청와대와의 갈등 등에 기인한 권력자원의 약화로 제대로 반영되지 못하였다.

정부 바깥의 관련 이해집단들의 전략과 이익투입방식을 보면, 전경련, 의협, 약사회, 한국노총 등 대부분이 건의서 제출, 간담회 개최, 대안제시 등의 온건한 활동방식을 채택하였으며, 집단행동이나 과격한 활동은 없었다. 정부도 이들을 대화상대로 인정하고 정부위원회에 참여시키는 등 제도적인 접근통로를 부여하였다. 당시의 권위주의체제 하에서 시민단체 등은 활성화되지 못하였다. 따라서 이해집단들은 상이한 이해를 주장하였지만, 활동방식이나 전략 면에서는 대체로 온건하고 협조적이었으며, 제도적 접근방식을 사용하였다.

전경련의 경우는 대통령과 정부의 강한 시행의지를 반대할 수 없었다. 대신에 조합운영의 자율성 보장, 보험재정의 세제특례 인정, 정부주도의 의보수가 책정, 단계적 적용, 관리비 국고보조, 단순표준보수제 채택 등을 주장하였다(김순양, 1994). 이를 위하여 전경련은 보사부안이 확정된 이후인 1976.5월, 실시시기 연기를 건의하였다. 7월에는 보사부 실무국장을 초청하여 간담회를 개최하였다. 9월에는 의료보험법 개정에 대한 대정부건의안을 제출하였다. 그리고 보사부장관과의 간담회를 개최하고 기업부담의 손비처리, 의보수가결정의 정부주도, 조합 인사에 대한 간여 배제, 관리비의 국고보조 등을 건의하였다(「전경련」 1976.10월호). 그리고 10월에는 전경련 내에 의료보험 전담부서를 설치키로 함으로써 단순한 이익표출을 넘어 실질적인 참여방안을 모색하였다.

한국노총도 중요한 이해당사자였으나, 한 차례 건의문을 발표한 것 외에는 거의 이해의 표명이 없었다. 즉, 한국노총은 1976.6월 '의료보험법 개정에 관한 문제'라는 건의문을 발표하였는데, 여기서 500인 이상 사업장의 강제적용, 피부양자의 범위에 직계존비속과 형제자매 포함, 보험급여기준의 현실화, 국고부담관련조항 준수, 보험료부담의 차등화(근로자 2-3%, 사용자 5%), 임의계속보험제도 신설, 보험기금의 실질가치 유지 등을 주장하였다(한국노총, 「1976년 사업보고서」).

의협은 처음에는 의료보험 도입을 반대하였으나, 정부가 치료비 지급보장 및 의보수가의 현실화를 제시하면서 의료보험 도입 자체를 반대하기보다는 자신의 이해를 관철하는데 주력하였다. 의협의 주요 관심은 의보수가 문제와 의사결정과정에서의 참여를 보장받는 것이었다. 주된 활동방식은 간담회 개최, 건의문 제출 등의 온건한 것이었다. 구체적으로, 의협은 1976.6월 국회 보사위원들과 간담회를 개최하고 의보심에 의사대표의 참여를 명문화하고, 지역의사회가 요양취급기관 지정에 참여할 수 있어야 한다고 주장하였다. 복지연금국장과의 간담회도 개최하였다. 1976.7월에는 자체 안을 제출하였는데, 주요 내용은 의료보험은 국가가 관리하며, 적용대상 면에서 1종은 16인 이상 사업장, 2종은 전체주민을 대상으로 한다. 보험재정은 노사가 분담하되 20-30%는 정부가 부담하고 사무비는 전액 정부가 부담한다. 의보심 등에 의사대표가 참여해야 하며, 누구나 의료보험지정기관으로 될 수 있게 하며, 피보험자의 의료기관 자유선택권을 보장할 것을 주장하였다(의협신보, 1976.8.2일자). 8월에는 여당인 민주공화당을 방문하고 이러한 요구사항을 입법에 반영해줄 것을 요청하였다. 10월에는 보사부장관과 간담회를 개최하였다.

약사회는 약국의 의료보험 참여와 약사대표의 의사결정기구 참여가 주요 요구사항이었다. 약사회는 1976.7월 야당소속 보사위원들을 초청하여 이러한 요구사항을 전달하였다. 8월에는 보사부장관을 방문하여 의보심에 약사의 참여를 명문화해줄 것과 현행법의 의료기관을 '의료기관 및 약국'으로 변경할 것을 요구하였다. 그리고 9월 보사부 실무자와 간담회를 개최하였으며, 정부안이 국회에 상정되자 요양취급기관의 자유 등록제를 주장하는 청원을 제출하였다(약사공론, 1976.11.1일자).

각 정당의 경우는 여야 모두 활동이 소극적이었다. 당시 각 정당들은 민주구국선언문 사건(1976.3월), 동일방직사건(1976.7월) 등의 정치적 사안 및 세법개정에 주로 관심을 가졌으며, 의료보험에 대해서는 관심이 적었다(최정원, 1998). 국회 보사위원들도 몇 마디 질의를 하는 정도에 불과하였으며, 그 결과 거의 정부안대로 통과되었다. 당시 국회는 여당이 압도하는데다, 야당은 정책능력이 빈약하였다. 따라서 주요 정책결정에서 정당 및 국회의 영향력은 제한적이었다.[26]

26 제 9대 국회(1973-78) 기간 중의 법안발의 건수를 보면, 정부발의가 75.7%인 반면에 의원발의는 24.3%에 불과하였다. 가결율도 정부안은 96%에 달한데 비해서, 의원발의안은 54.5%에 불과하였다(박동서 외, 1985).

5) 정책산출

제2차 의료보험법 개정은 국회 논의과정에서 큰 논란이 없이 정부안대로 입법이 됨으로써 1977.7월부터 처음으로 강제가입의 의료보험이 시행되었다. 이후 지속적으로 강제가입 대상범위를 확대하여 1988.1월 농어민, 1989.7월 도시자영업자에게 강제 의료보험이 적용됨으로써 12년 만에 전(全)국민의료보험시대를 개막하게 되었다.

제2차 의료보험법 개정은 정부가 제출한 법안을 토대로 입법이 진행되었는데, 일부 수정이 가해졌지만 정부안의 골자는 그대로 유지되었다. 즉, 입법과정에서는 건강증진을 위한 예방사업을 삽입함, 요양비용 산정기준은 보사부장관이 의보심을 거쳐서 정함, 조합연합회에 대해서도 국고부담을 할 수 있게 함, 의보심에 의약계 대표를 참여시키며 공익대표의 수를 조정할 것 등의 내용이 추가되었을 뿐(오을임, 1987), 관리운영체계, 보험료, 보험급여, 적용대상 등 보사부가 의도하였던 핵심적 정책기조는 유지되었다. 1976.11.30일 국회 본회의를 통과한 개정 의료보험법의 내용은 다음과 같다.

- 사업장근로자를 제1종 피보험자로, 지역주민 등 기타를 제2종 피보험자로 이원화한다.
- 적용방식 면에서는 강제적용과 임의적용을 병행하며, 500인 이상 사업장은 강제로 적용한다.
- 요양취급기관은 보험자가 보사부장관의 승인을 얻어 지정한다.
- 보험급여체계를 법정급여와 부가급여(장제비 등)로 대별한다.
- 조합 및 조합연합회에 대하여 보험사업 운영에 필요한 비용의 일부를 국고에서 부담한다.

- 보험료율은 3-8% 범위 내에서 조합 정관으로 정하며, 노사가 반반씩 부담한다. 제2종은 본인이 전액 부담한다.
- 의료보험심의위원회는 근로자, 사용자, 의료계 각 동수의 의원과 공익대표 위원으로 구성한다.
- 의료보험심사위원회는 피보험자·사용자·의약계 대표 각 3인, 공익대표 4인으로 구성한다.

다음에 주요 행위자들의 이해 및 선호가 정책산출에 반영된 정도를 보면, 관리운영체계, 보험료율 등을 둘러싸고 보사부와 경제기획원 간에 갈등이 있었으며, 이 과정에서 의협이나 전경련 등 관련 이해집단들의 이익투입이 있었지만, 보사부안의 큰 틀은 유지되었다. 조합주의 관리운영체계, 특수직역 의료보험의 분리 설치, 대기업 우선의 단계적 강제적용, 보험료의 노사 균등부담 등이 모두 보사부가 주장한 것으로서, 정책산출에 그대로 반영되었다. 이처럼 보사부의 주장이 정책산출에 많이 반영된 것은 상호작용과정에서 대통령의 신임이 두터웠던 신현확장관의 리더십이 적절하게 발휘되었으며, 정책기조의 일관성을 유지하였으며, 다른 의견을 가진 행위자를 설득하거나 정책결정과정에 참여시키는 등의 조치를 적절하게 취하였기 때문이다.

경제기획원은 보사부와 다른 의견을 표출하였으나, 정책산출에는 거의 반영되지 못하였다. 즉, 경제기획원은 의료보호와 의료보험의 통합, 국가관리체계 구축 및 의료공단 설치, 보험료율 상한선 인하, 기존의 산재보험기구나 국세청 활용, 국민보건금고 설치 등을 주장하였다(의료보험연합회, 1997). 그러나 이러한 주장은 정책산출에서 의료보호와 의료보험의 분리, 조합주의 관리운영체계, 8%의 보험료율 상한선 등이 채택되면서 거의 반영되지 못하였다. 이처럼 경제기획원의 주장이 반영되지 못한 것은 무엇보다도 1970년대 들어 정부 내에서 경제기획원의 권력자원이 크게 약화되었기 때문이다. 당시 경제기획원은 주요 정책의 주도권을 청와대나 상공부에 빼앗겼으며(김형아, 2005), 의료보험과 관련해서도 보사부를 압도하지 못하였다. 신현확장관은 이미 자유당정권 하에서 경제기획원의 전신인 부흥부장관을 역임한 현역 여당의원으로서 박대통령의 신임이 두터웠다. 그리고 경제기획원은 의료보험과 관련한 정책기조를 제대로 정립하지 못하고 수시로 입장을 바꾸었으며, 전경련 등과 같은 고객집단으로부터 지지도 제대로 확보하지 못하였다.

전경련의 주장은 정부주도의 의보수가 결정, 전경련의 사용자대표 참여, 표준보수월액을 토대로 한 보험료 산정, 단계적 적용, 조합운영의 자율성 보장 등이 반영되었으며, 의료보험 시행이후에는 전경련이 의료보험연합회의 운영을 사실상 관장하게 되었다. 그러나 전경련의 요구들 중에서 국고부담 확대, 보험재정의 조세특례 확대 등과 같이 정부의 재정부담을 초래하는 부분은 반영되지 못하였다. 그리고 전경련은 상시근로자 1,000명 이상의 사업장부터 적용하도록 건의하였지만, 반영되지 못하였다. 이처럼 전경련은 강제의료보험 도입과정에서 적극 협력을 하였음에도 불구하고, 정부 정책기조의 틀 내에서 자신의 의도를 일부 반영하는 데 그쳤다. 그 이유는 우선, 당시의 권위주의체제 하에서 전경련은 정부에 종속적인 위치에 있었다. 정부는 전경련의 주축인 대기업들을 쉽게 통제할 수 있었다. 이러한 불균형적인 권력관계 하에서, 전경련은 정부위원회 참여나 건의문 전달 등과 같은 이익투입방식을 채택할 수 있었을 뿐, 적극적이고 급진적인 전략을 선택하기가 어려웠다. 따라서 정부는 전경련의 주장을 선별적으로 정책산출에 반영하는 정도였다.

의사단체의 이해는 정책산출에서 상당부분 반영되었다. 요양취급기관에서 전문의와 일반의의 구분을 없앴으며, 의료계 대표의 의보심 참여를 제도화시켰다(오을임, 1987). 의협이 선호하던 행위별점수제도 채택되었다. 그리고 1976.11월에는 보사부장관이 의협을 방문하여 의협, 병원협회, 보사부 공동으로 수가조정위원회를 구성하였다. 그러나 의협의 요구 중에서 국고부담 확대, 16인 이상 사업장에 대한 강제적용 등은 수용되지 않았다. 이 경우에는 중소업체의 도산으로 인한 정부의 재정부담이 커질 것을 우려하였기 때문이다. 그리고 현행수준의 의보수가 유지를 주장한 것도 거부되었다. 원하는 의료기관을 모두 요양취급기관으로 지정받을 수 있게 해달라는 주장도 받아들여지지 않았다. 이는 의료보험 관리를 정부가 관장한다는 정책기조에 반하는 것이었기 때문이다.

약사단체의 요구도 상당부분 반영되었다. 즉, 약사회의 주된 관심사는 약국을 요양취급기관에 포함시키는 것과 약사대표가 정책결정과정에 제도적으로 참여하는 것이었다. 이와 관련하여 정책산출에서는 약국도 요양취급기관으로 포함하였으며, 의보심에 약사대표를 참여시켰다. 그러나 요양취급기관의 선정과 관련하여 약사회는 계약제를 요구하였지만, 정책산출에서는 지정제를 채택함으로써 반영되지 못하였다. 전반적으로 약사회는 소극적으로 정책결정과정에 참여하였으며, 그 결과 약사회의 주장이 정책산출에 반영된 부분도 의협에 비해서 크지 못하였다.

노동이익집단인 한국노총의 주장 중에는 500인 이상 사업장의 강제적용 등 일부 요구사항들이 반영되었지만, 이는 보사부의 본래 의도를 관철한 것이지 한국노총의 주장을 반영한 것이라고 보기는 어렵다. 그리고 한국노총은 의보심 및 의료보험심사위원회에 피보험자 대표로 참여할 수 있게 되었는데, 이 역시 한국노총의 주장을 반영하였다기보다는 전경련, 의협, 약사회 등의 참여에 따른 당연한 귀결이었다. 반면에, 한국노총의 주요 요구사항이었던 근로자와 사용자의 보험료 부담 차등화, 사무비 전액과 보험급여비의 일부 국고부담 등은 정부 재정부담의 최소화 및 보험료 균등부담이라는 정책기조에 어긋나는 것이었기 때문에 반영되지 못하였다. 이처럼 한국노총의 이해 역시 정책산출에 크게 반영되지 못하였는데, 이는 당시 한국노총이 권위주의체제 하에서 집단행동을 하지 못한 데다 상호작용과정에서도 적극적인 참여를 하지 않았기 때문이다. <표 >는 제2차 의료보험법 개정과정에서 주요 행위자들의 이해 및 요구사항이 정책산출에 반영된 것들을 요약한 것이다.

<표 3-9> 정책산출에 반영된 주요 행위자들의 요구사항

주요 행위자	정책산출에 반영된 요구사항
보사부	조합주의 관리운영체계, 보험료의 노사 균등부담, 특수직역 의료보험의 별도 설치, 대기업 우선의 단계적 강제적용 등
경제기획원	국가관장의 통합주의 관리방식, 보험료율 상한선 인하, 특수직역 의료보험의 포함 등 주요 요구사항이 정책산출에 거의 반영되지 못하였음
전경련	정부주도의 의보수가 결정, 전경련의 사용자대표 참여, 표준보수월액을 토대로 한 보험료 산정, 단계적 적용, 조합운영의 자율성 보장
의협	요양취급기관에서 전문의/일반의 구분 없앰, 의료계 대표의 의료보험심의위원회 참여 보장, 행위별점수제 채택, 공동 수가조정위원회 구성
약사회	약국을 요양취급기관에 포함, 약사 대표의 의보심 참여 보장
한국노총	500인 이상 사업장 강제적용, 노동자 대표의 의보심 참여 보장

6) 종합적 논의 및 시사점

1976년의 제2차 의료보험법 개정논의는 유신공화국이라는 일인지배의 권위주의체제 하에서 진행되었다. 따라서 이러한 정치체제의 속성이 주도적 행위자, 전략 및 상호작용방식, 정책결정과정, 정책산출의 모든 면에서 영향을 미칠 수밖에 없었다. 구체적으로, 관료적 권위주의, 비경쟁적 리더십, 시민사회의 미발달, 사회집단에 대한 통제 등을 특징으로 하는 권위주의 정치체제는 정책과정 전반에 영향을 미쳤다. 특히 당시의 경제발전 우선주의는 정책의제화에 영향을 미쳤음은 물론, 정책결정과정에서도 복지지출을 제약하는 방향으로 작용하였다. 제2차 의료보험법 개정과정을 통해서 발견된 점을 토의해 보면 다음과 같다.

첫째, 권위주의체제 하의 정치적, 사회적 환경이 정책과정 전반에 중요한 영향을 미쳤다. 의제화 방식은 동원형에 가까 왔는데, 특히, 남북한 간의 체제비교, 신(新)안보논리 등의 정치적 동기가 의제화에 큰 영향을 미쳤다. 정책하위체제는 소수의 행위자에 의해서 지배되는 정책공동체에 근접하였다. 정책산출은 주무부처인 보사부의 의도를 주로 반영하였으며, 정책변동의 폭은 좁았다.

둘째, 경제적 환경은 강제 의료보험 도입을 추진하는 데는 상당한 영향을 미쳤지만, 정책하위체제 및 정책결정과정에 직접 영향을 미쳤다고 보기는 어렵다. 정부는 제4차 5개년 계획부터는 경제발전과 사회발전을 병행하기로 하였으며, 빈부격차와 저소득층의 의료보장 문제를 심각하게 인식하였다. 따라서 대통령은 저소득층을 위한 의료보장의 확대를 수차례 강조하였으며, 이는 의료보험의 의제화에 큰 영향을 미쳤다.

셋째, 강제 의료보험 도입의 의제화과정에서 대통령의 의지와 주무부처 장관의 적극성이 중요한 역할을 하였다. 그리고 이러한 정치적, 행정적 리더십은 정부관료들에게 잘 파급되었으며, 정부관료들은 지시사항을 적극적으로 이행하였다.

넷째, 논의과정의 주도적 행위자는 대통령, 정부부처, 인가된 소수의 이익집단에 국한되었다. 특히, 대통령과 장관의 의제화, 주무부처 관료들의 실무적 추진이 결합된 정부중심의 정책결정이었다. 기업이익집단(전경련)과 전문가단체(의협과 약사회)가 참여하였지만, 영향력은 제한적이었다. 일반국민, 언론, 노동조합은 거의 참여가 없었다. 국회나 정당의 역할도 미미하였다. 따라서 1970년대 권위주의체제 하의 정책결정과정은 소수의 행위자를 중심으로 한 폐쇄적이고 배제적인 속성이 강하였다고 볼 수 있다.

다섯째, 정책결정과정에서 대통령과 주무부처인 보사부의 이해가 핵심적이었다. 보사부의 이해는 조합주의 방식, 정부의 행·재정적 부담의 최소화, 보사부 내에 관리·감독조직의 설치 등이었다. 반면에 경제기획원의 이해는 크게 주목을 끌지 못하였다.

여섯째, 행위자들 간의 상호작용 방식은 정부부처들 간에는 정부 내의 의사결정 채널을 통해 조정과 협의가 이루어졌으며, 이 과정에서 보사부의 주장이 많이 반영되었다. 여기에는 신현확장관을 위시한 보사부의 정부 내 리더십이 중요한 영향을 미쳤다. 경제기획원으로서도 의료보험은 보사부의 관할권임을 인정하고 적극적으로 자신의 주장을 관철하려 하지 않았다고 보여 진다. 사회집단 중에는 전경련과 의협이 비교적 적극적으로 참여하였으며, 건의문 발송, 간담회 개최 등 온건하고 제도화된 방식에 주로 의존하였다. 극단적인 집단행동 등은 없었다. 사회집단의 이러한 활동 방식, 특히 한국노총의 침묵은 정책결정과정의 동태성을 줄이고 정부 의도가 정책산출에 주로 반영되는데 큰 영향을 미쳤다.

마지막으로, 정책산출은 주무부처인 보사부의 주장이 대부분 반영되었다. 전경련이나 의협 등의 주장도 상당부분 반영되었지만, 정부의 정책기조(조합주의, 정부 재정부담의 최소화, 단계적 적용, 정부에 의한 관리감독, 노사 간 보험료 균등부담 등)를 벗어나지 않는 범위 내에서 수용되었다. 국회에서의 입법과정은 큰 논란과 수정이 없었다. 특히, 의협과 약사회 등 전문이익집단의 이해가 존중되었는데, 이는 이들이 보사부로서는 일종의 고객집단(client group)으로서 중요성이 있었기 때문이다.

제2절 1980년대의 보건의료개혁

1. 지역의료보험 시범사업 내 의약분업 논쟁(1981-1984년)

1) 사례의 개요

1976.12월의 의료보험법 제2차 개정을 통해서 처음으로 강제 의료보험이 도입되었으나, 적용대상은 대규모 직장 근로자에 한정되었다. 그 결과, 1980년대 초의 의료보험 작용대상자는 전체국민의 8.8%에 불과하였다. 특히 의료보험재정의 안정을 우선적으로 고려하다 보니 적용대상이 안정적인 소득계층부터 적용되는 역진적 성격을 띠었으며, 이에 따라 의료보험의 형평성 문제가 대두하였다.

이에 1980년에 등장한 전두환정부는 1981.7월부터, 전(全)국민의료보험을 시행하기 위한 준비단계로 홍천, 군위, 옥구의 3개 지역을 대상으로 제1차 지역의료보험 시범사업을 실시하게 되었다. 그러나 동 사업은 보험료 징수실적이 저조하고, 이로 인한 의료보험 재정의 부실로 진료비를 적기에 지불하지 못하는 사례가 빈번하였다. 그리고 관례적으로 임의조제를 하여 오던 약국의 경제적 타격이 심각하였다. 이에 따라서 약사단체의 요청으로 1981.9월부터 시범지역 내에서 임의분업을 병행 실시하였으나, 1981.9월부터 12월까지의 기간 동안에 의사의 처방전 발행은 고작 44건에 불과하여 그 효과가 미미하였다. 이후 보건사회부는 1982.2월 보은, 강화, 목포의 3개 지역을 제2차 시범사업지역으로 선정하고 1982.7월부터 시행하기로 하였는데, 이 과정에서 시범사업지역 내에서의 완전의약분업 실시를 주장하는 약사단체와 현재와 같은 임의분업을 주장하는 의사단체 간의 격렬한 대립이 발생하였다. 진통 끝에 1982.7월부터 6개월 동안 한시적으로 임의(의약)분업 형태로 제2차 시범사업을 실시하

였다.[27]

그러나 임의분업 기간이 끝나는 1982.12월말부터 다시 의약분업을 둘러싼 논쟁이 재현되었으며, 합의점을 찾지 못한 채 1983년 중에는 임의분업 형태의 시범사업이 계속되었다. 이후 시범사업의 마지막 해인 1984년 들어서도 처방전 발행의 예외조항 인정범위를 둘러싸고 수차례 논의를 거듭한 끝에 1984.5월부터 12월말까지 시범지역 내에서 당사자 간의 계약방식에 의한 의약분업을 실시하기로 합의하였다. 이렇게 하여 당사자 계약방식에 의한 부분 강제분업을 실시하게 되었으며, 보사부는 이것이 성공적이었다고 평가하고 1984.12월 계약기간 연장을 결정하였으며, 약사단체도 이에 찬성하였다. 그러나 의사단체의 반대로 더 이상 지속할 수 없었다. 이에 따라서 1985.10월 보사부는 시범사업의 종결을 선언하였으며, 의료보험 내에서 의약분업 제도를 시행하려던 보사부의 정책 의도는 실패하였다. <표 3-10>은 시범사업지역 내 의약분업의 전개과정을 약술한 것이다.

27 의약분업이란 의료행위 가운데 의(醫)와 약(藥)을 구분하여 환자의 진단, 처치 및 처방전 발행은 의사에게, 처방전에 의한 조제 및 투약은 약사에게 분담시킴으로써 의료의 적정화를 도모하여 국민보건 향상에 기여하려는 의료제도이다(보건복지부, <1999년 보건복지백서>). 의약분업은 임의조제의 인정 여부에 따라서 의사의 조제행위와 약사의 임의조제를 일절 인정하지 않는 완전분업과 분업의 원칙에 입각하되 일정한 예외를 인정하는 부분분업으로 구분된다. 다음에는 의사의 처방전 발행의 법적 의무화 여부에 따라서 강제분업과 임의분업으로 구분하기도 한다. 따라서 이러한 두 가지 구분을 토대로 대체로는 완전(강제)분업, 부분(강제)분업, 임의분업의 세 가지로 구분한다.

<표 3-10> 제2차 시범사업지역 내 의약분업의 전개과정

연도	내역
1981년 7월	제1차 시범사업의 실시 (홍천, 군위, 옥구)
1981년 9월	시범지역 내 임의분업 실시
1982년 2월	대한약사회, 의료보험내의 완전분업 실시 주장
1982년 4월	보사부는 제2차 시범지역 내 부분강제분업 시행방침 밝힘
1982년 5월	보사부의 의료취급기준에서는 임의분업이 명문화
1982년 6월	부분강제분업을 내용으로 하는 보사부 시행안 확정(19일), 그러나 보사부의 '처방 및 조제에 관한 세부지침'에는 다시 임의분업 형태로 후퇴(21일)
1982년 7월	임의분업 형태(1982.7-12월)로 제2차 시범사업 실시(보은, 강화, 목포)
1982년 7월	보사부 산하에 의약협업추진위원회 구성
1984년 4월	당사자 간의 계약방식에 의한 부분강제분업 실시 합의(1984.5-12월까지)
1984년 12월	보사부는 계약기간 연장을 결정, 그러나 의협의 반대로 무산
1985년 10월	시범사업의 종결을 공식선언

2) 환경적 맥락

지역의료보험 시범사업 내 의약분업결정이 발생하였던 1980년대 초반은 군사정변에 의해서 등장한 전두환정부의 초기로서, 1970년대의 유신정부 시기와 더불어 대표적인 권위주의 통치 시기였다. 따라서 당시의 정치적 권위주의체제는 의약분업 정책결정 사례의 환경적 맥락을 결정하는 핵심적 특성이라고 볼 수 있다.

정치체제의 한 형태로서 권위주의체제는 "시민의 대다수가 정책형성과정에 직접적인 또는 제도화된 역할을 갖고 있지 않고, 진정한 선거에 참여하지 않으며, 정당 또는 이익집단 속으로 조직화되어 있지 않은 정치체제의 형태"이다(구영록 외, 1994: 109). 권위주의체제는 폐쇄적인 성격을 가지며, 정책결정의 측면에서 여러 면에서 민주적인 정체체제와는 상이하다. 권위주의체제 하의 정책결정 특성은 다음과 같다. 첫째, 정책환경 면에서 민간부문이 활성화되어 있지 못하기 때문에 정책결정권이 국가기구에 집중되는 경향이 있다. 둘째, 국가기구들 중에서도 대통령을 비롯한 행정부의 상층부에 결정권이 집중되는 경향이 있다. 의회의 권한은 허약하여 정책결정과정에서 형식적 역할을 하는 데 그친다. 셋째, 정책의제화의 대상이 지배집단의 이해에 반하지 않는 것들에 한정된다(Marger, 1981). 즉, 의제설정이나 정책결정은 대중의 선호가 아닌 정치엘리트의 선호를 반영한다. 넷째, 정책의 목표 면에서, 권위주의체제 하의 정책은 공익을 추구하기 보다는 지배 권력을 유지하고 강화하는 데 보다 큰 관심을 가진다. 따라서 국민들의 감성에 호소하기 위하여 상징적이고 이상적인 정책목표가 설정되는 경우가 많다. 다섯째, 소수에 의해서 교조적이고 즉흥적으로 정책이 결정되는 경우가 많다. 의제설정과 목표설정이 정치지도자나 고위관료에 의하여 독단적으로 결정되는 경우가 많으며, 대안의 선택도 합리적 분석보다는 개인의 정치적 결단에 의존하는 경우가 많다. 여섯째, 대체로 소수의 정치·행정지도자만이 참여하는 폐쇄적 정책과정을 특징으로 한다. 따라서 일반국민이나 사회부문의 자발적 참여는 많지 않으며, 일부 유순한 사회집단은 동원되기도 한다(Harrison, 1980). 마지막으로, 정책의 결정자나 집행자 모두가 정책결과에 대한 책임성이 낮다. 이들에 대한 외부통제가 미약하기 때문이다.

1980년대 초반에 전개된 권위주의체제의 이러한 특성들을 고려하면서 당시의 의약분업 사례의 환경적 맥락을 살펴보면, 우선 정치체제 면에서 1982-84년 기간은 전두환정부 전반기의 군사 권위주의체제였다. 당시의 권위주의 정치체제는 우선 외부행위자들의 정책과정 참여를 배제하였으며, 소수의 인가된 사회집단만이 정책과정에 제도적으로 참여하였다. 그러나 이러한 참여도 대부분 형식적이었으며, 중요한 정책은 소수의 통치엘리트들이 결정하였다. 주요 야당정치인들은 정치활동이 금지되었다. 노동운동과 학생운동은 억압되었으며, 재야세력의 활동도 금지되었다. 언론 통폐합 조치 및 사전검열 제도를 통해서 언론의 비판적 기능도 무력화되었다.

정치지도자의 선출과정은 비경쟁적이었다. 1980.8월 전두환은 통일주체국민회의에서의 형식적인 경쟁을 통해서 대통령에 선출되었다. 이후 전두환은 1980.10월 국회를 해산하고 입법회의가 국회의 기능을 대신하는 가운데 국민투표를 통해서 제5공화국 헌법을 제정하였다. 1981.2월 선거인단에 의한 간접선거 방식으로 다시 대통령에 선출되었다. 당시의 대선 역시 전두환을 대통령으로 만들기 위한 요식행위였다. 국회가 강제 해산되고 주요 정치인들의 정치활동이 금지된 가운데 1981.3월에 총선이 실시되었으나, 이 역시 불공정한 경쟁이었다. 중선거구제인 지역구 선거나 비례대표제도 모두 여당에게 절대적으로 유리하였다. 특히, 비례대표의 수는 지역구의원의 절반으로 하되, 3분의 2를 제1당에 배정하였다. 따라서 여당의 국회 장악은 제도적으로 보장되었다. 여기에 더하여 금권 및 관권선거를 통해서 여당인 민정당이 국회정수의 54.7%를 점하게 되었다(서봉섭, 1995).

정치적 기회구조와 관련하여, 1980년대 초반은 국민투표(1980.10), 대선(1981.2), 제5공화국 출범(1981.2), 11대 총선(1981.3) 등 많은 정치적 사건이 있었으며, 이것 역시 정책과정이나 정책산출에 큰 영향을 미쳤다. 정치지도자는 물론, 보사부장관을 포함한 주요 행정 관료들도 모두 교체되었다.[28] 특히, 전두환정부는 군사쿠데타와 제5공화국 출범을 정당화하기 위해서 사회복지의 확대가 절실하였으며, 의료보험 시범사업의 실시는 그러한 필요성이 반영된 것이다. 또한 전두환정부는 복지사회 건설과 정의사회 구현을 중요한 국정지표로 제시하였는데, 이를 위해서도 복지제도의 도입이 필요하였다.

28 보사부장관은 천명기가 1980.9월부터 1982.5월까지 재임하였으며, 이후 김정례는 1982.5월부터 1985.2월까지 재임하였다. 두 사람 모두가 구(舊)야당 출신 정치인들로서 전두환정부 하에서 여당으로 변신하였다.

사회적 환경면에서는 1980년대 초반은 사회집단이 거의 활성화되어 있지 못하였다. 당시 노동관계법 개정으로 기업단위 노조체제가 등장하고 노조지도자의 상당수가 사회정화의 차원에서 숙정됨으로써 노동조합 운동은 무력화되었다. 그 결과 1980년대 초반의 노조조직률은 11-13% 정도에 불과하였으며, 노사분규는 연간 100건 전후였다. 여타 사회집단들도 국가조합주의적 통제 하에서 정책과정에 압력을 행사하기가 어려웠다. 전문이익집단의 경우도 강력한 정부통제 하에 있었으며, 정부정책에 순응하는 대가로 독점적 이익대표권을 부여받았다. 의료환경 면에서는 1980년대 초반에는 아직 보건의료 여건이 매우 취약하였다. 특히, 의료서비스의 도·농 간 격차가 심각하였다. 1981년 당시 농촌지역과 도시지역의 인구수는 비슷하였으나, 의료기관의 80.5%, 의료인의 87.2%가 도시지역에 집중해 있었다(김종대, 2002). 그리고 대부분의 농어민이나 영세사업장 근로자들이 의료보험의 혜택으로부터 배제되었다. 이들의 의료비 부담은 의료보험 수혜자의 157%에 달하였다(의료보험연합회, 1997). 따라서 의료서비스의 형평성을 실현하기 위한 수단으로서 의료보험의 확대 적용이 필요하였다.

경제적 환경은 1980년대 초반의 사회적 혼란과 국제경제 침체 등으로 인하여 1980년의 경우는 마이너스 성장을 기록하였다. 1981년 이후 정치·사회적 안정을 바탕으로 경제상황이 어느 정도 호전되었지만, 1980년대 중반이후 3저 호황에 기인한 흑자경제가 실현되기 이전까지는 적극적으로 사회복지를 시행할 만한 경제적 능력이 되지 못하였다. 그리고 당시 복지지출은 전체예산의 5-6%, 사회보장예산은 전체예산의 2-3%에 불과하여 의료보험을 본격적으로 실시하기에는 한계가 있었다(보건복지부, <보건복지백서>, 2000). 특히, 전두환정부의 주요 경제목표는 물가관리를 토대로 한 경제안정을 도모하는 것이었는데, 이는 사회복지의 확대와 이념적으로 상충되는 면이 있었다.

3) 정책하위체제

(1) 행위자의 수 및 주도적 행위자

시범사업지역 내의 의약분업 논의는 1982.2월 제1차 시범사업에 대한 평가를 계기로, 시범사업의 실시로 약국의 수입이 격감한 약사단체가 의료보험 내의 완전분업 실시를 주장하면서부터 본격화되어 1984.12월 시범사업지역 내에서 당사자 계약방식에 의한 의약분업 시행이 종료되기까지 약 3년 간 지속되었다. 당시는 권위주의 정체체제이었음에도 불구하고, 1970년대의 주요 보건의료정책들이 대부분 대통령과 정부관료 중심으로 폐쇄적으로 결정되었는데 반해서, 의약분업 정책결정의 경우는 정부부처는 물론 의사단체와 약사단체가 적극적으로 정책과정에 참여하였다. 이는 그 만큼 의약분업의 시행이 이들의 이해관계에 민감한 것이었기 때문이다. 그러나 이들 전문가단체 외에는 다른 사회집단의 참여는 없었다. 이 점에서 의약분업 논쟁은 정부와 관련 전문이익집단 간에 발생한 폐쇄적 정책결정 과정이었다.

주도적 행위자를 보면, 우선 보건사회부는 의료보험 및 의약분업 정책의 주무부처로서 주도적 역할을 하지 않을 수 없었다. 1977년부터 대기업근로자를 대상으로 강제가입의 의료보험을 실시하고 있었으며, 1978년부터는 공무원 및 사립학교교직원을 대상으로 한 강제가입 의료보험도 시행되었다. 이에 따라서 1980년대 들어서는 농어민과 도시자영업자를 대상으로 하는 지역의료보험 도입이 불가피한 실정이었다. 더구나 복지사회 구현을 국정지표의 하나로 설정한 전두환정부로서는 전(全)국민의료보험의 실시는 상징적인 정책목표였으며, 지역거주자에 대한 강제가입의 의료보험 도입이 마지막 숙제였다. 따라서 청와대와 조율을 거쳐서 보건사회부는 시범사업의 방식으로 지역의료보험을 실시하기로 하였으며, 그 일환으로 시범사업지역 내에서 의약분업을 실시하려던 것이었다. 당시 지역의료보험 시범사업 자체에 대해서는 크게 반대가 없었으나, 문제는 해당지역 내에서 의약분업을 동시에 시행하는 것이었다. 이것이 갈등의 발단이었으며, 이 과정에서 보건사회부는 주요 행위자로서 개입을 하지 않을 수 없었다.

비공식 참여자로서의 주도적 행위자는 중앙 및 지역 의사단체였다. 당시 중앙 의사단체인 대한의학협회(현재의 대한의사협회)는 의료법에 의한 법정단체로서, 의사들은 의무적으로 가입하도록 되어 있었다. 그리고 의사국가고시, 의료인등록 등의 업무를 수탁하여 수행하였기 때문에 성원통제력이 강하였다. 그리고 의학협회는 지역단위로 지역 의사단체를 두면서 위계적 조직체계를 갖추고 있기 때문에, 주요 정책현안이 있을 때는 지역의사회를 동원하였다. 의사의 경우는 지역의사회에 가입하면, 이를 통하여 중앙 의사단체인 대한의학협회에 자동으로 가입하는 방식이었다. 그리고 대한의학협회 산하에는 전문 진료과목별로도 단체가 조직되어 회원으로 가입되어 있었다. 이 점에서 의사는 지역의사회, 전공별 의사회, 그리고 대한의학협회에 삼중으로 가입되었으며, 대한의학협회를 정점으로 잘 조직화되어 있었다. 재정 면에서도 의사면허 갱신을 하려면 회비납부가 되어야 하므로 회비납부율도 상당히 높았다. 따라서 재정적인 어려움도 크지 않았다. 무엇보다도 의사단체는 성원들의 응집성과 동질성이 매우 높았다. 전문과목별로 이해관계가 엇갈리는 경우도 가끔 발생하지만, 대부분의 의료정책에 대해서는 이해를 같이하였다. 그리고 어려운 입시관문을 통과하고 장기간의 교육과정을 거쳐서 의사면허증을 받게 된다는 점에서 엘리트의식과 동류의식이 높은 집단이다. 따라서 전문이익집단들 중에서도 의사단체는 응집성이 매우 높은 집단으로 간주된다. 다음에 기능적 중요성 면에서, 의사는 고도의 전문성을 요하므로 다른 사람들이 대체하기가 어렵다. 따라서 의사단체는 의료정책과정에서의 기능적 중요성이 매우 높다. 관리부서인 보건복지부로서도 국회를 상대로 입법을 행하거나 주요 자료를 수집하는 경우에 의사단체의 협력이 필수적이다. 따라서 보건사회부와 의사단체 간에는 고객관계가 형성된다. 따라서 이러한 특성들을 바탕으로 의사단체는 당시의 권위주의 정치체제 하에서도 의약분업 논쟁과정에서 강력한 영향력을 행사하고 다양한 전략을 동원할 수 있었다. 그리고 의약분업 논쟁은 1, 2차에 걸친 6개의 시범사업지역 내에서도 목포지역에서 발생한 것이다. 이는 다른 지역은 농어촌지역인 관계로 의료기관의 분포가 제대로 되어 있지 않아서 의약분업을 실시하기가 어려웠던 데 비해서, 도시지역인 목포시는 병·의원과 약국이 어느 정도 분포되어 있어서 의약분업을 실시할 수가 있었기 때문이다. 이처럼 의약분업 논쟁이 주로 목포시에서 발생한 관계로 대한의학협회 산하의 목포시의사회도 주요 행위자에 해당하였다.

의약분업의 다른 당사자인 약사단체 즉, 대한약사회도 주요 행위자였다. 약사회의 경우도 약사법(藥事法)에 의하여 설립과 회원가입이 강제된 법정단체이다. 대한약사회의 회원은 약사로 하며, 약사는 면허를 취득하면 지체 없이 분회를 통하여 입회절차를 마치고, 지부를 경유하여 본회에 등록해야 한다(대한약사회 정관 제6조). 즉, 약사는 대한약사회 및 산하기관인 지역지부와 지역분회에 의무적으로 가입하는 것이다. 그리고 회원은 매년 분회 또는 지부를 통하여 회원신상신고를 하고 회비를 납부해야 하며, 대한약사회에서 실시하는 약사연수교육을 이수해야 한다(대한약사회 정관 제7조). 대한약사회의 출발은 일제강점기인 1928년에 설립된 고려약제사회와 해방 직후인 1945년의 조선약제사회로까지 거슬러 올라 갈 수 있지만, 현재의 대한약사회의 출발은 1955.1월 정부로부터 사단법인 대한약사회 설립인가를 받으면서부터이다. 조직구조 측면에서 대한약사회는 시도별로 시도지부를 두고 있으며, 시도지부 산하에는 다시 시군구 단위에 분회를 두고 있다. 이처럼 대한약사회는 전국단위의 중앙조직으로서 전국적 네트워크를 구축하고 있어 관련 이익투입 시에는 성원들을 적절하게 동원할 수 있다. 그리고 대한약사회는 1975년부터 약사연수교육과 약사윤리업무를 정부로부터 위탁받아 수행하고 있었는데, 이는 대한약사회가 정부의 배타적이고 공식적인 정책파트너로서 인정을 받는다는 의미이다. 이를 통해서 대한약사회는 강력한 성원통제권을 확보할 수 있는 것이다. 그리고 대한약사회는 보건사회부 내의 약사관련 위원회에 약사대표로 참여함으로써 제도적 접근통로도 확보하고 있다. 정부와 대한약사회 간의 이러한 조합주의적 관계를 통하여 대한약사회는 이익독점 및 이익투입의 통로를 제도적으로 확보하고, 아울러 성원을 효과적으로 통제할 수 있게 되었다.

내부능력 면에서 대한약사회 역시 강력한 이익투입능력을 보유하고 있었다. 우선 지부, 분회의 촘촘한 조직망을 통해서 필요한 경우에는 전국의 약사들을 적절하게 동원할 수 있었다. 그리고 약사의 경우도 약사분야의 전문가들로서 정보능력, 대체불가능성 등의 장점을 가지고 있었다. 의사만큼은 아니지만, 약사의 업무도 대체하기가 어려운 면이 많다. 이는 정부가 약사집단의 저항에 대처하기 위한 전략을 선택하는 데 제한이 있다는 의미이다. 또한 약사 역시 전국의 몇몇 약대출신들로 제한되기 때문에 동질성이 높으며, 전문가로서의 자부심이 있다. 이는 이들의 응집성을 높여준다. 응집성이 높은 집단에서는 개별행동을 취하기가 어렵다. 더구나 소속병원 규모, 개원 여부, 소속 분과학회 등에 따라서 이해가 달라질 수 있는 의사들과는 달리, 약사들은 전공분리가 되지 않기 때문에 약사정책을 둘러싼 이해관계 차이가 거의 없다. 따라서 의사들보다 더욱 일사분란하게 움직일 수 있으며, 이는 성원동원 능력 면에서 차이를 가져올 수 있다. 이처럼 대한약사회는 정부와의 관계에서는 물론, 내부역량 측면에서도 강력한 이익투입활동을 할 수 있는 조건을 갖추고 있었다.

시범사업지역 내의 의약분업 사례의 경우는 약사단체 중에서 주로 대한약사회와 사례가 발생한 지역인 목포시약사회가 주된 행위자로 활동하게 된다. 이들 간에는 기본적으로는 위계적인 관계를 형성하지만, 지방조직은 별도로 선거에 의해서 회장을 선출하는 등 완전한 상하관계로 보기는 어렵다. 그리고 중앙조직의 수장은 대체로 산하조직의 대표자들이 선출하는데, 해당 지역조직이 지지하지 않은 지도부가 중앙조직에 등장하면 중앙조직과 지방조직 간에 알력이 발생할 수 있다. 이를 염두에 두면, 대한약사회와 목포시약사회의 관계는 기본적으로는 중앙조직과 지방조직의 관계로서, 그리고 약업(藥業)이라는 이해를 공유하는 약사들의 단체로서 행동을 같이하게 되지만, 때에 따라서는 양자 간에 갈등도 발생할 수도 있음을 이해해야 한다. 특히, 권위주의체제 하에서는 중앙단위의 조직은 국가기관으로부터 통제를 받는 경우가 많기 때문에 정부정책에 심하게 반대하지 못하고 유화적으로 될 수 있다. 이렇게 되면 강경대응을 주장하는 지역조직과 마찰이 생길 수 있다.

이처럼 시범사업지역 내의 의약분업 사례는 주무부처인 보건사회부와 의약분업의 두 당사자인 의사단체(대한의학협회와 목포시의사회)와 약사단체(대한약사회와 목포시약사회)가 주도적 행위자였으며, 사례 전개과정에서의 상호작용도 주로 이들 간에 발생하였다. 이들 외의 공식적 행위자로서는 국회 보건사회위원회와 유관 정부부처를 들 수 있다. 보사위는 지역의료보험 시범사업 및 의약분업이 의료보험법과 의료법의 개정 내지는 보완을 필요로 하는 것이기 때문에 입법과정에 개입하지 않을 수 없다. 그러나 사례 전개과정을 보면, 이러한 법제화는 정부가 주도하였으며, 당시 국회는 강경 야당인사들은 모두 정치활동이 금지된 채, 야당(민한당, 국민당)은 관제야당의 성격이 강한 정당들이었기 때문에 정부정책에 특별히 반대하는 경우가 많지 않았다. 정부와 여당(민정당) 관계에서는 정부가 정책을 주도하였다. 특히, 보건의료 관련 법제는 국회에서 큰 논란이 되지 못하였다. 따라서 국회 보사위는 1982.3월 임시국회에서 의약분업 문제를 질의하고 대화를 통한 의약분업 추진을 종용하는 정도에 그쳤다(김종해, 1984). 보사부 외의 다른 정부부처들로는 주로 치안 관계 부처가 개입되었는데, 이는 의사와 약사의 집단행동에 대처하기 위해서이다. 예로서, 1982.6월 중에 목포시에서의 약국휴업 사태가 발생하자 관계 장관회의에서는 약국휴업이 장기화되면 경찰개입도 불가피하다고 합의하였으며, 1982.7월에는 치안·사회담당 장관들은 별도 회의를 개최하였다. 그러나 이는 예외적인 경우이었으며, 실제로 행동에 옮겨진 것도 아니었다. 따라서 간헐적인 참여였다고 볼 수 있다. 기타의 비공식적 행위자로는 서울시약사회와 언론의 활동을 들 수 있다. 즉, 서울시약사회는 1982.6월 대한약사회의 결정과는 별개로 일제히 약국 문을 닫는 방식으로 개입하였다. 이는 일종의 동조파업에 해당하는 것이었다. 그러나 이들의 활동은 일회성에 그쳤다. 그리고 언론은 약국이 휴업을 단행하던 1982년 6-7월을 중심으로 상당한 관심을 보였다. 정책대상집단에 해당하는 노동조합이나 일반국민들의 직접적인 개입은 거의 없었다.

(2) 신념체계 및 정책이해

정책행위자들은 신념체계에 입각하여 각기 대립적인 옹호연합을 형성하고, 정책하위체제 내에서 이러한 옹호연합들 간에 전략적 상호작용, 정책지향학습, 중개행위 등을 통하여 정책과정에 개입하며, 그 결과로서 정책이 산출된다. 따라서 행위자들의 행동 및 정책참여의 근간은 신념체계이다. 신념체계는 다시 규범적 핵심신념, 정책핵심신념, 이차적 신념이라는 3층의 위계구조를 이루고 있다. 규범적 핵심신념은 인간 본성, 근본가치의 우선순위 등에 관한 규범적이고 존재론적인(ontological) 가정을 포함한다. 이는 광범위하고 안정적이고 여러 정책하위체제에 걸쳐서 적용되며, 변화시키기가 어렵다(Weible et al., 2009). 정책핵심신념은 규범적 핵심신념을 특정 정책영역에 적용하는 경우이다. 서로 다른 정책가치들 간의 우선순위, 관련 행위자들의 역할, 정책문제의 심각성과 원인 등이 이에 해당한다. 정책핵심신념 역시 변화시키기가 어렵다. 마지막으로, 이차적 신념은 도구적 속성과 경험적 기반이 강하며, 옹호연합들 간에 타협의 대상이 되는 것이다. 따라서 전략적 필요성, 정책중개자의 역할 등에 따라 필요하면 변화될 수 있다.

그런데 옹호연합모형에서 신념체계를 정책과정 연구의 핵심으로 설정하고 이를 다시 3층의 위계구조로 구분한 것은 참신한 시도이지만, 현실적으로 세 개의 신념체계들 간의 구분이 모호하고, 측정을 하는 데서도 어려움이 있다. 특히, 이차적 신념은 이해관계와 구분하기가 어렵다. 사람의 행동이 신념에 입각해서만 행해진다고 보기도 어렵다. 신념뿐만 아니라, 감정, 친소관계, 이해관계, 전략적 판단 등 다양한 요인에 기인할 수 있다. 따라서 정책과정을 분석하는 데서는 이를 염두에 두고, 특히 신념체계와 이해관계를 동시에 파악해 보아야 한다. 본서에서는 신념체계들 간의 구분이 모호한 면이 있고 이해관계 역시 행위자들의 정책개입이나 연합형성에 큰 영향을 미친다고 보기 때문에, 정책행위자를 연구하는 데서 양자를 모두 고려하고자 한다. 양자 간의 관계에서 신념체계는 보다 근본적이고 밑바탕 깔려 있는 세계관, 이념성향 의미하는 것으로 이해하며, 따라서 주로 규범적 핵심신념과 정책핵심신념을 의미한다. 따라서 본서에서 사용되는 신념체계의 개념은 넓게는 행위자의 성향이 보수적이냐 아니면 진보적이냐, 경제적 능률성을 우선하느냐 아니면 형평성, 사회적 연대성 등의 가치를 우선하느냐, 정책사례를 둘러싼 공익에 대한 관점의 차이는 무엇이냐는 것들과 관련되는 것이다. 반면에 이해관계는 신념체계를 기반으로 혹은 신념체계와 상호작용하면서 행동의 보다 직접적인 동인으로 작용하는 것이다. 따라서 이해관계는 다소 모호한 개념인 이차적 신념체계 대신에 주로 사용하지만, 그렇다고 양자가 동일한 것은 아니다. 이차적 신념과 달리, 이해관계도 민감한 사안인 경우에는 좀처럼 변화하기 어려운 측면이 있다. 그리고 신념체계와 이해관계 간의 관계에서도 전자가 선행하고 보다 근본적으로 작동하지만, 양자가 반드시 일치하는 것은 아니다. 사람은 이해관계에 따라서 자기의 신념과는 전혀 다른 방향으로 행동할 수 있다. 어떤 면에서는 신념체계는 치장용으로 사용되고, 실제 행동의 동기는 이해관계에 기인하는 경우도 가능한 것이다.

이러한 이론적 배경을 염두에 두고 의약분업 사례과정에서의 주요 행위자들의 신념체계 및 이해관계를 살펴보면, 우선 정부부처로서의 보사부의 궁극적 신념체계는 정책을 통해서 공익을 구현하는 것이다. 물론 공익을 구체적으로 규정하기는 쉽지 않으며, 하나의 정책을 둘러싸고 몇 개의 공익들 간에 충돌하는 경우도 많다(이대희·이원희 외, 2015). 그러나 궁극적으로 정부는 당시의 정치적 상황, 여론 등을 바탕으로 공익을 설정하며, 이를 토대로 정책을 결정하고 집행하려고 한다. 의약분업과 관련해서는 크게 두 가지의 대립적인 공익이 존재한다. 하나는 국민들의 의료서비스 접근편의성이다. 이를 위해서는 당시와 같은 임의 의약분업 방식이 보다 낳을 수 있다. 그러나 이는 의약 간에 상호견제가 되지 않아서 약물남용의 우려가 있는 것이다. 따라서 또 다른 공익은 의와 약 간에 상호견제 체계를 마련함으로써 적정진료 및 투약행위를 유도하고, 이를 통해서 국민의 의료비 부담을 절감하고 약의 오·남용을 방지하는 것이다. 이는 강제 의약분업을 통해서 가능해진다고 보았다. 따라서 시범사업지역 내 의약분업 사례의 경우에 정부는 두 개의 상반되는 신념체계들 중에서 후자에 우선순위를 둔 것이다. 반면에 의약분업에 대한 정부의 정책이해는 의약분업이 의료보험의 재정부담을 줄이는 방안이라고 보는 것이다. 1980년대 초반은 아직 의료보험 재정안정화가 제대로 되어 있지 못하였다. 의약분업이 되지 않은 상태에서 병의원이나 약국 모두가 수익을 추구하여 진료와 투약을 남용하는 경우가 많았다. 보사부로서는 향후

전(全)국민의료보험으로의 확대를 염두에 두고 있었기 때문에 의료보험 급여비용 및 관리비용의 절감이 절실하였다. 그렇지 않으면 지역의료보험에 대한 정부의 재정지원 부담이 커질 것이기 때문이다.

의약분업을 둘러싼 의사단체의 신념체계는 현행의 임의 의약분업 방식이 국민들이 의료서비스를 이용하는데 보다 편리하다는 것과 전문약국을 병원 내부에 둠으로써 보다 전문적이고 안전하게 조제와 투약을 할 수 있다고 주장하였다. 아직 전산체계가 개발되어 있지 않던 시기에 약국을 병원 내에 두면 투약 및 조제행위에 대한 감독이 용이하여 이것이 약화사고를 방지하는 데 유리하다고 보았다. 결국, 의약분업과 관련한 의사단체의 신념체계는 의료서비스에 대한 국민의 편의성을 증진하고, 진료와 조제 및 투약을 상호 연계시킴으로써 약품에 대한 안전성을 제고할 수 있다는 것이었다. 그러나 실질적인 정책이해는 결국은 의료인의 수익성을 극대화하는 데 있는 것이다. 기본적으로 현재의 의료관행 즉, 의사의 임의조제 및 투약행위로부터 많은 편익을 누리고 있으며, 또한 이를 통해서 부가 수익도 기대할 수 있는 것이다.[29] 그리고 기본적으로 약사를 의료 파트너로서 인정하지 않으려는 사고도 작용하였으며, 약화(藥禍)사고 발생 시의 책임한계 문제 등도 중요한 고려요인이었다. 따라서 의사단체는 계속 임의분업을 주장하였으며, 명분은 치료약과 매약(賣藥)의 구분, 치료약에 대한 약사의 임의조제 규제, 의료기관의 균형적 분포 등의 선행조건이 마련되지 않은 상황에서 임의분업으로 국민들의 불편을 들어주자는 것이었다.

반면에 약사단체는 강제 의약분업을 찬성하였다. 이는 의약분업 실시를 주장하는 보사부의 신념체계와 동일한 것이다. 즉, 의약분업을 통해서 약물의 오남용을 방지함으로써 국민건강권을 보호하며, 의약 간의 상

29 대표적인 사례가 특정한 약품을 처방해 주는 대가로 제약회사 등에서 병·의원에 제공하였던 이른바 '랜딩 피(landing fee)'이다.

호견제를 통해서 국민들의 약제비 부담을 줄인다는 것이었다. 그러나 약사단체 역시 정책이해는 자신들의 이익을 극대화하는 데 있었는데, 이를 위해서 약국의 의료보험 참여와 의료보험 내에서의 완전분업을 달성하는 것이었다.[30] 약사단체는 의료보험의 시행으로 병·의원의 이용료가 저렴해지는 상황에서 자신들이 의료보험과 의약분업에 참여하지 않으면 내방환자의 격감으로 수입이 크게 감소할 것으로 우려하였다. 그리고 참여하지 못할 경우에는 의료체계에서 소외될 것을 우려하였다. 따라서 약사단체는 의료보험 내의 완전분업을 주장하였으며, 이를 위해서는 약사법 상의 처방전 발행의 예외조항인 부칙 제3조를 삭제하며, 의료보험법 상에도 처방전 의무규정을 신설하고 약국의 요양취급기관 지정을 명확하게 해야 한다고 주장하였다.

이처럼 의약분업을 둘러싸고 두 당사자인 의사단체와 약사단체의 신념체계와 정책이해는 대립적인데, 현실적으로 이들이 각기 의약분업에 반대하거나(의사단체) 찬성하면서(약사단체) 내세우는 논리는 일종의 신념체계로서 대외적으로 표명하는 명분에 해당하며, 실제 행동의 동인은 이들이 의약분업에서 가지는 상반되는 이해관계라고 볼 수 있다. 대표적인 보건의료인단체로 의사단체, 약사단체, 한의사단체, 한약사단체를 들 수 있는데, 이 중에서 의약분업은 의사단체와 약사단체 간에 사활적 이해관계가 걸린 관할영역 다툼에 해당한다. 이들은 서로의 관계를 제로섬(zero-sum) 관계로 인식하는 경향이 강하였으며, 따라서 자신들의 영업권을 지키기 위하여 다양한 전략과 수단을 동원하는 것이다. 물론, 상호간에는 갈등과 불신의 관계를 형성하며, 이것이 이들의 상호작용방식이나 전략채택에 큰 영향을 미치게 되는 것이다.

30 엄격하게는 약사들이 주장하는 의약분업은 약국의 일반매약의 자유판매는 계속 허용하는 부분 강제분업이다.

(3) 옹호연합의 형성과 작동

의약분업 사례는 의료보험 시범사업지역 내에서 한시적으로 강제분업을 실시하고자 하는 정부정책에 대해서 의사단체와 약사단체가 찬반을 둘러싸고 대립하는 형태로 진행되었다. 이 과정에서 정부는 정책의 추진자인 동시에 관련 이해집단들 간의 대립을 조정하는 중재자로서의 역할을 수행하였다. 의사단체는 의약분업에 반대하면서 다양한 전략 내지는 이익투입방식을 채택하는 데, 이 과정에서 대한의학협회와 산하의 목포시의사회를 중심으로 의사들이 결집하였다. 그러나 또 다른 의료관련 이익집단인 대한병원협회 등은 거의 개입을 하지 않았다. 그리고 당시로서는 사회운동단체 성격의 의료인단체는 활성화되어 있지 않았다. 1980년대 초반의 권위주의체제 하에서 전문가 중심의 사회운동단체는 설립되기가 어려웠다. 따라서 의약분업 반대연합은 법정단체인 의학협회 소속 의사들로만 구성되었으며, 따라서 다양한 행위자들이 유사한 신념에 기반 하여 결집하는 진정한 의미의 옹호연합이라고 보기는 어려운 점이 있다. 그러나 연합 내에서의 행위자들 간의 응집성이나 연계성 정도는 매우 높았다.

의약분업 찬성자들 역시 마찬가지였다. 주된 행위자가 대한약사회와 산하의 목포시약사회였으며, 다른 이해집단의 개입은 거의 없었다. 1990년대 후반의 의약분업 논쟁에서 의약분업 찬성 옹호연합을 결성하는 진보적 시민사회단체나 노동단체는 당시에는 활동이 없었다. 따라서 의약분업 찬성 옹호연합도 결국은 법정단체인 대한약사회와 목포시약사회 정도였으며, 이 점에서 옹호연합이라기 보다는 이해연합에 가깝다. 그러나 찬성 옹호연합의 경우도 대한약사회의 주도 하에 행위자들 간의 응집성이나 연계성은 매우 높았다.

의약분업 사례의 경우는 참여자의 수가 극히 제한적이었으며, 이들이 형성한 찬성 혹은 반대의 연합도 동일직종의 행위자들로 구성되었다. 그리고 이들은 외부적으로는 신념을 표방하지만, 실제로는 이해관계를 중심으로 결집되었다. 따라서 의약분업을 둘러싼 갈등은 전문직종의 집단이기주의라고 비판을 받게 되는 것이다. 이처럼 의약분업 논쟁은 행위자들의 수가 제한적이고 배제적인 정책공동체의 속성이 강하였다. 참여자가 정부부처와 특정 전문 이익집단에 그치며, 일반 정책대상자들은 참여하지 않고 있었다. 즉, 보사부, 의사단체, 약사단체라는 세 행위자가 폐쇄적인 공간에서 논의를 독점하였다. 그리고 의약협업추진위원회 등 각종 정부위원회는 의사단체와 약사단체를 중심으로 구성하였으며, 다른 행위자들은 배제하였다. 그러나 정책 하위체제가 이처럼 배타적으로 구성되었지만, 실제내용 면에서는 전형적인 정책공동체와는 상이한 점이 많다. 우선은 정부, 의사단체, 약사단체 간의 관계가 밀접한 상호의존 및 협력관계에 기반을 하는 것이 아니라, 매우 갈등적이었다. 이들 간에는 정책공동체를 유지하기 위한 기본적 이해의 공유가 없었으며, 게임규칙을 준수하려는 의사도 없었다. 정부부처의 경우도 공익수호보다는 양자 간의 틈바구니에서 중재자로서의 역할을 자임하였다.

그러나 정책하위체제에 참여하는 주요 행위자들의 개입은 지속적이었다. 약사단체와 의사단체는 처음부터 끝까지 논의를 주도하였다. 의약분업이 자신들에게 매우 민감한 이슈였기 때문이다. 보사부도 비켜나 있을 수는 없었다. 의료는 국민의 일상생활과 직결되는 문제이며, 의사나 약사가 휴업을 하는 경우에는 큰 사회적 혼란을 유발할 수 있었기 때문이다. 의약분업 논쟁의 두 당사자인 목포시의사회와 목포시약사회의 경우는 시종 중심적인 역할을 수행하였다.[31] 따라서 주요 행위자들의 참여는 지속적이었으며, 새로운 주요 행위자가 중간에 개입한 경우는 없었다. 따라서 정책네트워크의 안정성이 매우 높았다.

31 3개 지역의 제2차 시범사업지역 중에서 목포시는 유일한 도시지역으로서, 일정한 수의 병·의원과 약국이 있었기 때문에 의약분업 논쟁은 주로 목포시에서 발생하였다.

그러나 주요 참여자들 특히, 의사단체와 약사단체의 게임규칙 준수정도는 낮았다. 이들은 1982.7월에 보사부 주관으로 의약협업추진위원회를 구성하였는데, 이는 일종의 '의·약·정 삼자협의체'로서, 여기서 의약분업에 관한 주요 사항을 합의하도록 하였으나, 실제로는 합의사항이 제대로 지켜지지 못하였다. 그리고 삼자 간에 수차례의 간담회를 개최하기도 하였으나, 합의도출에는 실패하였다. 1984.1월에는 보사부의 중재로 목포시의사회와 목포시약사회는 당사자 계약방식에 의한 부분강제분업을 1984.3월부터 12월까지 실시하기로 합의하였으나, 목포시의사회의 상급조직인 대한의학협회는 이를 무효화하였다. 이처럼 당사자 간에 이루어진 합의사항이 제대로 지켜지지 않는 상황에서, 양 단체는 게임규칙에 따라서 행동하기보다는 자신의 이해를 관철하기 위해서 일방적으로 압력을 행사하였다. 예로서, 1982.6월중에 제2차 시범사업지역 내의 의약분업을 주장하며 일제히 약국을 휴업하는 행위나 1982.12월 의약분업이 안되면 다시 약국을 폐업하겠다고 위협하는 행위 등은 당시의 관행적 행위규칙은 물론, 의료법이나 약사법상의 행위규칙도 벗어나는 것이었다. 의사단체의 경우도 1982.6월 보사부의 부분강제분업 안에 항의하기 위하여 행정지침에 불응하겠다고 한 것, 1984.1월 의학협회가 목포시의사회가 행한 부분강제분업 합의를 무효화한 것 등은 기대되는 게임규칙에서 벗어나는 것이었다. 1983.1월 들어 목포시의사회가 갑자기 집중적으로 처방전을 발행한 것도 게임규칙을 벗어나는 것이었다. 보사부의 경우도 수시로 입장을 바꾸는 데, 이 역시 결정된 정책을 가급적 일관성 있게 시행해야 하는 정부의 행위준칙으로부터 벗어나는 것이었다. 이처럼 게임규칙을 지키지 않는 것은 행위자들 간에 이해의 공유도가 낮은 상태에서 자신의 이익만을 극대화하려 하였기 때문이며, 상대방을 불신하는 상태에서 게임규칙에 대한 상호신뢰 역시 부족하였기 때문이다.

4) 정책결정과정: 행위자의 전략 및 상호작용

정책하위체제에 참여하는 행위자들은 자신의 이해를 관철하기 위하여 다양한 전략을 동원하고 상대방과 적극적인 상호작용을 한다. 이 과정에서 타협과 양보도 필요하며, 정부나 의회 등은 정책중개자의 역할을 수행하기도 한다. 의약분업 사례의 경우에 두 당사자인 의사단체와 약사단체는 기본적으로 갈등과 불신의 관계에 있었으며, 활동방식의 기본 축은 정부를 상대로 압력을 행사하는 것이었다. 주요 행위자들의 전략 및 상호작용을 구체적으로 살펴보면 다음과 같다.

약사단체는 결의문 채택, 농성, 시위 등은 물론, 약국폐문 등의 강력한 압력을 행사하였다. 즉, 대한약사회는 1981.9월부터 제1차 시범사업지역 내에서 임의분업을 시행하여 왔으나 약국의 경영상태가 크게 약화되자, 1982.2월부터 의료보험 내의 완전분업의 실시를 주장하면서 다양한 활동을 전개하였다. 구체적으로, 1982.5월 대한약사회는 완전분업을 주장하는 기자회견을 개최하였으며, 보사부의 임의분업 방침의 철회를 요구하는 건의서를 보사부에 전달하였다(대한약사회, 1991). 목포시약사회도 임시총회를 개최하고 완전분업을 주장하였다. 1982.6월에는 대한약사회는 완전분업이 관철되지 않으면 시범사업에 불참하며, 전국약사궐기대회를 개최할 것을 결의하였다. 이후 보사부가 1982.6월 임의분업의 내용을 담고 있는 '처방 및 조제에 관한 세부지침'을 발표하자, 목포시약사회는 즉각 임시총회를 개최하고 3일간의 시한부 휴업을 결의하고 청와대에 탄원서를 제출하기 위하여 일제히 상경하였다. 이후 전남지역 797개 약국도 폐문에 돌입하였다. 대한약사회도 농성과 폐문을 결의하고 대 국민호소문을 주요 일간지에 게재하였다(대한약사회, 1991). 서울시약사회도 동조 폐문하였다. 이후 대한약사회는 7월 들어 보사부의 설득으로 1982.7-12월까지 6개월간의 한시적 임의분업 안을 수용하였으나, 기간이 종료되어 가는 1982.12월 중순부터 다시 강제분업을 거론하면서 목포시약사회는 완전분업을 촉구하는 결의문을 채택하였다. 대한약사회도 완전분업 시행을 결의하였다.

의사단체 역시 강력한 이익투입 활동을 전개하였다. 의협은 1982.3월 목포시 시범사업에 강제분업을 검토하고 있다는 보사부계획이 전해지자 이를 적극 반대하기로 결의하였다. 1982.6월 들어서 목포시의사회는 임시총회를 개최하고 강제분업 반대결의를 하였으며, 보사부장관을 항의방문하고, 회원 전원이 서명한 강제분업 반대 연판장을 의협에 전달하였다(서울대학교 행정대학원, 1985). 그리고 보사부가 6.19일 부분강제분업을 주요 내용으로 하는 보사부시행안을 확정하자(의협신보, 1982.6.24일자), 이에 항의하기 위하여 의협 회장단이 보사부를 방문하고 처방전 발행을 의무화하는 행정지침에 불응하겠다고 통보하였다. 그리고 의협은 긴급시도지부회의를 개최하고, 강제분업이 강행되면 의료보험 업무에 대해서 협조하지 않겠다고 선언하였다(의협신보, 1982.6.28일자). 이후 임의분업이 종료되고 다시 강제분업이 논의되기 시작한 1983.1월 들어서 목포시의사회는 갑자기 처방전을 집중적으로 발행하는가 하면,[32] 1983.4월 목포시 개업의들은 의료보험조합의 진료비지급 지연에 항의하여 요양취급기관 지정서를 목포시의사회에 반납하고 의료보험환자의 진료를 거부하였다. 시범사업의 마지막 시행연도인 1984년 들어서 보사부의 중재로 목포시의사회와 목포시약사회가 당사자 계약방식에 의한 부분강제분업을 합의하자, 의협은 이를 무효라고 선언하였다. 이후 의협은 의사의 직접조제범위를 크게 확대한 당사자계약에 의한 부분강제분업에 합의하고 1984.5월부터 12월까지 실시하였으나, 이후 보사부의 계약기간 연장 요구에 대해서 치료제의 약국판매가 규제되지 않음을 이유로 이를 거부하

32 1982.8월부터 12월까지 5개월간은 월평균 처방전 발행건수가 523건에 불과하였으나, 1983.1월중에는 7,895건의 처방전이 발행되었다(약사공론, 1983.7.4일자).

였다.

이러한 강경한 압력행사 방식과 더불어 의사단체와 약사단체는 모두 제도화된 접근통로도 적극적으로 활용하였다. 대표적인 것이 1982.7월 보사부, 의협, 약사회가 참여하는 의약협업추진위원회를 구성한 것이다. 이는 임의분업에 대한 약사회 측의 반발을 무마하고 이해 당사자들이 참여하여 의약분업의 제도화 방안을 연구하기 위하여 보사부장관 자문기구로 설치한 것이다(총무처, 1992). 동 위원회는 단계적 의약분업 추진 문서를 작성하고 당사자 계약방식에 의한 의약분업 방안을 마련하는 등 중요한 역할을 수행하였다. 그리고 1984년 들어서 동 위원회는 목포시의사회와 목포시약사회 간의 당사자계약에 관한 합의사항을 수정하는 의사의 직접 조제·투약의 범위를 확대하는 의약분업안을 제시하기도 하였다. 이밖에도 1982.5월 목포시에서 보사부 주도로 보사부, 목포시장, 목포시의사회장, 목포시 약사회장이 참여하는 간담회를 개최하였다(약업신문, 1982.5.17일자). 1982.7월에는 목포시의사회와 목포시약사회 간에 간담회를 개최하고 보험의약품 조정 작업을 벌였다. 1982.11월-12월 중에는 보사부, 의협, 약사회 공동으로 시범지역 실태파악을 위한 현지시찰을 단행하기도 하였다.

반면에 보사부는 본래는 시범사업지역 내에서 강제분업을 실시하고 이를 토대로 향후 의약분업을 전국적으로 확대하고자 하였으나, 의사단체와 약사단체 간의 갈등이 커지자 처음의 정책기조를 버리고 중재자의 역할을 자처하였다. 그리고 두 단체들 간의 갈등의 와중에서 피동적으로 끌려 다니는 경우가 많았다. 그 결과 수차례 정책방향을 수정하면서 이해 당사자들의 갈등과 불신을 가중시켰다. 구체적으로, 1982.5월 목포시에서 간담회를 개최하고 의약분업은 의약공존의 차원에서 해결해야 한다고 설득하였으나, 의사단체와 약사단체 간의 이해대립으로 실속이 없었다(약업신문, 1982.5.17일자). 1982.6월 보사부는 보험자단체, 의사회 및 약사회 대표를 초청하여 간담회를 개최하고 의약분업을 통해서 협력하는 것이 이상적이라고 설득하였으나, 의협의 반대로 효과가 없었다. 1982.6월 말 들어서 약사회의 폐문결의 등 사태가 심각해지자 김정례 보사부 장관은 약사회에 면담신청을 하고 폐문을 보류해 달라고 요청하였다. 그리고 보사부는 일단 임의분업으로 2차 시범사업을 시행해 가면서 의약협업추진위원회를 통해서 문제를 해결하고 의사에게 처방전 발행을 적극 권장하겠다고 설득하였다. 그리고 보사부 장관은 약사회 임시총회에 이례적으로 참석하여 6개월 동안 문제점을 가려내 개선하겠다고 설득하였다. 그 결과, 1982.7월부터 6개월 간 임의분업 형태의 제2차 시범사업을 실시할 수 있었으며, 의약협업추진위원회가 구성되었다. 임의분업 기간이 끝나 가는 1982.12월 이후 약사회의 의약분업 실시 요구가 강해지자, 보사부 장관은 1983.1월 목포시약사회의 임시총회에까지 참석하여 의약 공존방안을 설득하였으나, 당초 약속기한이 지났음에도 1983년 중에는 임의분업이 계속되었다. 그리고 1983.4월중의 목포시 의사들의 진료비 지급지연에 대한 실력행사에 대해서 23.5억 원을 의료보험조합에 보조해 줌으로써 무마하였다. 1984.1월에는 보사부의 중재로 목포시 의사회와 목포시약사회는 당사자 계약방식에 의한 부분강제분업을 합의하였으나, 의협의 반대로 무산되었다. 이후 처방전 발행의 예외조항 인정 범위를 둘러싸고 논란을 벌인 끝에 1984.4월 5월부터 12월까지 당사자 간 계약방식에 의한 의약분업 실시에 합의하였으나, 처방전 발행의 예외를 많이 인정하였다. 이후 보사부는 나름대로는 성공적이라고 판단하고 1984.12월 계약방식 연장을 결정하였으나, 의협은 이를 거부하였다(대한약사회, 1989).

이처럼 의약분업 논쟁의 세 당사자인 의사단체, 약사단체, 정부는 다양한 전략과 이익투입방식을 동원하여 정책의 전체 과정에서 밀접한 상호작용을 하였다. 특히, 의사단체와 약사단체는 5공화국 초기의 권위주의 정치체제임에도 불구하고, 폐업 등 극단적인 형태의 이익투입활동을 전개하였는데, 이는 매우 특징적인 현상이었다. 이는 의약분업이 이들의 이해에 심각한 영향을 미치는 것이었기 때문이지만, 이것이 가능한 것은 이들의 직종이 대체가 어려운 고도의 전문직이었기 때문이다. 이에 따라 정부는 강력한 공권력을 행사할 수 있었음에도 불구하고, 소극적인 중재자의 역할에 머물렀다. 따라서 주요 정책행위자들의 전략이나 상호작용을 이해하기 위해서는 환경적 맥락은 물론, 주요 행위자들의 전문성 정도 및 인력의 대체가능성 여부, 정책과정에서의 기능적 중요성, 정부의 대응능력과 의지 등을 종합적으로 고려해야 한다.

5) 정책산출

제2차 시범사업지역 내의 의약분업은 명시적으로는 임의분업과 당사자 계약방식의 부분강제분업의 두 가지가 시행되었다. 즉, 1982.7월부터 12월까지는 임의분업 형태로 시범사업이 실시되었으며, 1984.5월부터 12월까지는 당사자 계약방식으로 부분강제분업이 시행되었다. 명시적인 시행기간 외의 기간 즉, 1983.1-1984.4월까지의 기간은 종래와 같은 임의분업 방식이었다. 이 과정에서 나타난 정책산출은 모두 정부가 의도한 것이 아니라, 의협과 약사회간의 갈등과 타협의 결과로 변형된 형태였다. 보사부의 정책목표는 시범사업지역 내에서 완전강제분업을 실시한다는 것이었으나, 처음에는 의사회의 반대로 이를 실시하지 못하고 원래대로 임의분업을 하였으며, 두 번째의 부분강제분업의 경우도 의사회의 반발로 의사의 조제 및 투약 범위를 확대하고, 당사자 계약방식의 불완전한 의약분업이었다. 그리고 보사부는 계약기간 종료이후에도 이를 계속하고자 하였으나, 의사의 반대로 무산되었다. 따라서 보사부의 정책의도가 좌절되고 주로 의사단체의 이해가 반영되었다. 즉, 1984.4월까지 임의분업이 시행된 것이나 1984.5월 이후 완화된 형태의 부분강제분업의 시행 등 대부분이 의사단체의 이해를 반영한 것이다. 이 과정에서 완전분업을 주장하던 약사회의 이해는 보사부의 정책목표와 일치하였으나, 1984.5-12월까지의 부분강제분업에서 일부 반영되는 정도에 불과하였다.

그리고 1982.2월부터 1984.12월까지의 논의과정에서 보사부는 확실한 정책기조를 갖지 못하였다. 보사부는 시범사업지역 내에서 강제분업을 계획하였으나 입장을 명확하게 정리한 것은 아니었다(서울대학교 행정대학원, 1985). 이후 1982.4월 보사부는 시범사업지역 내에서 부분강제분업 시행방침을 밝히고 의사의 처방전 발행을 의무화하는 조치를 마련하였으나, 의협의 반대에 부딪혀 1982.5월에 발표된 '요양취급기준'에서는 거꾸로 임의분업을 명문화하였다. 이후 약사회의 반발이 거세어지는 6월에는 다시 부분강제분업으로 전환하였다가, 의협이 여기에 반대하자 다시 입장을 바꾸어 임의분업 형태를 담은 '처방 및 조제에 관한 세부지침'을 발표하였다. 이후 약사회는 폐문을 단행하는 등으로 강력하게 반대하였으나, 보사부는 1982.7-12월까지 일단 임의분업을 시행해 가면서 논의를 하자고 약사회를 설득하였다. 따라서 1982년 상반기의 중에 보사부의 정책기조는 부분강제분업(4월)→임의분업(5월)→부분강제분업(6월)→임의분업(6월)으로 표류하였다.

1982년 말 임의분업 기간이 종료될 무렵, 약사회는 계속 강제분업의 실시를 주장하였으나, 보사부는 의약이 공존할 수 있는 방안을 강구하겠다는 답변만 계속하면서 1983년 중에도 임의분업 형태를 지속하였다. 1984년 들어서는 보사부의 중재로 1월 목포시의사회와 목포시약사회 간에 1984.3월부터 12월까지 당사자 계약방식에 의한 부분강제분업을 실시하기로 약속하였으나, 의협은 이를 무효라고 선언하였다. 이에 따라 보사부는 1984.2월 합의사항을 수정하여 의사의 직접 조제 및 투약의 범위를 크게 확대한 새로운 안을 제시하였다. 이에 대해 약사회가 반발하는 등 수차례의 논의 끝에 1984.4월 1984.5월부터 12월까지의 8개월 동안에 당사 간 계약방식의 부분강제분업을 시행하기로 합의하였다. 이후 1984.12월 들어서 보사부는 계약기간의 연장을 결정하고 약사회도 이에 동조하였지만, 의협은 이를 거부하였다.

6) 종합적 논의 및 시사점

의료보험 시범사업지역 내 의약분업 논쟁이 진행되던 1982.2월부터 1984.12월까지의 기간은 전두환정부 초반기로서 1970년대의 권위주의 체제가 지속되었다. 전두환정부는 사회정화운동, 언론 통폐합, 주요 정치인의 정치활동금지, 노동조합 탄압 등을 통해서 권위주의체제를 공고화하였다. 그리고 정치적 리더십은 비경쟁적인 방식으로 충원되었다. 전두환은 권력을 장악하기 위해서 두 차례의 대통령선거를 치렀지만, 두 번 모두 통일주체국민회의와 대통령선거인단을 통한 간접선거라는 비경쟁적 방식이었다. 사회집단 역시 활성화되어 있지 못하였다. 사회정화를 명분으로 노동조합 지도부를 대거 숙청하였으며, 일부 관변단체를 제외하고는 시민사회의 정책과정 참여는 극히 미미하였다.

이러한 정치·사회적 환경은 폐쇄적인 정책결정체계, 협의적이고 온건한 상호작용방식, 정부의도를 주로 반영한 정책산출을 만들어 낼 것으로 가정할 수 있다. 그러나 의약분업 사례의 경우는 이러한 일반적인 인식과는 상이하였다. 우선, 정책하위체제는 적어도 형태상으로는 폐쇄적이고 안정적인 속성을 보였다. 주요 참여자는 보사부, 의사단체, 약사단체로 국한되었으며, 이들은 논의과정에 지속적으로 개입하였다. 그러나 이들 간에 정책공동체에서 가정하는 게임규칙의 준수나 이해의 공유가 있는 것은 아니었다. 편의대로 합의된 약속을 번복하거나 정책기조를 수시로 바꾸는 행위는 게임규칙을 준수하는 것과는 거리가 멀었다. 그리고 행위자들 간의 이해는 서로 충돌하였다. 보사부와 약사회의 정책지향은 같았지만, 이것이 이해의 공유에 기인한 것은 아니었다. 의약분업을 추구하던 동기가 서로 달랐다. 그리고 실질적인 두 당사자인 의사단체와 약사단체의 이해는 완전히 달랐다. 행위자들 간에 신뢰나 존중심도 없었다.

이에 따라 상호작용방식도 기본적으로 갈등 지향적이었다. 의약협업추진위원회라는 제도적 상호작용도 있었지만, 주된 상호작용방식은 갈등을 토대로 한 일방적인 압력행사방식이었다. 그리고 주된 이익투입방식은 건의문 전달, 항의방문 등의 권력수준(power level)의 방식도 일부 사용하였지만, 주로 대중수준(mass level)의 이익투입방식에 의존하였다. 의사단체와 약사단체 모두 시위, 연판장 작성, 일간지 광고, 심지어는 약국 폐문에 이르기까지 대중수준의 이익투입방식을 동원하여 정부를 압박하였다. 정부는 주로 중재자의 역할을 수해하였는데, 이 역시 정책공동체의 속성은 아니다.

정책산출은 정책환경으로부터도 영향을 받지만, 보다 직접적으로는 주도적 행위자들 간의 상호작용의 영향을 통하여 나타나는 것이었다. 권위주의체제에서 주로 정부의 이해가 정책산출에 반영될 것으로 기대되지만, 의약분업 사례의 경우는 주로 의사단체의 이해가 많이 반영되었으며, 때로는 이해갈등으로 인해서 정책마비(policy paralysis) 현상이 나타났다. 그리고 정부는 이익집단의 압력에 의해서 수시로 정책기조를 바꾸었는데, 이 역시 권위주의체제하의 정책결정방식과는 거리가 있는 것이다. 결과적으로, 행위자들의 전략이나 상호작용방식이 주로 정책산출에 영향을 미쳤으며, 환경적 요인은 큰 영향을 미치지 못하였다.

따라서 시범사업지역 내 의약분업 사례는 정책과정에 관한 일반적인 이론과는 상당한 차이를 보이는 경우로서, 정책과정 연구에서 상당한 시사점을 제공하고 있다. 즉, 의약분업 사례는 폐쇄적이고 권위주의적인 정치체제 하에서는 정책결정체제 내지는 정책하위체제의 유형이 폐쇄적이고 안정적인 정책공동체 형태가 나타날 것이라는 일반적 인식과는 다른 결과가 도출되고 있다. 즉, 권위주의 정치체제, 비경쟁적인 정치적 리더십, 사회집단의 비활성화라는 환경적 맥락이 정책하위체제의 속성이나 정책산출의 내용을 결정하는 데 큰 영향을 미치지 못하고 있는 것이다. 오히려 참여자의 수가 소수라는 것을 제외하고는, 전반적으로 정책네트워크모형의 유형화 중에서는 이슈네트워크의 속성이 강하게 나타나고 있다. 즉, 의약분업 사례의 경우는 권위주의 정치체제→정책공동체 형태의 정책하위체제→정책과정의 제도화 및 안정성→의도한 정책산출이라는 일반적인 도식과는 달리, 권위주의 정치체제→이슈 네트워크형 정책하위체제→정책과정의 불안정성 및 가변성→정책산출의 변동이라는 변형된 형태로 나타나고 있다. 1980년대 초반은 전형적으로 권위주의 정치체제, 비경쟁적 정치리더십, 사회세력의 비활성화의 특성을 보였지만, 의사단체와 약사단체는 다양한 전략과 이익투입방식을 동원하였으며, 행위자들 간의 상호작용도 갈등과 대립을 근간으로 하였다. 정부는 자체이해를 관철하기보다는 두 이해집단의 틈바구니에서 중재자의 역할을 하는데 만족하였다. 따라서 정책산출도 정부가 의도한 대로 되지 못하였다.

따라서 우리는 시범사업지역 내 의약분업 사례에 대한 분석으로부터 다음과 같은 시사점을 도출할 수 있다. 첫째, 환경적 맥락이 정책하위체제의 속성 일부를 규정할 수는 있지만, 체제 내의 행위자들 간의 상호작용방식을 규정하는 데는 한계가 있다. 이를 일반화하는 데는 한계가 있지만, 적어도 전문이익집단의 경우는 정치·사회적 환경요인이 상호작용 및 이익투입의 방식을 선택하는데 결정적인 제약요인이 되지 못하였다. 둘째, 환경적 맥락이 정책하위체제의 특성에 미치는 영향도 매우 제한적이다. 본 사례의 경우는 권위주의적이고 폐쇄적인 정치·사회적 환경 요인이 정책하위체제의 폐쇄성과 멤버십의 안정성에는 영향을 미치지만, 행위자들 간의 규칙준수나 이해공유 등은 별개로 작동한다. 이러한 것들은 정치체제의 속성만으로는 설명하기가 어려우며, 장기간에 걸쳐서 형성되는 문화적 토양이나 사회적 신뢰 등에까지 연결되는 것이기 때문이다. 셋째, 정책산출은 환경적 맥락이나 정책하위체제의 구조적 속성보다는 행위자들 간의 상호작용으로부터 더 많이 영향을 받는다. 이는 정책영역에 따라서 상이할 수 있지만, 주로 전문가단체들이 개입하는 보건의료정책의 경우는 그러하다. 넷째, 정책하위체제의 구조적 특성과 체제 내의 행위자들 간의 상호작용은 별개로 작동할 수 있다. 즉, 구조적 속성은 정책공동체에 가깝더라도 상호작용의 속성은 이슈네트워크에 가까울 수 있는 것이다. 그 반대의 경우도 가능하다. 이 보다는 상호작용은 이해의 민감성에 보다 의존적이다. 행위자들 간에 이해가 민감하게 대립하는 경우에는 갈등적인 상호작용이 나타날 가능성이 높다. 그리고 이러한 상호작용방식이 반복되면 정책하위체제 자체도 갈등적이고 불안정한 형태로 변할 수 있다.

그러면 이처럼 일반적인 기대와는 상이한 결과가 도출된 이유는 무엇인가. 특히, 의약분업 사례는 노동정책이나 산업정책 등과 같은 유사한 시기의 다른 정책사례들과는 상이한 독특한 속성을 보이고 있다. 그 이유를 유추해 보면 다음과 같다.

첫째, 의약분업은 의사와 약사에게 업무관할 범위와 관련된 사활이 걸린 사안이었다. 두 집단은 의약분업을 국민의 건강권 보호나 공생의 차원에서 보지 않고 직역(職域)이해에 극히 민감한 제로섬 게임으로 보았다. 따라서 권위주의 정치체제 하에서의 집단행동이 중대한 불이익을 초래할 수 있음을 알면서도 약국폐문, 연판장 작성 등 극단적인 집단행동을 행한 것이다. 따라서 정책하위체제의 속성과 정책산출을 제대로 논의하기 위해서는 정책이슈 혹은 정책문제의 속성이라는 변수를 이해할 필요가 있다.

둘째, 보건의료정책 영역에는 이미 의(醫)와 약(藥)을 대표하는 두 개의 강력한 경쟁적 이익집단이 존재하고 있다는 점이다. 대체로 전문이익집단은 강력한 성원규제력과 응집력을 확보하고 있다(Smith, 1993). 따라서 이익투입방식을 선택하는 데서 체제의 속성, 사회적 환경, 정부의 대응방식의 영향을 보다 적게 받을 수 있었다. 그리고 타협과 양보의 풍토가 제대로 마련되어 있지 못한 상황에서, 두 이익집단은 이익투입과정에서 서로 상승작용을 일으키며 강경하게 반응하였다.

셋째, 두 집단이 해당 정책영역에서 기능적 중요성이 매우 높다는 점이다. 의사의 경우는 더욱 그러하다. 의사 등의 전문직종은 인력을 대체하기가 어렵다. 따라서 의사의 집단행동에 대하여 면허취소로 대응을 하면 직접적인 피해는 국민들에게 귀착된다. 따라서 정부는 전문가 특히, 보건의료영역에서는 의사단체에게 강경한 대응을 하기가 어려우며, 이것이 의사의 이해가 보건의료정책 과정에서 많이 반영되는 주요 이유이다.

넷째, 정부로서는 보건의료영역이 체제유지에 큰 위협이 되는 영역이 아니며, 의약분업은 좁은 이슈범위 내의 비정치적 영역이라고 보았다. 즉, 노동정책 등은 통치행위에 심각한 위협이 되는데 비해서, 보건의료영역은 국민의 일상생활과는 밀접하지만, 체제안정을 위협하는 정치적 영역은 아니라고 생각하였다. 특히, 의사나 약사는 기득권세력으로서 체제불안정을 유발하는 집단으로 인식되지는 않았으며, 요구사항도 비정치적인 것들이었다. 따라서 정부는 이들 집단의 요구에 대해서는 대체로 관용적이었다.

마지막으로는 보사부라는 정부기관 자체의 본질적인 한계도 지적할 수 있다. 보사부는 관장업무의 성격상 대립적인 이익집단들의 틈바구니에서 과단성 있게 정책을 추진하지 못하는 경우가 많았다. 그리고 의사단체와 약사단체는 모두 강력한 고객집단으로서, 보사부는 정책결정과 집행의 양면에서 이들 집단에 대한 의존도가 높았다. 그리고 1970년대까지는 보사부장관이 주로 의사출신들이었다. 따라서 의사단체에 심정적으로 경도될 가능성이 있었다. 그리고 보사부가 국민의 건강권 보호라는 공익을 수호하기보다는 단순한 중재로서의 기능을 자처하고 있다는 점이다. 따라서 의도한 정책결과를 달성하기가 어려웠다.

2. 제1차(1980-1982년) 및 제2차(1988-1989년) 의료보험통합 논쟁

1) 사례의 개요

의료보험통합 논쟁은 의료보험의 관리운영체계를 단일보험자로 통합하여 운영할지 아니면 독립채산제 형태로 복수의 조합방식으로 운영할지에 관한 논쟁이다. 우리는 처음부터 조합주의 방식을 채택하였는데, 이후 1980년대 들어 지역의료보험의 실시를 둘러싸고 통합논쟁이 시작되었다. 통합주창자들은 통합을 통해서 정부의 추가적인 재정부담 없이 지역의료보험의 실시가 가능하며, 의료보험의 형평성을 제고할 수 있다는 논리를 내세웠다. 반면에 조합주의자들은 조합주의 방식이 의료보험의 효율성을 제고하는 데 유리하며, 자영업자의 소득파악이 부진한 환경하에서 통합일원화가 오히려 형평성을 저해하는 것이라고 주장하였다(이두호 외, 1992). 의료보험 관리운영체계에 대한 양자의 기본적 인식은 장기간 변하지 않았다. 따라서 의료보험통합 논쟁은 기본적으로 통합 및 조합주의 방식의 장·단점을 상반되게 해석하는 것에서 출발하며, 이념적으로는 형평성 내지는 사회적 연대성을 주장하는 통합주창자와 능률성 및 자치성을 주장하는 조합주의자들 간의 갈등이었다. 그리고 1980년대 후반 이후는 정치적 민주화와 더불어 민주세력과 기득권세력 간의 정치적 대립으로 확대되었으며, 이들의 기본인식은 타협이 불가능하였다(김종대, 2002). 1980년대에는 1980-82년과 1988-89년의 두 차례에 걸쳐서 의료보험통합 논쟁이 발생하였다.

우리는 1977.7월 강제 의료보험이 실시될 때부터 개별 의료보험조합에 관리운영의 자율성을 부여하는 조합주의 방식을 채택하였다. 이는 우리나라의 의료보험이 일본의 것을 모방하였기 때문에 관리운영체계도 일본의 방식을 취한 것이지만, 근저에는 정부의 재정부담을 최소화하려는 의도가 깔려 있었다(이두호 외, 1992). 그리고 당시는 의료보험이 일부 대기업 근로자에게만 적용되었기 때문에 관리운영체계는 큰 논쟁거리가 아니었다. 이후 관리운영체계에 대한 논의가 본격화되는 것은 1980년 이후 강제가입의 지역의료보험이 계획되면서부터이다. 1980년대 들어서 이러한 조합주의 방식이 소규모 조합의 재정불안, 관리의 비효율성, 보험급여의 형평성 저해 등 많은 문제점들을 노출하기 시작하였지만, 정부는 이를 조합통폐합을 통한 대형화로 해결하고자 하였다.[33] 그러나 통폐합만으로는 조합주의 방식의 근본적인 문제를 해결하기 어려웠으며, 이에 따라서 의료보험의 통합일원화가 거론되기에 이르렀다. 1980.9월 천명기 보사부장관은 관리운영체계를 통합일원화함으로써 직장의료보험의 잉여재정을 지역의료보험에 투입할 수 있으며, 따라서 정부의 추가부담 없이 지역의료보험의 실시가 가능하다는 논리로 의료보험조합 통합일원화를 주장하였다(서울대학교 행정대학원, 1982). 소위 제1차 의료보험통합 논쟁이 시작된 것이다. 당시 정치권도 통합에 긍정적이었다. 그러나 이처럼 보사부장관 주도로 시발된 통합논쟁은 정치권의 동조로 활기를 더했지

33 의료보험조합 통폐합은 조합주의에 근간을 두고서 소규모 조합을 대형화하는 것으로 단일의 보험자를 설립하고자 하는 의료보험의 통합일원화와는 다른 것이다.

만, 청와대에 파견되어 있던 보사부 관료들의 반대하고,[34] 이들이 전두환 대통령의 의사결정에 영향을 미침으로써 1982.11월 대통령의 지시로 조합방식을 유지하게 되었다. 이후 정부·여당은 조합주의자로 변신하였다(김종대, 2001).

제2차 의료보험통합 논쟁 즉, 국민의료보험법 제정 논쟁은 1988.1월 농어촌 지역의료보험의 실시와 더불어 촉발되었다. 구체적으로, 정부·여당은 1987.10월 의료보험법을 개정하여 현행 조합주의 방식을 토대로 1988년부터 지역의료보험을 단계적으로 실시하기로 결정하였다(이규식, 2000). 그러나 1988.1월부터 농어촌 지역의료보험이 시행되면서부터 농어민의 과중한 보험료 부담이 문제가 되었으며, 농민단체와 진보적 보건의료단체를 중심으로 의료보험통합 논쟁이 촉발되었다. 즉, 1988.2월부터 농민단체와 일부 보건의료인단체를 중심으로 보험료 납부거부운동이 확산되었던 것이다(보건과 사회연구회, 1991). 통합주창자들은 통합을 통해서 농어민의 보험료 부담을 경감하고 의료보험의 형평성을 제고할 수 있다고 주장하였다. 1988.4월 총선의 결과로 여소야대 국면이 조성된 가운데 당시 정국을 주도하던 주요 야당들도 통합을 지지하였다(이두호 외, 1992). 당시 이들의 통합주장 배경은 직장의료보험의 잉여재정을 농어촌 의료보험에 활용함으로써 농어민의 보험료 부담을 줄이고 지역의료보험의 적자를 보전할 수 있다는 것이었다(김종대, 2002). 반면에 정부·여당은 조합주의를 옹호하였는데, 이들은 통합이 되면 정부의 추가 재정부담이 불가피해진다고 보았다. 따라서 1980년대 후반의 통합논쟁은 통합을 지지하는 시민단체 및 야당과 조합주의의 존치를 지지하는 정부·여당 간의 대립으로 전개되었다. 노동단체, 경제단체, 의학협회, 의료보험조합 등도

34 청와대의 주요 통합반대론자는 보사부 출신의 윤성태 비서관과 김종대 행정관이었다. 이들은 통합이 되면 정부의 추가 재정부담이 불가피하여 경제안정 기조를 흔들게 되며, 정부와 국민 간의 직접적인 갈등을 초래하여 궁극적으로는 통치권에 부담을 주게 된다는 논리를 내세웠다(김종대 당시 청와대 행정관과의 면접내용).

논쟁에 가담하였다. 우여곡절 끝에 1989.3월 야당 주도로 의료보험통합을 골자로 하는 국민의료보험법이 입법되었다. 그러나 법안통과 직후 정부·여당의 건의로 대통령 거부권이 행사되었다. 즉, 야당주도로 통합법안인 국민의료보험법이 입법되었으나, 대통령의 거부권 행사로 제2차 통합시도 역시 좌절되었다(한국일보, 1989.3.25일자). 따라서 1989.7월부터의 도시지역 의료보험 역시 조합주의 방식으로 시작되었다.

2) 환경적 맥락

전두환정부는 1979-80년 중의 일련의 군사쿠데타에 이은 통일주체국민회의에서의 형식적인 선거를 통해서 1980.8월 출범하였다. 이후 전두환정부는 7년 단임의 대통령제로 기존의 유신헌법을 개정하고, 선거인단에 의한 간접선거의 형태로 재차 대통령을 선출하여 1981.2월 제5공화국을 출범시켰다. 그러나 전두환정부는 출발부터 권위주의적이었다. 노동운동과 학생운동을 탄압하였으며, 언론은 통폐합되고 검열되었다. 주요 정치인들의 정치활동을 금지시켰으며, 국회는 거수기로 전락시켰다. 신군부의 아마추어적 정치행태는 비합리적인 정책을 양산하였다. 전두환정부의 이러한 권위주의적 특성은 의료보험통합 논쟁에도 큰 영향을 미쳤다. 제1차 통합논쟁에서는 소수의 행위자들 특히 청와대, 보사부, 여당이 주도하는 폐쇄적인 정책하위체제를 파생하였다.

그러나 1980년대 중반이후부터 야당, 재야인사, 사회운동단체의 저항이 본격화되었다. 1985.2월의 총선에서 신생정당인 신민당이 기존의 관제야당을 누르고 제1야당이 되었다. 이때부터 민주화운동이 본격화되었으며, 전두환정부는 1986년부터 개헌 논의를 수용하였다. 이와 더불어 정치는 매우 격동적이었다. 이에 전두환정부는 1987.4월 개헌논의를 중단하고 현행헌법에 따라서 대통령선거를 치루겠다는 '4.13 호헌조치'를 선언하였다. 이때부터 전국적인 반정부 시위가 발생하였으며, 특히 1987.6월항쟁은 일반시민들이 대거 참여한 전국민적인 반정부투쟁이었다. 마침내 전두환정부는 6.29선언을 통하여 대통령직선제를 수용하는 헌법개정을 약속하기에 이르렀다. 이때부터 한국의 정치체제는 근본적으로 변화하였다. 1987년 여름 이후에는 시민단체들이 정치의 전면에 등장하였으며, 노동자대투쟁을 통하여 진보적 노동단체들이 노동운동의 주도권을 행사하였다. 전두환정부는 이러한 혼돈을 수습할 의지와 능력을 상실하였다.

1987.12월 대선은 1987.10월 개정된 헌법에 따라서 대통령직선제로 치러졌다. 선거 결과, 군사쿠데타 주역의 한 사람인 노태우가 당선되었다. 그러나 노태우정부(1988-92)는 처음부터 허약한 권력기반 위에서 출발하였다. 강력한 야당이 정치를 주도하였다. 더구나 1988.4월 총선은 여소야대 국면을 초래하였다. 5년 단임의 노태우정부는 민주화이행기의 과도정부로부터 벗어날 수 없었다. 노태우정부는 정치민주화와 보통사람의 시대를 국정슬로건으로 내걸고 권위주의 타파를 공언하였다. 노태우정부의 이러한 속성은 정책결정체제 전반은 물론, 1988-89년 중의 제2차 의료보험통합 논쟁 즉, 국민의료보험법 제정과정에도 큰 영향을 미쳤다. 제1차 통합논쟁이 폐쇄적이었던데 비해서, 제2차 통합논쟁에는 다양한 공식·비공식 행위자들이 참여하였다. 주도적 행위자 역시 제1차 통합논쟁은 집권세력에 한정되었지만, 제2차 통합논쟁은 시민단체와 야당이 주도하였다. 주요 행위자들 간의 갈등정도도 훨씬 커졌으며, 상호작용방식도 훨씬 과격해졌다.

노태우정부의 권력기반은 취약하였다. 민주화 시위와 노동쟁의가 끊이지 않았으며, 여소야대 정국 하에서 시민단체는 거의 모든 정책현안에 개입하였다(Wong, 2004). 제2차 통합논쟁 과정은 시민단체의 영향력을 확인할 수 있는 대표적 사례이다. 재야인사들의 무단방북도 무시로 발생하였다. 적지 않은 국민들이 노태우정부의 무기력한 대처에 대해서 불만을 표출하였다. 이에 노태우정부는 1989.4월부터 불법시위와 혼란조성 행위에 대해서 엄정하게 대처하겠다고 공표하였다. '공안정국'이 시작되었다. 이어서 1990.2월에는 3당 합당을 단행하였으며, 그 결과 민주자유당이라는 공룡정당이 탄생하였다.

1987년 이후 정치제도는 개방과 권력분산의 방향으로 전환되었다. 특히, 1987년 하반기의 개헌과 정치관련법의 개정은 정치제도를 근본적으로 변화시켰다. 우선 통치체제 면에서 대통령의 대국회 권한은 크게 약화되었다. 대통령의 긴급조치권 및 국회해산권은 폐지된 반면에, 국회의 권한은 크게 강화되었다. 특히, 국정감사제도가 부활되었다. 국회는 국무위원의 해임을 건의하고 대통령의 탄핵을 소추할 수 있게 되었다. 이러한 대통령의 권한 약화는 국민의료보험 제정 사례에도 직접적인 영향을 미쳤다. 제1차 의료보험통합 논쟁이 전두환대통령의 한마디로 종료된 데 비해서, 통합의료보험법인 국민의료보험법은 대통령과 여당의 반대에도 불구하고, 1989.3월 세 야당의 주도로 국회를 통과하였다. 그리고 논쟁의 주된 장소는 제1차 통합논쟁은 주로 정부 내이었던 데 비해서, 제2차 통합논쟁은 주로 의회를 무대로 전개되었다. 그러나 이러한 정치제도 및 권력구조 상의 변화에도 불구하고, 여전히 대통령은 국회를 견제할 수 있는 다양한 수단을 가지고 있었다. 대통령은 국가경제와 관련한 긴급조치 발동, 계엄령 선포, 거부권 행사 등의 권한을 가지고 있었다. 국민의료보험법의 경우도 대통령의 거부권 행사로 입법이 좌절되었다.

선거관련 제도는 보다 개방적이고 경쟁적인 방식으로 변화하였다. 대통령직선제가 도입되었으며, 장기집권을 방지하기 위하여 대통령의 임기도 7년에서 5년으로 단축되었다. 국회의원 선거도 소선거구제를 도입하고 비례대표제를 개편함으로써 보다 경쟁적으로 되었다. 전두환정부에서는 중선거구제 하에서 여당이 쉽게 국회를 장악할 수 있었지만, 소선거구제 하에서는 당시의 지역기반 정당체제 하에서 이것이 쉽지 않게 되었다. <표 3-11>은 전두환정부와 노태우정부 하의 선거제도를 비교한 것으로서, 노태우정부에서 선거제도는 크게 민주화되고 집권당 프리미엄도 크게 줄어들었다. 그 결과, 1987.12월의 대선은 매우 경쟁적이었으며, 1988.4월의 총선결과는 여소야대로 귀결되었다.[35]

<표 3-11> 노태우정부에서의 선거관련 제도의 변화

	전두환정부	노태우정부
대통령	- 선거인단에 의한 간접선거 - 7년 단임제	- 직접선거 - 5년 단임제
지역구의원	- 전체 의원 정수의 2/3 - 중선구제	- 전체 의원 정수의 2/3 - 소선거구제
비례대표의원	- 지역구 의원 정수의 1/2 - 비례대표의 2/3는 제1당에 배분하고, 나머지 1/3은 각 정당의 지역구 의석수 비율에 따라 배분함	- 지역구 의원 정수의 1/2 -지역구 의석수 비율에 따라 배분

출처: 제5공화국 및 제6공화국 헌법 관련조문에서 발췌함.

보다 거시적인 차원인 국가와 시민사회 간의 권력관계를 보면, 제1차 통합논쟁 당시에는 국가가 시민사회를 지배하였다. 전두환정부가 시민사회를 억누르고 권력을 획득하는 과정에서 무고한 시민들이 희생되고 저항인사들이 숙청되었다. 기업별 노조체제의 도입으로 노동조합의 쟁의역량도 크게 약화되었으며, 민주노조운동은 억압되었다. 언론은 통폐합되고 검열되었다. 적어도 1984년까지는 전두환정부는 유인과 제재

35 1987.12월의 대선에서 여당후보인 노태우가 35.9%를 득표한 반면에, 야당후보인 김영삼, 김대중, 김종필이 각기 27.5%, 26.5%, 7.9%의 득표율을 기록하였다. 그리고 1988.4월 총선에서 여당인 민정당의 국회 의석비율은 전체의 41.8%에 불과하여 과반에 크게 미달하였다(중앙선거관리위원회 www.nec.go.kr).

의 방법을 적절하게 동원함으로써 시민사회를 효과적으로 통제하였다. 그러나 1985년부터 강력한 선명야당이 등장하고 민주화세력의 저항이 본격화됨에 따라서 전두환정부의 시민사회 통제능력은 크게 저하되었다. 야당, 운동권단체, 민주노조세력은 강력한 저항연합을 형성하였다. 1987.6월의 성공적인 민주화 항쟁이 분수령이었다. 이때부터 시민사회는 국가로부터 자율성을 확보하고 주요 정치적 이슈의 주도권을 쥐게 되었다. 제2차 통합논쟁도 시민사회가 주도하였다.

대통령과 국회 간의 권력관계는 1980년대 전반기에는 집권여당과 국회는 대통령과 정부의 보조적 역할을 수행하는 정도였다. 특히, 전두환정부는 1980.10월 국회를 강제적으로 해산하고, 이때부터 1981.4월 국회가 재(再)개원할 때까지 국회의 권한을 국가보위입법회의에 이관하였다(Kihl, 2005). 강성 야당정치인들은 모두 정치활동이 금지되었다. 대통령에게 국회해산권을 부여함으로써 국회에 대한 대통령의 우위를 보장하였다. 그러나 1985.2월의 총선에서 신민당이 제1야당이 되면서 상황은 급변하였다. 1987.10월의 개헌으로 대통령의 국회해산권은 폐지된 반면에 국회에 국정감사권을 부여함으로써 대통령과 국회의 권력관계는 어느 정도 균형을 이루게 되었다(Wong, 2004). 더구나 1988.4월 총선에서 여소야대가 됨으로써 국회가 정치를 주도할 수 있게 되었다.

반면에 정부 내 권력관계는 1980년대 내내 비교적 안정적이었다. 관료들은 1960-70년대의 정부주도 경제발전과정에서 많은 권한을 축적하였지만, 이는 어디까지나 민간부문과의 관계에서 그러하였다. 여전히 대통령, 장관 등 상급자들과의 관계에서는 관료들의 자율성은 높지 못하였다. 1980년대 중반 이후부터 국회나 야당과의 관계에서 대통령이나 장관의 권한이 크게 약화되었지만, 이들의 정부조직 내에서의 권한은 변화가 없었다. 이들은 중요한 사안에 대해 효과적으로 지시, 조정, 통제할 수 있었다(하태권 외, 1998).

이처럼 제2차 통합논쟁은 권위주의체제로부터 민주체제로 전환되는 과도기에 발생한 논쟁적 사안이었다. 어느 때보다 시민사회가 활성화되어 있었으며, 여소야대의 정치상황에서 야당이 정국의 주도권을 행사하였다. 따라서 이러한 특징적인 환경적 맥락은 국민의료보험법 제정과정의 정책하위체제, 정책결정과정, 행위자의 전략과 상호작용방식, 궁극적으로는 정책산출의 내용에 큰 영향을 미쳤다.

3) 정책하위체제

(1) 행위자의 수 및 주도적 행위자

의료보험통합 논쟁은 1980년대 초반부터 시작되었는데, 제1차 논쟁은 대통령, 청와대 관료들, 보건사회부, 여당 등 집권세력 내에서 소수의 참여자들이 주도하는 폐쇄적인 형태로 진행되었다. 통합은 보건사회부 장관과 관료들이 주창하였다. 여당도 이에 동조하였다. 반면에 통합반대는 청와대의 보사부출신 관료들이 주도하였다. 제1차 의료보험통합 논쟁은 주로 정부 내에서 발생한 것이다. 그러나 당시의 통합 시도는 청와대 관료의 보고에 주로 의존하였던 전두환대통령의 지시로 논의가 종결되었다. 이후부터 청와대는 물론, 보사부와 여당은 현행의 조합주의를 그대로 유지하는 것이 공식적인 입장이었다.

그러나 1988년 이후에 발생한 제2차 통합논쟁은 정치민주화에 편승하여 행위자의 수가 크게 증가하였으며, 진보적 시민단체 및 보건의료인단체가 통합논쟁을 주도하였고 야당이 이에 적극 동조하였다. 반면에 정부와 여당은 통합에 반대하면서 소극적으로 방어를 하는 형국이었다. 그리고 제2차 통합논쟁에서는 찬반 집단이 보다 분명하게 되었는데, 통합 찬성 측에는 농어민단체(전국농민연맹, 가톨릭농민회 등), 진보적 보건의료인단체(인도주의실천의사협의회, 건강사회를 위한 약사회 등), 야당(평화민주당, 통일민주당), 지역의료보험노동조합, 대한의학협회 등이 포함되었으며, 반대측에는 보건사회부, 여당인 민주정의당, 청와대, 기업이익집단, 직장의료보험노동조합 등이 포함되었다. 주된 논쟁 장소는 국회였다.

의료보험통합을 지지하는 측의 주도적 행위자는 진보적 시민단체(농어민단체와 진보적 보건의료인단체)와 두 야당이었다. 이들은 통합을 요구하는 대규모 시위를 벌였으며, 1988.6월 연대기구로서 전국의료보험대책위원회(전의대)를 결성하였다. 시민단체의 압력으로 야당도 1988년 하반기부터 통합에 적극적으로 찬동하기 시작하였다. 1989년 들어서는 지역의료보험노동조합이 통합주창 시위를 주도하였다. 반면에 통합반대측은 보건사회부가 주도적 행위자였다. 보사부는 1988.10월 조합주의에 기반을 둔 의료보험법개정안을 성안하였다. 그리고 1989.3월 야당주도로 통합의료보험법인 국민의료보험법이 국회를 통과하자, 대통령의 거부권 행사를 건의하였다. 청와대 역시 통합에 반대하였다. 여당과 경제기획원은 때로 입장이 모호하였지만, 궁극적으로는 청와대 및 보사부의 주장에 따랐다. 전경련과 한국경총 등 기업이익집단도 통합에 반대하였지만, 주도적인 역할을 하지는 못하였다. 따라서 제2차 통합논쟁에 해당하는 1988-89년 중의 국민의료보험법 제정 논쟁과정의 주도적 행위자는 통합찬성은 진보적 시민단체, 지역의보노동조합, 야당이었으며, 통합반대 측의 주도적 행위자는 보사부와 청와대였다. 처음부터 시민단체가 통합논쟁을 주도하였으며, 야당을 압박하여 국회에서 국민의료보험법을 제정하는 데 성공하였다. 그러나 궁극적으로는 보사부, 청와대 관료, 여당의 건의로 대통령이 거부권을 행사함으로써 통합시도는 다시 좌절되었다.

(2) 신념체계 및 정책이해

행위자들은 자신들의 정책신념과 정책이해를 토대로 장기간 통합 내지는 조합주의 방식을 지지해 왔다. 우선 정책신념과 관련해서는 규범적 측면에서는 이들은 공통점과 근본적 차이점을 동시에 가지고 있다. 우선 이들은 "의료보험의 확대를 통해서 국민들의 의료비를 절감하고 의료서비스에 대한 접근성을 높여야 한다."는 데 대해서는 공통적으로 동의하고 있다. 다만, 의료보험을 어떠한 관리방식으로 확대하며, 조합주의 관리방식의 문제점을 어떻게 해결할 것인가 대해서 인식을 달리하고 있다. 이러한 인식의 차이는 이들이 가지고 있는 또 다른 규범적 신념에 의해서 영향을 받고 있다. 조합주의자들은 기본적으로 능률성과 안정성을 중시한다. 이들은 자치주의에 기초하는 조합주의 방식이 관리의 효율성을 도모하는 데 유리하다고 보았다(이두호 외, 1992). 그리고 이들은 자신들이 만든 제도를 유지하고자 하며, 현재의 틀 내에서의 문제해결 방안을 선호하며, 갑작스런 변화로 인한 혼란을 우려한다는 점에서 안정지향적 속성이 강하였다. 또한 이들은 노사(勞使) 자치주의에 입각한 노사협력과 산업평화를 중시하였다. 보다 구체적으로는 조합주의자들은 조합주의를 유지함으로써 재정을 효율적으로 관리할 수 있으며, 자영업자의 소득파악이 제대로 되지 않는 상태에서 조합주의 방식이 오히려 소득재분배를 달성하는 데서 유리하다고 보았다(사공진, 1998). 관리운영 상의 경직성을 완화하는 데도 조합주의가 유리하다고 생각하였다. 그리고 조합주의 방식이 정부와 보험가입자 간의 직접적인 대립을 완충함으로써 통치권에 대한 부담을 줄일 수 있다고 보았다(김연명, 1989).

반면에 통합주의자들은 사회적 연대, 형평성, 개혁을 중시하였다. 즉, 이들은 사회보험인 의료보험은 사회적 연대성을 중시해야 하는 데, 이를 위해서는 통합이 바람직하다고 보았다. 통합은 보험가입자들 간에 형평성을 제고하는 데도 유리하다고 보았다(차흥봉, 1988). 이들은 조합주의 문제점을 새로운 관리체계를 도입함으로써 해결하려고 한다는 점에서 개혁지향적이었다. 보다 현실적으로는 통합주의자들은 정부의 추가적 재정 부담이 없이 지역의료보험 확대가 가능한 점, 소규모 조합의 재정불안 해소, 대규모화를 통한 위험분산, 보험가입자들 간의 보험료 및 보험급여의 형평성 실현, 규모의 경제를 통한 관리비용 절감 등을 이유로 통합을 주장하였다(이두호 외, 1992).

조합주의자들과 통합주의자들은 대체로 이러한 신념에 입각하여 옹호연합을 형성하였지만, 그 이면에는 각자의 정책이해도 깔려 있었다. 제1차 통합논쟁 때의 주도적 통합주창자인 보건사회부는 직장의보조합의 잉여재원을 장래에 시행 예정인 지역의료보험 재정으로 이전함으로써 추가적인 정부재정 부담이 없이 지역의보를 할 수 있다고 보았다. 당시 천명기 보사부장관은 전두환정부 초기의 사회조직 통폐합 분위기 하에서 대통령도 자신의 의견을 지지할 것으로 생각하였다. 정치인 출신인 천명기장관이 의료보험통합을 주장하는 데서는 사회보장심의회 소속 전문가들이 아이디어를 제공하였으며, 당시 일본의 의료보험관리체계가 많이 참조되었다. 보사부관료들은 처음에는 통합을 반대하였다. 왜냐하면 당시 진행 중이던 의료보험조합 대형화를 먼저 완성하는 하는 것이 보다 시급하다고 보았기 때문이다. 보사부관료들은 기존의 조합주의체제로부터 편익을 취하는 바가 적지 않았다. 분리된 관리운영방식이 의료보험조합을 통제하는 데 보다 용이하였으며, 퇴직 후 의료보험조합에 재취업하기가 용이하였으며, 의료보험조합의 인사관리에 개입하기도 보다 쉬웠다. 이러한 이유들로 이들은 비록 제1차 통합논쟁에서는 장관의 지시로 통합에 찬성하였지만, 통합시도가 실패한 이후부터는 통합에 적극적으로 반대하게 된다(Chun C., 2005). 여당의 의료보험에 대한 이해는 의료보험의 대상범위를 지역주민들에게도 확대함으로써 선거에서 득표를 하는 것이었다. 따라서 여당인 민정당은 통합일원화가 의료보험의 확대 적용을 용이하게 할 것이라면서 통합을 지지하였다(이영찬, 2003).

반면에 청와대 관료들이 통합에 반대하는 공식적 이유는 통합이 되면 정부의 추가적 재정 부담이 발생할 것이며, 의료보험조합들의 매개 역할이 없어짐에 따라 잘못될 경우에는 대통령에게 정치적 부담이 돌아올 것이라는 점이었다(김연명, 1989). 그러나 실제로는 이들은 보사부에서 파견된 공무원들로서, 조합주의 방식을 선호하는 보사부관료들과 은밀하게 연결되어 있었다. 이러한 면에서 제1차 통합논쟁은 통합에 대해서 서로 다른 의견을 가지고 있던 관료 및 관변 전문가들 간의 암투의 성격이 강하였다.

제2차 통합논쟁은 농어촌지역의료보험이 도입되는 1988년부터 농어민단체와 진보적 보건의료단체에 의해서 촉발되었다. 1988.1월부터 농어촌지역 주민들을 대상으로 한 강제가입의 의료보험이 시행되자 농어민의 의료보험료 부담이 과중하게 되었으며, 지역의료보험의 재정적자가 누적되었다. 따라서 농어민의 보험료부담을 경감시키기 위한 방편으로 농어민단체와 진보적 보건의료인단체들이 통합일원화를 주장하였다. 이점에서 권위주의체제에서 발생한 제1차 통합논쟁이 Cobb and Elder(1983)의 의제설정 유형화에 따르면 전형적인 내부접근형(inside initiation mode)인데 비해서, 민주화 진행기에 발생한 제2차 논쟁은 외부주도형(outsider initiation model)에 해당한다.

제2차 통합논쟁의 주도적 행위자인 보건의료인단체 등 시민단체의 규범적 주장은 통합을 통해서 농어민들의 의료보험료 부담을 경감하고, 사회적 연대성을 고양하며, 국민들 간의 형평성을 높일 수 있다는 것이었다. 그러나 실질적으로는 당시 사회개혁 의제로서의 상징성이 높던 의료보험통합 논쟁을 주도함으로써 갓 태어난 시민단체의 역량을 조직화하고 보건의료정책과정에 자신들의 영향력을 확대할 수 있었다. 어떤 면에서 의료보험 이슈는 실제의 중요성에 비해서 과장된 측면이 있으며, 의도적으로 정치이슈화한 측면이 있다. 이 점에서 제2차 통합논쟁은 진보적 시민사회와 그들이 기득권세력이라고 비판하던 정부관료, 여당, 직장의료보험조합, 기업이익집단 등과의 대립이었다. 반면에 야당이 통합을 주장하는 데서의 이해는 선거에서 농어촌지역에서의 득표를 하는 것과 영향력을 확대하던 시민단체와의 협력을 강화하는 것이었다. 통합논쟁은 야당으로 하여금 군정(軍政)에 뿌리를 둔 노태우정부와 차별화하고 정치의 주도권을 확보하는 데 유용한 의제였다.

여당 및 정부부처를 포함한 집권세력이 통합에 반대하는 공식적인 동기는 현재의 조합주의체제가 조만간 도입될 도시지역주민 대상의 지역의료보험을 확대하는 데 유리하다는 것이었다(김종대, 2002). 그러나 실제로는 집권세력들은 조합주의체제로부터 많은 편익을 누릴 수 있었다. 많은 퇴직 공무원과 당원들이 조합장 등으로 의료보험조합에 재취업하였다. 일부 공무원들은 의료보험재정 운영과정에서 편익을 취하였다. 정치적으로는 각 시군구 단위로 설치된 의료보험조합의 임직원들을 선거과정에서 이용할 수 있었다. 의료보험조합이 자율적인 기구라고 하지만, 당시로서는 준(準)정부기구의 성격이 강하였다.

(3) 옹호연합의 형성과 작동

의료보험통합 논쟁은 1980년 말부터 시작되었지만, 1980-82년 기간 중의 제1차 논쟁은 보사부, 청와대, 여당이라는 집권세력들 간의 갈등으로 전개되었다. 이해당사자인 노동조합이나 기업이익집단 등은 당시의 권위주의적이고 폐쇄적인 정책결정체제 하에서 유의미한 활동을 하지 못하였다. 논쟁과정도 장관, 전문위원들이 중심이 된 보사부와 보사부출신의 청와대 관료들이 주도하였다. 보사부 관료들은 하는 수 없이 장관의 명령에 따 통합을 주창하였지만, 내심으로는 조합주의방식을 선호하였으며, 청와대의 관료들과 내통하였다. 따라서 엄밀하게 말하자면 보사부의 의견은 통일이 되어 있었다고 보기 어렵다. 여당인 민정당의 경우는 지역의료보험을 실시하게 되면 지역주민들의 보험료 부담이 커질 것으로 우려하여 선거에서의 이로움을 따져 통합에 찬성하였다. 여당과 보사부는 통합논쟁 과정에서 당정회의 등을 통하여 수시로 회동을 하였지만, 이것이 연대로 연결되었다고 볼 수는 없다. 통합에 반대하던 청와대 관료들의 경우는 주로 대통령을 설득하는 데 주력하였기 때문에 다른 통합반대자들과 연대를 형성할 의지가 별로 없었다. 무엇보다 반대를 강하게 주장하던 집단도 없었다. 따라서 제1차 통합논쟁에서는 의료보험통합에 찬성하는 측이나 반대하는 측 모두 유의미한 옹호연합을 형성하였다고 보기는 어렵다.

이후 의료보험통합 논쟁을 둘러싸고 본격적으로 옹호연합이 형성되는 것은 정치적 민주화 추세 하에서 농민단체와 일부 보건의료단체를 중심으로 논쟁이 촉발된 1988년 이후의 제2차 통합논쟁 때이다. 이때는 다양한 행위자들이 조합주의 및 통합주의 연합을 구축하였다. 물론, 1990년대는 일부 행위자들이 입장을 바꾸기도 하고 여·야당의 위상이 바뀌기도 하지만, 대체로 제2차 논쟁과정에서는 물론 1990년대까지도 각 연합은 안정적으로 유지되었다. 우선 조합주의 옹호자들은 보건사회부 및 관련 정부부처(청와대 포함), 여당, 의료보험조합 및 연합회, 경제단체(전경련, 경총), 직장의보노조 등이 중심이 되었다. 그러나 이들은 통합에 반대하는 데 공통의 이해를 가지고 있었지만, 정부부처, 준정부기구, 기업이익집단이라는 행위자들의 속성 상 연합을 형성하지는 못하였다. 이에 비해서 통합옹호연합은 시민단체(농민운동단체, 진보적 보건의료인단체 등), 야당(특히, 김대중의 평민당과 김영삼의 통일민주당),[36] 지역의보노조 등이 중심이 되었다. 이들은 1988년 이후 통합옹호연합 형성을 도모하기 시작하여 1988.6월의 전국의료보험대책위원회(전의대)를 결성하였다. 전의대는

36 당시 제3 야당이던 신민주공화당은 현행의 조합주의방식을 견지하는 범위 내에서 광역화방안을 통한 의료보험 관리운영의 개선방안을 주장하였다. 그러나 통합을 주창하는 시민단체들이 결성한 전국의료보험대책위원회가 당사를 점거하고 야3당 공조로 국민의료보험법을 통과시키도록 압력을 행사하자 이에 굴복하여 야3당 공동으로 1989.3월 임시국회에서 국민의료보험법을 통과시켰다(김순양, 1995).

1988.10월 의료보험통합일원화와 국가책임을 강조하는 국민의료보장법안을 만들어 국회에 청원하였으며, 신민주공화당 당사를 점거하고 통합에 동참하도록 압박하였다. 이후 국회를 통과한 국민의료보험법이 대통령의 거부권 행사로 무산되자, 전의대는 발전적으로 해체되고, 1989.4월 재야 노동단체, 농민단체, 빈민단체, 진보적 보건의료인단체(인도주의실천의사협의회, 보건과 사회연구회 등) 등 30여개 단체가 망라된 의료보장쟁취공동위원회(의보공위)를 결성하였다. 의보공위는 국민의료보험법 쟁취를 위한 서명운동과 집회를 개최하는 등 강력한 투쟁을 전개하였다(의보연대회의, 1999).

4) 정책결정과정: 행위자의 전략 및 상호작용

1980년대의 의료보험통합 논쟁과정에서 다양한 행위자들이 다양한 전략을 동원하여 자신들의 이해를 정책에 반영하고자 하였다. 제1차 통합논쟁에서의 행위자들 간의 이익갈등과 상호작용은 주로 공식적인 통로를 통해서 집권세력들 간에 발생하였다. 이들은 서로 이해와 관점이 다르더라도 긴밀하게 접촉하지 않을 수 없었다. 반면에 직장의료보험조합, 기업이익집단 등의 군소 이해관계자들은 정책결정과정에서 배제되었으며, 이익투입방식도 대체로 건의서 제출 등과 같은 권력수준의 온건한 방식을 사용하였다. 구체적으로, 통합을 주창하였던 보건사회부는 주로 당정회의와 같은 공식적 대화채널에 의존하였으며, 통합일원화 방식이 지역의료보험의 확대에 유리하다는 논리를 내세워 대통령이나 다른 정부부처들을 설득하였다(김종대, 2002). 보사부는 기본적으로 여당 등의 통합주창자와 협의적 관계를 형성하였으며, 청와대와 직접 맞서기 보다는 대통령을 설득하는 방식을 취하였다. 이는 정부부처로서는 어쩔 수 없는 선택이었다. 여당 역시 통합을 주장하는 데서 제도적 채널에 의존하였으며, 보사부로 하여금 통합의료법안을 국회에 제출하도록 압력을 행사하는 방식을 취하였다(안병철, 2001).

핵심적 통합반대자인 청와대 역시 통합이 가져올 폐단을 들어 대통령을 설득하는 방식을 취하였다. 대통령은 이들의 설득으로 점차 통합이 경제안정에 끼칠 부정적 영향을 우려하게 되었으며, 이에 따라 통합에 부정적인 생각을 갖게 되었다. 경제안정은 전두환정부의 최우선의 정책목표였다(Chun C., 2005). 직장의료보험조합들은 통합에 적극 반대하였다. 이들은 통합방식의 문제점을 지적하는 책자를 만들어 언론에 배포하는 가하면, 회원조합들로 하여금 보사부에 항의서한을 발송하도록 독려하였다. 그러나 이들이 권위주의체제 하에서 정부 정책을 반대하는 데는 근본적인 한계가 있었다. 기업이익집단인 전경련의 활동은 보사부에 통합을 반대하는 건의문을 발송하는 정도였다. 기업이익집단은 대체로 정부와 대립하기 보다는 무난한 관계를 유지하고자 하였다.

제2차 통합논쟁 과정에서 통합 및 조합주의 주창자들은 기본적으로 서로 갈등하고 불신하는 관계였다. 정치적 민주화과정에서 게임규칙은 아직 제대로 정립되지 못하였으며, 정부·여당은 여전히 야당과 시민단체를 정책 파트너로 인정하지 않으려 했다(이규식, 2000). 그러나 동일한 주장을 하는 행위자들 간에는 세부 전략상의 차이는 있었지만, 기본적으로 합의적 관계였다. 야당과 시민단체는 통합법안을 통과시키는데 협조적이었으며, 집권세력은 통합을 저지하는데 힘을 합쳤다. 구체적으로, 시민단체는 정부·정당을 압박하기 위하여 가능한 모든 수단을 동원하였다. 1988.2월부터 4월 중에는 의료보험통합을 주장하며 집단시위, 의료보험증 반납, 보험료 납부거부 등의 다양한 방식을 동원하였다. 1988.6월에는 통합을 주창하기 위한 연대기구로서 전의대를 결성하였으며, 전의대는 통합찬성 연합의 선두에서 활동하였다. 전의대는 1988.10월 국민의료보장법안을 국회에 청원하였으며, 이후 야당당사를 불법 점거하는가 하면, 농성, 서명운동, 기자회견, 성명서 발표, 연합대회 개최 등 다양한 방식으로 통합을 주장하였다(약사신문, 1989.10.5일자). 전의대 활동과는 별개로 인도주의실천의사협의회는 1988년 중에 의료보험강좌 및 심포지엄을 개최하여 통합의 당위성을 주장하였으며, 통합을 지지하는 학자들도 1988.6월 토론회를 개최하였다(이두호 외, 1992). 지역의보노조 역시 강력한 방식을 동원하여 통합을 주장하였다. 이들은 전국적 서명운동을 시작하였으며, 대통령거부권이 행사된 국민의료보험법의 재의결을 주장하며 야당당사를 점거하였다(한국일보, 1989.10.10일자).[37] 야당은 정치의 주도권을 잡기 위한 방편으로 통합을 지지하였다. 평화민주당과 통일민주당은 1988.11월 비슷한 내용의 통합 법안을 각기 발의하였다. 소수야당이던 신민주공화당 역시 1989.3월의 국민의료보험법 통과에 동참하였다. 여소야대 정국에서 세 야당은 여당을 압박하는 전략을 주로 사용하였다. 의사단체는 통합이 되면 보다 안정적으로 진료비를 보상받을 수 있기 때문에 통합을 지지하였다(김연명, 2000). 활동방식은 정부위원회 참여, 간담회 개최, 의사출신 의원을 통한 로비 등 권력수준의 전략을 주로 사용하였다. 1989.11월에는 입법청원을 하였다. 의사단체는 의보수가나 의약분업과 관련해서는 면허증 반납, 진료거부 등 극단적인 방식을 동원하였으나, 의료보험통합과 관련해서는 대체로 온건한 방식에 의존하였다. 의보수가나 의약분업에 비해서 의료보험통합은 부차적 사안이었기 때문이다(최정원, 1998).

통합반대론자들도 서로 간에 협조적이었다. 정부부처들 간에는 주로 제도적인 통로를 통하여 이견을 조정하였다. 예로서, 보사부와 경제기획

37 지역의보노조 및 민주노총은 1980년대에는 역할이 크지 못하였다. 당시는 이들의 조직역량이 미약하였으며, 의료보험에 대한 관심도 낮았다. 이들이 본격적으로 의료보험통합을 주도하기 시작하는 것은 1994.4월 시민단체와 더불어 의보연대회의를 결성하면서 부터이다.

원은 1988.5월 의료보험정책심의위원회를 공동으로 운영하였다. 정부와 여당은 정부안을 만들기 위하여 빈번하게 회동하였다. 그러나 정부부처는 시민단체나 야당과는 대화를 할 의사가 없었다. 여당과 야당의 관계는 대립적이었다. 여당인 민정당은 노태우대통령의 공약사항이었던 대통령 중간평가를 무효화하기 위한 목적으로 1989.3월 야당 주도의 국민의료보험법 입법에 참여하였지만, 법안이 통과되자 마자 대통령의 거부권 행사를 건의하였다(김행범, 1993). 이후 여당은 야당의 재의결을 저지하기 위하여 의사진행을 방해하는 지연전술을 구사하였다(중앙일보, 1989.11.23.일자). 기업이익집단은 본질적으로 친정부적이었으며, 건의문 발표, 간담회 개최 등과 같은 온건한 방식의 권력수준의 이익투입활동을 하였다.[38] 직장의료보험조합 및 의료보험연합회는 통합이 조직의 존립자체와 직결되기 때문에 지속적으로 통합에 반대하였다. 통합이 되면 관리직의 상당수가 실직하게 되고 조합의 재정운영권도 상실하기 때문이다. 따라서 이들은 1980년대 후반 이래 때로는 매우 과격한 형태의 대중수준의 활동방식을 동원하였다. 예로서, 의료보험연합회는 1989.3월에 의료보험통합을 반대하는 성명서를 각 일간지에 게재하고 시위를 전개하였다(원석조, 1990).

38 경제단체는 주로 전경련을 중심으로 통합반대 활동을 전개하였는데, 건의문 전달, 간담회 개최, 정부위원회 참석 등의 방식으로 통합에 반대하였다. 경제단체는 기본적으로 활동전략을 선택하는 데서 정치권력에 민감하였다. 전경련은 1987년 중에 정부와 19번의 회합을 개최하였다(박정호, 1996).

5) 정책산출

제1차 통합논쟁의 정책산출은 기존의 조합주의체제를 지속시키는 것이었다. 보사부와 여당의 통합 주장은 청와대 관료의 반대와 대통령의 통합논의 중단 지시로 좌절되었다. 당시 통합 시도가 실패한 원인은 다양하다. 우선은 통합논쟁의 촉발자인 보사부가 일관성이 부족하였다. 정책을 수차례 변경하였으며, 1982.5월에 취임한 김정례장관은 전임 천명기장관의 정책에 대해서 큰 애착이 없었다. 다음에 통합주창자들은 통합의 대안에 대해서 서로 다른 견해를 가지고 있었다. 일부 보사부 관료들은 청와대 관료들과 내통하면서 통합을 방해하였다(차흥봉, 1991). 그리고 통합주창자들은 대통령이 사회적 연대성이나 형평성보다 경제적 안전성을 중시하고 있음을 인지하지 못하였다. 따라서 결정권자인 대통령을 설득하는 데 실패하였다. 마지막으로, 군사정부의 집권초반기에 보사부가 권력을 독점하고 있던 청와대와 대립각을 세운다는 것은 불가능하였다. 이러한 이유들로 인하여 보사부와 정치권이 주창한 제1차 통합시도는 좌절되었으며, 나아가서는 통합을 지지하였던 일부 보사부 관료들은 1983.2월 부정부패 혐의로 숙정되었다. 통합 아이디어를 제공하였던 보사부의 전문가조직인 사회보장심의위원회는 1986년에 해체되었다. 이후부터 정부 여당은 통합에 반대하는 입장으로 선회하였으며, 이는 1990년대 후반까지 지속되었다.

제2차 통합논쟁에서는 시민단체가 격렬한 시위를 행하고 야당을 압박함으로써 의제화를 주도하였다. 주요 야당은 여당을 압박하여 1989.3월 통합의료보험법인 국민의료보험법을 제정하는 데 성공하였다. 국민의료보험법은 의료보험료 누진율과 더불어 통합의료보험을 도입하기로 하면서 전적으로 통합주차장들의 주장을 반영하였다. 국민의료보험법은 단일 보험자로서의 국민의료보험공사 설치, 의료보호의 의료보험

내 통합, 보험료의 표준소득에 따른 누진적용, 요양기관 지정제와 계약제 병행, 보험급여비용심사원 설치 등을 주요 내용으로 하였다(이두호 외, 1992). 그러나 동법은 대통령의 거부권 행사로 좌절되었다. 야당은 재의결하고자 하였으나 여당은 지연전술로 재의결을 저지하였다(중앙일보, 1989.11.23일자). 이에 따라 두 번째의 통합 시도 역시 실패로 귀결되었으며, 1989.7월부터 시행된 도시지역의료보험도 조합주의방식으로 출범하였다.

6) 종합적 논의 및 시사점

두 번의 통합논쟁은 매우 다른 정치적 환경 하에서 전개되었다. 따라서 상이한 형태의 이익갈등과 정책결정행태를 보였다. 의도한 정책의 좌절과정도 상이하였다. 그러나 두 경우 모두에 정치적 맥락과 제도가 통합논쟁 과정의 이익갈등과 정책결정에 큰 영향을 미쳤다. 제1차 통합논쟁에서는 당시의 권위주의적 정치체제는 행위자들 간의 권력불균형, 불공정한 선거제도, 대통령과 청와대에의 권력집중이라는 특성을 유발하였다. 국회와 여당에 대한 대통령의 지배는 정책결정체계를 폐쇄적으로 만들었다. 정책산출도 대통령의 의도를 반영하였다. 의사결정규칙은 실제와 이론 간에 괴리가 컸다. 행위자들 간의 권력관계가 정책결정과 산출에 결정적인 영향을 미쳤다. 즉, 정책결정과 산출이 공식적인 규칙이나 절차보다는 대통령 및 장관의 사전내락에 의해서 크게 영향을 받았다. 막후정치가 중요하였던 것이다. 여러 단계에서 존재하던 거부점(veto points)은 형식적이었다. 통합 찬성과 반대를 둘러싼 관료들 간의 논쟁은 대통령의 지시로 단번에 중단되었다.

이러한 환경적 맥락 하에서 제1차 통합논쟁 과정의 주요 행위자는 정부, 여당, 청와대라는 집권세력으로 제한되었으며, 야당이나 관련 이해집단들은 배제되었다. 소수의 공식적 행위자들이 제도적 의사전달통로를 통해서 밀접한 상호작용을 하면서 정책과정을 지배하였다. 그러나 통합을 둘러싼 각 행위자들의 이해는 서로 달랐다. 그들의 이해는 공유되었다기보다는 우연히 결합되었다. 이익투입이나 상호작용의 방식은 단순하고 안정적이었다. 대통령에게 권력이 집중된 권위주의적 정치체제는 행위자들로 하여금 주로 권력수준의 이익투입방식을 동원하거나 대통령을 설득하는 전략에 의존하도록 만들었다. 논쟁이 집권세력에 의해서 독점되었기 때문에 주요 행위자들은 극단적인 갈등지향의 방식보다는 협의적이고 합의지향적인 방식을 사용하였다. 기업이익집단 등 일부 이해관계자들이 논쟁에 부분적으로 참여하였지만, 대체로 소극적이었으며, 이익투입방식도 온건하고 절제된 것이었다. 정책산출 면에서, 통합주창자가 의도하였던 의료보험통합은 청와대의 반대와 뒤이은 대통령의 통합논의 중단지시로 좌절되었다. 청와대의 통합반대 주장이 최종적으로 관철되었다.

제2차 통합논쟁은 1987년 이후의 민주화 이행기에 발발하였다. 정치적 맥락은 제1차 논쟁과 비교하여 근본적으로 변화하였다. 정치리더십은 상당부분 민주적이고 경쟁적으로 되었으며, 시민사회는 크게 활성화되어 거의 모든 주요 사안에 개입하였다. 통합논쟁 과정에서 다양한 정치적 사건들이 있었으며, 이는 일종의 정책창 기능을 수행하였다. 1987.12월 대통령선거, 1988.4월 총선, 대통령 중간평가 등이 모두 중요한 정치적 사건들이었다. 1988.4월 총선을 통한 여소야대 정국은 대통령과 국회간의 권력관계를 근본적으로 변화시켰으며, 이는 정치체제를 개방적이고 반응적으로 만들었다. 이러한 정치민주화와 정치적 사건들은 정치제도를 근본적으로 변화시켰다. 국회가 권력의 중심으로 부상함에 따라 주요 정책들은 야당주도의 국회에 의해서 의제화되었다. 이에 따라 정당이 핵심적 행위자로 부상하였으며, 이는 정책결정체계를 개방적으로 만들었으며, 정책산출을 보다 유동적이고 예측불가능하게 만들었다.

이러한 정치적, 사회적 맥락 하에서, 정책결정체계는 보다 개방적, 동태적, 민주적으로 되었다. 정치민주화의 진전과 더불어 시민사회는 정부의 통제로부터 벗어나게 되었으며, 정책과정을 주도하였다. 야당은 국회를 지배하였다. 시민단체와 야당이 주창한 의료보험통합에 대하여 집권세력은 조합주의방식에 집착하면서 소극적으로 대응하였다. 그리고 통합논쟁 과정의 참여자 수가 크게 증가하였다. 시민단체나 노동조합 등의 정책대상자집단이 적극적으로 개입함으로써 정책결정의 과정이 보다 동태적으로 되었으며, 정책산출도 예측가능성이 크게 줄어들었다.

시민단체와 노동단체의 이익투입방식은 기본적으로 예측불가능하고 비타협적이었다. 이들은 의료보험을 달성하기 위하여 시위, 서명운동, 농성, 파업 등의 대중수준으로의 이익투입방식에 주로 의존하였다. 또한 행위자들은 게임규칙을 지키지 않았다. 시민단체나 노동조합 등은 빈번하게 탈법적인 행동을 하였으며, 타협이나 양보가 없었다. 이에 대해서 정부는 이들의 요구를 수용하여 계속 정책을 수정하였다. 제2차 통합논쟁의 정책산출은 기존의 조합주의방식에 입각하여 도시지역의료보험을 실시하는 것이었다. 비록 통합주창자들의 의견이 입법과정에서는 성공적으로 반영되었지만, 대통령의 거부권 행사로 좌절되었다. <표 3-12>는 제1차, 제2차 통합논쟁의 주요 내용을 비교한 것이다.

<표 3-12> 제1차, 제2차 통합논쟁의 주요 내용 비교

	제1차 통합논쟁	제2차 통합논쟁
정치 사회적 환경	권위주의적 정치체제와 시민사회의 비활성화	정치적 민주화의 진전과 시민사회의 활성화
정치제도	정치행위자들 간의 권력불균형, 불공정한 선거제도, 대통령과 청와대에의 권력집중, 거부점의 형식적인 작동	정치행위자들 간의 상당한 정도의 권력균형, 선거제도의 경쟁성, 야당의 국회지배, 권력분산의 추세, 보다 실질적으로 되었지만 여전히 불완전한 거부점
이익갈등과 정책결정과정	보사부장관에 의한 논쟁의 촉발, 소수의 핵심적 참여자, 집권세력의 의사결정 독점 및 사적 이해집단의 배제, 정부중심의 정책결정, 단순하고 안정적인 상호작용 형태(제도화된 통로), 대통령의 지시에 의한 이익갈등의 종식	시민단체에 의한 논쟁의 촉발, 다수의 참여자, 시민단체와 야당의 주도권, 국회중심의 정책결정, 다양한 방식의 이익투입과 상호작용, 대통령의 거부권 행사를 통한 갈등의 종결
정책산출	대통령의 지시에 의한 통합노력의 좌절, 청와대의 의사가 주로 반영됨	성공적인 통합입법의 제정 및 대통령의 거부권 행사로 인한 좌절, 정부 및 여당의 의견이 최종적으로 반영됨

1980년대의 두 차례 의료보험통합 논쟁을 비교해 보면, 권위주의체제로부터의 정치적 민주화는 정치리더십, 선거제도, 정치행위자들 간의 권력관계 등 전반에 중대한 변화를 초래하였다. 그리고 이러한 정치적 맥락과 제도의 변화는 다시 정책하위체제와 정책과정의 성격을 변모시켰다. 그러나 환경적 요인의 영향은 단순하고 자동적인 것은 아니며, 행위자들의 신념과 이해, 자원, 전략 등이 고려되어야 한다. 정책결정과정은 환경적 맥락을 단순하게 반영하는 것이 아니며, 행위자들은 환경의 제약을 재해석하거나 달리 반응할 수 있다. 그러나 두 사례의 경우에 서로 다른 정책결정과정을 거쳤지만, 의료보험통합을 의도한 정책목표는 모두 대통령의 반대로 좌절되었다. 제1차 논쟁은 1982.11월 전두환대통령의 통합논의 중단지시로 좌절된 데 비해서, 제2차 논쟁은 노태우대통령의 거부권 행사로 종결되었다. 이러한 사실은 1987년을 기점으로 정치체제와 정치적 권력관계가 근본적으로 변화하였지만, 강력한 대통령제

하에서 대통령의 정책결정권이 여전이 막중함을 나타내는 것이다.

제3절 1990년대의 보건의료개혁

1. 한약조제권 분쟁(1993-1996년)

1) 사례의 개요

한약조제권 분쟁은 한의사와 약사가 관행적으로 각기 조제해 오던 한약의 조제권을 법적으로 명확하게 하자는 것으로서, 양자 모두에게 업종의 범위를 획정하는 것과 관련되는 민감한 사안이었다. 따라서 대한한의사협회와 대한약사회를 중심으로 장기간 분쟁을 하게 되었다. 한약조제권 분쟁은 크게 두 시기로 구분할 수 있다. 제1차 한약조제권 분쟁은 "약국에서는 재래식 한약장 외의 약장을 두어 이를 깨끗이 관리해야 한다."고 규정한 약사법 시행규칙 제11조 1항 7호를 삭제한 개정안이 입법 예고된 1993.1월부터 정부가 약사법 개정안을 최종 발표한 1993.10월까지이다. 제2차 한약조제권 분쟁은 주요 이슈를 기준으로 1993년의 개정약사법에 의해서 대학에 한약학과 설치문제가 본격화된 1995.8월부터 1996.2월말까지의 제1단계와 한약조제시험 여부를 둘러싸고 극단적 대립이 전개된 1996.5월-6월의 제2단계로 구분할 수 있다.[39]

제1차 한약조제권 분쟁은 1993.3.5일 보건사회부의 약사법 시행규칙개정안이 관보에 게재되면서 대한한의사협회의 반대시위와 한의대생

39 관련 정부부처의 명칭은 조제권분쟁 당시의 것을 사용한다. 즉, 1994.12월 주무부처의 명칭이 보건사회부에서 보건복지부로 개칭되었기 때문에 제1차 분쟁 시의 명칭은 보건사회부이며, 제2차 분쟁에서는 보건복지부이다.

들의 수업거부가 시작되면서 본격화되었다. 이에 대해서 보사부는 5.20일 한의사측의 의견을 많이 반영한 '한방의료발전방안'을 마련하고 5.31일 '약사법개정추진계획'을 발표하였는데, 이는 약사들을 크게 자극하였다. 즉, 1993.6월 대한약사회는 약사법개정 추진에 항의하여 영업시간을 단축하였으며, 6.25일 집단휴업을 단행하였다. 6월말에는 검찰이 보사부 관계자를 소환하고, 약사회가 한의사협회 회장 등을 허위사실 유포혐의로 고발하는 등 갈등이 최고조에 달하였다.

이후 보사부는 1993.9.3일 의약분업을 골자로 하는 약사법개정안을 발표하였으나, 한의사협회와 약사회는 모두 이를 반대하였다. 그럼에도 보사부는 9.14일 약사법개정안을 원안대로 입법예고하였다. 이러한 가운데 시민단체의 중재로 한약분쟁조정위원회가 결성되어 자율협의가 시작되었으며, 9.20일 합의안이 마련되었다. 그러나 약사회는 9.24일 돌연 합의안의 무효화를 선언하고 집단휴업에 돌입하였는데, 이는 약사회에 불리하게 여론이 조성되는 계기가 되었다. 이때부터 정부는 여론에 편승하여 강경대응으로 일관하였으며, 이러한 정부의 강경대응과 악화되는 여론에 밀린 약사회가 휴업을 조기에 철회함으로써 약사법개정 문제는 사실상 정부의 의도대로 종결되었다. 따라서 정부는 10.8일 기존에 입법예고한 약사법개정안을 일부 수정하여 시민단체 중재안에 포함되어 있던 한약사(韓藥師)제도를 도입한 약사법개정안을 최종적으로 확정하였다.

1994.7월부터 개정 약사법이 시행되고 이에 따라 한약학과 설치문제가 표면화된 1995년 초반부터 이익갈등이 재발하였다. 본격적인 갈등단계는 약대 내 한약학과 설치가 공표된 1995.8월부터이며, 이를 기점으로 제2차 조제권 분쟁이 시작되었다. 이때부터는 한약사제도 및 한약학과 신설 자체를 반대하는 약사측과 독립된 한약학(韓藥學)대학 설립을 주장하는 한의사측의 갈등이 극심하였다. 즉, 1995.8월부터 갈등이슈가 한약조제시험으로 전환되기 시작한 1996.4월까지 약사회는 결의문 채택, 서

명운동, 농성, 시위, 한약조제시험 불응 등의 단체행동을 전개하였다. 한의사협회는 반발의 강도가 더욱 컸었는데, 집단농성, 시위, 한의대생들의 수업거부 및 이로 인한 집단유급, 한의대 교수들의 사직서 제출, 한의사국가고시 응시거부 등의 집단행동을 하였다. 이 과정에서 보건복지부(이하, 복지부)는 약대 내 한약학과 설치라는 정책기조는 고수하였으나, 한의사국가고시의 추가시험 실시 등의 양보를 하였으며, 교육부는 한의대의 학칙개정을 승인하였다.[40]

제2차 분쟁의 2단계 갈등상황은 한약조제시험이 시행되는 1996.5월을 기점으로 전개되었다. 이 과정에서 한의사측은 시험실시 전에는 모든 약사에게 응시자격을 주는 것은 부당하며 출제위원도 전원이 한의대 교수여야 한다고 주장하면서 농성, 출제위원인 한의대 교수들의 합숙소 퇴장, 한의대생들의 수업거부, 집단삭발, 휴업결의 등의 단체행동을 전개하였다. 5.19일 한약조제시험 실시 후에는 시험의 무효화를 주장하면서 반발 강도를 높였다. 반면에 약사측은 자신의 의도대로 시험이 실시되는 상황에서 한의사측 만큼은 반발강도가 높지 않았으나, 추가시험 실시를 요구하고 정부의 한약관련 종합대책을 비판하였다. 이러한 반발에 직면하여 정부는 한약조제시험과 관련하여 나름대로 정책기조를 유지하였으며, 6.11일의 시험결과 발표를 기점으로 소강국면에 들어서게 되었다. 다만, 한의대생들은 계속 수업을 거부하였으며, 이제 과제는 교육부가 떠안게 되었다.

40 교육부는 1996.2.29일 한의대의 학년별유급제를 학기별유급제로 전환하는 내용의 학칙개정을 승인하였는데, 이로써 유급이 확정된 전체 한의대생의 92.9%가 1995.1학기 성적을 인정받게 되었다.

2) 환경적 맥락

한약조제권 분쟁은 시기적으로 김영삼정부의 출발과 같이 하는 것으로서, 정치적 민주화가 상당한 정도로 진행된 시기였다. 따라서 전반적으로 개방적이고 민주적인 정치체제 하에서 발생하였으며, 이익집단 활동도 상당히 자율적이었다. 시민단체도 크게 활성화되어 주요 정책이슈에서 적극적으로 개입하였다. 그러나 4년여에 걸쳐서 진행된 한약조제권 분쟁 전체로 보면 구체적인 정치적, 사회적 환경면에서 제1차 분쟁과 제2차 분쟁 간에 상당한 차이가 있었다. 제1차 분쟁이 시작된 1993년은 김영삼정부가 출범한 첫해로서, 당시 김영삼정부는 오랜 기간의 군부통치에 식상해 있던 국민들로부터 큰 기대를 받고 있었다. 특히, 김영삼정부는 1993.3-4월 중에 강력한 군(軍)개혁을 단행하고, 1993.8월에는 모든 금융거래를 본인의 이름으로 하게하는 금융실명제를 전격적으로 도입하여 국민들로부터 높은 지지를 받고 있었다. 또한 1993년부터는 공직자 재산등록제도 도입하였다. 이러한 일련의 개혁조치들에 기인하여 1993년 상반기 기준으로 김영삼대통령에 대한 지지율은 90%에 가까웠다. 그리고 김영삼정부는 부정부패 척결, 경제회복과 함께 국가기강 확립을 3대 당면과제로 제시하였다.

따라서 제1차 논쟁 당시에는 김영삼정부는 높은 지지도를 바탕으로 집단행동에 대해서도 단호하게 대처할 수 있었다. 특히, 여론도 집단시위나 파업 등에 대해서 무기력하게 대처하던 과거의 노태우정부에 불만을 갖고 있었기 때문에 약사들의 집단폐업이 발생한 1993.6월을 기점으로 크게 악화되었다. 더구나 1993.9월 시민단체와의 합의안이 약사회 측의 거부로 무산되자, 국민들의 비난은 더욱 거세졌다. 이러한 가운데서도 약사회는 9.24일 집단휴업을 강행하였는데, 이는 여론의 이반을 가속화하여 국민들은 정부의 강력한 대응을 주문하였다. 이에 편승한 김영삼정부는 집단행동에 대해서 사법적으로 대응하는 강경자세로 선회하였으며, 이것이 사태를 진정시키는데 큰 기여를 하였다.

반면에 당시 국회는 제14대 국회(1992.5-1996.5)였는데, 여당인 민주자유당은 299석 중에서 총 149석을 차지하여 과반에 미달하였다. 전통야당인 민주당 97석, 통일국민당 31석, 무소속 21석, 기타 정당 1석이었다(대한민국국회 www.assembly.go.kr). 따라서 국회의석 분포를 볼 때, 비록 여당이 과반의석을 확보하지는 못하였지만, 친여 성향의 무소속 후보가 적지 않았으며, 정주영이 주도하던 통일국민당도 야당의 역할을 하기 어려웠다. 따라서 국회 내에서 여당이 주도권을 행사할 수 있었다.

그러나 1995.8월 이후의 제2차 분쟁에서는 정치적 환경이 상당부분 변화하였다. 그 동안 높은 인기를 구가하던 김영삼정부는 1995.6월의 지방선거에서 패배하였으며, 1994.10월 성수대교 붕괴, 1995.6월의 삼풍백화점 붕괴 등의 대형재해가 연발하면서 국민적 지지도 크게 하락하였다. 취임초기 90%에 달하던 김영삼대통령의 지지율은 1995.4월에는 13.9%까지 하락하였다. 이에 김영삼정부는 역사바로세우기, 1995.12월의 5.18특별법 제정과 1996.1월의 두 전직대통령 구속, 1996.2월의 신한국당으로의 개명 등으로 국민의 지지를 만회하고자 하였다. 그러나 다시 1996.12월의 안기부법 및 노동법 날치기 통과, 1997.1월의 노동법 파동과 한보사태, 2월의 김현철 구속 등으로 국정의 추동력을 상실하였으며, 끝내는 1997.11-12월의 IMF 구제금융 사태로 정권마저 야당에 내어 놓게 되었다. 따라서 제2차 논쟁기에는 김영삼정부의 권력자원이 크게 약화되었으며, 이는 시위 등에 대한 정부의 대처능력을 약화시키게 되었다. 반면에 시민단체는 영향력이 계속 증가하였으며, 한의사협회나 약사회의 정책과정에서의 영향력도 정부의 국정장악력 하락과 더불어 더욱 증가하였다. 그러나 제2차 분쟁에서도 여론은 여전히 약사와 한의사 어느 쪽

에도 호의적이지 않았다. 오히려 국민건강을 담보로 한 집단이기주의에 반발하였다.[41]

제2차 논쟁 기간 중의 국회는 막바지인 1996.4월에는 제15대 총선이 실시되었는데, 선거결과 여당인 신한국당은 299석 중에서 139석에 불과하였다. 반면에 야당은 김대중의 새정치국민회의 79석, 김종필의 자유민주연합 50석, 통합민주당이 15석을 확보하여 정국의 주도권을 확보하였다. 이 외에 무소속이 15석이었다(대한민국국회 www.assembly.go.kr). 더구나 김영삼대통령이 향후 공천과정에서 여당의원들에게 전혀 영향력을 행사할 수 없었을 뿐만 아니라, 대통령의 레임덕이 조기에 가시화됨으로써 정부와 여당 간의 관계도 14대 국회와는 크게 달랐다.

3) 정책하위체제

(1) 주도적 행위자

한약조제권 분쟁의 주요 행위자는 약사단체, 한의사단체, 보건사회부(보건복지부)이다. 약사단체와 한의사단체는 분쟁의 당사자로서 정책방향 및 정부의 대응방식에 따라서 다양한 전략을 동원하였다. 두 단체 간에는 물론, 상황에 따라 정부와 직접 대립하기도 하였다. 제1차 분쟁과정에서 시민단체의 중재에 따른 대화국면도 있었지만, 대부분의 기간 동안에 두 단체 간에는 물론, 약사단체와 정부, 한의사단체와 정부 간에 격렬한 대립이 있었다. 이는 한약조제권의 변경이 약사와 한의사 모두의 이해에 매우 민감하였기 때문이다. 이들은 정부와의 관계에서도 대화나 합의 채

41 보건사회연구원의 조사에 의하면, 응답자의 71.3%가 약사와 한의사의 투쟁동기에 대해서 “두 집단이 모두 자기이익을 위해서 투쟁하고 있다.”고 답하였으며, 이들의 의사표시방법에 대해서도 응답자의 63.1%가 “두 집단 모두가 정당하지 못하다.”고 답하였다(조선일보, 1996.5.18일자).

널을 제대로 가동하지 못하였으며, 시위, 농성, 약국폐쇄, 시험거부, 면허증 반납, 고소고발 등 거의 모든 방안을 동원하여 저항하였다. 그리고 두 단체의 소속 성원들 외에도, 약대생, 한의대생, 약대 및 한의대 교수들 등도 각기 약사회와 한의사협회가 주도 하는 활동과정에 적극적으로 참여하면서 농성, 시위 등의 집단행동을 주도하였다.

정부에서는 주무부처인 보건사회부가 약사법개정과 관련한 정부안을 만들고 각종 대처방안을 마련하는 등 주도적 역할을 수행하였다. 보건사회부는 검찰, 경찰 등의 공권력 담당부서와는 달리, 약사 및 한의사의 이익투입활동에 대응하기 위하여 다양한 유인책과 제제를 사용하였다. 그리고 보사부뿐만 아니라, 국무총리실, 경찰, 검찰, 감사원 등 거의 전 부처가 동원되었다. 국무총리실은 관계장관회의를 소집하는 등 불법시위에 범정부적으로 대처하고자 하였으며, 검찰과 경찰 역시 고발 및 고소사건, 불법시위 등에 개입하였다. 감사원은 한약조제시험 감사 등과 관련하여 개입하였다. 이처럼 범정부적으로 대응을 한 데는 당시의 분쟁이 매우 과격하였던 데다, 김영삼정부가 집단이기주의나 불법시위를 사회기강 확립 차원에서 강력하게 대처하려는 의지가 컸기 때문이다.

또 다른 주요 행위자는 시민단체 특히, 경제정의실천연합(경실련)이다. 그런데 앞장에서 보았던 제2차 의료보험통합 논쟁의 경우에는 시민단체가 통합주창자로서 적극적인 역할을 수행하였지만, 한약조제권 분쟁에서는 주로 중재자의 역할을 수행하였다. 즉, 1993.9월 이후 경실련은 약사와 한의사 단체를 중재하여 '한약조제권분쟁 해결을 위한 조정위원회'를 구성하였다. 그러나 이러한 중재노력에도 불구하고, 동 위원회는 약사회가 합의를 파기함으로써 제대로 기능을 하지 못하였다. 이후부터는 시민단체의 중재노력이 성과를 내지 못하였으며, 약사단체와 한의사단체 간에는 대화가 단절되고 격렬한 대립과 갈등으로 치닫게 되었다. 따라서 시민단체의 중재노력은 소기의 성과는 거두지 못하였다. 이는 한약조제권이라는 것이 약사와 한의사에게는 첨예한 이해가 걸린 사안으로서 중재의 여지가 별로 없었기 때문이다.

(2) 신념체계 및 정책이해

한약조제권 분쟁은 관행적으로 한의사와 약사가 공동으로 조제해 오던 한약의 조제권을 법적으로 분명히 하려는 것으로서, 약사와 한의사의 입장에서는 업권과 관련된 주요 사안이었다. 따라서 기존의 약사와 한의사는 물론, 향후 약사 내지는 한의사가 될 약대생과 한의대생, 그리고 가족들까지 이해를 가지고 있었다.

신념체계 면에서 약사들이 주장하는 한약조제권 유지 명분은 지금처럼 약국에서도 한약을 조제할 수 있게 하는 것이 국민들의 편의성을 증진하는 데 좋다는 것이다. 약사들도 이미 약대 재학 시에 한약이나 약초에 관한 기본교육을 이수하였기 때문에 한약을 조제하는 데 어려움이 없으며, 따라서 한의원보다 수적으로 훨씬 많은 약국에서도 한약을 조제 및 판매하게 해야 한약에 대한 접근성이 높아진다는 것이다. 그리고 한약은 양약과 보완적인 경우가 많기 때문에 약사가 이를 동시에 취급하는 것이 약효를 높이는데도 유리하다고 보았다. 또한 한방감기약처럼 한의기술을 가미한 양약도 많기 때문에 한약과 양약을 반드시 구분하여 판매할 명분이 없다고 주장하였다. 비용 면에서도 약국에서 판매하는 것이 한의사로부터 진료를 받아서 한약을 구매하는 것보다 저렴하다고 주장한다. 따라서 약사는 국민편의성, 투약 효과성, 접근용이성, 약제가격 합리성 등 여러 면에서 볼 때 지금처럼 약국에서도 한약을 조제, 투약하는 것이 바람직하다고 주장하는 것이다.

반면에 한의사들은 한약과 양약의 차이를 주장하면서, 한약은 이를 특화하여 배운 사람이 조제와 투약을 전담해야 한다고 주장한다. 그리고 한약은 양약과는 다른 고유성분이 있기 때문에 한의사의 전문적인 진료

행위를 토대로 조제와 투약이 이루어져야 효험이 보장된다고 주장한다. 또한 한의 및 한약도 진료와 조제·투약을 분리하는 의약분업을 해야 한약의 안전성을 담보하고 오남용을 방지할 수 있다고 본다. 따라서 한의사들은 한약조제권을 약사로부터 분리하는 것이 국민건강권을 확보하는 데 중요하다고 주장한다. 국민의 건강권 보호를 근본적인 정책신념으로 제시한 것이다.

공익을 추구하는 것이 근본적 신념인 정부는 한약에 대한 약사의 임의조제권을 제한하는 것이 국민건강권 확보라는 공익에 부합한다고 보았다. 따라서 약사와 한의사 모두가 각기 편의적으로 한약을 조제하고 투약하던 방식을 버리고, 한방 의약분업을 시행하고자 했다. 이를 위해서 한약사제도를 신설하되, 기존에 한약을 취급하던 약사의 경우에는 예외적으로 한약조제권을 인정해 주고자 했다. 이는 한의사와 한약사 간의 한방 의약분업 원칙에는 어긋나지만, 기존 약사들의 반발을 무마하기 위해서는 불가피하다고 생각하였다.

그러나 주요 행위자들의 신념체계는 공식적으로 내세우는 명분이며, 실제로는 신념체계 외에도 각자의 이해관계가 크게 작용하였다. 우선 약사는 약국에서 한약도 동시에 조제하고 판매하는 것이 수익을 창출하는 데 절대적으로 유리하였다. 당시 한약은 대부분이 의료보험에서 제외되었기 때문에 정부나 보험자의 가격통제가 적어 약가 마진(margin)이 컸다. 그리고 보건의료 분야를 크게 양의, 양약, 한의, 한약의 네 가지로 구분할 때, 약사가 한약조제권도 가지고 있으면, 당시 양방 의약분업이 되지 않은 상태에서 약사는 모든 의료행위와 조제 및 투약행위를 할 수 있었다. 따라서 영업권의 범위에 제한이 없게 되었다. 그런데 한약조제권을 약사로부터 분리하면 영업권의 한 축이 무너지게 되며, 이는 궁극적으로 의약분업을 초래하여 약사는 네 가지 중에서 한 가지 즉, 양약에 대한 조제 및 투약의 권리만 남게 되는 것이다. 이는 약사의 영업범위를 크게 제약하는 것이었다.

한의사의 이해도 궁극적으로 영업권 다툼 및 수익과 관련되는 것이다. 지금처럼 약사가 사실상의 한방진료 행위도 하게 되면, 한의사는 한방진료권을 독점적으로 향유할 수가 없다. 한방 의약분업으로 한약사 제도가 신설되더라도 이는 한의사에 종속되는 업종으로 생각하였다. 그리고 한의사들은 기본적으로 약사의 한방 이해능력과 전문성이 매우 낮다고 생각하였다. 약대 재학 중에 약초관련 교과목을 몇 개 이수한다고 해서 한약에 대한 전문성이 있다고 보기 어렵다는 것이다. 한약조제는 우리나라 사람들의 고유한 체질을 이해해야 효과적인 조제가 가능하다고 보았다. 따라서 한의사의 위상을 유지하기 위해서도 약사의 한약조제권을 박탈해야 한다고 주장하였다.

정부는 한방조제권의 관할범위를 명확하게 함으로써 향후 추진될 양방 의약분업에 대비한다는데 큰 이해관계가 있었다. 정부는 1980년대 초부터 양방 의약분업을 시행하고자 노력하였으나, 그 때마다 의사 및 약사의 반대로 성과를 거두지 못하였다. 우리는 임의분업체제 하에서 약물 오·남용이 심각하여 국민들의 약에 대한 내성이 크게 떨어진 상태로 이는 국민건강권을 크게 위협하였다. 또한 의사와 약사 간의 견제시스템의 결여로 인한 진료와 투약행위의 오·남용은 의료비 증가로 이어지기 때문에 의료보험의 재정안정화에도 부정적인 영향을 미쳤다. 따라서 정부는 양방 의약분업을 도입하기 위한 우회방안으로 국민들의 반발이 적고 주목도가 떨어지는 한방 의약분업부터 시행하고자 하였다. 즉, 본질인 양방 의약분업을 도입하기 위한 전 단계 내지는 완충장치로서 한방 의약분업이 필요하였다. 이를 위해서 약사의 한약조제권 제한이 필요하였다.

(3) 옹호연합의 형성과 작동

한약조제권 분쟁은 약사와 한의사 모두에게 영업권의 관할범위와 관련된 중요한 사안이었다. 따라서 이들은 유사한 신념 및 이해를 가진 행위자들 간에 옹호연합을 형성하였으며, 그 중심에 대한한의사협회와 대한약사회가 있었다. 그러나 한약조제권 분쟁에서는 당시 주요 사회적 이슈에서 적극적으로 참여하던 시민단체의 개입은 저조하였다. 이는 비슷한 성격의 의약분업 논쟁에서 시민단체가 적극적인 행위자로 개입한 것과는 대조적이다. 이는 기본적으로 한약조제권이 한의사와 약사에게는 중요한 사안이었지만, 양의(洋醫)와 양약(洋藥)을 중심으로 작동하는 우리나라의 의료체계 하에서 한약에 대해서는 일반국민들의 관심이 높지 않았기 때문인 것으로 보인다. 따라서 시민단체는 직접적인 주창자로서의 역할보다는 주로 중재자로서의 역할을 하였다. 정부도 특정 집단을 편들기 보다는 중재자의 역할을 수행하였다. 따라서 한약조제권 분쟁과정에서의 옹호연합은 약사관련 단체와 한의 및 한약관련 전문가단체를 중심으로 대립적인 두 연합이 형성되었다.

구체적으로 제1차 분쟁과정에서 약사회와 한의사협회는 유사한 신념 및 이해를 공유하는 관련 집단과 적극적인 연대를 형성하였다. 우선 약사회는 전국약학대학학생협의회, 생화학교수협의회. 약사가족협의회, 대한의학협회 등과 공동성명서 발표, 집회개최 등의 연대투쟁을 전개하였다.[42] 특기할 점은 생화학전공 교수단체 및 의사단체인 대한의학협회와 연대를 형성한 것인데, 생화학전공 교수의 경우는 약사와 한의사 간에 분업이 되면 대학에 한약학과가 설치될 것이며, 이렇게 되면 한약을 취급하는 데서 생화학의 역할이 줄어드는 것을 우려하였기 때문이다. 의사단체의 경우는 약사와 한의사 간의 의약분업이 궁극적으로는 의사와 약사 간의 의약분업을 위한 사전단계로 보았다. 따라서 한의사와 약사 간

42 약사회는 대한의학협회와 함께 "정부의 한약사제도 도입은 그동안 정부가 추진해온 의료일원화정책에 역행하는 것이며, 의약분업은 양방과 한방이 동시에 실시되어야 한다."는 내용의 공동성명을 발표하였다(조선일보, 1993.11.2일자).

의 분업을 의도하는 한약조제권 분리를 반대한 것이다. 한약조제권 분쟁의 또 다른 한 축인 한의사협회 역시 한의 및 한약 관련 단체들과 적극적인 연대를 모색하였다. 제1차 분쟁과정에서 한의사협회는 한의학살리기국민운동분부,[43] 대한한약협회,[44] 한의대학생회, 한의대교수회, 전국한의대학부모협의회 등과 연대하였다.

제2차 분쟁과정에서의 타 집단과의 연합 상황을 보면, 우선 약사회 측은 예비약사들인 약대생 및 약대교수들과의 연대가 강했다. 즉, 1995년 초반부터 약대생들은 집단적으로 수업을 거부하는가 하면, 전국약학대학협의회는 1995.9월 한약학과 신설에 반대하는 성명서를 발표하였다. 그리고 제2회 한약조제시험이 실시된 이후에도 약대생들은 복지부의 종합대책 철회와 현행 약대생들에게도 한약조제시험 응시자격을 부여해 줄 것을 요구하며 1996.5월 수업거부에 돌입하였다. 그러나 약사회와 약대생들 간에 공동 투쟁 기구를 만든 것은 아니며, 이슈가 있을 때마다 지원하는 형태였다.

한의사협회 측의 지원세력은 주로 한의대생, 수련한의사, 한의대교수들이었는데, 1995년도에도 이들은 수업거부, 성명서 발표, 자격시험 거부 등을 통해서 한의사협회를 지원하였으며, 이후 한약조제시험이 이슈화된 1996.5월 이후에는 전국한방병원수련의연합회의 사직서 제출과 농성, 전국한의과대학학생회연합의 수업거부 및 시험방해, 한의대교수들의 한약조제시험장 이탈·교수직포기·진료행위거부 등을 통해서 한의사협회를 지원하였다.

43 한의학살리기국민운동분부는 보사부 약정국공무원의 대부분이 약사라고 비판하고, "보사부는 약사회의 출장소인가?"라는 내용의 정부비난 성명을 발표하였다(동아일보, 1993.9.14일자).

44 대한한약협회는 1993.9.8일 한의사협회와 함께 한의학살리기 범국민궐기대회를 개최하였다.

4) 정책결정과정: 행위자의 전략 및 상호작용

한약조제권 분쟁은 약사와 한의사라는 두 이해당사간의 영업권 분쟁이라는 점에서 이익갈등이 심각하였으며, 따라서 두 집단은 격렬하게 서로를 비난하였다.[45] 우선 제1차 분쟁에서는 1993.5월말 보사부가 약사법 개정 방침을 밝히고 부터 약사회는 보사부의 무소신을 비판하면서 보사부와 한의사협회에 대한 비난의 강도를 높였다. 한의사협회 역시 보사부의 편파성을 비난하고 약사법 개정과정에서 약사회의 로비 의혹이 있다고 주장하였다. 이에 맞서 약사회는 1993.6월 한의사협회 회장 등을 무고혐의로 고소하였다.[46] 또한 약사회는 자극적인 내용의 성명서를 주요 일간지에 게재하였다. 이후 1993.9월초 보사부의 약사법 개정안이 공표되자, 두 단체가 모두 불만을 표시하는 가운데 이제 주된 공격대상이 보사부로 바뀌었다. 따라서 두 단체 간의 직접적인 갈등은 오히려 완화되었으며, 시민단체의 주선으로 대화에 나서기도 되었다. 그러나 합의안을 약사회가 돌연 거부하면서 두 단체 간의 갈등은 재연되었다.

갈등집단들 간의 대화통로를 보면, 제1차 분쟁과정에서 1993.6월까지는 약사와 한의사 단체 간의 직접적인 대화는 물론, 정부를 매개로 한 대화기구도 없었다. 이후 약국의 집단휴업 사태가 있은 1993.6월말에야 보사부 주도로 약사와 한의사 대표가 참여하는 약사법개정추진위원회가 구성되었다. 그러나 보사행정에 대한 불신이 크고 대화로서 문제를 풀기에는 감정적인 골이 깊어진 상태에서 두 단체의 참여는 소극적이었다.

45 약사회는 "한약으로 이득을 노리는 한의사 왜 약사를 겁내는지 아십니까?"라는 제하의 일간지 성명에서 "한의사가 비방(秘方)이라는 명목 하에 비싼 값으로 약을 팔기 위해서 조제권을 약사가 갖는 의약분업에 반대하고 있다..."고 비난하였다(조선일보, 1993.3.31일자).

46 약사회는 허창회 한의사협회 회장 등이 "시행규칙의 한약관련 조항을 삭제하기 위해서 안필준 전 보사부장관 등에게 금품을 제공하였다는 설이 난무하고 있다..."는 허위사실을 유포하였다며 이들을 무고혐의로 검찰에 고소하였다(중앙일보, 1993.6.25일자).

이후 1993.9월초 보사부가 양방(洋方)의 조기 의약분업과 약사의 한약조제를 대폭 제한하는 내용을 골자로 하는 약사법 개정방안을 발표하였는데, 두 단체는 모두 불만이었다. 그리고 이는 두 단체로 하여금 이제 공격목표가 정부일 수밖에 없다는 절박감을 심어주었으며, 이것이 시민단체의 주선으로 자발적 대화기구를 구성하는 계기가 되었다. 따라서 1993.9월 약사회장, 한의사협회 회장, 경실련 사무총장, 소비자모임 회장 등 4인은 '한약조제권분쟁 해결을 위한 조정위원회'를 구성하였다. 그러나 동 위원회에서 마련한 합의안을 약사회가 무효화함으로써 다시 두 단체 간에는 대화가 단절되었다.

제2차 분쟁에서는 1996.5월부터 이익갈등이 첨예화되었는데, 약사회는 우선 일간지에 한의사들을 "한약폭리를 위해서 조제권을 독점하려한다"는 내용의 비난광고를 하였다.[47] 또한 1996.5월 보건복지부가 추가시험을 실시하지 않기로 결정하자, 이는 한의사들의 압력에 굴복하여 정부가 정책을 번복한 것이라고 비난하였다. 그리고 한약조제시험이 실시된 이후에는 시험무효를 주장하는 한의사협회 측을 비난하면서, 시험문제가 출제범위를 벗어났기 때문에 불합격자도 보궐시험에 응시하게 해야 한다고 주장하였다. 한의사협회 측은 상황 전개과정이 약대 내에 한약학과를 설치하고 약사 전원에게 시험응시 기회를 부여하는 등 자신에게 크게 불리하게 전개되자, 약사회보다는 주로 정부를 상대로 한 실력행사를 전개하였다. 그리고 제2차 분쟁과정에서는 두 집단 간의 실질적인 대화통로는 없었다.

주요 행위자들의 구체적인 전략 및 이익투입방식을 보면, 한약조제권의 향방이 자신들의 이해에 중요한 사안으로 인식한 약사와 한의사 단체는 강력한 이익투입활동을 하였다. 약사회와 한의사협회는 두 차례의 분

47 '약사는 국민을 위해 투쟁을 끝내고 싶습니다.'라는 제하의 광고에서 약사회는 한의사에 대해서 "한의대는 데모 대학인가...한약폭리 누설이 두렵다..." 등의 원색적 비난을 하였다(조선일보, 1996.5.4일자).

쟁과정에서 성명서 발표, 궐기대회, 시위, 농성, 단식, 영업시간 단축. 면허증 반납, 호소문 발표, 연대투쟁, 법원제소, 삭발투쟁, 집단휴업 등의 강력한 단체행동을 하였다. 구체적으로, 제1차 분쟁에서는 한의사협회 측이 먼저 행동을 하였다. 즉, 1993.3월 약사법 시행규칙개정안이 관보에 게재되자, 한의사협회는 이에 항의하는 대규모 시위를 하였으며, 1993.3월말부터는 한의대생들의 수업거부가 시작되었다. 이에 자극을 받은 약사회도 1993.3월말부터 각 일간지에 한약조제권이 약사의 권한임을 주장하는 성명서를 게재하였다. 이후 한의사협회는 1993.4월 공청회를 개최하는가 하면, 국회에 약사법개정을 청원하였다. 이에 대해서 약사회는 약사법 개정반대 청원을 하였다.

1993.6월 들어서는 대립과 갈등이 더욱 격화되었는데, 한의사협회는 각 일간지에 성명서를 게재하고, 철야농성과 시한부 집단휴업을 결의하였다. 그리고 일부 한의사들이 보사부 관련자들을 직무유기 혐의로 고발하였다. 이에 대해서 약사회는 한의사협회 회장을 무고혐의로 검찰에 고소함으로써 이제 사법당국까지 개입되었다. 또한 약사회는 비상대책회의를 열고 3일간 집단휴업에 돌입하였다. 이후 조기에 문은 열었으나, 계속하여 결의대회를 개최하고 일부는 여당당사에서 시위를 하였다.

이후 보사부는 1993.9월 각계의 의견을 수렴하여 '약사법개정방안'을 발표하였으나, 이는 두 단체 모두에게 불만만 가중시켰다. 약사회는 대국민 호소문을 발표하는가 하면, 개정방안이 '사기극이며 기만술이다'고 원색적으로 비난하는 성명서를 발표하였다. 뿐만 아니라, 약사면허를 보사부에 일괄 반납하고 대규모 궐기대회를 개최하였으며,[48] 약사회 간부들이 무기한 단식농성에 돌입하였다.[49]

48 궐기대회 참가를 이유로 서울시 약국의 73.6%가 휴업하였다.

49 약사회는 양한방 의약분업의 동시시행, 한방 의약분업 시행시기의 명문화, 약사의 한약취급차별 철회를 요구하였다(동아일보, 1993.9.14일자).

한편 약사의 한약조제권을 원천적으로 폐지할 것을 주장하는 한의사협회 측은 독립적인 한의약법 제정을 촉구하면서 1993.9월 한의학협회, 전국한의대학부모협회 등과 공동으로 '한의학살리기 범국민대회'를 개최하였다. 그리고 비상대책회의를 구성하고 각 지부별로 농성에 돌입하였다. 또한 보사부의 개정방안이 입법 예고되자 부산지역 한의원들이 일제히 폐업에 돌입하였으며, 한의사협회도 무기한 단식투쟁에 돌입할 것을 천명하였다.

1993.9월 이후에는 시민단체가 중재에 나서서 '한약분쟁해결을 위한 조정위원회'를 구성함에 따라서 사태가 다소 진정되는 듯 했으나, 곧 이은 약사회의 약속파기로 사태는 다시 악화되었다. 약사회는 두 번째의 집단휴업에 들어갔다. 그리고 약사회 간부가 보사부장관을 직무유기혐의로 검찰에 고발하였다.[50] 그러나 정부의 강력한 대응과 비난여론에 직면한 약사회는 휴업 하루 만에 이를 철회하고, 대국민 사과성명을 발표하였다. 그런데 약사회의 합의안 무효화선언과 집단휴업은 국민들로부터 큰 비난을 유발함으로써 정부의 강력 대응의지를 크게 자극하였다. 따라서 이후의 상황전개는 거의 정부와 약사회 간의 대결이었으며, 그 결과는 정부 측의 일방적 승리였다.

제2차 분쟁과정에서는 1994.7월 개정 약사법이 시행되고, 1995년부터 한약사 제도의 도입과 한약학과 설치 문제가 표면화되자 이를 둘러싸고 약사회와 한의사협회 간의 갈등이 시작되었다. 즉, 약사회는 한약사 제도와 한약학과 신설을 철회할 것을 주장하면서 성명서 발표, 시위, 농성, 한약조제시험 거부 등의 강력한 집단행동을 하였다. 이에 대해서 한의사협회 측도 약대 내 한약학과 설치반대와 독립적인 한약학대학 설치를 요구하며 1995.9월 이후 집단농성, 대규모 집회, 한의대생들의 수업

50 고발 동기는 보사부가 약사법 개정 시에 반드시 거쳐야하는 중앙약사심의위원회의 사전심의를 거치지 않았다는 것이었다.

거부와 집단유급, 한의사국가고시 응시거부 등의 집단행동을 하였다. 그러나 이 과정에서 약대 내에 한약학과를 설치하고, 1994.7월 당시의 약사면허 소지자 전원에게 한약조제시험 응시기회를 부여한다는 복지부의 의도가 관철되어 시험일자가 1996.5.19일로 공고되었다.

따라서 1996.5월부터는 갈등의 이슈가 조제시험 자체로 전환되었는데, 자신들의 주장이 비교적 많이 반영되었다고 생각하는 약사회의 주장은 1995.12월의 제1회 한약조제시험은 사실상 무산되었기 때문에 본래의 약속대로 두 차례의 시험을 보장해야 하며, 따라서 불합격자를 위한 추가시험이 있어야 한다는 것이었다. 그 이유는 1996.1월의 한의사국가고시가 무산되자, 정부가 추가시험 기회를 주었기 때문에 그래야 형평성에 맞다는 것이었다. 그리고 약사회는 한의사들의 폭리(暴利)행위를 비난하는 광고문을 게재하고, 추가시험 불가방침이 확정되자 복지부장관을 항의 방문하는가 하면, "정부가 추가시험을 내락해 놓고도 약속을 번복했다."면서 약사회장이 사퇴하기 까지 했다. 그리고 5.19일 한약조제시험 시행 이후에는 출제문제가 1백 처방이라는 출제범위를 벗어났기 때문에 6.23일의 보궐시험에 불합격자도 응시하게 해야 한다고 주장하였다. 이후 1996.6월 한약조제시험 관리에 심각한 문제가 있었다는 감사원의 감사결과가 발표되자, 약사회는 만약 재시험이 실시되면 이에 응하지 않음은 물론, 대규모 궐기대회를 개최하고 약사면허증 반납 등 최후수단에 호소하겠다고 선언하였다. 그러나 재시험이 치러지지 않고 시험결과가 예정대로 발표되자, 응시자의 96.9% 합격이라는 높은 합격률에 고무된 약사회는 더 이상의 실력행사를 하지 않게 되었으며, 이때부터는 정부와 한의사협회와의 대결국면으로 전환되었다. 한약조제시험 합격자들은 1996.7월부터 고시된 1백 처방 내에서 한약취급이 가능하게 되었다.

한의사협회 측은 1995년 이후의 상황이 자신들에게 불리하게 전개되고, 한약조제시험에 예상외로 많은 약사들이 응시하자 위기의식을 크게 느꼈다.[51] 따라서 절박한 상황에서 약사회보다 훨씬 강경한 집단행동을 전개하였다. 즉, 1996.5월 한약조제시험 일자가 임박하자 한방병원 수련의들은 약대교수가 출제위원이 되는 것은 부당하며, 모든 약사들에게 응시기회를 주는 것도 개정 약사법에 어긋난다며 사표를 제출하였다. 그리고 추가시험을 절대 반대하며, 출제위원 전원을 한의대교수로 할 것을 주장하였다. 그럼에도 정부가 출제위원을 한의대교수와 약대교수들을 반반씩으로 위촉하자, 한의대교수들은 처음에는 출제를 거부하였으나, 곧 입장을 번복하고 출제에 임하였다. 그러나 한의대교수들은 최종문제 선정과정에서 약대교수들과 대립하여 집단으로 합숙소를 이탈하는 이례적인 사태를 연출하였다. 한의사협회는 1996.5월 긴급이사회를 열고 면허증을 반납하고 무기한 휴업에 돌입하며, 모든 한의사들이 항의의 표시로 삭발을 결의하였다. 이에 정부는 한의사협회 측에 양보한 대응책을 내놓았는데, 그 내용은 예정대로 한약조제시험은 실시하되 추가시험은 실시하지 않으며, 미응시자에 대한 보궐시험만 1회에 한해서 실시하며, 복지부 내에 국장급의 한방담당심의관을 신설하며, 공중보건한의사제도를 도입하는 등의 대책을 발표하였다. 그러나 한의사협회는 이에 만족하지 않고 시험을 연기하고 한의대교수들만이 출제위원이 되어야 한다며 전면파업을 결의하였으며, 일부 교수들은 사직서를 제출하였다. 5.17일에는 수련한의사들의 집단삭발과 수업거부, 한의대교수들의 교수직 포기선언, 진료행위 및 강의 거부, 철야농성이 있었다. 또한 법원에 한약조제시험 중지 가처분신청을 하였다. 그러나 여론이 악화되자 한의사협회는 전면휴업 투쟁과 면허증 반납을 유보한다고 한발 물러섰다.

1996.5.19일의 시험 이후에는 다시 공방이 가열되었는데, 한의사협회는 출제문제의 대부분이 시중문제집을 베낀 것이므로 무효라고 선언하

51 한약조제시험에 응시한 약사의 수가 약 25,000 여명에 이르자, 한의사협회는 이들 중의 50%만 합격하더라도 현제 6천명선인 개업 한의사를 수적으로 크게 앞지를 것으로 우려하였다.

였다. 그리고 한약조제시험의 관리 및 시행실태에 대한 특별감사가 실시되자, 만약 이것이 시험에 면죄부를 주기 위한 것일 경우에는 대규모집회를 개최하겠다고 발표하였다. 그러나 한의사협회는 감사결과가 자신들에게 유리한 것으로 판단하고 만약 재시험을 실시하지 않으면 6.17일부터 전면 파업을 할 것을 결의하였다. 뿐만 아니라, 시험무효화 집회를 개최하고 농성을 시작하였으며, 복지부장관과 국립보건원장을 시험관리 소홀을 이유로 검찰에 고소하였다. 그러나 복지부는 시험을 무효화할 하자는 없다면서 시험결과를 발표하였으며, 그 결과 응시자들의 대부분이 합격하게 되자 이제 제2차 분쟁은 정부와 한의사협회 간의 대결로 바뀌게 되었다. 그러나 현실적으로 시험의 무효화가 불가능함을 알게 된 한의사협회 측은 이후 집단행동을 오히려 완화하였으며, 따라서 예정되었던 집단폐업도 성사되지 않음으로써 사실상 제2차 분쟁은 마무리 단계에 진입하였다. 그러나 시험무효화를 주장하면서 부분적으로 한의대교수 및 학생들의 시위가 있었으며, 한의대생들의 수업거부가 계속됨으로써 1996.8월말에는 2학기 연속유급에 따른 제적위기에 직면하기도 하였으나, 이제 복지부보다는 교육부가 주체가 되어서 학칙개정 등을 통해서 해결해야 하는 국면이었다.

약사와 한의사 단체의 강력한 저항에 직면하여 정부는 다양한 개입전략을 동원하였다. 구체적으로, 제1차 분쟁 초기에는 주로 유인책을 사용하였으나, 1993.6월말 약사회의 집단휴업을 계기로 강경대응으로 선회하였다. 특히 1993.9월 이후에는 편의점 약품판매를 부분적으로 허용함으로써 약사의 이익을 결정적으로 박탈하는 전략을 구사하였다. 구체적으로, 보사부는 1993.5월 한의대생들의 수업거부가 계속되자, 한방의료발전위원회 설치, 국립한의학연구소 신설, 한의사의 공중보건의 및 군의관 임용, 보사부 한방과의 신설 등을 주요 내용으로 하는 한방의료발전방안을 내놓았다. 그럼에도 약사의 한약조제권을 박탈하지 않은데 불만을 품은 한의사협회의 반대가 계속되자, 보사부는 급기야 약사법개정 추진계획을 발표하였으며, 한의학 전담부서로서 한방과(韓方課)를 설치하였다. 이후 1993.6월 약국의 집단휴업이 단행되자, 보사부장관이 직접 약사회를 방문하여 "빠른 시일 내에 대책을 강구하겠다."고 유화책을 제시하였다.

그러나 다른 한편으로는 제재도 병행하였는데, 1993.6월 황인성(黃寅性) 국무총리가 "집단이기주의는 개혁차원에서 법에 따라 척결하겠다."는 내용의 기자회견을 하였으며, 이와는 별개로 교육부는 한의대의 수업 정상화를 촉구하고 수업거부 학생에게 학칙을 엄격하게 적용해줄 것을 각 대학에 당부하였으며, 대학별 유급시한을 통보하였다.

1993.9월에는 약사법개정방안을 발표하였는데, 2년 내에 양방 의약분업을 실시하며, 약사의 한약조제권을 부분적으로 제한한다는 것이 골자였다. 이후에도 두 단체의 반발이 계속되자 보사부장관은 "약국의 집단폐업이 현실화되면 약국 이외에서도 가정용 상비의약품을 판매할 수 있을 것"이라면서, "보사부안의 골격이 바뀌는 일은 없을 것"이라고 천명하였다. 그리고 국무총리 주재로 범정부대책회의를 개최하고 집단이기주의에 강력하게 대응하기로 하였으며, 경찰청도 시위에 대해서는 즉각 법에 따라 조치하기로 하였다. 서울시는 약시궐기대회로 인한 약국휴업 사태에 대해서 임시투약소를 설치키로 하였으며, 보건소의 진료시간을 연장하였다. 이후 보사부는 약국휴업이 5일 이상 장기화될 경우, 휴업지역의 슈퍼마켓 등에 상용의약품(OTC)의 판매를 허용하는 비상대책을 마련하였다. 그리고 약사회가 합의안을 파기하고, 전면휴업에 들어감에 따라서 정부는 각급 보건소에 임시의약품 판매소를 설치하고 병의원의 근무시간을 연장하게 하였다. 특히, 약국휴업 사태와 관련하여 급기야는 대통령이 유감을 표시하고 국민건강과 생명수호 차원에서 강력 대처할 것을 내각에 지시하였다. 이에 국무총리 주재로 관계장관회

의를 개최하고 약국휴업사태를 개혁에 걸림돌이 되는 집단이기주의로 규정하고 강력하게 대처하기로 결의하였다. 그리고 검찰은 소비자보호법을 적용하여 주동자를 전원 구속수사하기로 하였으며, 약사회에 대해서 압수수색을 실시하였다. 보사부도 검찰의 사법처리 근거를 마련해주기 위해서 집단휴업을 부당행위로 지정고시하였다. 공정거래위원회는 약사회를 '독점규제 및 공정거래에 관한 법률' 위반행위로 검찰에 고발하였다.

제2차 분쟁과정에서의 정부개입 전략도 유인과 제재를 병행하는 것으로서 제1차 분쟁과 유사한 것이었으나, 제재의 강도는 다소 낮아졌다. 한의사들의 반발을 무릅쓰고 약대 내 한약학과의 설치, 약사 전원에 대한 한약조제시험 응시자격 부여 등의 정책기조를 유지해 왔던 복지부는 1996.5월 들어서도 강력한 반발에 직면하게 되었다. 그러나 정부는 처음에는 뚜렷한 입장을 밝히지 않다가 한의사들의 반대가 거세지자 한의사에 대한 일련의 무마책들을 내어 놓는데, 여기서 복지부는 국장급의 한방담당심의관을 신설하고 공중보건한의사제도를 도입하며, 2000년부터는 한약학과 졸업자에게만 면허시험 응시자격을 부여하며, 추가시험은 실시하지 않겠다고 하였다. 그리고 약사들에 대해서는 약대를 5-6년제로 개편하겠다면서 무마하고자 하였다. 그러나 이러한 복지부의 발표에 대해서 양측의 반대가 거세지자 이번에는 강력한 제재책을 구사하였다. 즉, 한약가격을 적정화하기 위해서 다소비 1백대 처방의 한약가격 기준을 1996.7월부터 고시하기로 함으로써 한약판매를 통한 과도한 이윤추구를 봉쇄하고자 하였으며, 한의사협회의 휴업결의에 대해여 '독점규제 및 공정거래에 관한 법률' 위반혐의로 고발해주도록 공정거래위원회에 요청하였다. 또한 휴업중인 한의사에 대해서는 업무개시명령을 발동하고 이에 불응하면 과징금을 추징하고 사직당국에 고발하기로 하였다.

이후 1996.5월 한약조제시험이 종료되자, 복지부 산하의 국립보건원은 이례적으로 시험문제를 공개하였다. 그럼에도 시험의 공정성을 둘러싼 논란이 계속되자, 감사원은 제2회 한약조제시험의 관리 및 시행실태에 대한 특별감사를 실시하였다. 감사 결과, 감사원은 문제의 68%가 시중문제집과 유사하며, 출제위원의 상당수가 약사회 주관의 시험대비 강좌를 강의했던 점 등 시험관리에 문제가 있었다고 밝혔다.[52] 그러나 문제 사전유출의 증거는 없으며, 재시험 여부는 복지부의 결정사항이라고 통보하였다. 따라서 감사원 발표 이후에는 재시험 여부를 둘러싸고 약사와 한의사의 단체행동이 계속되었으며, 복지부는 이에 대해서 시험관리 상의 허점은 있었으나 시험자체를 무효화할 하자는 없었다고 발표하였다. 따라서 재시험을 실시하지 않으며, 향후 발생하는 집단이기주의에 대해서는 엄중하게 대처하겠다고 발표하였다.

시민단체는 직접 특정 정책을 옹호하기보다는 주로 중재자로서의 역할을 수행하였다. 구체적으로, 제1차 분쟁에서 시민단체는 1993.9월 이후부터 중재집단으로 개입하였다. 즉, 경실련은 한방 의약분업, 한약사 제도 도입, 첩약의료보험 실시 등을 골자로 하는 독자적인 중재안을 제시하였으며, 시민단체, 약사회, 한의사협회 대표들로서 '한약조제권분쟁 해결을 위한 조정위원회'를 구성하고 합의안을 도출하였다. 그러나 이를 약사회가 무효화하자, 시민단체들은 약사회를 강력하게 규탄하였다. 즉, '정의로운 사회를 위한 시민운동연합'은 약국의 휴업이 장기화되자 시민저항운동을 전개하기로 하였으며, 경실련도 약사회를 비난하면서 합의안 거부 철회를 위한 범국민운동을 제안하였다. 시민단체의 이러한 활동은 문제해결에 큰 역할을 수행하였다. 비록 합의의 이행은 실패하였지만, 이를 파기한 약사회는 불리한 여론에 직면하게 되었으며, 이는 정부에게

52 이 결과를 토대로 감사원은 국립보건원장, 복지부 약정국장 등 4명을 징계하도록 복지부에 통보하였으며, 약사회의 시험대비 강좌에 강의한 출제위원들과 시험장을 이탈한 한의대 교수들의 명단을 교육부에 통보하여 조치를 취하도록 하였다.

강력 대응의 명분을 제공하였다.

제2차 분쟁과정에서는 중립적인 중재집단의 개입이 거의 없었다. 이는 그 동안의 보건의료 분야에서의 중재집단의 개입노력들이 크게 효과가 없었을 뿐만 아니라, 갈등 당사자 모두를 만족시킬 만한 방안도 별로 없었기 때문이다. 특히, 한약조제시험을 둘러싼 분쟁은 한의사들이 집단행동을 주도했는데, 한방 의료서비스의 긴급성과 집단행동 참가자의 숫자 등의 측면에서, 약사들이 집단행동을 주도하던 제1차 분쟁에 비해서 국민들이나 정부 모두가 분쟁의 심각성에 대한 인식이 높지 못하였다.

5) 정책산출

우선 한약조제권 관련 업무의 주무부처인 보건복지부(제1차 논쟁 시는 보건사회부)의 정책기조가 어떻게 유지 내지는 변동하였는지를 살펴보자. 제1차 분쟁에서의 보건사회부의 정책목표는 한약장설치 금지조항을 삭제함으로써 의약분업을 조기에 달성하려는 것이었다. 그러나 이에 대한 한의사측의 반발이 거세지자 1993.5월 한방의료발전방안을 발표하여 이를 무마하려 하였으며, 이후에도 계속되는 한의사측의 반발에 직면하여 1993.5월 의도하지 않았던 '약사법개정추진계획'을 발표하기에 이르렀다. 따라서 이때까지는 보사부의 정책기조는 표류하였다. 그러나 1993.9월 이후에는 '약사법개정시안'에 포함된 정책기조가 비교적 잘 유지되었다. 즉, 보사부는 1993.9월, 1994.7월부터 약사의 임의한약조제를 금지하고, 1996.1월부터 양방 의약분업을 실시하고 한방 의약분업은 여건이 되는대로 실시하며, 예외적으로 기존의 한약취급 약사에 대해서는 일정범위 내의 임의조제를 허용한다는 내용을 포함한 약사법개정방안을 발표하였다. 이후 한의사와 약사 모두가 반발하였음에도 불구하고,

1993.10.8.일 의도한 최종안을 확정하였다.

제2차 분쟁과정에서 1995.8월 이후의 보건복지부의 정책기조는 한약학과를 약대 내에 설치하여 2000년부터는 이들에게만 한약조제시험 자격을 부여하며, 추가시험 없이 두 차례에 걸쳐서 한약조제시험을 시행하되 현행의 모든 약사에게 응시기회를 부여하겠다는 것이었다. 복지부는 약대 내의 한약학과 설치문제는 한약학과 신설 자체를 반대하는 약사측과 독립된 한약학대학 설립을 주장하는 한의사측의 반대를 무릅쓰고 정책기조를 관철하였다. 그리고 제1회 한약조제시험이 파행에 이르고 1996.5월의 제2회 한약조제시험에 대한 추가시험을 주장하며 약사측이 강력하게 반발하였음에도 불구하고, 추가시험을 인정하지 않고 1회의 보궐시험만 시행함으로써 의도한 정책기조를 관철하였다. 응시자격 문제와 관련해서도 현행의 한약취급 약사에게만 응시자격을 부여할 것을 주장하는 한의사측의 반대를 무릅쓰고, 약사 전원에게 응시기회를 부여하는 기조를 유지하였다. 또한 감사원의 감사결과 시험 관리에 문제가 있었다는 지적에도 불구하고, 복지부가 의도한 바대로 재시험은 실시하지 않았다. 따라서 복지부는 제2차 분쟁과정에서 핵심적인 정책기조는 비교적 잘 유지했다. 그러나 약학 및 한약학 교육을 관장하는 교육부의 정책기조는 혼선이 있었다. 즉, 교육부는 당초에 수업거부 한의대생들을 전원 유급시키고, 2회 이상 유급되면 학칙대로 제적 처분할 것이라고 공언했으나, 실제로는 학년별 유급제를 학기별 유급제로 전환시켜주고, 한의대생들의 제적을 방지하기 위한 편법적인 학칙개정을 승인하였다.

최종 정책산출을 보면, 한약조제권 분쟁은 이전의 의약분업 사례와는 달리, 정부의 정책의도가 상당부분 달성되었다. 제1차 분쟁의 경우에 1993.9월부터 10월 사이의 약사회와 한의사협회의 주장, 정부의 개정시안, 경제정의실천연합회안, 사회단체·약사회·한의사협회 간의 합의안을, 정책결과에 해당하는 정부의 최종안과 비교해 보면 <표 3-13>과 같다.

<표 3-13> 제1차 한약조제권 분쟁과정의 각종 제시안 및 정부최종안

	의료일원화	한방분업	한방분업 형태	약사의 한약조제 범위
약사회	양·한방 협진	양방과 동시에	한의사, 의사-약사	모든 한약
한의사협회	이원화	한약사 육성 후	한의사-한약사	약사의 한약취급 불가
개정시안	이원화 전제	원칙만 선언	한의사-약사	50-100종
경실련안	상동	3년 내 실시	한의사-한약사	분업시행 후 금지
합의안	상동	3년 내 실시	한의사-한약사	-
최종안	상동	원칙만 선언	한의사-한약사	50-100종

그리고 약사의 예외적인 기득권 인정과 관련하여, 약사회는 이를 모든 약사에게 인정해줄 것을 요구한데 비해서, 한의사협회는 약사의 한약조제를 전면 중단할 것을, 정부의 개정시안은 1994.7월 기준으로 1년 이상 한약을 취급해온 약사에 한해서 인정할 것을, 경실련안은 분업시행 후 약사의 한약조제를 중단할 것을, 최종안은 1994.7월 현재 1년 이상 한약을 취급해온 약사에게 2년간 한시적으로 인정하며, 1996.6월까지 한약조제시험에 합격한 모든 약사, 1994년 현재 약학대학 재학생으로 졸업 후 2년 이내에 한약조제시험에 합격한 경우로 확대하였다.

제2차 분쟁도 복지부의 당초 안이 거의 유지된 채 정책산출이 마무리 되었다. 즉, 약대 내 한약학과 설치 문제도 1996년부터 일부대학 약대 내에 실제로 한약학과가 설치되기 시작하였으며, 한약조제시험도 당초 약속대로 두 차례에 걸쳐서 시행되었다. 1996.12월의 제1회 한약조제시험은 무산되었으나, 복지부는 당초 약속대로 이를 대체하는 별도시험은 인정하지 않고 1회의 본시험과 보궐시험만 실시하였다. 그리고 1996.6월 이후로 예정되었던 한의사들의 집단폐업도 무산되었다. 그러나 수업거부 학생들에 대해서는 당초의 공언과는 달리 두 차례에 걸쳐서 학칙개정을 승인해준 바 있는데, 이는 교육부 소관사항이었다.

그러나 이러한 정책산출에도 불구하고 갈등의 여운은 여전히 남았다.

제1차 분쟁은 약사법개정안의 확정으로 공식적으로는 갈등이 종료되었으나, 최종안은 여전히 당사자들을 만족시키지 못하는 임시미봉적인 것이었다. 우선 한방 의약분업은 원칙만 선언하였을 뿐, 시행시기가 명기되지 않았다. 그리고 한약사라는 새로운 보건직종을 신설하였으나 기존의 약사 및 한의사와의 관계가 불분명하였으며, 양방 의약분업에서도 의사의 직접조제 인정범위가 명확하지 않아서 의사와 약사 간의 갈등이 불가피하였다. 즉, 현재의 약사와 한의사 간의 갈등 수습에 급급하여 예상되는 한의사와 한약사 간의 갈등, 한의사와 약사 간의 또 다른 갈등, 약사와 의사 간의 갈등상황에 대한 근본대책은 강구되지 못하였다. 따라서 약사회는 의학협회와의 공동 성명서를 통해서 의료일원화 및 양·한방 동시 의약분업을 주장하였으며, 한약사라는 새로운 직종의 독점을 원하는 기존의 한약업사(韓藥業士)들로 구성된 대한한약협회는 자신들이 한약사의 지위를 계승한다는 성명서를 발표하였다(조선일보, 1993.11.19일자). 결국 제1차 분쟁의 갈등해결은 미봉책이었으며, 그 결과 제2차 조제권 분쟁이 발발한 것이다.

제2차 분쟁에서는 핵심적인 사안들에 대해서 복지부의 의도가 대부분 유지되었다. 그러나 실제로는 당면문제의 해결에 치중한 나머지 주요 보건의료직종들 간의 갈등의 근원이 해결된 것은 거의 없었다. 즉, 의사와 한의사 간의 양·한방 협진체제 구축, 한의사와 약사 간의 한방 의약분업 시행, 기존 한약업사들과 한약조제 면허를 취득한 약사들 간의 기능분담, 한약학과 출신자들과 한의사 및 약사들과의 관계, 한약가격기준 책정 등 해결할 문제들이 산적한 가운데 임시미봉책으로 수습된 것이었다. 따라서 한약조제권 분쟁이 일단은 수습되었지만, 미해결 과제를 적지 않게 남겨두었던 것이다.

6) 종합적 논의 및 시사점

지금까지 1993-96년의 기간 중에 주로 약사와 한의사 직종 간의 갈등으로 진행된 한약조제권 분쟁을 분석하였다. 특징적 요소들을 보면, 우선 환경적 맥락 면에서 한약조제권 분쟁은 김영삼정부 하의 민주적 정치체제 하에서 발생하였다. 따라서 정책하위체제는 기본적으로 개방적이었다. 그러나 실제로는 주로 약사와 한의사 직종을 중심으로 정책과정이 진행되었으며, 정부와 시민단체는 주로 중재자의 역할을 수행하였다. 반면에 여론은 학생들의 수업거부와 약국 및 한의원의 집단폐업 등에 대해서 높은 관심을 보이며 대체로 이를 집단이기주의라는 부정적 시각에서 보았다. 김영삼정부는 여론에 매우 민감하였다.

주요 행위자들 간의 갈등은 제1차 및 제2차 분쟁 모두에서 약사와 한의사 간에는 물론, 정부와의 갈등도 심각하였다. 그리고 관련 집단들 간의 직접적인 대화통로는 물론, 정부가 개입된 삼자대화도 부실하였다.

전략 및 이익투입방식은 약사와 한의사 모두 면허증 반납, 휴업, 농성, 단식, 집단시위, 집단삭발 등의 단체행동을 주로 하였다. 그리고 유사한 이해를 가진 집단들 간에는 강력한 연대를 형성하였다. 따라서 한약조제권 분쟁에서의 주요 행위자의 이익투입방식은 Almond and Powell의 강압적 이익투입방식과 Duverger의 대중수준으로의 간접방식에 가까왔다. 정부는 중재자의 역할도 수행하였지만, 전반적으로는 자신의 이해를 고수하였다. 전기단계에서는 제1차 분쟁에서는 한방의료발전방안과 약사법개정추진계획 발표를, 제2차 분쟁에서는 한·약 종합대책 발표 등의 유인책을 주로 사용하였다. 그러나 이에 불만을 가진 약사와 한의사 측의 집단행동이 더욱 강력해지는 중·후반기부터는 대통령의 직접개입, 사법적 대응, 집단유급 처리 등의 제재방안을 동원하였다. 물론 부분적으로 유인책을 병행하였다. 그리고 여론을 적절하게 이용하였다. 뿐만 아니라, 제1차 분쟁의 경우는 상용의약품의 슈퍼마켓 판매결정, 보건소의 투약기능 강화, 병의원 영업시간 연장 등의 대체적 서비스 제공으로 이익집단을 압박하였다.

정책산출 면에서 한약조제권 분쟁은 불완전하게 수습되었으며, 갈등이 지속되었다. 구체적인 결과 면에서, 제1차 분쟁과 관련해서는 약사법 개정, 제2차 분쟁과 관련해서는 약대 내 한약학과 설치 및 한약조제시험 강행이라는 당초의 정책의도가 상당부분 관철되었다.

다음에 한약조제권 분쟁의 정책과정 및 정책산출에 영향을 미친 주요 요인들을 추적해 보면, 첫째, 주요 행위자들 간의 이익갈등과 이들의 이익투입방식에 보다 크게 영향을 미치는 것은 환경적 맥락보다는 오히려 정책문제의 성격이라고 보여 진다. 한약조제권 분쟁은 이익갈등 정도가 심각하였으며, 이에 따라 강력한 단체행동이 동원되었다. 사안 자체가 주요 행위자들의 이해에 매우 민감한 것이었기 때문이다. 둘째, 여론이 정부의 전략선택에 상당한 영향을 미쳤다. 한약조제권 분쟁에서 김영삼정부는 유리한 여론에 편승하여 단체행동에 강력하게 대응할 수 있었다. 셋째, 이익투입방식과 정부개입은 밀접한 관련성이 있지만, 획일적인 것은 아니다. 주로 강력한 단체행동에 대해서 정부는 초기에는 유인책을 사용하였으나, 점차 제재의 방법으로 전환하였다. 넷째, 정부의 개입방식이 정책결과에 상당한 영향을 미쳤다. 정부가 중재자적인 입장이 아니라 자신의 정책기조를 유지하고 때로는 강력하게 대응할수록 본래의 정책의도가 관철될 가능성이 높다. 다섯째, 어떠한 방식으로 정부가 개입하더라도 보건의료분야의 영업권 분쟁을 근원적으로 해결하기는 어려웠다. 따라서 갈등의 여진은 지속되었다. 마지막으로, 정책산출 면에서 정부가 의도했던 정책목표가 비교적 많이 달성될 수 있었던 것은 우선 여론을 잘 활용하였으며, 정부가 적극적인 개입의지를 보였기 때문이다. 정부는 단순한 중재자의 입장이 아니라 자체이해를 보유하고 있었으며, 유인과 제재를 적절하게 혼용하였다. 특히, 슈퍼마켓 등 대체적인 서비스 공급처를 마련한 것이 정책의도를 달성하는 데 긍정적으로 작용하였다.

따라서 향후 갈등적인 사안에 직면하여 정부가 의도한 정책목표를 달성하려면 다음과 같은 점들에 유의할 필요가 있다. 첫째, 정부는 집단압력에 표류하기 보다는 일관된 정책기조를 유지하는 것이 바람직하다. 둘째, 국민건강과 직결되는 분야에서 정부는 단순한 중재자의 입장보다는 자기의 정책의지를 가져야 하며, 유인과 제재의 방법을 적절히 병행해야 한다. 또한 여론을 잘 활용해야 한다. 셋째, 대화의 상대를 정확하게 파악하되, 성원통제력이 있는 전국규모의 정상(頂上) 이익집단을 대화상대로 택해야 한다. 넷째, 문제가 장기화되면 최고통치권자의 견해표명을 포함하여 범정부적 차원에서 유기적으로 대처하는 것이 필요하다. 다섯째, 연대투쟁의 가능성을 차단하는 것도 갈등의 조기해결에 도움이 된다. 한약조제권 분쟁에서 이익갈등이 격화된 것은 약사와 한의사측 모두 강력한 연대투쟁을 전개하였기 때문이다. 마지막으로, 시민단체 활동 및 시민저항 등의 방식으로 국민들이 스스로 공익을 보호하게 하는 것도 과도한 집단이기주의를 방지하는 방안이 될 수 있다.

2. 의료보험 완전 통합일원화 논쟁(1997-2003년)

1) 사례의 개요

우리는 1977.7월부터 강제가입의 의료보험(현행 건강보험)을 시작하였는데, 의료보험에 대한 정부의 재정부담을 줄이기 위한 목적으로 개별 의료보험조합에 관리운영의 자율성을 부여하는 조합주의 방식을 채택하였다. 당시에도 의료보험의 관리운영체계에 대해서 논란이 있었지만, 우리의 의료보험이 일본의 것을 모방하였기 때문에 관리운영체계도 일본과 동일한 조합주의 방식을 채택하였다(이두호 외, 1992). 그러나 당시는 강제적용의 의료보험이 상시 고용인력 500인 이상의 대기업에만 국한된 관계로 관리운영체계는 큰 논쟁이 되지 않았다.

1980년대 들어서 조합주의 방식이 관리의 비효율성, 소규모 의료보험조합의 재정불안, 조합 간 보험급여의 형평성 저해 등 문제점들을 노출하였지만, 정부는 이를 의료보험조합 통폐합을 통한 대형화로 해결하고자 하였다.[53] 그러나 통폐합만으로는 조합주의 방식의 근본적인 문제를 해결할 수가 없었으며, 이에 따라서 의료보험의 통합일원화가 거론되기에 이르렀다. 즉, 1980.9월 천명기 보사부장관은 통합일원화를 통하여 직장의료보험의 잉여재정을 지역의료보험에 사용할 수 있어 추가적인 국고부담이 없이 지역의료보험의 시행이 가능하다는 논리로 의료보험의 통합일원화를 주장한 것이다(서울대학교 행정대학원, 1982). 소위 제1차 의료보험통합 논쟁이 시작된 것이다. 이후 제1차 통합논쟁은 정치권의 동조로 활기를 더했지만, 궁극적으로는 보사부에서 파견된 청와대 내 관련 공무원들의 반대와 1982.11월 대통령의 통합논의 중단 지시로 좌절되었다. 이후 정부·여당은 조합주의자로 변신하였다(의료보험연합회, 1997).

조합주의 옹호론자로 변신한 정부·여당은 1987.10월 의료보험법을 개정하여 현행 조합주의 방식을 토대로 1988년부터 지역의료보험을 단계적으로 실시하기로 결정하였다(이규식, 2000). 그러나 1988.1월부터 농어촌 지역의료보험이 시행되면서부터 농어민의 과중한 보험료 부담이 문제가 되었으며, 농민단체와 진보적 보건의료단체를 중심으로 보험료 납부거부운동이 확산되는 등 의료보험통합 논쟁이 재발하였다(보건과 사회연구회, 1991). 제2차 의료보험통합 논쟁이 시작된 것이다. 이후 1988.4

53 의료보험조합 통폐합은 조합주의에 근간을 두고 소규모 조합을 대형화하겠다는 것이다. 따라서 조합주의를 버리고 하나의 보험자를 설립하고자 하는 의료보험의 통합일원화와는 다른 것이다.

월의 총선에서 여소야대(與小野大) 정국이 조성되면서 정국을 주도할 수 있게 된 야당도 통합논쟁에 가담하였다. 당시 통합주창자들은 의료보험 통합으로 직장의료보험의 잉여재정을 농어촌지역 의료보험에 투입함으로써 농어민의 의료보험료 부담을 경감하고, 지역의료보험의 적자를 보전할 수 있으며, 의료보험의 형평성을 높일 수 있다고 주장하였다(김종대, 2002). 그러나 보사부와 청와대는 통합이 되면 정부의 추가적인 재정부담이 불가피해진다는 이유로 통합에 반대하였다. 따라서 1980년대 후반의 제2차 의료보험통합 논쟁은 통합을 지지하는 시민단체 및 야당과 조합주의를 지지하는 정부·여당 간의 대립으로 전개되었다. 노동단체, 경제단체, 의학협회, 의료보험조합 등도 논쟁에 가담하였다. 우여곡절 끝에 1989.3월, 야당 주도로 통합법안인 국민의료보험법이 국회를 통과하였으나, 법안통과 직후 정부·여당의 건의로 대통령거부권이 행사됨으로써 의료보험의 두 번째 통합노력 역시 좌절되었다. 이후 시민단체는 거부권 철회를 요구하였으나, 1989.7월부터의 도시지역 의료보험 역시 조합주의 방식으로 시작되었다.

이후 수면 하에 있던 의료보험통합 논쟁은 1994.4월 통합을 주창하는 시민단체, 노동단체 등이 주도하는 의보연대회의가 결성되면서 재점화되었다.[54] 이제 의료보험통합은 단순한 보건의료의 차원을 넘어 사회개혁운동의 주요 의제가 되었다. 이러한 배경 하에서 당시 야당인 국민회의와 자민련은 1996.11월 공동으로 통합법안인 국민의료보험법안을 발의하였으나, 정부·여당의 반대로 좌절되었다.[55] 그러나 1997년 이후 통합논의를 주도한 것은 여당인 신한국당이었다. 즉, 1997.12월의 대선을 앞

54 1994.4월 지역의료보험노조, 병원노련, 보건의료단체, 농민단체, 경실련 등 시민운동단체, 민주노총 준위비 등 40여 개 단체가 '의료보험통합일원화 및 보험적용 확대를 위한 범국민연대회의(이하, 의보연대회의)를 결성하였다.

55 김영삼의 통일민주당은 1980년대에는 통합을 지지하였으나, 1990.2월 3당 합당으로 탄생한 민주자유당 및 이후의 신한국당은 조합주의를 고수하였다.

두고 농어촌출신 의원들을 중심으로 대선 전략의 일환으로 통합 필요성이 대두하였으며, 이에 신한국당의 주도로 1997.11월 지역의보조합과 의료보험관리공단의 조직을 통합하기 위한 부분 통합법안인 국민의료보험법이 여야 합의로 제정되었다(국민건강보험공단, 2001). 당시 보건복지부는 통합에 반대하였으나, 대통령이 신한국당을 탈당하고 국정운영의 주도권이 여당에 넘어간 상태에서 저항할 힘이 없었다.

1997.12월 대선에서의 김대중후보의 승리는 통합논쟁을 좌우한 정치적 사건이었다. 국민의료보험법 제정 이후에도 대체입법을 통해서 조합주의를 유지하고자 하던 복지부의 의도는 통합에 적극적이었던 김대중후보의 당선으로 물거품이 되었다(이재희, 2000). 김대중정부에서는 의료보험통합이 보건의료개혁의 상징적 정책이었다. 1998.2월 노사정위원회에서의 합의로 통합은 기정사실화되었다. 이에 따라 여야합의로 1998.12월 통합법안인 국민건강보험법이 국회 보건복지위원회를 통과하였으나, 이후 법사위 심의과정에서 정보기관의 국회활동 개입을 이유로 야당인 한나라당이 불참하면서 문제가 발생하였다. 법사위도 재정통합에 따른 재산권 침해로 인한 위헌성 시비가 있다고 판단하여 동 법안을 의결하지 않았다. 이러는 사이에 동 법안은 1999.1월 국회의장 직권으로 본회의에 상정되어 여당 주도로 통과되었다(임을기, 2001). 이에 따라 2000년부터 단일 보험자로서 국민건강보험공단이 출발하기로 예정되었다. 1998년 이후의 의료보험통합 논쟁은 진보적 시민단체, 민주노총 및 지역의보노조, 그리고 청와대 및 여당의 신(新)권력엘리트가 중심이 된 통합주의자들이 주도하였다. 야당인 한나라당과 한국노총도 통합에 반대하지는 않았다.

그러나 단기간에 의료보험조합의 통합을 완료한다는 것이 현실적으로 한계가 있었으며, 단일보험료 부과체계의 개발도 쉽지 않았다. 통합주창자와 재정통합 반대파 간의 대립은 이때부터 본격화되어 1999년 이후의 통합논쟁은 여권, 시민단체, 민주노총(지역의보노조) 중심의 통합파와 한나라당, 한국노총(직장의보노조) 중심의 재정통합 반대파 간의 갈등으로 점철되었다.[56] 야당인 한나라당은 1999.2월 재정의 영구분리를 의도하는 국민건강보험법 개정법안을 제출하였으며, 여당에서도 2000.4월 총선을 앞두고 통합연기 주장이 설득력을 얻기 시작하였다. 통합과정에서 배제된 복지부는 통합 연기에 적극 찬동하였다. 따라서 정부·여당은 1999년 하반기부터 통합일정을 연기하기로 정책을 선회하였다. 공식적으로는 일정의 촉박함을 이유로 들었지만, 내심은 총선을 앞두고 통합으로 인한 혼란과 보험료 인상이 우려되었기 때문이다(조선일보, 1999.10.15 일자). 따라서 여야는 통합을 연기하는 데 의견이 일치하였다. 이에 대해서 시민단체와 민주노총은 즉각적인 통합을 주장하였지만, 정부·여당과 결별할 수는 없었다. 한국노총도 차선책으로 이를 수용하였다. 따라서 1999.12월 국민건강보험법은 시행도 되기 전에 개정되었다. 골자는 조직통합을 6개월 연기하여 2000.7월부터 시행하며, 공교 및 직장조합의 재정통합은 2000.12월까지, 지역조합의 재정통합은 2001.12월까지 연기하는 것이었다. 그리고 직장근로자와 지역가입자의 소득비례 단일보험료 부과체계 개발도 포기하였다(국민의료보험관리공단, 1999). <그림 3-3>은 약 20여년에 걸친 의료보험통합일원화 논쟁의 결과로서 발생한 의료보험의 통합과정을 도식화한 것이다.

56 통합 반대파들도 이미 진행된 부분 조직통합을 반대하기는 어렵다고 보았기 때문에, 나머지 직장의보와의 조직통합은 일정을 연기하고, 의료보험 재정은 항구적으로 분리할 것을 주장하였다.

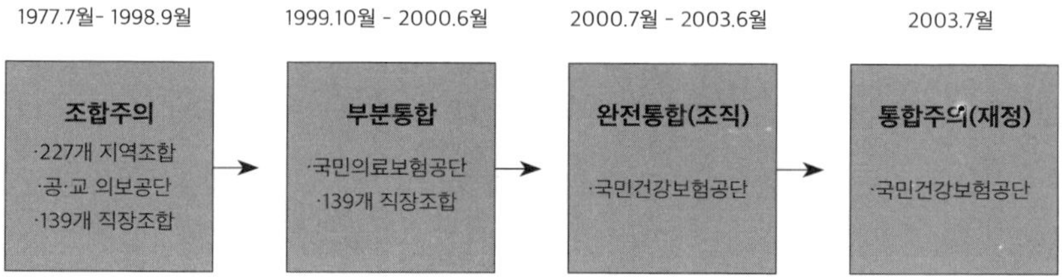

<그림 3-3> 의료보험의 통합과정

2) 환경적 맥락

1990년대 들어서 한국의 정치, 경제, 사회적 환경은 격동적이었다. 우선 정치적 환경면에서, 1990년대 이후 정치체제는 제도 면에서는 지속적으로 민주체제로 발전하였다. 국민들의 정치참여가 확대되고, 시민단체, 노동조합, 이익집단 등의 사회집단도 크게 활성화되었다. 국회의 권한도 크게 강화되었다. 정치리더십 선출과정 또한 경쟁적이었다. 즉, 1987년의 헌법 및 정치관련법 개정으로 대통령직선제와 국회의원 소선거구제로 전환되면서 각종 선거의 경쟁성이 크게 증가하였다. 의료보험통합 논쟁이 진행되는 1996년 이후 선거의 경우에도 선거의 공정성과 개방성이 크게 향상되었다. 우선 1997년의 대선은 대통령이 여당을 탈당한 상태로서 관권 개입이 어려웠으며, 선거결과 야당후보가 당선되었다.[57] 2000.4월의 총선 역시 경쟁적이었다. 지역구도를 벗어나지 못하였지만, 야당이 다수당이 된 것은 선거가 경쟁적이었음을 의미한다.[58]

57 1997.12월 대선에서 김대중 40.3%, 이회창 38.7%, 이인제 19.2%의 득표를 하였다(www.nec.go.kr).

58 2000.4년 총선에서 야당인 한나라당이 273석 중에서 133석(지역구 112석, 전국구 21석)을 획득하여 원내 제1당이 되었다(심지연, 2004).

정치적 지배세력도 변화하였다. 1987.6월 이후 한국의 정치체제는 근본적으로 변화하기 시작하여 1988.4월의 총선에서 여소야대가 되었다. 이러한 정치적 지배세력의 변화는 의료보험통합 논쟁에도 큰 영향을 미쳤다. 진보적 시민단체들이 통합논쟁을 주도하였으며, 이들이 채택하는 전략도 점거농성 등 급진적인 것들이었다. 논쟁의 주된 장소도 국회가 되었으며, 야당이 주도권을 행사하였다. 1993년 집권한 김영삼정부는 여전히 조합주의 방식을 고수하였지만, 임기 말인 1997년부터는 여권 내의 권력중심이 정부로부터 여당으로 넘어가게 되었으며, 여당은 의료보험의 단계적 통합을 대선공약으로 채택하였다(한국일보, 1997.12.14일자). 따라서 1997.11월 부분 통합법안인 국민의료보험법이 여당 주도로 입법되었다. 이처럼 여권 내부의 권력변화는 통합논쟁에 큰 영향을 미쳤다. 1997.12월의 대선은 여·야 간의 권력교체를 가져왔다. 김대중정부는 취약한 권력기반을 보완하기 위하여 진보적 시민단체나 노동단체와 연대하였으며, 이는 권력구조를 근본적으로 변화시켰다. 시민단체와 노동단체의 증대한 영향력은 의료보험과정에서 중요한 환경요인으로 작용하였다. 보건복지부의 대체입법 노력 좌절, 노사정위원회의 통합 합의, 통합과정에서의 시민단체와 민주노총의 영향력 및 관료집단의 배제 등이 모두 정권교체가 가져온 결과였다.

정치적 지배세력의 변화와 더불어 주요 국가기구들 간의 권력관계도 균형을 회복하였다. 김영삼정부 초기에는 개혁정책에 대한 국민의 지지와 야권의 지도력 공백으로 인해 대통령의 권한이 강력하였다. 그러나 1996년 이후에는 대통령의 레임덕 현상이 나타나면서 대통령과 정부의 권력이 크게 약화되었다. 특히, 1997.7월 여당의 대통령후보가 선출되면서 권력의 중심이 대통령으로부터 여당의 대통령후보로 이동하였다. 결국 김영삼대통령은 공정한 선거관리를 명분으로 1997.11월 신한국당을 탈당하였다(심지연, 2004). 이러한 와중에 신한국당 주도로 1997.11월 국민의료보험법이 제정되었다. 완전통합 논의는 김대중정부의 집권 초반기에 진행되었다. 당시, 야당인 한나라당이 국회의 다수를 차지하고 있었으나, 대통령을 비롯한 신(新)권력이 정국을 주도하면서 국민건강보험법 제정으로까지 연결할 수 있었던 데는 권력관계 상의 몇 가지 특징에 기인한다. 첫째, 논의의 시기가 집권 초반기였다는 점이다. 대통령제 하에서 집권 초에는 대통령과 행정부의 힘이 강력할 수밖에 없다. 그리고 집권 초반기에는 여권 내에서도 대통령을 중심으로 강력한 위계적 권력구조가 형성된다. 따라서 복지부는 통합에 부정적이었지만, 반발하기는 어려웠다. 둘째, 1997.11월 이후의 경제위기 상황도 김대중정부의 권력기반 강화에 도움이 되었다(Buzo, 2002). 국가적 위기 상황 하에서 강력한 리더십을 기대하게 되며, 이에 따라서 김대중대통령은 취임전부터 노사정위원회를 설치하고 국정을 주도하였다. 셋째, 시민단체와 노동단체가 김대중정부를 지지하였다. 김대중대통령은 대선과정에서부터 노동단체와 정책연대를 하였으며, 노동단체 및 시민단체와 협력하여 기득권세력을 견제하고자 하였다.

많은 정치적 사건들이 의료보험통합에 영향을 미치는 정책창의 역할을 수행하였다. 우선 1997.12월의 대선은 의료보험통합 논의 자체를 가능하게 한 사건이었다. 즉, 1996.11월 야당이 의료보험통합 법안을 제출할 당시 여당은 통합에 반대하였다. 그러나 1997년 이후 대선 정국이 전개되면서 농어촌출신 여당의원들이 통합을 주장하게 되는 데, 이는 통합이 득표에 유리하다고 보았기 때문이다(이규식, 2000). 이후 통합을 강력하게 주장하던 김대중후보의 당선은 통합에 미온적이던 정부부처의 반발을 잠재우는데 결정적이었다. 당시의 경제위기 상황 역시 중요한 정치적 사건이었다. 이로 인하여 노사정위원회가 구성되었으며, 노사정위의 합의사항으로 의료보험통합이 타결되었다. 경제위기 상황은 또한 취약한 권력기반을 갖고 있던 김대중정부가 정국을 주도할 수 있는 계기를 마련해 주었으며, 노동단체 등 주요 행위자들의 활동방식을 제약하기도 하였다. 자민련과의 소위 'DJP 연대'도 중요한 정치적 사건이었다. 복지부장관은 자민련 몫이었으며, 정부 내 행위자들 간의 상호작용 방식에 큰 영향을 미쳤다. 2000.4월 총선 역시 중요한 정치적 사건이었다. 2000.1월부터 단일 보험자가 출범하기로 되어 있었으나, 갑작스런 통합으로 인한 혼란과 보험료 인상을 우려한 정부·여당은 총선을 의식하여 통합 시행을 연기하였다(한겨레신문, 1999.10.12일자).

사회적 환경은 정치적 환경과 밀접하게 연관되어 있다. 즉, 정치체제가 개방적이고 정치적 리더십이 경쟁적일수록 시민사회는 활성화 된다. 1990년대 들어 시민사회는 크게 활성화되었다. 시민단체는 통합논쟁에서 주도적 역할을 수행하였으며, 노동단체는 정부의 통제로부터 벗어나 있었다. 특히, 1997년 초의 투쟁을 거치면서 노동단체는 정부의 정책을 번복할 정도로 강력하였다(김영명, 2003). 더구나 김대중정부는 처음부터 친(親)노동 정권이었다. 그리고 시민사회는 오래 전부터 김대중대통령에 대한 비판적 지지 세력이었다. 김대중정부의 등장으로 시민사회는 더욱 활성화되었으며, 특히 진보적 시민단체와 민주노총은 영향력이 크게 증가하였다. 김대중정부는 새로운 거버넌스의 일환으로서 시민단체의 역할을 중시하였으며, 경제위기는 사회적 연대의 필요성을 더욱 고양하였다(Tat, 2000). 김대중정부로서도 취약한 권력기반을 보충하기 위해서 시민사회를 적극 활용하였다.[59] 그러나 사회구조적으로는 여전히 빈부격차가 줄어들지 않고, 도농 간 의료격차도 심각하였다. 이를 해소하기 위한 방안의 하나로 의료보험의 확대가 논의되었으며, 이는 다시 의료보험으로 연결되었다. 그리고 지역의보가 실시되면서 지역주민들의 보험료 과잉부담 문제가 발생하였으며, 이를 해결하기 위한 수단으로 통합이 주창

59 대표적인 예가 2000.4월 총선에서의 시민단체의 낙천·낙선 운동을 정부가 묵인한 것인데, 이는 시민사회의 영향력을 배가시키는 계기가 되었다.

되었다. 그리고 사회적으로 구조화된 연고주의, 부정부패, 공사무분별, 공공부문의 정치적 동원 등도 통합논쟁과 무관하지 않다. 즉, 연고주의 문화로 인한 의료보험조합 임원의 낙하산 인사, 의료보험 운영에서의 일부 관료 및 조합 간부들의 부정부패, 기업의 조합재정의 사금고화, 의료보험조합의 선거동원 등은 통합주의자들이 통제와 감독이 보다 용이한 통합방식을 주장할 수 있는 논거가 되었다. 반면에 자영업자들의 불성실한 소득신고 풍토, 게임규칙을 준수하지 않는 문화 등은 통합반대의 논거가 되었다(문옥륜, 1998).

경제적 환경면에서, 한국은 1980년대 후반 이래 경제적 능력이 지속적으로 향상되어 왔으나, 사례가 진행되는 기간은 미증유의 경제위기 국면이었으며, 이로 인해 국가의 경제능력은 크게 저하되었다. 그러나 의료보험과 관련해서는 경제적 환경이 지출능력이라는 측면에서 영향을 미쳤다기보다는, 정책하위체제 및 행위자들 간의 상호작용에 영향을 미쳤다. 즉, 이는 1997년 대선에서의 정권교체에 큰 영향을 미쳤으며, 경제위기 상황을 극복하기 위해서 노사협력이 절실하였던 김대중당선자는 1998.1월 노사정위원회 구성을 주도하였다. 야당, 노동단체, 경제단체 등 주요 행위자들이 노사정위에 참여함으로써 이들의 이익투입방식이 제약을 받게 되었다. 주요 행위자들이 서로 양보를 하지 않으면 공멸할 수 있다는 인식이 공유됨으로써 이들의 활동방식이 보다 온건한 방향으로 제약되었다. 노사정위원회는 의료보험통합 입법을 1998년 말까지 제정하기로 합의하였다. 이는 노동시장의 구조조정과정에서 노동단체의 양보를 얻어내기 위한 교환물이었다(대한민국정부, 1998). 복지부의 경우는 노사정위에서 배제됨으로써 주요 행위자에서 배제되었다.

결국, 정치적 환경은 정책하위체제의 구성과 행위자들 간의 상호작용 방식 모두에 영향을 미치는 중요한 요인으로 작용하였으며, 사회적 환경도 행위자들의 상호작용 방식에 적지 않은 영향을 미쳤다. 경제적 환경의 경우는 경제 위기국면이라는 상황이 간접적으로 상호작용 방식에 영향을 미쳤으나, 그 영향은 대체로 1998년 기간 중에 국한되었다.

3) 정책하위체제

(1) 주도적 행위자

1990년대의 의료보험통합 논쟁은 1994년 의보연대가 결성되면서부터 진보적 시민단체와 노동단체가 통합논의를 주도하였다.[60] 이들은 1996.11월 야당인 국민회의와 자민련을 압박하여 이들이 공동으로 국민의료보험법안을 발의하도록 하였다. 그러나 1997년 들어서는 주도권이 여당인 신한국당으로 넘어가게 되었다. 즉, 신한국당 내 농어촌출신 의원들을 중심으로 대선전략의 일환으로 의료보험을 주장하였다(이규식, 2000). 이에 따라 여당은 단계적 통합을 지향하는 법안을 서둘러 마련하였으며, 야당도 이에 반대할 이유가 없었다. 그 결과, 1997.11월 지역의료보험과 사립학교교직원 의료보험의 관리조직 통합을 골자로 하는 부분통합법안인 국민의료보험법이 제정되었다(국민건강보험공단, 2001).

이후 1997.12월 대선에서 김대중후보가 당선됨으로써 통합논의도 시민단체, 민주노총, 여당, 청와대 등에 포진한 신(新)권력엘리트들이 주도하게 되었다. 이들은 의료보험통합과 관련한 의사결정과정에서 복지부 등 조합주의자들을 완전히 배제하였다. 1998년 말까지 완전통합을 달성한다는 결정을 한 것도 이들이 주도한 노사정위원회였다. 이후 대통령직인수위원회도 의료보험통합을 김대중정부의 100대 국정과제에 포함시

60 1988-89년의 제2차 통합논쟁 과정에서도 진보적 시민단체가 주도적인 역할을 수행하였지만, 당시는 농민단체와 일부 보건의료인단체가 중심이었다. 반면에 1994년 이후의 의보연대회의는 경실련, 참여연대 등의 진보적 시민단체와 민주노총이 중심이 되었다(의보연대회의, 1999).

켰다(조원탁, 2001).

1998.2월의 노사정위원회 결정이후에는 순조롭게 통합작업이 추진되었으며, 정부는 1998.3월 의료보험통합추진기획단을 구성하여 후속작업을 하였다. 기획단은 통합주의자들이 장악하였으며, 복지부는 실무작업을 하는 외에는 영향력이 없었다. 1998.11월 정부는 완전통합을 골자로 하는 국민건강보험법안을 국회에 제출하였으며, 동 법안은 동년 12월 보건복지위원회를 통과하였다(정홍기·조정찬, 2001). 국민건강보험법 제정은 정부·여당이 주도하는 가운데 시민단체 등이 적극 지지하였다. 야당인 한나라당은 대선과정에서 이미 통합을 지지하였기 때문에 반대를 하기가 어려웠으며, 한국노총도 노사정위원회에서 통합에 찬성한 하였기 때문에 적극적으로 반대할 수 없었다.[61] 경제단체, 복지부, 의료보험조합 등은 집권초기에 강력하게 추진하는 정책을 반대할 수 없었다.

그러나 1999년 이후는 상황이 반전되었다. 경제위기가 어느 정도 극복된 시점에서 노동단체들은 노사정위원회 무용론을 주장하였으며, 한국노총은 직장의보노조가 산하단체로 가입하면서 통합에 반대하기 시작하였다. 야당도 1999.2월 조직통합 연기와 재정분리를 내용으로 하는 개정 법안을 제출하였다(이재희, 2000). 따라서 1999년부터는 그 동안 마지못해 통합에 동의하던 조합주의자들이 본격적으로 상황을 주도하였다.[62] 물론 시민단체와 민주노총 등은 예정대로 통합을 실시할 것을 주장하였

61 한국노총은 1998.7월 자영자의 소득파악률이 80%이상 될 때까지 보험료 부과체계를 현행과 같이 이원화하며, 국고지원액이 지역조합 재정의 50%가 될 때까지 재정을 분리할 것을 전제로 의료보험통합에 찬성하기로 하였다(한국노동조합총연맹, 1999).

62 조합주의자들도 이미 1998.10월의 국민의료보험공단 출범으로 부분통합이 단행된 상황에서 과거처럼 의료보험 자체를 반대하는 것은 아니었다. 대신에 이들은 조직통합을 일정기간 연기하고, 조합재정은 현행대로 분리할 것을 주장하였다.

으나, 정부·여당의 입장은 변화하기 시작하였다.[63] 그 결과, 1999.12월 조직통합을 6개월 연기하고 재정통합도 연기하며, 소득단일 의료보험료 부과체계를 포기하는 내용의 국민건강보험법 개정을 야당과 협의하여 처리하였다. 야당은 재정의 영구분리를 주장하였지만, 전략적으로 개정에 동의하였다.

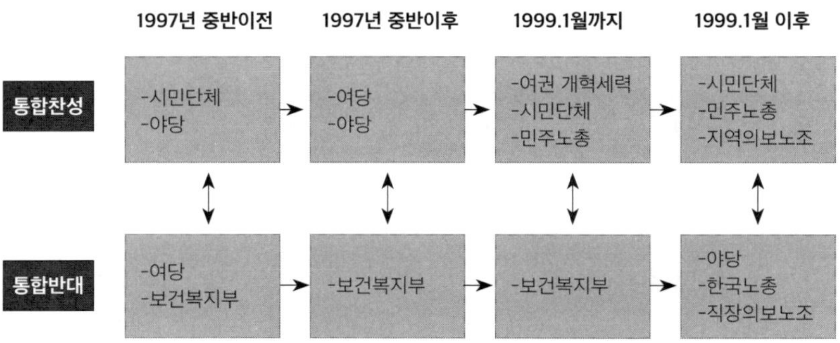

<그림 3-4> 의료보험통합 논쟁 주도자의 변천

그리고 정책하위체제 및 정책결정과정의 개방성 면에서, 1990년대 후반이후의 의료보험통합 논쟁은 참가하는 행위자 수의 확대에서도 보듯이 인위적으로 특정 행위자를 배제하는 것이 불가능하였다. 이 점에서 정책하위체제는 개방적이고 유동적이었으며, 느슨한 형태였다. 이처럼 많은 수의 행위자들이 참여하며, 정책하위체제가 개방적으로 유지되는 데는 여러 요인들이 복합적으로 작용하였다. 첫째, 정치적 민주화의 진전으로 과거처럼 정부가 정책결정을 독점하기가 어려웠다. 1990년대 이후에는 많은 시민단체들이 공식적으로 정부기구에 참여하였으며, 이

63 정부·여당은 소득단일 의료보험료 부과체계의 개발이 자영자들의 소득파악 미흡으로 힘들며, 지역의료보험조합의 업무협조 거부 등으로 행정시스템을 단기간에 갖추기 어려워서 혼란이 우려되는 상황에서 2000.4월 총선을 앞두고 걱정이 많았다(조선일보, 1999.10.15일자).

런 상황에서 특정 사회집단을 선별적으로 배제하는 것은 현실적으로 어려웠다. 둘째. 통합논쟁이 15년 이상 지속되는 과정에서 많은 행위자들이 관심을 가지게 되었다. 특히, 1988년부터 농어촌 의료보험, 1989년부터 도시지역 의료보험이 도입되면서 의료보험이 일상적 관심사가 되었다. 셋째, 1990년대 들어서 의료보험통합은 사회개혁의 상징적 이슈가 되었다. 통합논쟁은 민주와 반민주, 개혁과 보수 세력의 대결로 상징화되면서 사회적 관심을 지속적으로 유발하였다. 넷째, 제2차 통합논쟁 이후부터 논쟁의 중심이 행정부에서 국회로 전환되었다. 본래 국회에서의 논의는 개입되는 행위자의 수가 많고 이들 간의 관계가 갈등적이며, 이익투입방식도 다양한 속성이 있다. 마지막으로, 당시의 선거국면도 중요한 변수였다. 즉, 1997.12월 대선과 2000.4월 총선에서 의료보험통합 문제가 주요 이슈가 되었다(김종대, 2002).

(2) 신념체계 및 정책이해

의료보험통합 논쟁과정에서 행위자들은 각기 자신들의 신념체계에 입각하여 오랫동안 통합주의 내지는 조합주의 방식을 지지하였다. 이들은 "의료보험의 확대를 통해서 국민들의 의료비 부담을 줄이고 의료에 대한 접근성을 높여야 한다."는 데 대해서는 의견이 일치한다. 그러나 이들은 의료보험을 어떠한 관리방식으로 확대하며, 조합주의의 문제점을 어떻게 해결할 것인가 대해서는 인식을 달리하고 있다. 이는 신념체계의 차이에서 기인하는 것이다. 조합주의자들은 능률성과 안정성을 중시하고 있다. 이들은 자치주의에 근간을 둔 조합주의 방식이 관리의 효율성을 높이는데 유리하다고 보았다(이두호 외, 1992). 그리고 이들은 현재의 틀 내에서의 문제해결 방안을 선호하며, 갑작스런 변화로 인한 혼란을 우려한다는 점에서 안정지향적 속성이 강하다. 같은 맥락에서 이들은 노사자치주의에 입각한 노사협력과 산업평화를 중시하였다. 반면에 통합주의자들은 사회적 연대, 형평성, 개혁을 중시하였다. 즉, 이들은 사회보험으로서의 의료보험은 사회적 연대성을 중시해야 하며, 이를 위해서는 통합방식이 바람직하다고 보았다. 그리고 통합은 보험가입자들 간에 형평성을 제고할 수 있다고 보았다(차홍봉, 1988). 이들은 조합주의 문제점을 새로운 관리체제를 도입함으로써 해결하려고 한다는 점에서 개혁지향적이었다.

의료보험통합과 관련한 보다 구체적인 신념과 관련해서는 조합주의자들은 현행의 조합주의 방식을 유지함으로써 재정관리의 효율성을 유지하고자 하였다. 그리고 지역거주자의 소득파악이 제대로 되지 않는 상황에서 조합주의 방식이 오히려 소득재분배를 달성하는 데도 유리하다고 보았다(사공진, 1998). 관리운영에서 관료적 경직성을 완화하는 데도 조합주의가 유리하다고 보았다. 그리고 조합주의 방식이 정부와 보험가입자 간의 직접적인 갈등을 완충함으로써 통치권에 대한 부담을 완화할 수 있다고 보았다(김연명, 1989). 반면에 통합주의자들은 정부의 추가적 재정부담이 없이 지역의료보험 확대가 가능한 점, 소규모조합의 재정불안 해소, 대규모화를 통한 위험분산과 관리비용 절감, 보험가입자들 간의 보험료 및 보험급여의 형평성 등을 이유로 통합을 주장하였다(이두호 외, 1992). <표 3-14>는 의료보험통합을 둘러싼 조합주의자들과 통합주의자들의 상이한 신념체계를 비교한 것이다.

<표 3-14> 조합주의자 및 통합주의자들의 신념체계

<table>
<tr><th>신념체계</th><th>조합주의자</th><th>통합주의자</th></tr>
<tr><td rowspan="2">기저의 가치관</td><td colspan="2">- 의료보험의 확대를 통한 국민의 의료비 절감 및 의료에 대한 접근성 제고</td></tr>
<tr><td>- 능률성, 노사협력과 산업평화, 안정지향적</td><td>- 사회적 연대, 형평성, 개혁 지향적</td></tr>
<tr><td>의료보험통합 관련 신념</td><td>- 국가와 보험가입자 간의 갈등완충 기능(통치권 부담 완화)
- 역진적 소득재분배 극복
- 관료제적 경직성 극복
- 재정관리의 절약정신 함양</td><td>- 추가부담 없는 지역의료보험 확대
- 규모의 경제 실현과 관리비용 절감
- 소규모 조합의 재정 불안정 해소
- 대규모화를 통한 위험분산 범위 확대
- 보험가입자 간, 보험조합 간, 지역간 형평성 제고</td></tr>
</table>

신념체계뿐만 아니라, 이해관계도 행위자들의 활동과 선호를 제약하는 데서는 중요한 요인이다. 실제로는 행위자들은 이해관계에 입각하여 정책과정의 참여여부 및 행위양식을 결정한다. 통합논쟁은 통합주의자와 조합주의자 간의 갈등으로 전개되었다. 따라서 행위자들은 통합방식 혹은 조합방식 유지에 기본적인 이해를 공유하고 있었다. 그러나 행위자들의 개인적인 이해와 동기는 같은 집단 내에서도 상이하다. 우선 통합주의자들 중에서 집권세력에게는 통합은 1997년 대선 당시의 공약사항이었다. 물론, 이를 공약으로 채택한 이유는 통합이 득표에 유리하였기 때문이다(강문구, 2003). 집권 이후에는 김대중정부는 권력기반이 취약한 상황에서 시민단체나 노동단체의 도움이 절실하였는데; 이를 위해서도 통합을 추진하는 것이 유리하였다. 그리고 당시의 경제위기 상황을 극복하는 데서도 통합은 중요한 수단이었다. 즉, 경제위기를 극복하려면 노동시장의 유연화가 절실하였으며, 이를 위해서는 노동단체의 협력이 필수적이었는데, 의료보험통합의 수용은 노동단체의 양보를 얻기 위한 수단이었다. 여당은 통합이 농어민들의 의료보험료 인하를 가능하게 함으로써 득표에 유리하다는 정치적 동기로 통합에 찬동하였다(최성두, 2000).

진보적 시민단체의 입장에서는 통합은 자신들의 정체성과 직결되는 것이었다. 1990년대 이후 의료보험통합은 중요한 사회개혁 이슈로 등장하였다. 이를 통해서 시민단체들은 보수기득권 세력에 대항에서 시민운동을 활성화할 수 있다고 보았다. 따라서 이들은 조합주의 지지세력인 정부관료, 군 출신, 경제단체 등을 기득권세력으로 규정하고, 사회개혁의 차원에서 의료보험통합을 지지하였다. 그리고 통합논쟁은 시민운동의 조직역량을 강화하는 중요한 수단이었다. 언론노출을 통한 국민들의 관심 제고 및 이로 인한 시민단체의 사회적 영향력 확대와 회원확보 측면도 중요한 이해였다. 민주노총은 당시 한국노총이 경제투쟁에 치중한 데 비해서, 경제투쟁과 정치투쟁의 병행을 주장하였는데, 통합논쟁을 정치쟁점화 함으로써 신설 조직의 역량을 강화하고 정치적 영향력을 제고할 수 있었다. 통합논쟁을 통해서 한국노총과의 차별성을 부각함으로써 조직위상 강화 및 회원 확보에 유리하다고 보았다(백승호, 2001). 민주노총 산하 지역의보노조의 경우는 의료보험을 통한 지역의료보험조합의 재정 건전화가 중요한 이해였다. 조합재정이 적자에 시달린다는 것은 곧 성원들의 신분불안과도 직결되는 것이었다. 그리고 직장의료보험조합의 잉여금을 공유하게 되면 지역주민들의 의료보험료 부담도 줄어들 것으로 보았다(신영란, 2004). 통합을 통해서 인사관리의 풀을 전국적으로 확대하는 데 따른 이해도 컸다.

반면에 야당인 한나라당은 부분통합을 주도하였지만, 기본적으로는 통합에 소극적이었다. 재정통합은 반대하였다. 이들이 통합에 부정적이었던 공식 이유는 자영업자의 소득파악이 미흡한 상태에서 통합이 되면 오히려 사회적 형평성이 악화된다고 보았다. 그러나 실질적으로는 우선 집권세력과 진보적 시민단체가 주도하는 통합을 반대할 수밖에 없었다. 즉, 이슈가 되는 사안에서 여당의 주장에 야당이 동조하기는 어려웠던 것이다. 무엇보다도 한나라당은 보수층이 주요 지지기반이었다(심지연, 2004). 주류 언론이 김대중정부에 대한 비판의 일환으로 통합에 반대하고 있었으며, 주요 경제단체도 통합에 반대하고 있었다. 따라서 이들을 지지기반으로 하고 있는 한나라당은 통합에 찬성하기 어려웠다.

한국노총의 경우는 1998년 중반까지는 의료보험에 대해서 입장이 불명확하였다. 따라서 1998.2월의 노사정위원회에서도 통합에 합의하였다. 그러나 1998.6월 직장의보노조가 회원단체로 가입하면서 통합에 반대하기 시작하였다. 반대하는 이유는 우선은 통합으로 인해서 직장근로자들의 보험료 인상이 우려되었다. 또한 한국노총은 이미 직장단위의 의료보험기금 운영에서 상당한 영향력을 확보하고 있었는데, 통합으로 영향력을 잃을 것을 우려하였다. 그러나 보다 근본적인 것은 통합에 반대하던 직장의보노조가 한국노총에 가입한 것이다. 이들은 의료보험에 대한 전문지식이 부족한 한국노총 지도부를 설득하여 통합에 반대하게 하였다. 한국노총으로서도 회원사의 입장을 대변해야 할 의무가 있었다.

전경련, 경총 등 경제단체의 경우는 주된 이해가 의료보험기금에 대한 통제권에 있었다. 그동안 대기업들은 의료보험기금을 사실상 회사재산의 일부로 간주하였다. 기금을 다른 용도로 사용할 수는 없었지만, 막대한 금액의 기금을 금융기관에 위탁하는 과정 등에서 상당한 편익을 누렸다. 그러나 단일 의료보험조합이 만들어지면 개별 기업들이 의료보험기금에 영향력을 행사할 수 없게 된다. 그리고 의료보험료는 기업과 근로자들이 분납하는 것인데, 통합이 되면 지역의료보험의 적자를 보전하기 위해서 근로자들의 보험료가 인상될 수밖에 없으며, 이렇게 되면 고용주의 보험료 부담액 역시 증가하게 된다(Kim H., 2003). 따라서 경제단체로서는 조합주의를 유지하는데 분명한 이해가 있었다.

보험자 중에서 직장의료보험조합의 경우는 통합이 우선은 성원들의 신분과 직결되어 있었다. 즉, 통합이 되면 자리가 줄어들 수밖에 없었다(건강연대, 2001). 그리고 통합이 되면 지역의료보험 종사자들과의 경쟁으로 승진적체가 우려되었으며, 인사관리의 풀이 전국적으로 확대됨에 따라서 지방근무 등이 예상되었다. 보험기금 운영도 중요한 이해관계였다. 지금까지 상당수 직장의료보험조합들이 의료보험기금을 직접 통제하거나 운영에 적극적으로 개입하는 경우가 많았으며, 이 과정에서 이해관계를 가질 수밖에 없었다.

복지부의 경우는 조합방식에 의한 소규모 조합이 통제하기가 용이하였다. 그리고 의료보험의 주무부서로서 통합 의료보험료 확정, 통합전산망의 확충 등 많은 난관이 예상되는 새로운 제도를 관리한다는 것도 부담이었다(중앙일보, 1999.10.18일자). 또한 복지부는 1977년 강제 의료보험이 시행될 때부터 조합주의 방식을 운영해 온 입장에서 자신들이 설계한 제도를 타의에 의해서 바꾼다는 것에 대해서 거부감이 강하였다. 무엇보다도 조합주의가 오랫동안 정착되어 오면서 복지부 관료들의 개인적 이해도 많이 형성되었다. 조합주의 방식이 의료보험조합 임직원의 인사에 영향력을 행사하기가 쉬웠으며, 퇴직 관료들이 의료보험조합에 재취업하는 것도 조합주의 방식이 훨씬 유리하였다.

따라서 통합주의자들과 조합주의자들은 이러한 상이한 이해에 기반 하여 서로 다른 주장을 하게 되는 데, 의료보험통합 논쟁과정에서 발생하는 주요 논쟁점들인 지역의료보험의 재정적자, 의료보험 관리조직과 재정의 분리, 보험료율 책정, 현행 조합주의 방식의 문제점에 대한 대안 등을 중심으로 이들의 주장을 비교해 보면 다음과 같다. 첫째, 지역의료보험의 재정적자와 관련해서는 조합주의자들은 지역의료보험 재정에 대한 국고지원 확대나 조합 간의 재정조정을 주장하였다. 반면에 통합주의자들은 통합을 통하여 기존 직장의료보험의 잉여재정을 전환함으로써 지역의료보험의 재정적자 문제를 해결고자 하였다. 둘째, 의료보험의 관리조직과 재정이라는 두 측면에서, 조합주의자들은 처음에는 두 가지를 묶어 모두 통합에 반대하였으나, 1990년대 후반이후는 현실적으로 관리조직 통합을 막기가 어렵게 되자, 조직통합은 수용하되 최대한 일정을 연기하며, 재정통합은 계속 반대하였다(이재희, 2000). 반면에 통합주의자들은 조직과 재정의 분리 자체를 반대하였다. 셋째, 보험료율 책정과 관련해서는 조합주의자들은 직장근로자와 지역가입자의 소득원이 다르기 때문에 부과방식을 달리해야 한다고 주장하였다. 반면에 통합주의자들은 양자 모두 소득기준 단일보험료로 부과하되, 소득액에 따라서 누진보험료율을 부과할 것을 제안하였다. 마지막으로, 현행 조합주의 방식에 대한 대안의 측면에서 조합주의자들 특히, 보건복지부는 그 동안 행정단위 혹은 생활권 단위의 광역화방안, 의료보험심사기구의 통합, 전산시스템의 통합 등 다양한 대안을 제시하였다. 반면에 통합주의자는 때로 지역의료보험에 대한 국고지원 확대, 보험료 인하 등을 주장하였지만, 이는 대안이라고 보기는 어려우며, 기본적으로는 통합을 통해서 조합주의의 문제점을 해결하고자 하였다. <표 3-15>는 주요 논쟁점들에 대한 조합주의자와 통합주의자의 주장을 요약한 것이다.

<표 3-15> 의료보험통합 관련 이슈별로 대립되는 주장

주요 논쟁점	조합주의자	통합주의자
지역의료보험 재정적자	재정지원 확대, 재정조정제도	재정지원 확대, 직장의보의 잉여재정 투입, 궁극적으로는 통합으로 해결
의료보험 관리 조직과 재정의 관계	분리하여 고려(재정은 영구분리, 조직만 통합하는 부분통합 수용)	하나로 고려(완전통합)
보험료율 책정	직장근로자와 지역근로자의 보험료 부과방식 분리(소득과 재산), 직장 근로자의 보험료율 차등화	직장근로자와 지역가입자의 단일 소득기준 보험료 적용
조합주의 문제에 대한 대안	통폐합, 광역화방안(행정지역 혹은 생활권 단위), 의보수가 심사기구 통합, 전산시스템 통합	통합일원화가 근본적 대안임

(3) 옹호연합의 형성과 작동

의료보험통합 논쟁을 둘러싼 옹호연합이 본격적으로 형성되기 시작한 것은 정치적 민주화 추세 하에서 농민단체와 일부 보건의료단체를 중심으로 논쟁이 촉발되던 1988년부터이다. 1980년대 초반에 논쟁이 발단될 때는 청와대, 보사부, 여당 등 집권세력 내의 행위자로 국한되었으나, 이후 1988-89년 전후의 제2차 통합논쟁을 거치면서 참여자의 수가 크게 확대되었다. 이러한 추세는 1990년대 들어 더욱 심화되어 10년 이상의 기간 동안 다양한 행위자들이 통합주창 및 반대의 연합을 구축하였다. 물론, 이 기간 동안 일부 행위자들은 입장을 바꾸기도 하고 여당과 야당의 위상이 바뀌기도 하지만, 대체로 각 연합은 안정적으로 유지되었다.

우선 당시 여당이던 신한국당이 통합 찬성으로 방향을 전환하는 1997년 중반까지는 조합주의 옹호연합은 보건복지부 및 정부부처(청와대 포함), 여당,[64] 의료보험조합 및 연합회, 경제단체(전경련, 경총), 한국노총 및 직장의보노조, 보건의료전공 학자들이 중심이 되었으며, 통합 옹호연합은 시민단체(농민운동단체, 진보적 보건의료인단체, 경실련, 참여연대 등), 야당(특히, 김대중대통령이 창당한 정당들),[65] 민주노총 및 지역의보노조, 사회복지전공자 등이 중심이 되었다. 1997년 중반이후에도 각 연합의 구성에 큰 변화가 없지만, 유의할 점은 신한국당(1997.11월 한나라당으로 개칭)이 1997.12월의 대선을 앞두고 부분통합을 지지하게 되는 것이다. 그러나 신한국당은 대선에서 패배함으로써 야당이 되었으며, 이후 완전통합법안 입법과정에서는 재정통합을 반대하고 조직통합도 연기하려는 입장에 있었기 때문에 근본적으로는 조합주의자로 분류할 수 있다. 그리고

64 보건복지부와 여당은 1980년대 초반에는 통합을 지지하였으나, 1982.11월 대통령이 통합논의를 중단할 것을 지시한 이후부터는 조합주의를 지지하게 되었다. 특히, 보건복지부는 1983.2월 통합을 주장하던 관료들이 숙정된 이후부터 1999년까지 가장 핵심적인 조합주의 옹호자가 되었다.

65 김대중대통령이 1987년 창당한 평화민주당은 1991.4월 신민주연합당(신민당), 1991.9월 민주당, 1995.9월 새정치국민회의, 2000.1월 새천년민주당으로 당명이 변경되어 왔다(심지연, 2004).

야당인 국민회의는 지속적으로 통합을 주장하였으며, 1997.12월의 대선 승리로 여당이 되었으며, 기본적으로 관리조직 및 재정을 포함하는 완전 통합을 지지하였다.

이러한 옹호연합의 형성과정을 보면, 우선 조합주의자들 중에서 정부와 여당은 1997년 여당이 부분통합 지지로 선회하기 전까지는 국무회의, 당정회의, 각급 정부회의 등을 통하여 조합주의를 옹호하였다. 직장의료보험조합, 의료보험연합회, 경제단체는 성명서 발표, 건의문 전달 등의 방식을 통하여 정부와 여당을 지지하였다. 그러나 1998년 김대중정부의 등장 이후부터 정부와 여당이 통합 지지로 전환하면서, 한국노총과 직장의보노조를 중심으로 1999.5월 '봉급생활자 보험료 과잉부담 저지 및 사회보험 개혁을 위한 범국민대책회의(봉급생활자대책회의)'라는 통합반대 연합이 결성되었다. 그러나 노동단체와 경제단체가 연합을 형성하기는 어려웠으며, 재정통합에 반대하던 한나라당과도 이념적으로 일정한 거리가 있었다. 따라서 조합주의자들의 옹호연합 형성의 강도는 통합주창자들에 비해서 매우 약하였다. 그리고 통합주창자들이 대체로 진보주의자들로서 사회적 연대성과 형평성에 대한 신념을 공유하였던 데 비해서, 조합주의자들은 신념공유 정도가 높지 못하였다.

반면에 통합주창자들은 1988년 이후 농민운동단체, 진보적 보건의료인단체, 사회복지전공자들을 중심으로 연합을 형성하기 시작하는데, 이는 1988.6월의 전국의료보험대책위원회(전의대), 1989.4월의 의료보장쟁취공동위원회(의보공위)의 형태로 나타났다(의보연대회의, 1999). 이들 단체는 야당을 압박하여 1989.3월 국민의료보험법을 통과시키는 데 성공하였다. 이후 1994.4월에는 시민단체와 민주노총 등이 주축이 되어 '의료보험통합일원화 및 보험적용 확대를 위한 범국민연대회의'(의보연대회의)라는 강력한 보건의료개혁 연대를 형성하였다(국민건강보험공단, 2001). 특히, 김대중정부에서는 권력엘리트 집단과 연대를 형성하여 의료보험은 물론, 개혁정책 전반에서 영향력을 행사하였다. 일부 사회복지 전공자들은 의료보험에 대한 이론적 토대를 제공하였다.

4) 정책결정과정: 행위자의 전략 및 상호작용

의료보험통합 논쟁은 의료보험을 단일보험자 방식으로 운영할지 아니면 복수의 조합방식으로 운영할지에 관한 논란이다. 우리는 처음부터 조합주의 방식을 채택하여 왔는데, 이후 1980년대 들어서 지역의료보험의 실시를 둘러싸고 통합논쟁이 시작되었다. 당시 통합주창자들은 통합을 통해서 정부의 재정부담 없이 의료보험 확대가 가능하며, 의료보험의 형평성을 제고할 수 있다는 논리를 내세웠다. 반면에 조합주의자들은 조합주의 방식이 의료보험의 효율성 제고에 유리하며, 자영업자의 소득파악이 미진한 상황에서 통합이 되면 오히려 형평성이 저해된다고 주장하였다(이두호 외, 1992). 양자의 인식은 1990년대에도 변하지 않았다. 따라서 의료보험통합 논쟁은 기본적으로 통합 및 조합주의 방식의 장점과 단점을 상반되게 해석하는 것에서 출발하며, 이념적으로는 형평성 내지는 사회적 연대성을 주장하는 통합주창자와 능률성 및 자치성을 주장하는 조합주의자들 간의 갈등에 기반을 두고 있었다. 그리고 1980년대 후반 이후는 정치적 민주화와 더불어 민주-반민주 세력 간의 정치적 대립으로 확산되었으며, 이들의 기본 인식은 타협이 불가능하였다(김종대, 2002). 따라서 통합논쟁 과정의 주요 행위자들은 자신의 주장과 이해를 관철하게 위하여 다양한 전략과 이익투입방식을 동원하면서 상호작용을 하였다.

1996년부터 2003년까지 진행된 의료보험통합 논쟁은 크게 1996-97년까지의 국민의료보험법 제정을 통한 부분통합과 1998년 이후의 국민건강보험법 제정 및 개정을 통합 완전통합의 두 단계로 구분할 수 있다. 첫째 단계는 1996년의 국민회의와 자민련의 통합법안 제출 및 정부·여당의 반대로 인한 좌절, 그리고 1997년의 여당(신한국당) 주도의 국민의료보험법 제정과정이다. 이 과정에서 주요 행위자들의 전략 및 상호작용 방식을 보면, 우선 통합주의자들 중에서 시민단체 및 민주노총 등은 의보연대회의를 구성하여 빈번하게 상호작용을 하면서 이익을 투입하였다. 의보연대회의는 1996년까지는 서명운동, 항의방문, 1996.4월 총선을 이용한 압력행사 등 다양한 이익투입방식을 동원하였다(의보연대회의, 1999). 특히, 야당을 압박하여 궁극적으로는 통합법안을 제출하게 하였다. 그러나 1997년 이후는 여당이 부분통합을 주도하는 입장에서 구태여 대중수준의 이익투입을 할 필요가 없었다. 정부위원회에 참여하는가 하면, 주된 압력행사의 대상도 야당으로부터 여당으로 전환하고 대통령 후보들을 대상으로 압력을 행사하였다(임을기, 2001).

민주노총은 의보연대회의 성원으로서 뿐만 아니라, 개별 행위자로서도 의료보험통합 운동을 전개하였다. 민주노총은 성원들의 관심을 유발하기 위해서 의료보험통합 운동을 임금인상투쟁과 연계시키는 방안을 모색하였다. 그러나 아직 극단적 행동을 하지는 않았으며, 선거 국면을 이용하여 성명서를 발표하거나 산하노조에 대해서 통합의 필요성을 교육하는 정도에 머물렀다. 반면에 지역의보노조는 보다 강경하였다. 이들은 직장의보노조보다 열악한 근무환경에 대해서 불만이 많았으며, 통합을 통하여 근무조건을 개선할 수 있다고 생각하였다. 따라서 1994년부터 전국자영자조합노조를 결성하고 의보연대회의와 민주노총이 보다 적극적으로 통합을 주장하도록 압박하였다. 그러나 아직 의료보험통합과 관련하여 극단적인 대중수준의 행동은 하지 않았다.

야당 특히, 국민회의는 통합에 적극적이었다. 1996.4월 총선에서 통합을 선거공약으로 제시하였으며, 대통령선거를 대비해서도 통합을 지지하였다. 특히 국회 보건복지위원회 소속 의원들은 적극적으로 통합을 지지하였으며(김종대, 2002), 그 결과 1996.11월 자민련과 공동으로 의료보험통합 법안을 제안하기에 이르렀다. 그러나 여당의 반대로 무산되면서 한계를 실감하고 이후 여당의 부분통합 방안에 동조하게 되었다.

여당인 신한국당은 1996년 말까지는 공식적으로는 통합에 반대하였으며, 1996.11월의 야당법안을 좌절시키는 데 주도적 역할을 하였다. 그러나 1996년 말부터 당내 농어촌출신 의원들을 중심으로 통합을 지지하기 시작하였으며(조선일보, 1996.11.11일자), 대선이 가까워지면서 정부의 반대에도 불구하고 보다 적극적으로 통합을 주장하였다. 특히, 이들은 당시 여당 대선후보이던 이회창 후보를 설득하는 방식을 취하였다. 이들은 1997.8월중에 의료보험통합의 필요성을 주장하는 보고서를 작성하는 가하면, 농어민의 표를 얻기 위해서는 통합이 필수적이라고 설득하였다(이규식, 2000). 마침내 1997.10월 부분통합 법안인 국민의료보험법을 제안하였으며, 야당의 동조를 얻어 1997.11월 통과시켰다. 국민의료보험법은 당시 직장의료보험조합, 지역의료보험조합, 공무원 및 사립학교교직원 의료보험공단이라는 세 가지 형태의 의료보험조합들 중에서 지역의료보험조합과 공무원 및 사립학교교직원 의료보험공단을 우선적으로 통합하는 것이었다. 당시 김영삼대통령이 신한국당을 탈당하였기 때문에 당정 간에 협의통로가 작동하지 않는 상태에서, 복지부 등 관련 정부부처들은 통합에 불만이 있었지만 적극적으로 반대하지 못하였다(국민건강보험공단, 2001).

반면에 통합반대는 1997년까지는 복지부가 주도하였는데, 1996년까지는 청와대와 여당을 설득하여 통합을 저지하고자 하였으며, 1996.11월 야당이 발의한 통합 법안을 저지함으로써 이 전략은 어느 정도 성공하였다. 특히 복지부는 산하의 의료보장개혁위원회, 국무총리실 산하의 의료개혁위원회 등을 적극 활용하였는데, 이들은 모두 조합주의의 토대위에서 의료보험조합의 규모 확대를 추진하였다. 복지부는 여당인 신한국당이 국민의료보험법을 국회에 제안한 1997.10월 이후에도 광역단위의 조합대형화 방안을 제시하는 등 조합주의에 집착하였다. 그러나 1997.12월 말 의료보험 부분통합법인 국민의료보험법이 공포됨으로써 복지부의 의도는 좌절되었다. 반면에 청와대나 국무총리실 등은 1980년대와는 달리, 부분통합 논의에서는 적극적으로 개입하지 않았다. 특히, 그동안 적극적으로 조합주의를 지지하였던 청와대는 권력의 중심이 여당의 대선후보로 넘어간 상황에서 민감한 사안에 개입할 의도가 없었다.

직장의료보험조합 및 의료보험연합회의 경우는 통합이 조직의 존립과 직결되는 것이기 때문에 지속적으로 통합에 반대하였다. 즉, 통합이 되면 관리직의 상당수가 자리를 잃게 되고 조합의 재정운영권도 상실하게 된다. 따라서 이들은 1980년대 후반 이래 적극적으로 통합에 반대하였다. 구체적으로, 1989.3월 의료보험연합회는 통합에 반대하는 성명서를 각 일간지에 게재하고 통합반대 시위를 개최하였다. 1990년대 들어서도 1997.11월 조합주의를 지지하는 성명서를 발표하고 국회를 항의 방문하였다(임을기, 2001). 그러나 이들은 조합주의의 장점을 주장하는 건의서를 몇 차례 발송하는 것을 제외하고는 적극적으로 반대하지는 못하였다. 대세가 통합으로 기울어지고 있음을 인정하였다. 한국노총의 경우도 대선과정에서 야당과 정책연합을 선언한 상황에서 야당의 대선공약인 의료보험통합을 반대할 수 없었다. 따라서 당시 권력의 중심이 대통령 및 정부로부터 국회 및 정치권으로 넘어간 상황에서, 정치권이 주도하는 부분통합에 대해서 복지부, 직장의료보험조합 등은 힘의 차이를 실감하고 소극적으로 의사표시를 하는 정도에 머물렀다.

이후 김대중후보가 대통령에 당선됨으로써 통합은 대세가 되었으며, 완전통합을 위한 제2단계 논의가 시작되었다. 물론, 복지부 등은 대통령직인수위원회에 로비를 하는 등으로 통합을 저지해 보려 하였지만, 허사였다(조원탁, 2001). 특히, 당시는 경제위기 상황으로서 1998.1월 구성된 노사정위원회에서 주요 국가의제를 설정하였으며, 의료보험통합 결정도 1998.2월의 노사정 대타협의 일환이었다. 당시 사용자는 노동시장의 구조조정을 위한 양보로서 민주노총이 적극 주장하던 의료보험통합을 수용하였다. 그러나 이 과정에서 주무부처인 복지부는 배제되었다. 이후 1998년 중에는 한국노총 등의 반대가 있었지만 통합법안 제정이 순조롭게 진행되었으며, 그 결과 1998.12월 여야 합의로 국민건강보험법이 국회 보건복지위를 통과하였다.

그러나 1999년부터는 조합주의 옹호자들은 입장을 바꾸어 통합에 적극적으로 반대하기 시작하였으며, 특히 한국노총과 직장의보노조는 서명운동, 태업, 시위 등 다양한 방식을 동원하여 통합에 반대하였다. 야당이 된 한나라당도 재정의 영구분리와 조직통합의 시행연기를 주장하였다. 이후 1999년 하반기부터는 임박한 총선을 의식하여 여당도 통합연기를 주장하기 시작하였으며, 그 결과 1999.12월 통합연기와 보험료부과체계의 현행방식 유지를 골자로 국민건강보험법이 개정되었다(조원탁, 2001). 이에 대해 시민단체와 민주노총은 예정대로 시행할 것을 주장하며 반발하였다.

1998년 이후의 의료보험 완전통합 논쟁과정의 주요 행위자들의 전략 및 상호작용을 보면, 우선 통합운동의 중심에 있던 의보연대회의는 제도적 참여에서부터 로비활동에 이르기까지 다양한 활동방식을 동원하였다. 즉, 의보연대회의는 1998.3월에 설립된 의료보험추진기획단에 적극 참여하였으며, 정부 및 정당의 관련 인사를 만나서 통합을 주장하였다(의보연대회의소식지 12, 1999). 그리고 의료보험을 주장하는 성명서를 발행하는가 하면, 조합주의 관료들(윤성태, 김종대 등)이 정부요직에 임용되는 것을 반대하는 성명서를 수차례 발표하였다(의보연대회의, 1999). 뿐만 아니라, 공청회를 개최하고 대규모 시위를 하였다. 이후 1999년 들어서 여당과 야당이 모두 통합을 연기하는 방향으로 국민건강보험법 개정을 추진하자, 성명서 발표, 직장의보의 재정운영상태 조사요구, 여당과 야당 항의 방문, 한국노총 주도 서명운동의 허위사실 공표 등 가능한 모든 수단을 동원하여 통합연기를 비난하였다. 그리고 의보연대회의 활동과는 별도로 시민단체, 민주노총, 지역의보노조 등은 개별적으로 성명서를 발표하고 의료보험통합을 강력히 요구하였다. 전반적인 전략 및 이익투입 방식을 평가하면, 의보연대회의는 보수정권 하인 1997년 중반까지는 서명운동, 세미나 개최, 항의방문, 보험료 납부거부, 지방의회 압박 등 다양한 방식을 동원하여 대중수준의 전략을 구사하였다. 그러나 1997년 이후 여당(한나라당)이 통합을 지지하게 되고, 특히 시민단체에 호의적이던 김대중정부가 등장하자 이들의 활동방식도 온건한 방식으로 바뀌었다. 더구나 김대중정부에서는 제도적으로도 충분히 영향력을 행사할 수 있었기 때문에 대중수준의 활동방식을 동원할 필요성도 적었다. 그러나 1999년 중반 정부가 의료보험통합을 연기하는 개정 법안을 제출하면서부터는 시민단체들은 정부를 비판하기 시작하였다. 특히, 1999년부터는 항의방문, 기자회견, 성명서 발표, 시위, 조사촉구 등 가능한 모든 수단을 동원하였다(의보연대회의, 1999).

의보연대회의 구성원으로서의 활동과는 별개로 지역의보노조 및 민주노총은 의료보험통합 논쟁에서 선도적인 역할을 수행하였다. 이들은 1980년대에는 조직역량이 미약하고 의료보험에 대한 국민적 관심도 낮았기 때문에 통합논쟁 과정에서 큰 역할을 하지 못하였다. 그러나 1994.4월 시민단체와 더불어 의보연대회의 결성을 주도하면서 통합논쟁의 중심적 행위자가 되었다. 이때부터 이들은 한편으로는 의보연대회의의 주요 성원으로서, 다른 한편으로는 독자적 행위자로서 통합논쟁을 주도하였다. 이들의 독자적 활동을 보면, 우선 1995년에는 조합원들의 관심을 유발하기 위한 홍보활동에 주력하였으며, 1996-97년에는 총선과 대선 등의 선거기간을 활용하여 각 정당에 압력을 행사하였다. 김대중정부에서는 각종 성명서 발표, 시위 등을 통하여 통합을 주장하였다. 특히, 1998년 후반기 이후에는 항의방문, 비난성명, 낙천 및 낙선운동 전개, 조합주의 관료의 입각반대 등 다양한 대중수준의 방식을 동원하였다. 1999년 중반 이후는 통합반대 서명인명부의 허위조작 폭로, 비난성명 등 강력한 방식을 동원하였다(국민의료보험관리공단, 1999).

청와대 등 김대중정부의 권력핵심도 1998년까지는 기본적으로 통합을 지지하고 주요 지지세력인 시민단체, 민주노총 등과 협력하였다. 복지부의 경우는 정권이 바뀌면서 통합법안 작성과정에서 소외되었다. 노사정위에서 결정한 의료보험통합 작업을 실제로 추진하는 것은 의료보험통합추진기획단이었기 때문이다. 물론 기획단은 복지부 산하에 있었지만, 실제는 지역의보노조 및 시민단체 출신들이 주도하였다. 이들은 청와대와 직접 소통하면서 통합법안 입안작업을 담당하였다. 청와대나 여당은 의료보험통합을 매개로 시민단체 및 민주노총 등과 연대함으로써 취약한 권력기반을 보충하고자 하였다. 그러나 김대중정부는 1999년 들어 통합준비과정에서 단일 보험료부과체계 개발의 난점 등 여러 문제에 직면하자 통합연기를 구상하기 시작하였다(조선일보, 1999.10.15일자).

김대중정부에서 여당이 된 국민회의는 지속적으로 통합을 지지하였다. 야당시절에는 총선 및 대선에서 통합을 공약으로 제시하였으며, 시민단체 및 노동단체와의 연대를 강화하는 전략을 택하였다. 이후 1996.11월에는 국민회의 주도로 통합 법안을 제안하였으나, 여당의 반대로 좌절되었다. 그리고 1997.12월의 대선에서 승리한 국민회의는 노사정위원회를 적절하게 활용하였다. 1998년 중에는 시민단체, 노동단체 등과 협력하면서 국민건강보험법 제정을 주도하였다. 그리고 정부와는 당정협의회 등을 통해서 의견을 조정하였으며, 공동 여당인 자민련과도 협의하였다. 그러나 1999년 이후부터는 2000.4월 총선을 앞둔 시점에서 갑작스런 통합으로 인한 혼란 및 보험료 인상을 우려하여[66] 1999.7월 통합연기를 요구하는 개정안을 제출하였다(조원탁, 2001).

의사단체의 경우는 통합이 되면 의료비를 보다 안정적으로 보상받을 수 있기 때문에 통합을 지지하였다(김연명, 2000). 활동방식은 기본적으로 정부위원회 참여, 간담회 개최, 의사출신 의원을 통한 로비 등 권력수준의 전략을 주로 사용하였다. 입법청원도 하였다. 의사단체는 의보수가나 의약분업과 관련해서는 면허증 반납, 진료거부 등 극단적인 활동방식에 의존하였으나, 의료보험통합과 관련해서는 그러한 행동이 없었다. 의료보험통합은 부차적 사안이었기 때문이다(최정원, 1998).

조합주의 주창자들 중에서 한국노총은 중요한 이해당사자임에도 불구하고, 1990년대 중반까지는 통합에 대한 입장이 불명확하였다. 당시까지 한국노총은 정치·사회적 이슈에 대해서 큰 관심이 없었다. 이후 1997.12월 대선과정에서는 김대중후보와 정책연합을 하고, 노사정위원회에서는 통합에 찬동하였다. 1998.2월 노사정위에 참석하여 통합에 찬성하였으며 의료보험통합추진기획단에도 참여하였다. 그러나 1998.6월 지역의보노조가 회원조합으로 가입한 이후부터는 입장이 달라졌다(신영란, 2004). 통합에 대해서 전제조건을 다는 방식으로 반대하기 시작하였다. 1999년 이후는 적극적으로 통합에 반대하기 시작하였는데, 한국노총은 조직통합은 인정하면서도 연기를 주장하고, 재정통합에는 반대하였다.[67] 이후 한국노총은 통합에 반대하는 건의문 발송, 성명서 발표, 신문광고, 국회청원서 제출, 시위와 파업, 집행방해, 사법소송, 서명운동 등

66 복지부는 '의료보험 추진현황과 향후대책'이라는 내부보고서에서 통합 시에 공단의 급격한 업무혼란이 예상되고 이것이 여권에게 부담이 될 것이라면서 통합을 연기하는 것이 바람직하다고 지적하였다(조선일보, 1999.10.15일자).

67 한국노총 및 직장의보노조는 특히 재정통합을 강력하게 반대하였다. 이들은 현재와 같이 자영업자의 소득파악이 미진한 상태에서 재정이 통합되면 소득노출이 되는 저소득 임금생활자들이 고소득 자영업자의 보험료까지 부담하게 됨으로써 오히려 소득역진 현상을 심화시킬 것이라고 주장하였다.

을 행하였다(한국노총, <1999년도 사업보고서>).[68] 직장의보노조는 1999.2월 정부의 통합작업에 협력하지 않을 것임을 천명하고 의료보험통합 준비를 위해서 정부부처에 파견되어 있던 직원들을 소환하였으며, 1999.9월에는 정부가 요구하는 관련자료 제출을 거부하였다(건강연대 뉴스레터, 1999.11.8일자). 그리고 한국노총과 직장의보노조는 연합체를 구성하여 보다 체계적으로 통합에 저항하기 시작하는 데,[69] 1999년 7-8월중에 보험료 납부거부 서명운동을 전개하여 500여만 명의 서명을 받아 이를 정기국회에 제출하였다(이영찬, 2003). 이들은 1999년 하반기 중에 재정통합 반대 및 조직통합 연기를 주장하면서 시위, 파업 등을 행하였다. 따라서 1999년부터는 의료보험통합 논쟁은 통합연기 내지는 철회를 주장하는 한국노총 및 직장의보노조와 예정대로의 통합을 주장하는 민주노총 및 지역의보노조 간의 노·노 갈등을 중심으로 전개되었다.

전경련, 한국경총 등의 경제단체는 1998년 중에는 통합에 적극적으로 반대하지 않았다. 이들의 속성상 집권초기에 여권이 추진하는 정책을 적극적으로 반대하기 어려웠다. 1999년 이후에도 이들은 통합에 부정적임에도 불구하고, 건의문 발송, 간담회 개최, 정부위원회 참석 등 온건한 방식에 의존하였다. 경제단체는 항상 활동방식을 선택하는 데서 정치권력에 매우 민감하였다. 따라서 경제단체는 1997년대 중반이후 여당이 통합을 수용하고, 더구나 김대중정부가 등장하자 통합에 적극 반대하지 못하였다. 경제위기 상황 하에서 구조조정 압력을 받고 있던 경제단체에게 의료보험통합 문제는 중요한 이슈가 되지 못하였다.

복지부의 경우도 통합에 반대는 하였지만, 관료기구의 생리상 정치권

68 한국노총은 법사위 의결을 거치지 않고 의장 직권으로 본회의에 상정하여 통과시킨 국민건강보험법에 대해서, 1999.5월 헌법상의 평등권 침해를 이유로 헌법소원을 제기하였다(중앙일보, 1999.5.29일자).

69 한국노총을 중심으로 정신개혁시민협의회 등 6개 시민단체와 344개 직장협의회는 의료보험을 저지하기 위해서 1999.5.10일 '봉급생활자 보험료 과잉부담저지 및 사회보험개혁을 위한 범국민대책회의'를 결성하였다.

력이 집권초반에 추진하는 정책을 반대하기는 어려웠다. 그리고 1999.5월 통합주창자인 차흥봉이 장관으로 임명되고, 핵심적인 조합주의 주창자인 김종대가 기획관리실장에서 물러나면서 복지부 관료들은 통합을 반대할 수 없는 분위기였다. 그러나 1999년 중반이후 2000.4월 총선을 앞두고 청와대 및 여당의 주도로 통합연기론이 대두되자, 복지부도 적극적으로 찬동하였다. 이들은 통합전산망의 미비, 소득단일보험료 부과시스템개발 미흡 등을 이유로 통합의 연기를 주장하였다.[70] 그러나 여전히 통합자체를 반대할 수는 없었다.

야당인 한나라당은 여당시절인 1997.11월에 이미 부분통합을 위한 국민의료보험법 제정을 주도하였으며, 대선에서도 통합을 공약으로 채택하였기 때문에 야당이 되어서도 통합 자체를 반대할 수는 없었다. 1998.2월의 노사정위원회에서도 통합에 찬성하였으며, 1998.12월의 시민단체 면담에서도 통합을 당론으로 확인하였다(의보연대회의, 1999). 그리고 1998.12월 국회 보건복지위에서도 국민건강보험법 제정에 찬성하였다. 그러나 1999년 이후는 통합반대로 바뀌었다. 경제위기 상황이 극복되기 시작하고, 여당의 개혁입법 추진에 제동을 걸어야 하는 입장에서 통합에 무조건 찬동할 수 없었다. 따라서 야당은 1999.2월 국회의장 직권으로 상정되어 통과된 법이 절차상 하자가 있다고 주장함과 동시에, 재정의 영구분리를 주요 내용으로 하는 국민건강보험법 개정안을 제출하였다(임을기, 2001). 그러나 이것이 여당의 반대로 무산되자, 1999.7월에는 조직통합의 2년 연기와 재정의 영구분리를 주장하는 개정안을 다시 제출하였다. 1999년 이후 야당의 전략은 통합 자체에는 찬성하되, 이를 조직과 재정으로 구분하여 조직통합은 최대한 연기하고, 재정통합은 반대하는 것이었다. 그러나 보수적인 한나라당은 통합 반대파인 한국노

70 차흥봉장관은 1999.10.18일자 중앙일보와의 인터뷰에서 정부가 의료보험통합 시행연기를 결정한 데는 예정대로 강행하면 전산오류와 이로 인한 민원대란이 있을 것이라는 실무자들의 보고가 결정적이었다고 주장하였다.

총이나 직장의보노조 등과 적극적인 연대를 형성하지는 못하였다.

5) 정책산출

1996년 이래의 의료보험통합 논쟁과정에서 정책산출은 법규를 기준으로 크게 1997.11월의 국민의료보험법 제정, 1999.1월의 국민건강보험법 제정, 그리고 1999.12월의 국민건강보험법 개정의 세 차례에 걸쳐서 변동이 있었다. 그리고 이러한 정책산출 과정에서 주도적인 행위자는 변화하였지만, 궁극적으로는 여야가 국회에서 합의하는 방식을 취하였다. 그리고 1989.3월의 국민의료보험법이 대통령의 거부권행사로 좌절된 데 비해서, 1996년 이래의 통합과정에서 나타난 입법들은 모두 법률로서 공포되었다.

순서대로 정책산출을 보면, 1997.11월의 국민의료보험법은 부분통합에 관한 것이었다. 즉, 당시 227개의 지역의료보험조합과 공·교의료보험관리공단의 조직을 1998.10월부터 통합하는 것을 주된 내용으로 하였으며, 직장의료보험조합은 통합대상에서 제외하였다. 그리고 재정통합도 제외하였다(국민의료보험공단, 1999). 입법과정에서 당시 여당인 신한국당(이후 한나라당)의 의견이 주로 반영되었다. 물론, 시민단체나 야당이 오랫동안 통합을 주장하였지만, 이들이 조직 및 재정 모두를 포함하는 완전통합을 주장해 왔다는 점에서 이들의 이해는 부분적으로만 반영되었다. 그럼에도 이들은 일단 통합이 시작되면 완전통합이 이어질 것으로 기대하면서 점진적 통합방식에 찬성하였다. 반면에 통합에 반대하던 복지부, 경제단체, 보험자단체 등의 이해는 배제되었다. 당시 정국을 주도하던 대선후보들이 선거전략 차원에서 접근하는 과정에서 이들이 영향력을 행사하기는 어려웠다.

완전통합을 지향하는 국민건강보험법은 1998.12월에 여·야 합의로 국회의 소관 상임위를 통과하였으나, 국가정보원의 정치개입을 이유로 여·야가 대치하면서 법사위가 파행되었으며, 그 결과 1999.1월 국회의장 직권으로 본회의에 상정하여 통과되었다(임을기, 2001). 주요 내용은 1999.12월까지 국민의료보험공단과 직장조합을 통합하여 단일 보험자인 국민건강보험공단을 설치하여 완전한 조직통합을 달성하며, 1999.12월까지 공·교 및 직장의보조합의 재정을 통합하며, 2001.12월까지 지역의보조합의 재정까지도 완전하게 통합하며, 의료보험료는 소득에 기초한 단일기준을 산출한다는 것이었다. 국민건강보험법은 여·야 합의로 보건복지위를 통과하였지만, 청와대, 여당, 시민단체, 민주노총 및 지역의보 등 통합주의자의 이해가 주로 반영되었다. 이들은 정권교체 과정에서 새로운 권력연합으로 등장한 집단이었으며, 의료보험통합과 의약분업 등을 매개로 사회개혁을 추진하였다(김종대, 2002). 주목할 것은 이 과정에서 주무부처인 복지부 관료들은 배제되었다는 점이다. 이들이 오랫동안 통합에 반대해 왔기 때문이다. 야당인 한나라당의 경우는 통합에 동조하였지만 대선공약을 지키는 차원의 소극적 입장이었다. 한국노총, 경제단체, 보험자단체 등 전통적인 조합주의자들도 이미 1998.2월의 노사정위에서 동조한 상태에서 적극적으로 반대할 수 없었다.

그러나 국민건강보험법은 시행도 되기 전인 1999년 중반부터 통합 연기를 위한 법 개정이 논의되었다. 처음에는 한나라당이 개정을 주장하였지만, 점차 정부·여당도 이에 동조하였다. 이 과정에서 시민단체와 민주노총 등은 예정대로 통합을 추진할 것을 주장하였지만, 여·야의 이해가 일치하는 상황에서 연기를 막지는 못하였다. 정부·여당은 단일소득기준 개발의 어려움, 통합전산망 미비 등의 행정적 준비 부족을 표면적 이유로 들었지만(조원탁, 2001), 실제로는 총선을 앞두고 주민들의 불만을 야기할 것을 우려한 정치적 동기가 크게 작용하였다. 야당으로서도 재정의 영구분리를 주장하는 입장에서 우선은 연기라도 하는 것이 유리하다고 생각하였다. 이렇게 하여 1999.12월 국민건강보험법이 개정되었는데, 주요 내용은 조직통합을 2000.6월말까지로 6개월 연기하며, 공·교와 직장조합간의 재정통합은 1년 연기하여 2000.12월까지 달성하며, 지역조합까지를 포함하는 완전 재정통합은 예정된 대로 2001.12월까지 한다는 것이었다. 그리고 소득단일보험료 기준은 폐기하고 현행대로 직장근로자와 지역거주자의 기준을 달리하기로 하였다(국민의료보험관리공단, 1999). 국민건강보험법 개정과정은 정부·여당이 주도하고 이들의 이해가 많이 반영되었다. 복지부도 이 과정에서는 일정한 역할을 하였는데, 이는 개정과정은 보다 기술적인 측면이 강하였으며, 시행준비 점검 및 보고는 이들이 할 수밖에 없었기 때문이다. 한나라당과 한국노총 등은 본래 조직통합만 연기하고 재정은 영구 분리할 것을 주장하였지만, 재정분리 목표는 달성하지 못하였으며, 통합연기와 보험료 부과체계를 이원화하는 선에서 이해를 충족하였다. 시민단체 및 민주노총은 예정대로 통합을 시행하고 소득단일 보험료 부과체계를 주장한 면에서 개정법안에서는 이들의 이해는 반영되지 못하였다(의보연대회의, 1999). 이들이 이후 한국노총을 노골적으로 비난하는 등의 불만을 표출하였지만, 이미 2000.4월 총선에서 낙천·낙선운동 등의 방법으로 집권세력과 정치적 교감이 이루어져 있는 상태에서 여권이 선거전략 차원에서 주도하는 통합연기를 적극적으로 반대하지는 않았다.

6) 종합적 논의 및 시사점

의료보험통합은 1980년대 초반 이래 지속적으로 논란이 되어 온 것이다. 1980년대에 이미 두 차례에 걸쳐서 논쟁이 촉발되었으며, 1990년대 전반기에도 시민단체, 민주노총, 야당 등을 중심으로 지속적으로 통합 주장이 제기되었다. 그러나 그 때마다 조합주의자들의 반대로 통합이 좌절되었다. 이후 1997년 당시 여당인 한나라당이 점진적인 방식이지만 통합에 찬동하면서 상황이 반전되어 김대중정부에서 정부·여당의 주도로 국민건강보험법이 제정됨으로써 완전통합이 결정되기에 이르렀다. 이 과정에서 다양한 행위자들이 옹호연합을 형성하고 다양한 전략을 동원하여 상호작용을 하였다. 환경적 맥락도 정책하위체제 및 정책결정과정의 속성을 특징짓는 데서 큰 영향을 미쳤다. 그리고 이러한 동태적이고 정치적인 정책과정의 결과로서 의료보험통합이라는 정책산출이 도출되었다. 이하에서는 본서에서 설정한 분석변수들에 입각하여 의료보험통합 논쟁의 동태성을 토의해 본다.

환경적 맥락 특히, 정치적 환경이 정책하위체제 및 정책결정과정의 속성을 제약하고, 그 결과 완전통합이라는 정책산출을 생산하는 데 결정적인 영향을 미쳤다. 구체적으로 보면, 첫째, 1990년대 이후의 개방적이고 민주적인 정치체제의 등장이 정책하위체제 및 정책산출에 영향을 미치는 기본적인 거시적 맥락요인이었다. 즉, 민주적 정치체제는 시민사회를 활성화시켰으며, 이로 인해서 많은 시민단체들이 의료보험통합 논쟁에 참여하게 됨으로서 정책하위체제도 개방적이고 유동적인 이슈네트워크 형태로 변하였다. 그리고 시민단체들의 활성화는 주요 행위자들의 전략과 상호작용방식도 크게 변화시켰다. 둘째, 선거라는 정치적 사건 역시 정책하위체제 및 정책산출에 큰 영향을 미쳤다. 1997년 하반기이래 한나라당이 통합을 지지하게 되는 것은 1997.12월의 대선을 앞두고 농어촌지역 표를 의식한 때문이었으며(이규식, 2000), 야당도 이미 1996년 총선 및 1997년 대선에서 의료보험통합을 선거공약으로 제시하였다. 또한 대통령단임제 하에서는 대선을 앞두고는 정치권력 관계도 대통령으로부터 대통령후보 중심으로 바뀌게 되어 있었다. 1997년 당시 정부의 반대에도 불구하고, 여당이 통합을 지지하게 된 것이 그 예이다. 그리고 1999년 하반기 이후 정부·여당이 통합일정을 연기하는 것도 2000.4월 총선을 의식한 때문이었다(한겨레, 1999.10.12.일자). 셋째, 국가기구들 간 및 정부부처들 간의 권력관계의 변화 역시 정책하위체제의 성격 변화를 초래하는 중요한 요인이었으며, 이는 다시 정책산출에 영향을 미쳤다. 한나라당이 1997년 이후 통합을 적극적으로 추진한 데는 선거라는 정치적 사건도 있었지만, 정권말기에 정부와 여당 간의 권력관계가 여당 우위로 변하였기 때문이다(이혜승, 2005). 이미 여권 내 권력의 중심이 대통령으로부터 여당으로 넘어간 상황에서, 여당은 의료보험 추진에서 정부의 눈치를 볼 필요가 없었다. 즉, 1997.11월 부분 통합법안인 국민의료보험법을 입법하는 데서는 선거를 앞둔 권력구조의 변화와 대통령의 탈당으로 인한 당정분리가 결정적이었다. 1998년 이후 완전통합을 논의하는 과정도 마찬가지이다. 신(新)권력의 등장과 이로 인한 권력구조의 재편은 통합에 부정적이던 정부관료 등의 반발에도 불구하고, 1999.1월 국민건강보험법 제정을 가능하게 한 결정적 요인이었다.

사회적 환경 역시 정책하위체제 및 정책산출에 큰 영향을 미쳤다. 물론, 사회적 환경은 정치적 환경과 밀접한 관계에 있다. 1990년대 이래 시민사회가 활성화되고 각종 사회집단들이 적극적으로 정책과정에 참여하게 되면서 정책하위체제 내의 행위자의 수가 크게 확대되었다. 그리고 사회집단의 활성화는 정책하위체제 내에서의 자원의존관계를 과거 국가중심으로부터 국가와 시민사회 간의 대등한 관계로 전환시켰다. 특히, 선거, 여소야대, 김대중정부 출현 등은 모두 사회집단의 위상을 강화하는데 긍정적인 영향을 미쳤다. 물론, 이는 행위자들 간의 상호작용방식에도 영향을 미치게 되었다. 시민단체를 포함한 사회집단들은 다양한 이익투입방식을 동원하여 정부부처, 국회 등을 압박하였으며, 그 결과 정책산출의 내용에도 영향을 미쳤다.

경제적 환경도 정책하위체제의 속성에 어느 정도 영향을 미쳤다. 즉, 완전통합은 1998.2월, 당시의 경제적 위기상황을 극복하기 위해서 설치된 노사정위원회에서 결정되었는데, 이는 노동시장의 구조조정을 위한 노동자단체에 대한 양보의 일환이었다(강문구, 1998). 이 점에서 당시의 경제적 환경은 정책하위체제의 주도적 행위자, 정책의제설정 및 정책산출의 내용을 제약하는 요인으로 작용한 것이다.

정책하위체제의 형성 및 작동의 측면에서, 의료보험통합 논쟁을 둘러싸고 대립적인 옹호연합이 형성된 것은 사실이지만, 이는 통합주창자들의 경우에 두드러지는 것이며, 조합주의자들의 경우는 옹호연합이 불안정하였다. 이는 기본적으로 통합주창자들이 사회적 연대성과 형평성이라는 핵심신념을 공유하는 정도가 높았고 사회운동의 방식으로 보건의료개혁을 달성한다는 분명한 목표가 있었으며, 의료보험통합이라는 이슈를 통해서 새로운 사회세력을 구축한다는 적극적인 목표가 있었기 때문이다. 반면에 조합주의자들은 기존의 방식을 유지하려는 소극적이고 방어적인 입장에 있었으며, 경제단체와 보수적 노동단체의 경우처럼 조합주의를 유지한다는 목표는 같더라도 이들이 연합을 형성하기는 어려운 이질적 집단들이었다. 그리고 조합주의자들은 핵심신념의 공유 정도가 높지 못한 상태에서 연합형성 동기의 상당부분이 이해의 공유에 기반을 두고 있었다. 이해는 신념이나 이념보다는 가변적이며 행위 구속력이 약하다.

신념체계는 옹호연합을 형성하는 근본적 동인이다. 의료보험통합 논쟁에서도 강도는 달랐지만 통합주창자와 조합주의자들이 각자 상이한 계층적 신념체계를 바탕으로 갈등하는 옹호연합을 형성하였다. 통합주창자들이 사회적 연대성과 형평성을 중시하고 개혁지향적인데 비해서, 조합주의자들은 능률성과 자치주의를 중시하고 안정지향적이라는 점에서 차이가 있었다. 그러나 논쟁과정에서 주요 행위자들이 자신들의 정책을 변경하였지만, 이는 신념체계의 변화에 기인하였다기보다는 이해관계의 변화에 기인한 측면이 컸다. 이 점에서 "성원들이 조정된 행위에 참여하는 것은 신념에만 근거하는 것이 아니라, 서로 간에 이해관계에 있기 때문이다"라고 주장하는 Fenger and Klok(2001: 159)의 주장이 설득력이 있다. 오히려 우리의 경우는 그 동안 이념체계의 형성이 미흡하였던 상황에서 대다수 행위자들이 근본적인 신념을 제대로 형성하지 못하였다. 정부가 수시로 정책기조를 변경한 것이 그 증거이다. 그리고 의료보험통합 논쟁은 보건의료개혁이라는 상징적 성격도 강하였다. 이는 시민단체와 민주노총 등 민간부문의 통합주창자들이 작은 양보도 하지 않으려고 했던 이유이다. 이들은 작은 양보도 개혁의 후퇴로 생각한 것이다. 결국, 신념체계만을 분석해서는 행위자들 간의 연합형성의 실체를 파악하기가 어려우며, 이해관계, 상징성, 권력 및 자원의존 등을 동시에 파악하는 것이 필요한 것이다.

정책하위체제 내의 행위자들은 자신들의 신념체계와 이해를 관철하기 위해서 다양한 전략 및 이익투입방식을 동원하였다. 옹호연합모형에서는 행위자들의 전략 선택을 결정하는 가장 중요한 요소로서는 자원을 들고 있다. 여기서 자원은 권력자원은 물론, 행위자들의 응집성, 성원동원능력 등을 포괄한다. 이는 의료보험통합 논쟁에서의 행위자들의 전략 선택에도 기본적으로 적용될 수 있다. 그러나 의료보험통합 논쟁에서의 행위자들의 전략 선택에는 자원 외에도, 행위자들이 정책과정에서 점하고 있는 위치, 이슈의 민감성(sensitivity) 정도, 그리고 정치적 요인 특히 지배권력의 성격과 정치적 기회구조도 큰 영향을 미쳤다. 우선 행위자들의 위상과 관련하여 정책과정에 제도적으로 접근하기가 어려운 행위자들은 주로 대중수준의 압박전략을 선택하였다. 그러나 이는 고정적인 것은 아니며, 정치권력의 속성에 따라서 가변적이다. 논쟁 이슈가 행위자들의 이해에 대한 민감성 정도도 전략을 선택하는 데 영향을 미친다. 민감한 이해관계에 있는 사안일수록 행위자들은 다양한 전략을 동원하며, 시위, 서명운동 등 대중수준의 압박전술도 동원한다. 반대의 경우는 참여도 소극적이며, 동원하는 전략도 대체로 온건한 방법들이다.[71] 정치적 요인도 행위자들의 전략 선택에 큰 영향을 미친다. 1980년대 후반이후 시민단체 등이 다양한 전략을 동원할 수 있었던 것은 정치적 민주화라는 정치체제의 변화가 수반되었기 때문이다. 그리고 시민단체와 민주노총이 1990년대 중·후반 이후 온건한 전략을 동원하고, 반대로 그동안 온건하던 한국노총이 오히려 강력한 압박전략을 동원한 것은 친(親)시민사회적인 김대중정권으로 권력이 교체되었기 때문이었다.

최종적인 정책산출은 의료보험의 완전한 통합일원화 결정으로 나타났다. 이 점에서 통합주의자들의 이해가 궁극적으로 반영되었다. 그러나 이 과정에서 수차례의 정책변화가 있었으며, 주요 행위자들은 이해관계에 따라서 자신의 정책목표와 전략을 수정하였다. 그리고 정책산출에는 분석변수들 중에서는 신념체계와 자원에 기반을 둔 전략이 가장 직접적인 영향을 미치는 것으로 되어 있지만, 실제로는 정치권력의 향배도 이에 못지않게 중요한 영향을 미친다. 지속적으로 의료보험통합을 주장하던 시민단체와 민주노총의 의도가 달성된 것은 이들의 전략에 기인한 측면보다는 김대중정부로의 정권교체가 보다 큰 영향을 미쳤을 것이다. 1997.11월의 부분통합 입법이 가능했던 것도 대통령선거라는 정치적 사건이 있었기 때문이었다. 그리고 정책산출의 내용도 환류의 형태로 선행변수들에 영향을 미칠 것으로 이론적으로는 가정하는데(Hill, 2005), 실제로는 환경적 맥락에는 거의 영향을 미치지 못하며, 정책하위체제의 속성에만 약간의 영향을 미칠 뿐이다. 즉, 의료보험통합으로 귀결된 정책산출이 향후 의료보험의 형태 논의와 관련해서는 행위자의 수, 주도적 참

71 보건의료정책의 중요한 당사자임에도 불구하고, 의사회와 약사회가 의료보험통합 논쟁에 소극적이었던 것은 의료보험통합이 이들에게 크게 민감하지 않았기 때문이다.

여자, 이해관계 등 정책하위체제의 일정 변수에는 영향을 미치게 되는 것이다.

의료보험통합 논쟁의 분석결과, 옹호연합, 신념체계, 이해관계 등의 개념은 의료보험통합 논쟁과 같이 대립적인 집단들이 오랫동안 갈등한 정책의 형성 및 변동의 과정을 연구하는 데서 매우 유용한 것으로 판단된다. 그러나 일부 변수들은 우리의 현실과 부합하지 않으며, 따라서 수정 및 보완의 필요성이 있다. 이는 기본적으로 정책하위체제나 정책과정을 분석하기 위한 이론이나 개념들이 서구의 다원사회를 토대로 개발된 것이기 때문이다. 따라서 우리는 서구의 이론을 답습할 것이 아니라, 우리 현실에 부합하게 취사·선택할 필요성이 있다. 물론, 하나의 사례로서 이를 주장하는 것이 위험할 수 있다. 정책영역별로 혹은 같은 정책영역이더라도 정책이슈별로 이론이나 개념의 유용성이 다를 수 있기 때문이다. 예로서, 유사한 정책영역이지만 의약분업과 의료보험통합의 사례에서 정부와 시민단체의 역할과 행동양식은 매우 상이하였다.

이하는 의료보험통합 논쟁에 대한 분석을 통해서 도출 내지는 유추할 수 있는 특징적인 내용들을 정리한 것이다. 첫째, 환경적 맥락 특히, 정치적 환경이 정책하위체제의 속성에 큰 영향을 미쳤다. 이는 우리처럼 정치적으로 동태적인 국가에서는 정치체제의 성격이나 정치적 사건과 같은 정치적 요인들이 정책결정과정을 좌우하는 요인이 된다는 의미이다. 무엇보다도 대통령선거는 강력한 대통령제 하에서 중요한 정치적 기회구조 내지는 정책창으로서 기능을 하며, 선거결과는 권력구조의 개편, 사회적 환경의 변화 등 다방면에 영향을 미친다. 의료보험통합 논쟁의 경우도 1997년의 대선과 선거 결과가 큰 영향을 미쳤다.

둘째, 의료보험통합은 비교적 전문적이고 협소한 정책영역임에도 불구하고, 사회개혁의 상징적 이슈가 됨으로써 많은 행위자들이 정책하위체제에 참여하게 되었다. 그리고 상징화 과정은 진보세력이 주도하였으며, 김대중정부도 이들과의 연대의 필요성 하에서 통합을 비교적 일관되게 추진하였다. 따라서 이들은 통합주창 옹호연합을 형성하였다.

셋째, 의료보험통합은 한국의 정치와 시민사회가 진보와 보수로 분열되는 중요한 계기를 제공하였다. 시민단체와 민주노총 등의 통합주창자들은 통합반대자들을 수구세력으로 매도하였으며, 반대로 통합반대자들은 재정분리를 주장하면서 통합주창자들을 이상주의자라고 비판하였다. 그리고 의료보험통합을 둘러싼 이러한 진보와 보수 간의 갈등은 의약분업 논쟁 등 다른 정책영역에도 전이되었다.

넷째, 의료보험통합의 범위와 시기를 둘러싸고 노-노 갈등이 심화되었다. 즉, 통합을 주장하는 민주노총 및 지역의보노조와 통합연기 및 재정분리를 주장하는 한국노총 및 산하의 직장의보노조 간의 이해갈등은 감정대립으로 치달았는데, 이는 정책하위체제의 작동과 정책산출의 내용에 큰 영향을 미쳤다. 물론, 의료보험통합을 둘러싼 양대 노총 간의 다툼은 세력확장의 동기가 크게 작용하였다.

다섯째, 의료보험통합은 실제로는 비정치적 성격이 강한 이슈였지만, 이것이 당시의 정치·사회적 상황과 맞물려 정치쟁점화 됨으로써 국회, 정당 등 정치권이 큰 관심을 가지게 되었다. 이로 인해 정책하위체제의 성격이 이슈네트워크형으로 변하게 되었다. 즉, 당시까지 보건의료정책영역은 대부분 정부와 전문이익집단을 중심으로 정책공동체 형태로 운영되어 왔는데, 의료보험통합 사례의 경우는 1980년대 후반부터 이슈가 정치화되면서 많은 참여자들이 개입되는 이슈네트워크의 속성을 보이게 된 것이다.

여섯째, 의료보험통합 논쟁은 이미 1980년대부터 점진적으로 행위자자가 확대되고 통합이 진행되어 왔다. 이는 우리나라 의료보험정책의 일반적 속성을 반영하는 것이기도 하다. 즉, 우리나라의 의료보험제도는 1977.7월부터 강제보험이 시작된 이래, 적용대상자, 관리운영체계 등이 점진적으로 확대되고 통합되는 방식을 취해 왔다. 이는 일시에 정책을 시행하는 데 따른 혼란과 부작용을 줄이기 위한 것이었다.

일곱째, 통합과정에서 많은 논쟁이 있었지만, 궁극적으로는 정치권력을 장악한 행위자의 의도가 반영된다는 것이다. 1980년대 초반의 제1차 논쟁 때는 전두환대통령이 통합논의를 중단시킴으로써 조합주의 방식이 지속되었으며, 1980년대 말의 제2차 논쟁 당시에는 당시 여소야대 정국하에서 야당 주도로 국민의료보험법이 통과되었지만, 노태우대통령의 거부권 행사로 무산되었다. 마찬가지로 1999년의 완전통합 및 통합연기의 경우도 궁극적으로는 당시 김대중대통령이 원하던 대로 되었다.

마지막으로, 환경적 요인 외에 이슈의 민감성(sensitivity)이라는 새로운 요인을 추가할 필요가 있다. 즉, 해당 이슈를 행위자들이 어느 정도 민감하게 인식하느냐가 행위자들의 참여범위 및 상호작용방식에 큰 영향을 미치는 것이다. 이슈를 민감하게 인식하는 행위자일수록 적극적이고 지속적으로 정책과정에 참여하며, 상호작용방식도 자신의 이해를 관철하기 위해서 다양한 방식을 동원하게 된다.

3. 의약분업 논쟁(1998-2000년)

1) 사례의 개요

의약분업은 "의와 약을 분리하여 의사는 진료와 처방을 하고, 약사는 처방에 따른 조제만을 담당함으로써 의약품의 오·남용을 방지하고 국민의 건강권을 보장하며, 궁극적으로는 양질의 의료서비스를 제공하려는 것"이다(보건복지부, <1999년 보건복지백서>). 의약분업을 통해 약제비를 절감하고 환자의 알권리도 신장시킬 수 있다(이경희·권순만, 2004).

의약분업은 1963년 약사법 개정 이후부터 시작하여 1980년대에 이르기까지 지속적으로 논의되었으나, 정부의 의지부족 및 당사자들의 반발로 인하여 모두 실패하였다(이상이 외, 2000). 즉, 1980년대 초반 지역의료보험 시범사업의 일환으로 전남 목포시에서 의·약·정 간 계약방식으로 제한된 지역에서 한시적으로 의약분업이 시행된 바 있다. 그러나 계약기간 이후에는 의사단체의 반대로 종료되었다(안병철, 2000). 1990년대 들어서도 이른바 한약조제권 분쟁의 결과로 한방 의약분업 시행을 위해서 약사법이 개정되면서 부칙조항에 5년 이내에 양방 의약분업도 시행하기로 명기하였다.

의약분업 논쟁이 본격화되는 것은 김대중정부 출범이후부터이다. 1997.12월의 대선에서 김대중후보는 의약분업을 공약으로 채택하였으며, 이후 대통령직인수위원회는 이를 100대 국정과제에 포함시켰다(전진석, 2003). 이에 따라 보건복지부는 1998.3월 의약분업추진을 발표하고, 5월 관료, 의약계, 시민단체 등이 참여하는 의약분업추진협의회(분추협)를 구성하였다. 분추협은 모두 다섯 차례의 전체회의를 개최하였는데, 1998.10월 정부안을 확정하고 입법 작업에 돌입하였다. 그러나 이때부터 갈등이 본격화되었다. 제1단계 의약분업 논쟁이 시작된 것이다. 대한의사협회, 대한병원협회, 대한약사회 모두 의약분업 연기를 주장하였으며, 1998.11-12월 중에 각기 국회에 의약분업 연기 청원서를 제출하였다. 국회에서도 의·약 직능출신 의원들을 중심으로 연기가 주장되었다. 이처럼 의약분업이 수포로 돌아갈 상황에 직면하자, 시민단체들이 개입하였다. 1998.11월 참여연대는 의약품 약가조사 결과를 발표하고, 의료보험약가와 실제약가의 차이가 연 1조 2,800억 원에 달하여 막대한 보험재정 손실이 초래하고 있다고 폭로하였다. 이들은 11-12월 중에 기자회견, 호소문 발송, 헌법소원 등 다양한 방식으로 의약분업 실시를 주장하였다.

상황을 급반전시킨 것은 대통령이었다. 김대중대통령은 여당이 주도적으로 문제를 처리하도록 당부하였으며, 이에 따라서 새정치국민회의(국민회의)는 1998.12월 의약분업안을 발표하였다. 이에 대해서 개원의와 약사회가 긍정적으로 반응하자 의약분업 논의는 분추협 주도의 제1단계를 지나 국민회의 주도의 제2단계에 진입하였다. 이후 국민회의 주도로 1999.2월 최종 협상안이 마련되었는데, 약사회는 이를 수용하였으나 의사회는 거부하였다. 따라서 국민회의는 당정회의를 갖고 분추협 합의안대로 1999.7월부터 의약분업을 강행하기로 하자, 의사회는 시민단체의 중재로 약사회와 의약분업모형을 개발하기로 합의하는 조건으로 의약분업의 1년 연기를 여당에 건의하였다. 재보선을 앞둔 정부·여당이 이를 수용함에 따라 의약분업 1년 연기를 골자로 하는 약사법 개정안이 1999.3.9일 국회를 통과하였다.

제3단계 논쟁에서는 시민단체가 중재자로 등장하였는데, 1999.3월 다섯 개 시민단체가 연대한 '의약분업 실현을 위한 시민대책위원회(시민대책위)'를 구성하고 중재안 마련에 나섰다. 1999.5월 시민대책위는 최종안을 제안하였으며, 의사회와 약사회 모두 이를 수용함으로써 합의안이 도출되었다. 골자는 모든 보건의료기관과 의약품을 대상으로 2000.7월부터 의약분업을 실시한다는 것이었다. 보건복지부가 이를 수용할 뜻을 밝히면서 1999.6월 정부관료, 의사회, 약사회, 시민단체, 전문가 등이 참여하는 '의약분업실행위원회'를 구성하였다. 그러나 내부적 반발에 직면한 의사회는 약사의 임의조제 근절을 주장하면서 의약분업 반대로 전환하였다. 이때부터 정부와 의사단체 간의 대립이 주축이 되는 제4단계 의약분업 논쟁에 진입하였다. 의사단체의 반대에도 불구하고 실행위원회는 1999.9월 의약분업 최종안을 확정하였으며, 정부는 이를 토대로 약사법 개정안을 국회에 제출하였다. 국회는 1999.12.7일 이를 통과시켰다.

이 무렵부터 의사회의 집단행동이 본격화되었다. 의사회는 1999.11월 범의료계 결의대회를 개최하는 것을 시발로 2000.1월에는 의사회 내에 의권쟁취투쟁위원회를 설치하였다. 2월에는 전국의사궐기대회를 개최하였는데, 동네의원의 약 78%가 집단휴진을 단행하였다. 4월 들어 정부는 6.0%의 의보수가 인상안을 제시하면서 의료계를 무마하고자 하였으나, 의사회는 4월 중에 두 번의 집단휴진을 단행하였다. 2000.6월 하순에도 집단폐업을 단행하였다. 다급해진 정부는 여·야 영수회담을 개최하고 7월 임시국회에서 임의조제 금지와 대체조제 제한을 골자로 약사법을 재개정하기로 합의를 함에 따라 의사단체는 폐업을 철회하였다. 영수회담의 약속대로 약사법이 재개정됨으로써 의약분업은 예정보다 1개월 연기된 2000.8월부터 실시되었다.

그러나 의약분업의 실시는 또 다른 갈등의 시작이었다. 의사회 집행부와는 별개로 대형병원 전공의들은 2000.7월말부터 의약분업에 반대하는 파업을 시작하였다. 이후 8-10월 사이에 의료계는 강력하게 반대활동을 전개하였으며, 정부는 이를 무마하기 위해서 의보수가 현실화와 원외처방료 인상 등의 유인책을 제시하였다. 그럼에도 의사회 강경론자들이 2000.8월 폐업을 강행하자 정부는 공개대화를 제의하였다. 2000.9월 들어서도 휴진 및 진료거부 사태가 계속되자, 보건복지부장관은 의약정책의 문제점을 사과하기에 이르렀다. 이에 호응하여 2000.9월말부터 의·정 간 대화가 시작되었으나, 의사회는 10월 들어 다시 파업을 단행하였다. 그러나 국민들의 따가운 시선과 누적된 경영손실로 인하여 강도는 크게 약화되었다. 이후 10월 들어 의·약·정 협의체가 구성되고 약사법 개정에 합의하였다. 복지부는 2000.12월 약사법 개정안을 국회에 제출하였으며, 이는 2.28일 국회를 통과함으로써 3년간 지속된 의약분업 논쟁은 막을 내렸다(차흥봉, 2006).

2) 환경적 맥락

의약분업 논쟁은 김대중정부 출범과 더불어 시작하여 2000년 말까지 약 3년간 지속되었다. 이 기간 동안에는 많은 정치적 사건이 있었으며, 이것이 의약분업정책의 결정과정 및 산출에 큰 영향을 미쳤다. 우선은 1997.12월의 대선과 이를 통한 김대중정부의 출현은 의약분업 논쟁을 촉발시킨 중요한 환경적 맥락이었다. 대선에서 김대중후보는 의약분업을 공약으로 제시하였으며, 당선 후 이를 주요 국정과제의 하나로 선정하였다(안병철, 2001). 무엇보다도 김대중정부의 등장은 사회전반의 권력구조를 변화시켰다. 김대중정부가 선거를 통한 여·야 간 수평적인 권력교체를 이루는 데 성공하였기 때문이다(Kihl, 2005). 김대중정부는 개혁지향적 정부를 표방하였으며, 의약분업은 보건의료개혁의 일환으로 추진되었다. 그리고 김대중정부는 거대야당 및 기득권세력의 견제로 권력기반이 취약한 상황에서 진보적 시민단체 및 노동세력과의 연대가 절실하였으며, 이 과정에서 의약분업은 전문이익집단, 경제단체, 관료조직 등의 기득권세력을 약화시킴으로써 신(新)권력엘리트의 권력기반을 강화하는 데 유용하였다. 따라서 1997년의 대선과 이로 인한 김대중정부의 출현은 의약분업 논쟁과정에서 정책창의 역할을 수행함으로써 정책하위체제의 성격이나 행위자들의 전략과 상호작용, 나아가서는 정책산출에도 중요한 영향을 미쳤다.

1999.3월의 수도권 재·보선도 의약분업 논쟁에 영향을 미친 정치적 사건이었다.[72] 즉, 1998.12월부터 의약분업 논쟁에 개입하기 시작한 여당(국민회의)은 1999.2월 의약단체와의 논의 끝에 최종협상안을 제시하였으나, 의사회의 거부로 무산된 바 있다. 이후 의사회와 약사회는 별도로

72 당시 수도권 재·보선은 1999.3월의 국회의원 2곳(서울 구로, 경기 시흥), 기초단체장 1곳(경기 안양), 6월의 국회의원 2곳(서울 송파, 인천 계양·강화) 등이 있었다.

의약분업모형을 제안하는 조건으로 의약분업 1년 연기를 국민회의에 건의하였는데, 국민회의는 이를 수용하였다. 여기에는 주요 선거를 앞두고 의약단체의 반발을 피하고자 한 정치적 동기가 크게 작용하였다.[73]

2000.4월의 총선 역시 의료계의 집단파업 및 정부의 대응방식에 영향을 미쳤다. 즉, 의료계는 2000.4월초부터 집단휴진이라는 강경책을 동원하여 약사의 임의조제 및 대체조제를 이유로 의약분업에 반대하였는데,[74] 의사회가 이러한 수단을 동원한 데는 임박한 총선을 앞두고 정부·여당을 압박하고자 하는 전략적 판단이 작용하였다. 총선을 앞둔 정부는 의보수가를 6% 인상하는 방식으로 의료계를 무마하였다(차흥봉, 2006).

시민사회의 활성화 역시 정책과정 및 정책산출에 영향을 미치는 중요한 변수이다. 즉, 시민사회가 활성화되어 있지 못하면 정책하위체제가 소수의 참여자를 중심으로 폐쇄적으로 운영될 가능성이 크며, 정책산출 역시 정부의 의도대로 되기가 쉽다. 반면에 시민사회가 활성화된 경우에는 다양한 행위자들이 정책과정에 참여하며, 이에 따라서 정책하위체제도 개방적이고 유동적으로 될 수 있다. 이익집단들도 정부와의 독점적 의사전달 통로를 유지하기 어렵기 때문에 다양한 이익투입방식을 동원하게 된다. 정책산출 역시 다양한 이해관계의 개입으로 가변적이고 예측불가능하게 된다. 의약분업 논쟁이 전개되던 1998-2000년의 기간은 시민사회의 영향력이 크게 신장된 시기였다. 시민사회는 1987년을 기점으로 1988-89년의 여소야대 국면을 거치면서 영향력이 강화되었다(Tat,

73 김원길 국민회의 정책위의장은 국민회의가 의약분업 연기를 수용한 것과 관련하여 "반대여론이 너무 커 의약분업을 연기하는 게 좋겠다는 게 당의 입장이며, 연기한다면 선거 뒤로 연기하는 게 바람직하다고 본다(한겨레신문, 1999.3.2일자)"라고 발언하였다.

74 당시 의사회 조상덕 공보이사는 "카운터(무자격 약품판매업자)의 난매, 약사의 임의조제 관행을 그대로 둔 채 의약분업을 할 수는 없다. 잘못된 의료관행을 먼저 수정하고 의약분업에 들어가야 한다."며 의약분업을 반대하였다(조선일보, 2000.4.6일자).

2000).[75] 이러한 추세는 1990년대 이후 민주화의 진전 및 문민정부의 출현과 더불어 가속화되어 다양한 시민단체, 노동단체, 이익집단 등이 정책과정에 영향력을 행사하였으며, 국가와 시민사회의 관계도 수평적인 협력과 갈등의 관계로 전환되었다(Kihl, 2005). 특히, 시민단체들은 의약분업 논쟁과정에서 때로는 주창자로서 때로는 중재자로서 중요한 역할을 수행하였다. 즉. 1998.12월 참여연대의 약가현실 폭로, 1999.3월 시민대책위원회 결성 및 중재안 마련, 그리고 이후의 지속적인 의약분업 촉구 등은 모두 시민단체의 적극적 역할을 입증하는 것들이다. 이는 시민사회가 활성화되지 못하였던 1980년대 초반의 정부의 의약분업 추진 의도가 의사단체의 반발로 무산된 것과는 대조적이다.

특히, 김대중정부는 처음부터 친시민사회적이고 친노동적인 정권이었다. 참여연대 등 진보적 시민단체와 민주노총 등은 선거 당시부터 적극적으로 지지하였으며, 한국노총의 경우도 대선과정에서 김대중후보와 정책연대를 하였다. 그리고 정부 출범이후에는 시민단체나 노동단체의 지도자들이 대거 정부기관으로 진출하였으며, 정부의 개혁정책을 적극 지지하였다. 정부로서도 취약한 권력을 보완하는 차원에서 이들을 활용하였다(김순양, 2005).[76] 따라서 의약분업 논쟁 당시에는 시민사회의 영향력이 극대화되어 있었으며, 이는 의약분업의 정책네트워크 및 정책산출을 특징짓는 데 큰 영향을 미쳤다.

의료환경 측면에서는 국민들의 약물남용 및 과도한 의료비 지출, 의료기관 및 약국의 분포 등이 중요한 사회적 요인이었다. 즉, 임의분업체제 하에서는 국민들의 약물 오남용이 심각하였으며, 그 결과 국민들의

75 대표적인 시민사회 성장지표인 시민단체의 수를 보면, 대체로 민주화 이후인 1990년대부터 본격적으로 증가하였다. <한국민간단체총람>에 따르면, 1997년에는 3,900여개(지부포함 1만여 개), 2000년에는 7,600여개(지부포함 2만여 개)의 시민단체가 활동하고 있었다(신동준 외, 2005).

76 시민단체는 2000.4월 총선에서 낙천·낙선운동을 전개하였는데, 대상자는 대부분이 한나라당이나 자민련 소속이었다. 따라서 정부는 이것이 비합법적인 것으로 판명이 되었음에도 불구하고 계속 방치하였다.

의료비 지출도 과도하였다(최성두, 2000). 이는 의약분업에 대한 공감대를 형성하는 데서 중요한 것이다. 그리고 그 동안 의약분업을 저해한 주요 이유들 중의 하나가 의료기관과 약국의 불균등한 분포였으나, 1990년대 들어서는 의료인력의 증가로 양자가 어느 정도 균형을 유지하게 되었다.[77] 이는 그동안 국민불편을 이유로 의약분업을 반대하던 측의 주장을 약화시켰다. 그리고 국민들의 가치체계 면에서는 의약품 오남용 관행, 전문직종의 집단이기주의와 세금탈루,[78] 제약회사의 불법로비 관행 등이 모두 논쟁과정에 영향을 미치는 것이었다.

반면에 경제적 요인은 경제수준의 향상으로 인한 국민들의 건강 및 의약분업에 대한 관심 증가 정도를 제외하고는 직접적 영향을 미쳤다고 보기는 어렵다.

3) 정책하위체제

(1) 주도적 행위자

의약분업 논쟁 당시의 한국사회는 상당한 정도로 정치적, 사회적 민주화가 진행되었다. 따라서 참여자의 수나 종류의 면에서 1980년대의 권위주의체제와는 매우 상이한 양상을 보였다. 우선 행위자의 수면에서 의약분업 논쟁에는 많은 수의 공식적, 비공식적 행위자들이 개입하였다. 이

77 전국 병의원 및 약국의 분포를 보면, 1990년에는 병의원 11,762개, 약국 18,918개로서 병의원이 절대적으로 적었다. 그러나 1995년에는 병의원 15,198개, 약국 20,415개로 되었으며, 의약분업 논쟁의 막바지인 2000년에는 전국적으로 병의원 20,658개, 약국 19,562개로서 양자 간에 균형을 유지하게 되었다(건강보험공단, <건강보험통계연보>, 각 연도).

78 국세청에 따르면 세무조사를 받은 고소득자의 소득탈루율은 2006년 49.7%, 2007년 47.0%, 2008년 44.6% 등이며, 이들의 3년간 총 소득탈루액은 3조 813억 원에 달한다. 집중 관리되는 소득탈루 고소득자는 성형외과·안과·피부과 등의 의사를 비롯해 한의사, 변호사, 입시학원, 유흥업소 등이다(한국경제신문, 2009.9.12일자). 이로 미루어 의약분업 이전 보건의료 전문직종의 소득탈루는 더욱 심각하였을 것이다.

는 의약분업 논쟁이 오랫동안 진행되는 과정에서 이해당사자들의 관심이 커진데다, 정부가 의약분업을 보건의료개혁의 일환으로 추진하는 과정에서 의사단체의 파업 등으로 국민들의 관심도 크게 증가하였기 때문이다. 시기에 무관하게 적극적으로 참여하였던 행위자들로는 보건복지부, 대통령, 여당, 야당, 의사단체, 약사단체, 병원협회, 참여연대, 경실련 등이었다. 그리고 당시는 정치적 민주화가 심화되고 시민사회의 영향력이 커진 상태였기 때문에 특정 행위자를 정책과정에서 의도적으로 배제하는 것이 불가능하였다. 따라서 이해집단들은 자유롭게 정책하위체제에 참여하거나 탈퇴할 수 있었으며, 대부분이 자신의 선호를 주장할 수 있는 어느 정도의 자원도 보유하고 있었다. 따라서 의약분업 논쟁의 정책하위체제는 개방적이고 유동적인 이슈네트워크에 가까웠다.

그러나 주도적 행위자는 시기별로 변동이 있었다. 기본적으로 주도적 행위자는 의와 약이라는 갈등하는 당사자, 보건의료정책 주무부처인 보건복지부, 그리고 여당이나 시민단체 등 의와 약 간의 갈등을 중재하고자 한 중재자로 구분할 수 있다. 우선, 보건복지부가 의약분업 추진을 공식화한 1998.3월부터 복지부 산하에 설치된 분추협 활동이 종료되는 시점인 1998.10월까지는 주도적 행위자가 정책추진자인 보건복지부와 의약분업의 두 이해당사자인 의사단체 및 약사단체였다. 이후 의사회, 약사회, 병원협회가 의약분업 연기를 주장하고, 대통령의 지시로 여당인 국민회의가 중재자로 등장한 1998.12월부터 1999.2월까지는 국민회의와 의약단체가 주도적 행위자였다(안병철, 2001).

1999.3월부터는 시민단체가 분쟁의 중재자로 등장하였다. 이는 1999.2월의 의·약 간 합의에서 시민단체 중재안을 받아들이기로 하였기 때문이다(김영수, 2004). 따라서 1999.3월부터 의약분업 최종방안이 확정된 1999.9월까지는 시민단체, 의사회, 약사회가 주요 행위자였으며, 보건복지부 역시 시민단체 중재안을 수용하고 의약분업실행위원회를 출범

시키는 등 적극적 행위자로서 기능을 하였다. 이후 1999.10월부터 정부의 약사법 개정안이 국회에 상정된 2000.12월까지는 의약분업을 연기하고자 하는 의사단체와 이를 시행하고자 하는 정부가 주된 갈등의 당사자였다. 따라서 이 시기는 의·정 간 갈등으로 특징된다. 물론 약사단체도 의·약·정 협의에 참여하였기 때문에 주요 행위자로 볼 수 있으며, 시민단체도 지속적으로 의약분업을 지지하면서 논쟁과정에 참여하였다.

(2) 신념체계 및 정책이해

의약분업 논쟁의 주요 행위자들은 신념체계와 이해관계에 입각하여 옹호연합을 형성하고 자신의 신념과 이해를 구현할 수 있는 전략과 상호작용방식을 동원하였다. 우선 신념체계를 보면, 의약분업과 관련한 규범적 신념체계는 기본적으로 의약분업 주창자나 반대자 모두가 국민들의 건강을 보호하고 증진해야 한다는 것이었다. 이는 보건의료정책의 지향점이기 때문이다. 그러나 구체적으로 들어가면 주창자의 경우는 의약분업을 통해서 국민들의 의약품 오남용을 방지하고 국민의 건강권을 보호하며(안병철, 2000), 의료서비스 제공과정을 투명하게 하고 조세정의를 실현하고자 하였다. 여기에 더해 진보성향의 신권력엘리트와 시민단체들은 의약분업이 기득권세력을 약화시키는 방편이기도 하였다. 반대로 의약분업 반대자들은 의약분업으로 인하여 국민들이 병원과 약국을 동시에 방문하는데 따른 불편을 우려하였다. 즉. 국민의 편의성 증진이 규범적 핵심신념이었다. 그리고 전문직종의 윤리와 책임성을 중시하였다. 추진방식 면에서는 점진적이었다(김순양. 2005). 이 점에서 반대자들은 보다 현실적이고 보수적이었다.

이러한 근본적인 신념체계에 기반 하는 보다 현실적인 신념체계를 보면, 의약분업 주창자는 직종들 간 견제와 균형, 전문직종에 대한 적정과세, 직종들 간의 역할 동등성 등에 기반을 하고 있었다. 구체적으로, 의약분업을 통해서 의와 약을 견제시킴으로써 과잉진료와 투약을 방지하고자 하였다(차홍봉, 2006).[79] 의약분업은 국민건강권을 보호한다는 근본적인 신념의 주요 수단인 동시에, 보험급여 지출을 줄이는 방안이기도 하다. 다음에 임의분업 하에서는 전문직종의 소득파악이 제대로 안 되고 의료비 및 약제비의 과다청구가 많았다. 반면에 의약분업 반대자 특히, 의사단체는 조제·투약행위에 대한 진료·처방 즉, 의료행위의 우위성을 주장하고, 전자를 후자에 종속되는 것으로 보았다. 그리고 임의분업체제에서처럼 자율적 의료행위를 유지하고자 하였다. 약사단체는 투약행위에 대해서 의사와는 상반되는 생각을 가지고 있었다. 의와 약은 동등한 위치에 있으며, 처방전에 따라서 조제를 하되, 의약품 선택권은 약사가 행사해야 한다고 생각하였다.

주요 행위자들은 이러한 신념체계의 영향을 받으면서 또는 신념체계와는 별개로 의약분업을 둘러싸고 대립적인 이해관계를 표출하였다. 의약분업 논쟁과정의 핵심적 행위자는 의약분업을 시행하고자 하는 보건복지부, 의약분업에 찬동한 여당 및 시민단체, 의약분업에 반대한 의사단체, 그리고 대세에 순응하면서 이해를 극대화하고자 한 약사단체이다. 기본적으로는 의약분업 주창자는 예외인정을 최소화하는 완전 의약분업을 조기에 실시하며, 조제·투약에 관한 약사의 권한을 강화함으로써 의사의 진료·처방행위를 견제하며, 의료수가 인상을 최소화함으로써 국민의 의료비 부담과 의료보험재정 부담을 줄여야 한다고 주장하였다. 반면에 의약분업 반대자 특히, 의사단체는 의약분업 도입 시기는 최대한 연기하며, 의약분업의 예외인정을 최대화하며, 조제·투약 과정에서 약사의 선택권

79 과잉진료와 투약은 의약분업 이후에도 근절되지 않고 있는 고질적인 병폐이다. 건강보험심사평가원의 자료에 따르면, 과잉진료 청구건수가 2007년 18,728천 건, 2008년 26,392천 건이었으며, 금액기준으로는 2007년 1,675억 원, 2008년 1,800억 원에 달하고 있다(Daily Medi, 2009.10.13일자). 이로 미루어 의약분업 시행 전에는 과잉진료와 투약이 더욱 심각하였을 것으로 추정할 수 있다.

을 최소화하며, 의료수가 인상을 최대화함으로써 의약분업으로 인한 경제적 손실을 최소화하고자 하였다. 이에 더해서 병원협회는 병원을 의약분업에서 제외하는 직능분업을 주장하였다.

의약분업을 주창한 정부, 여당, 시민단체의 이해는 기본적으로 공익이다. 즉, 의약분업을 통해서 국민들의 의약품 오남용 방지 및 약제비 절감, 의약품 유통구조 개선, 전문직종의 세원 포착 및 적정과세 등을 실현하고자 하였다. 따라서 정부는 처음부터 예외를 거의 인정하지 않는 의약분업을 주장하였다, 그것이 공익에 부합한다고 보았기 때문이다. 즉, 정부는 의약분업을 통하여 의약품 오남용을 방지하고 의약품의 적정사용으로 약제비를 절감할 수 있다고 보았다. 궁극적으로는 의약분업을 통해서 의료서비스의 질을 향상시키며, 왜곡된 의약품 유통구조를 개선하고 제약산업을 발전시킬 수 있다고 보았다. 또한 의약분업의 시행으로 세원을 정확하게 포착함으로써 의료종사자에 대한 과세에도 유리하였다. 그러나 이러한 공식적 이해 외에도 정부는 의약분업에 다양한 이해를 가진다. 정권교체는 하였으나 권력기반이 취약하였던 김대중정부는 의약분업 등의 개혁정책을 추진함으로써 진보적 시민사회와 연대를 형성하고 권력기반을 강화하고자 하였다.

여당인 국민회의의 경우는 선거에 민감하였다(최성두, 2000). 의약분업이 대선공약이었던 데다, 김대중정부 초기의 개혁정책을 지지해야 하는 입장이었다. 비록 정권교체는 하였지만, 집권초기 김대중정부의 권력기반은 취약하였다. 따라서 개혁정책의 추진을 통해서 새로운 권력기반을 구축하는 것이 필요하였다. 국민회의로서는 의약분업을 지지함으로써 진보적 시민단체들과의 연대를 형성하는 데도 유리하였다. 다른 한편으로는 의약분업으로 인해서 국민들의 불편이 가중되면 선거에 불리하게 작용할 것을 우려하였다. 특히, 의약분업의 편익은 장기적인데 비해서, 이로 인한 불편은 단기간에 인지될 수 있는 것이었다. 따라서 국민회의는 1999.3월의 재보선을 앞두고 의약단체가 주장한 의약분업 시행 연기에 쉽게 동의하였다. 그리고 의료계출신 의원들의 경우는 소속정당에 불문하고, 의약분업 연기를 주장하였다(이상이 외, 2000).

의약분업과 관련한 시민단체의 이해는 의약품 오남용 방지, 과잉진료와 투약의 감시 등을 통하여 의료소비자인 국민의 건강권을 보호하는 것이었다. 즉, 공익을 수호하는 것이다. 따라서 시민단체는 의약분업이 적정진료 및 적정투약을 통한 국민의 건강권 확보를 위해 반드시 필요한 제도라고 보았으며, 예외를 거의 인정하지 않는 의약분업을 주장하였다(14개 시민·보건의료인단체 성명서, 1998.11.26일자). 또한 시민단체는 현실적 제약을 고려해야 하는 정부나 여당보다 원칙론에 보다 충실하였다(안병철, 2000). 이들이 규범적으로 표방하는 이해는 의료소비자인 국민의 이해를 보호하는 것으로서, 이는 시민단체의 존립목적이도 하였다. 그리고 이들은 집행가능성이나 의약분업으로 인한 추가적 재정부담 등을 걱정할 입장이 아니었기 때문에 원칙론에 집착하였다. 이점에서 정부와 여당은 정책선택에서 바람직함(desirability)과 실현가능성(feasibility)을 동시에 고려해야 하는데 비해서, 시민단체는 바람직함에 치중하는 차이점이 있다. 그러나 시민단체라고 해서 공익만을 추구하는 것은 아니다. 의약분업은 대표적인 보건의료개혁 의제의 하나였는데, 시민단체로서는 의약분업 이슈를 통해서 자신들의 조직역량을 강화하고 영향력을 확대할 수 있을 것으로 보았다. 또한 의약분업은 국가적 이슈였기 때문에 언론노출 빈도가 매우 컸다. 그리고 의약분업을 주창함으로써 전문직종의 집단이기주의 및 기득권 수호에 반감을 가지고 있던 국민들의 지지를 확보하는데 유용하였다. 그리고 김대중정부 출범이후 사회가 보수와 진보로 재편되는 과정에서 의약분업은 개혁정책을 매개로 김대중정부와 진보적 시민단체가 집권연합을 형성할 수 있는 매개물이었다.

반면에 의사단체와 약사단체는 정책과정에서 심각한 대립을 하고 의약분업의 시기, 방식, 범위 등에 대해서도 의견이 달랐지만, 전문직종으로서의 이해는 동일하였다. 즉, 의약분업으로 인한 수입 감소, 전문가로서의 위상 및 업무수행 상의 자율성 저하, 소득노출에 따른 과세부담 증가 등을 우려하였다. 약사단체는 보건의료체계 내에서 동등한 파트너로 인정을 받는 것도 중요하였다. 우선 수입과 관련하여, 의사와 약사는 그동안 임의분업체제 하에서 경제적 편익을 누려왔다. 특히, 의사의 경우는 그동안 수입의 상당부분이 투약행위에서 발생하였기 때문에 의약분업으로 인한 경제적 손실이 약사보다 크다고 생각하였다(Kwon S, 2000). 그리고 의사와 약사는 모두 제약회사와의 관계에서도 의약분업이 되면 경제적 편익이 줄어든다. 또한 의약분업은 의·약 간에 견제체계를 만들려는 것이기 때문에 의약분업은 의·약 공히 서비스전달과정에서 자율성올 저하시킨다. 특히, 의약분업이 되면 약사의 자율성이 크게 줄어들며, 이는 직업적 위세에도 영향을 미친다. 따라서 약사단체는 일반명 처방과 임의조제의 허용을 주장하면서 투약과정의 자율성올 유지하고자 하였다. 마지막으로, 의약분업은 의사와 약사의 소득을 노출시킴으로써 이들의 과세부담을 증가시키며, 이는 이들의 수입감소를 초래한다.

그러나 의사단체와 약사단체는 이러한 동질적인 이해에도 불구하고, 집권세력이 초반기에 강력하게 추진하는 의약분업을 거스르기는 어렵다고 보았으며, 따라서 의약분업을 시행하는 경우에 각기 자신들의 이해를 극대화하는 데 주력하였다. 의약분업의 시행방안을 둘러싼 의·약 간의 논쟁점별로 이들의 이해관계를 비교해 보면, 첫째, 임의조제와 관련하여, 이의 근절이 의약분업의 본질이므로 의약단체 모두 이에 동의하였다. 그러나 임의조제의 개념에 대한 해석이 달랐다. 특히, 일반의약품의 낱알판매와 관련하여 이해가 크게 달랐다. 의사단체는 PTP 또는 Foil 형태로 포장된 일반의약품을 낱알로 판매하면 이는 임의조제라고 주장하였다(이경희·권순만, 2004). 따라서 낱알판매를 규제하고 포장 안에 넣어서 판매해야 하며, 알약의 판매단위를 크게 하여 통약판매를 강화해야 한다고 주장하였다. 반면에 약사회는 임의조제는 약사법에 금지되어 있으며, 의약분업이 되는 순간 임의조제는 없어진다고 주장하였다. 다만, 국민들의 비용부담과 편리성을 고려해 소단위 판매를 허용해야 한다고 주장하였다. 일반의약품은 향후 슈퍼마켓에서도 판매할 수 있을 것인데 약국에서 일반의약품의 낱알판매를 금지하는 것은 맞지 않다고 보았다.

둘째, 대체조제의 문제로서, 이는 약사가 의사가 처방한 약품과 동일한 성분, 함량, 제형으로 약효가 인정된 다른 회사의 제품으로 대체하여 조제할 수 있는가하는 것이다(차흥봉, 2006). 의사단체는 대체조제의 허용은 의사들의 진료권을 침해하는 것으로 보았다. 따라서 처방전 발행은 상품명으로 하고, 부득이하게 대체투약을 하는 경우에는 의사의 사전동의를 받아야 한다고 주장하였다.[80] 반면에 약사회는 약사의 대체조제를 폭 넓게 인정할 것을 주장하였다. 약효에 대한 성능시험이 끝난 약품은 약효가 동등하다고 볼 수 있으므로 값싼 일반의약품으로 폭넓게 대체해야 국민들의 약제비를 줄일 수 있다는 것이다.[81]

셋째, 상품명 처방 및 일반명 처방과 관련하여 이해가 대립하였다. 이는 동일한 화학성분을 갖는 상품명약(brand name drug)과 일반명약(generic drug) 중에서 의사들이 무슨 약을 기준으로 처방전을 발행할 것인지와 관련된다(이경희·권순만, 2004). 일반명약은 신약인 상품명약의 특허기간이 지난 경우에 이와 동일한 성분의 약을 생산한 것으로서, 의사들은 대체로 오리지널인 상품명약을 선호한다. 같은 성분의 약이라도 제조회사에 따라서 약효가 다를 수 있다고 생각하기 때문이다. 그리고

80 의사들이 대체조제를 반대하는 데는 이를 금지하면 의사들의 의약품 선택권이 넓어지며, 이 과정에서 제약회사로부터의 음성적 편익이 발생할 수 있는 측면도 있다.

81 약사는 대체조제가 가능하면 마진이 큰 약을 판매할 수 있으며, 약품선택권을 행사하면서 반대급부를 누릴 수 있다. 투약과정의 자율성이 커짐으로써 직종의 권능도 커질 수 있다.

이는 약사들의 대체조제 문제와도 직결된다. 왜냐하면 일반명으로 처방하면 약사들이 광범위하게 대체조제를 할 수 있기 때문이다. 따라서 의사단체는 상품명 처방을 확대할 것을 주장하였다. 반면에 약사단체는 일반명 처방을 주장하였다. 약효에 대한 성능시험이 끝난 값싼 일반명약으로 대체할 수 있어야 약제비를 절감할 수 있다고 보았다.

넷째, 전문의약품과 일반의약품의 구분문제였다. 일반의약품은 의사의 처방전이 없이도 구입할 수 있는 비처방약(OTC: Over-The-Counter Drug)이다. 반면에 전문의약품은 의사의 처방전이 있어야 구입이 가능하다. 의사단체는 약품분류에서 전문의약품의 범위를 확대하고 일반의약품은 축소해야 한다고 주장하였다(이상이, 2000).[82] 반면에 약사단체는 가급적 일반의약품이 많아야 국민들이 병·의원과 약국을 이중으로 오가는 불편이 줄어들며, 의료비 및 약제비도 절감할 수 있다고 주장한다. 또한 약사로서는 일반의약품의 수가 많아야 의사로부터의 자율성이 증가하며, 의약품 선택의 폭이 넓어지게 되어 경제적 편익이 커지게 된다.

다섯째, 주사제를 의약분업에 포함할 지의 여부이다. 의사단체는 주사제를 의약분업에서 제외시킬 것을 주장하였다. 환자들이 주사를 맞기 위해서 병원과 약국을 동시에 방문해야 하는 불편을 줄일 수 있다는 것을 명분으로 내세웠다(대한의사협회 청원서, 1998). 그러나 본질적으로는 주사제를 의약분업에서 제외함으로써 약품판매로 인한 수익이 커지기 때문이었다. 반면에 약사들은 주사제도 의약분업에 포함해야 주사제의 오남용을 줄일 수 있다고 주장하였다(차흥봉, 2006).[83]

여섯째, 기관분업과 직능분업을 둘러싼 이해 대립이다. 이는 의약분

82 그렇게 해야 환자와 약사에 대한 의사의 통제력이 강화되기 때문이다. 그리고 환자가 약국에서 임의로 구입할 수 있는 약이 적어야 약을 구입하기 위해서는 병·의원을 방문해야 하며 이 과정에서 진료수입이 증가한다.

83 내심으로는 주사제를 의약분업에 포함시킴으로써 약사들이 주사제의 투약권한을 갖겠다는 것이며, 이를 통해서 의약품 판매로 인한 경제적 편익이 커질 수 있다고 보았다.

업의 단위를 병원, 의원, 약국 등 기관을 단위로 할지, 아니면 의사와 약사라는 직능을 단위로 할지에 관한 것이다. 이에 대해서는 의료단체 중에서도 병원협회가 보다 민감하였다. 따라서 의와 약 간에는 물론, 의료분야 종사들 간에도 이해가 충돌하였다. 우선 병원협회는 대형병원의 경우는 자체 약사가 있어 이미 직능분업이 되고 있기 때문에 의약분업에서 제외해야 한다고 주장하였다.[84] 기관분업을 하면 병원 내 외래약국을 폐쇄해야 하므로 영업손실이 우려되었기 때문이다. 반면에 개원의들은 병원도 포함하는 기관분업을 주장하였다. 병원이 의약분업에서 제외되면 환자들이 대형병원에 집중할 것으로 우려하였다. 약사단체의 경우는 당연히 병원도 의약분업에 포함하는 기관분업을 주장하였다. 그래야 약국이 조제 및 투약할 수 있는 의약품의 양이 많아지고, 그만큼 경제적 편익도 커지기 때문이었다. <표 3-16>은 지금까지 언급한 의약분업을 둘러싼 의·약 간의 주요 논쟁점 및 이해관계를 정리한 것이다.

<표 3-16> 의약분업을 둘러싼 의·약 간의 주요 논쟁점 및 이해

논쟁점	의사단체의 주장 및 이해	약사단체의 주장 및 이해
약사의 임의조제	임의조제에 해당하는 낱알판매는 안되며, 통약판매만 허용함.	임의조제 자체는 안 되지만, 낱알판매는 허용함.
약사의 대체조제	불허함.	허용함.
의약품 처방	상품명 처방	일반명 처방
주사제 포함여부	의약분업에서 제외함.	의약분업에 포함함.
의약품 분류	전문의약품을 많게 함.	일반명 약품을 많게 함.
분업형태	기관분업(병원협회는 직능분업을 주장함)	기관분업(병원도 의약분업에 포함)

84 병원협회는 직능분업을 주장하면서 병원 내의 근린시설에 식당, 편의점 등과 함께 약국도 개설할 수 있게 해야 한다고 요구하였다(대한병원협회, 약사법개정 청원서, 1999.11.23일자).

(3) 옹호연합의 형성과 작동

행위자들은 의약분업 논쟁과정에서 각자의 신념과 이해에 기초하여 대립적인 옹호연합을 형성하였다. 의약분업 찬성옹호연합은 정부, 여당, 시민단체로 구성되었다. 정부와 여당은 의약분업을 중요한 보건의료개혁 정책의 하나로 추진하였으나, 의사단체의 반대에 직면하여 의약분업 시행시기를 연기하는 등 타협을 모색하였다. 반면에 시민단체는 강력하게 의약분업을 주장하였으며, 1998.3월 시민대책위원회를 구성하였다. 의료파업이 본격화되는 2000년 들어서는 '국민건강권수호와 의료계파업철회를 위한 범국민대책회의'(범국민대책회의)와 의료개혁시민연합을 결성하였다. 그러나 정부와 시민단체 간에는 연대기구를 구성하지는 못하였다. 대신에 정부는 정책결정과정에 시민단체를 참여시킴으로써 이들이 우군의 역할을 하게 하였다.

의약분업 반대옹호연합도 대한의사회를 중심으로 연대를 형성하였다. 논쟁 초기인 1998년에는 의약단체 모두 의약분업에 반대하며 연기를 주장하였다. 이후 의약분업의 연기가 어렵게 되자, 의약단체는 1999.2월 시민단체의 중재를 통해서 자체 안을 만들기로 하고 시행을 1년간 연기할 것을 요구하였다. 정부·여당이 이를 수용하고, 의약단체는 1999.5월 시민단체 중재안을 수용하였다. 그러나 양자의 공동보조는 여기까지였다. 이후 중재안을 의사들이 거부하면서 이후의 논쟁은 의약분업을 지지하는 정부·여당 및 시민단체와 이를 반대하는 의사단체 간의 대립으로 전개되었다. 이때부터 의사회, 전공의협의회, 개원의협의회 등은 연대를 형성하고 의약분업을 저지하였다. 특히, 2000.1월에는 의사회 내에 의권쟁취투쟁위원회가 설치되었으며, 동 위원회가 이후의 반대투쟁을 주도하였다. 병원협회도 공동보조를 취하였다(의협신보, 1998.11.3일자).

이처럼 의약분업 논쟁의 옹호연합은 크게 정부·여당, 시민단체가 중심이 된 찬성옹호연합과 의료단체가 주도하는 반대옹호연합으로 구분된다. 약사회는 대세에 따라 이해를 극대화하려는 별개의 행위자였다. 그러나 옹호연합 내의 주도적 행위자는 시기별로 상이하였다. 제1단계인 1998.3-12월 중순까지의 분추협 주도 단계의 주요 행위자는 보건복지부, 의사단체, 약사단체, 시민단체였으며, 1998.12월-1999.2월까지 국민회의 주도의 제2단계는 국민회의, 의사단체, 약사단체가 주요 행위자였다. 이후 제3단계인 1999.3월-5월까지 시민단체 중재기의 주요 행위자는 시민단체, 의사단체(병원협회 포함), 약사단체였다. 반면에 1999.6월 이후의 제4단계는 정부와 의사단체 간의 대립 시기였다.

4) 정책결정과정: 행위자의 전략 및 상호작용

1998-2000년 사이 김대중정부 초반기에 진행된 의약분업 논쟁과정에서 주요 행위자들은 다양한 전략을 동원하여 자신들의 이익을 극대화하려 하였다. 그 동안 의약분업 실시를 반대하던 주요 명분인 의료기관과 약국의 불균등한 분포가 1990년대 이후 대부분 지역에서 해소되었으며, 1993년 한약조제권 분쟁의 결과로 향후 5년 이내에 의약분업도 시행하기로 되어 있었다(전진석, 2003). 따라서 의약분업 자체를 반대하기에는 명분이 적었다. 따라서 전략의 기조는 의약분업 찬성자는 예외를 최소화하는 완전 의약분업을 조속하게 시행하는 것이며, 반대자는 예외를 많이 두고 시행시기를 가급적 연기함으로써 그 동안 임의분업체제에서 누려오던 편익을 최대한 유지하려는 것이었다.

제1단계에 해당하는 1998.3월부터 12월 중반까지의 분추협 주도의 의약분업안 마련단계의 주요 참여자는 보건복지부, 의사단체, 약사회, 시민단체 등이었다. 우선, 1998.3월 의약분업추진을 발표하면서 논쟁을 촉발한 보건복지부는 합의를 통하여 이해당사자들 간의 갈등을 해결하려하였다. 시민단체 등도 의약단체 간의 갈등을 중재하고자 하였다. 즉, 보건복지부는 1998.5.21일 분추협을 구성하였는데, 정부관료 4명, 의약계 6명, 소비자대표 1명, 9명은 시민단체, 언론계, 학계, 연구기관들로 구성되었다. 분추협은 복지부가 주도하였으며, 소비자대표와 공익전문가의 발언권도 강하였다(안병철, 2001). 분추협은 1998.10월까지 다섯 차례의 회의를 개최하였다. 분추협 외에도 복지부는 1998.5월 의료계와 공익대표를 위원장으로 하여 약품의 분류기준 및 단순의약품의 범위설정을 위한 의약품분류위원회를 구성하였다.

의사회와 약사회는 분추협에서 의약분업에 동의하였으나, 실제로 정부안이 확정되자 이에 불복하였다. 이 때 의사단체가 채택한 전략은 연기 건의, 기자회견, 약사회 등과의 연대방안 모색, 국회 청원, 의사출신 의원을 통한 로비 등이었다.[85] 우선 1998.11월 의사회는 공식적으로 연기를 주장하였으며, 지역에서도 목포시의사회를 중심으로 목포시의 약사단체, 소비자단체 등 20여개 단체가 공동으로 정부에 의약분업 연기를 건의하였다. 그리고 의사회는 국회에 연기청원서를 제출하였다(이상이 외, 2000). 병원협회도 의약분업 연기를 다양한 방식으로 주장하였다.[86] 우선 1998.11월 의사회와 공동보조를 취하기로 하였으며, 의약분업 연기를 공식적으로 제기하였다(의협신보, 1998.11.3일자). 12월에는 의약분업연기 청원서를 국회에 제출하였다. 그리고 병원경영인 출신인 황성균의원을 통하여 로비를 하였다. 약사회 역시 의약분업 연기를 주장하였다. 즉, 약사회는 1998.11월 서울시약사회 회장이 의약분업 연기를 주장하는 것

85 당시 16명의 보건복지위원회 위원들 중에서 약사출신 김명섭, 김병태, 김정수, 오양순, 의사출신 김찬우, 박시균, 정의화, 치과의사 출신 황규선, 병원경영 황성균 등 상당수가 의약계 출신이었다(안병철, 2001).

86 병원협회는 분추협 4차 분업 안에서 분업대상 의약품 중 주사제가 제외되어 있었으며, 분업대상 기관으로서 대형병원이 제외되어 있었기 때문에 의약분업 안에 대해서 유리한 입장에 있었다. 그러나 병원협회는 복지부가 의약품 납품비리 근절대책을 의약분업과 병행하여 추진할 것이라고 하자 의약분업 반대로 선회하였다.

을 시작으로 국회에 의약분업 연기를 청원하였다.[87] 또한 약사출신 의원들을 통하여 의약분업 연기를 주장하게 하였다.

따라서 제1단계에서는 의약단체는 과격한 단체행동보다는 협의기구 참여, 성명서, 건의문, 국회청원, 직능출신 의원들에 대한 로비 등 비교적 제도적이고 온건한 방식을 동원하여 의약분업을 연기하려 하였다. 이는 당시까지는 의약분업에 대한 정부의 입장이 확고하지 못하였고, 의사와 약사가 아직 서로를 공생관계로 인식하였기 때문이다.

반면에 시민단체의 경우는 1998.10월 이전에는 대체로 분추협 등에 참여하여 자신의 주장을 개진하거나 중재기능을 수행하였으나, 이후 의약계의 반대로 의약분업이 무산될 상황에 처하자 의약품 약가차액의 폭로, 국회에 호소문 발송, 헌법소원 등 다양한 방식을 동원하여 의약단체 및 국회를 압박하는 전략을 구사하였다. 즉, 의약단체의 반대가 표면화되기 시작한 1998.11월 참여연대는 기자회견을 열고 의약품 약가조사 결과를 발표하고 의료보험약가와 실거래약가의 차이로 인하여 대규모의 보험재정 손실이 발생하였다고 폭로하였는데, 이는 의약분업에 대한 국민적 관심을 유발하였다. 그리고 11.26일 경실련, 참여연대 등 14개 시민단체는 기자회견을 통해서 의약단체의 의약분업 연기 청원과 일부 국회의원들의 연기 주장을 비난하였다. 12월에는 국회의원들에게 의약분업 입법을 요구하는 긴급호소문을 발송하는가 하면, 이해관계에 있는 의원의 국회 상임위 배정은 국회법을 위반하는 것이라며 국회의장을 상대로 헌법소원을 제기하였다.

의약분업 논쟁의 제2단계는 1998.12월 김대중대통령이 국민회의에 의약분업을 "자민련과 잘 협의해서 당이 주도적으로 추진하라."고 지시함으로써 국민회의가 주도적인 중재자로서 활약한 1999.2월까지이다(맹진학, 2005). 이는 이해집단에 둘러 싸여 있는 보건복지부가 의약분업

87 약사회는 "정부가 외래환자의 원외조제를 유도하고 약가마진을 없애기 위한 의약품 물류조합을 완료하는 것이 의약분업에 앞서 선행되어야 한다."면서 의약분업 연기를 주장하였다(차흥봉, 2006).

을 추진하는 데는 한계가 있으니 여당이 보다 적극적으로 나서라는 것이었다. 따라서 제2단계에서는 보건복지부는 배제되고 여당, 의사회 및 약사회가 주요 행위자였다. 우선 국민회의는 1998.12월 보건의료개혁방안을 발표하였는데, 이에 대해서 개원의협회와 약사회가 관심을 보임에 따라 국민회의 주도의 협상이 본격화되었다.[88] 이후 6차례의 협상을 통하여 1999.2월 최종협상안이 제시되었는데, 이에 대해서 약사회는 수용할 뜻을 밝혔으나, 의사회는 거부하였다. 이후 국민회의는 당정협의를 갖고 분추협에서 합의한 내용대로 1999.7월부터 의약분업을 강행하기로 하였으나, 의약단체가 주장하는 의약분업 1년 연기 안을 수용함으로써 자신의 주장을 수정하였다.

이 기간 동안 의사회와 약사회는 적극적인 반대활동보다는 협상에 참여함으로써 자신들의 이해를 극대화하려 하였다. 그러나 의사단체는 협상안이 불리할 것으로 판단되자 협상안 자체를 거부하였다. 이후 정부·여당이 의약분업을 강행하기로 하자 의약단체들은 자체 의약분업안을 합의하고 이를 국민회의에 제시하였다. 즉, 의사회와 약사회는 1999.2월, 시민단체가 중재하는 의약분업모형에 합의하는 것을 조건으로 의약분업 1년 연기를 국민회의에 제시하였는데, 당시 재·보궐 선거를 앞두고 있던 국민회의는 이를 수용하였다.

따라서 1999.3월부터는 시민단체가 주도적으로 중재하는 제3단계에 진입하였는데, 이 시기의 주요 행위자는 시민단체, 의사회, 약사회였으며, 병원협회도 일부 참여하였다. 우선 시민단체는 1999.3.25일 경실련, 참여연대, YMCA, 녹색소비자연대, 한국소비자연맹 다섯 개 단체가 연대하여 '의약분업실현을 위한 시민대책위원회(시민대책위)'를 구성하였다. 시민대책위는 이후 다섯 차례의 토론회를 개최하였는데, 토론자는 정부,

88 당시 개원의와 약사들이 긍정적인 관심을 보인 이유는 의약분업 대상기관에 대형병원을 포함한다는 내용 때문이었다. 이들은 그동안 병원을 의약분업에서 제외한 분추협의 정부안에 대하여 반발하여 왔다.

의사회, 약사회, 병원협회, 시민단체 대표로 한정하였다. 토론회에서 참여자들은 합의보다는 자신의 주장을 반복하였지만, 시민대책위는 4월 의약분업 초안을 발표하고 이를 토대로 의약단체의 합의를 유도하였다. 그리고 5월 최종안을 제시하였으며, 이를 의약단체가 수용하였다.

의사단체와 약사단체는 이 기간 동안에 적극적으로 합의에 참여하였으며, 그 결과로서 나타난 것이 의약단체와 시민단체 간의 5.10일 합의안이었다. 그러나 이에 대해서 의사회 내부에서 비판이 강하게 일어나자, 이후 의사회는 의약분업실행위원회에서 약사의 임의조제 근절, 대체조제 시 의사의 사전동의, 주사제의 의약분업 제외 등을 주장하면서 분업수용거부 의사를 밝혔다(동아일보, 1999.9.17일자). 병원협회는 합의안은 약사회의 이익에 편승한 무책임한 것이라고 비판하였다.[89] 반면에 약사회는 병원이 분업대상에 포함되고 일정범위 내에서 대체조제가 허용되었기 때문에 시민단체 중재안을 반대할 이유가 없었다. 따라서 이후 복지부의 의약분업실행위원회에서도 협조적 자세를 취하였다.

보건복지부는 1999.5월에 도출된 합의안을 수용하면서 능동적인 자세로 전환하였으며, 6월에는 의사, 약사, 언론, 시민단체, 공무원 등으로 구성되는 의약분업실행위원회를 구성하였다. 위원장은 복지부차관이 담당하였으며, 분야별로 보건정책, 의료보험, 의약품관리의 세 개 분과위원회를 편성하였다(보건복지부, 의약분업실행위원회 회의자료, 1999.6.30일자). 실행위원회는 총 11차례의 분과회의를 거쳐서 도출된 건의사항을 토대로 1999.9월 최종 의약분업안을 확정하였다. 이에 대해서 의료계는 반대하였지만 약사회는 수용하였다. 이후 정부는 1999.11월 약사법 개정안을 국회에 제출하였으며, 12.7일 국회를 통과하였다.

89 병원협회는 "병원의 외래약국 폐쇄는 의약분업의 근본정신에 위배되며, 환자의 불편을 가중시킨다. 주사제는 분업에서 제외되어야 한다. 의약품 선정 권한은 의사에게 주어져야 한다."고 주장하면서 합의안에 반대하였다(한국일보, 1999.5.11일자).

이때부터는 정부, 시민단체, 약사회가 의약분업을 지지하는 반면에, 의사회와 병원협회가 의약분업을 반대하는 대립관계가 형성되었다. 의사회는 2000.10월까지는 다양한 압박수단을 동원하여 의약분업을 연기하거나 자신에게 유리한 방향으로 내용을 수정하게 하는 전략을 선택하였다. 구체적으로, 의사회는 1999.11월 의약분업안을 반대하는 범의료계 궐기대회를 개최하였다. 2000.1월에는 유성희 의사회 회장을 불심임하고 의권쟁취투쟁위원회(의쟁투)를 발족하고 투쟁 창구를 일원화하였다. 의쟁투는 2월 전국의사궐기대회를 개최하였는데, 이 때 동네의원의 78%가 휴진하였다. 4월에는 두 번째 집단휴진을 하였다. 5월 들어서 의쟁투는 정부 주최의 의약분업관련 회의에 일절 참여하지 않을 것임을 천명하고 독자적인 의약분업 시범사업을 발표하였다. 그리고 의약분업에 대한 자신들의 요구안을 정부가 수용하지 않을 경우에는 폐업을 하기로 결의하였다. 6월에는 제3차 전국의사궐기대회를 개최하였으며, 재차 집단폐업 투쟁을 결의하였다. 이에 따라 의사회는 6월 하순 들어 6일간 집단폐업을 단행하였는데, <표 3-17>은 당시 의료기관의 파업 현황을 나타내는 것이다. 그리고 이러한 의사회의 반대에 직면한 정부가 최종 조정안을 발표하였으나, 의사회는 거부하였다. 이후 여·야 영수회담을 개최하고 7월 임시국회에서 약사법을 개정하기로 합의하자 의사들은 진료에 복귀하였다(차흥봉, 2006).

<표 3-17> 2000년 6월 기준 전국 의료기관 파업현황 (단위: 개소, %)

	병의원 총계	종합병원	병원	의원
정상진료	2,344 (11.8)	112 (39.7)	256 (41.1)	1,976 (10.4)
부분진료	962 (4.8)	168 (59.6)	361 (57.9)	433 (2.2)
폐업	16,641 (83.4)	2 (0.7)	6 (1.0)	16,633 (87.4)
계	19,947 (100)	282 (100)	623 (100)	19,042 (100)

자료: 차흥봉(2006)에서 발췌함.

이후 2000.7월 중의 계도기간을 거쳐 8월부터 의약분업이 실시되었으나, 7월에도 의사회는 약사법개정 청원서를 국회에 제출하였다. 이후 7월말 약사법을 재개정하고 의사의 동의 없는 대체조제 금지, 통약판매의 강제화 등을 규정하자 의사단체의 반대는 다소 진정되었으나, 이번에는 의사회 집행부와는 별개로 전공의와 교수 등 3차병원 의사들을 중심으로 파업을 시작하였다.[90] 이에 대해서 보건복지부는 8월 보건의료발전대책을 발표하고 사태를 수습하려 하였으나, 의사회 강경파들은 폐업을 강행하였다. 이에 보건복지부는 의료계에 공개 대화를 제의하였으나, 의사회는 의약분업의 여건조성, 정부의 사과 및 구속자 석방을 요구하며 대립하였다. 그리고 2000.9월 들어서도 일부 의원의 휴진이 계속되고, 의대교수들도 진료에서 철수하는 등의 사태가 계속되었다.

반면에 이 기간 동안에 약사단체의 활동은 소극적이었다. 약사회는 1999.9월의 정부안에 만족하였기 때문에 혹시 정부가 의사단체의 압력으로 이를 후퇴시키지 않을까를 걱정하였다. 가령, 약사회는 의사들의 파업이 진행되던 2000.6월 의약분업 불참을 선언한바 있는 데, 정부의 설득으로 의약분업에 조건부로 참여하였다. 그리고 2000.10월 이후에는 의·정 간 타협이 이루어지자 약사회도 의·약·정 협의체에 참여하였으며, 그 결과 11월 3자 간에 약사법 개정이 합의되었다.

전술하였듯이, 1999.10월 이후의 의약분업 논쟁은 주로 정부와 의사단체 간의 대립이었다. 의료계의 집단행동에 대해서 정부는 유인과 제제를 병행하였다. 유인의 방법은 첫째, 의약분업으로 인한 의사들의 수입손실을 보전해주기 위해서 건강보험수가와 처방료를 인상하는 등의 경제적 편익을 제공하였다. 구체적으로, 정부는 2000.4월 건강보험수가를 6% 인상하였다. 그리고 의사회의 반발이 거세던 2000.8월에는 원가의

90 이들은 상용처방약의 품목수를 제한하는 것은 의권침해이다. 지역협력위원회를 통한 조정은 불가하다. 임의 및 대체조제 금지를 골자로 하는 방향으로 약사법을 개정해야 한다고 주장하였다(차흥봉, 2006).

80% 수준인 건강보험수가를 2년 내에 현실화할 것임을 발표하였으며, 처방료를 63% 인상하였다. <표 3-18>은 의약분업 논쟁 중의 건강보험수가 인상 내역이다.

<표 3-18> 의약분업 논쟁 중의 건강보험수가 및 처방료 조정 내역

조정일시	조정내역
1998.7월	건강보험수가 3.5% 인상
1999.11월	건강보험수가 9.0% 인상
2000.4월	건강보험수가 6.0% 인상
2000.7월	건강보험수가 9.2% 인상
2000.8월	원외처방료 63% 인상
2000.9월	건강보험수가 6.5% 인상
2001.1월	건강보험수가 7.08% 인상

출처: 국민건강보험공단, <건강보험주요통계>, 각 연도에서 발췌함.

둘째, 대화를 통해서 의료계와의 관계개선을 도모하였다. 2000.6월 의사들의 파업이 진행되던 무렵, 정부는 국무조정실 주도로 의료계와 협의를 시작하였으며, 여·야 영수회담을 개최하고 7월 임시국회에서 임의조제를 금지하고 대체조제를 제한하는 것을 골자로 하는 약사법 재개정에 합의하였다. 8월에는 보건복지부장관을 경질하였다. 신임 장관은 의사회를 방문하고, 수감 중인 의사회장과 서울시의사회장을 면회하였다. 9월에는 보건복지부장관이 그 동안의 정부 의약정책의 문제점을 사과하였다.[91] 10월에는 의·약·정협의체를 구성하고 24차례의 협상 끝에 약사법 개정에 합의하였다.

셋째, 정부는 의약분업안을 계속 변경하는 방식으로 의료계를 유인하

91 최선정 보건복지부장관은 의약분업 시행과정에서 의료계의 의견을 충분히 반영하지 못했다고 하면서 의료계가 집단이기주의로 매도되는 상황 등에 대해서 사과하였다.

였다. 당시 의료계도 의약분업의 불가피성에 대해서는 동의하였기 때문에 의약분업안에 자신들의 의사를 많이 반영시켜주는 것이 최선의 유인책이었다. 이에 따라서 정부의 의약분업안은 의료계의 반발로 계속 수정되었으며, 궁극적으로는 대체조제 금지, 주사제의 의약분업 제외 등이 포함됨으로써 의약분업의 취지가 크게 훼손되었다(이경희·권순만, 2004).

다른 한편으로 정부는 의료계의 집단행동에 대해서 제재의 방법을 동원하였다. 의료파업을 불법으로 규정짓고 의사회 회장 등 지도부를 구속한 것이 대표적이다. 구체적으로, 2000.2월 병의원을 폐문하고 전국의사궐기대회를 개최하자 정부는 의사회 대표를 고발하였다. 4월 중의 집단휴진에 대해서도 의사회 대표를 고발하였다. 그리고 6월에는 폐업금지명령을 내리기도 하였다. 심지어는 대통령까지 나서서 의사들의 집단행동을 비난하였다. 즉, 김대중대통령은 2000.3-4월 중에는 "정부와 의료계가 상호 신뢰하는 가운데 원만한 의료개혁을 추진해야 한다.", "의약분업을 차질 없이 시행하는 것이 중요하다." 등의 원론적 발언만 하였지만, 의료계 파업이 심각해진 6월 이후는 직접적으로 비난하였다.[92] 그리고 김대중대통령은 국무회의에서 의료파업에 대해서 과단성 있게 대처하라고 지시하였다.

그러나 이러한 유인과 제재에도 불구하고, 현실적으로 의사들을 강제 복귀시키거나 이들을 대신하여 의료서비스를 제공할 수 없는 상황에서 의사들의 순응을 유도하는 데는 한계가 있었다. "의사들이 환자의 생명을 담보로 파업을 한다."는 수준의 도덕적 비난도 이미 실효성이 없었다. 따라서 정부가 취할 수 있는 방안은 양보와 유인책이었으며, 2000.8월 이후 정부는 주로 유인과 타협에 의존하였다.

시민단체는 이 기간 중에 주도적이지는 못하였지만, 의약분업 시행을

92 김대중대통령은 6.27일 "세계적으로 의약의 분규는 있지만, 환자의 생명을 담보로 파업을 하는 예는 없었다." 고 비난하였다.

촉구하는 방식으로 활동을 하였다. 예로서, 2000.9월 '국민건강권 수호와 의료계 폐업철회를 위한 범국민대책회의'는 다음과 같은 내용의 성명서를 발표하였다.

> 이에 우리는 의료계에 대해 다음과 같이 요구한다. 의쟁투 및 전공의 비대위는 국민을 위한 의료개혁과 거리가 먼 대정부 요구안을 철회하고 국민과 함께하는 의료개혁에 동참하라. 의쟁투 및 전공의 비대위는 파업사태 종결을 위해 적극적으로 노력하라...정부는 파행적 의료보험제도의 문제점을 사안별 미봉책으로 해결하려는 행위를 중단하고 총체적 의료개혁의 전망을 구체적으로 제시하라.(범국민대책회의, '국민을 위한, 국민과 함께하는 의료개혁에 동참할 것을 의료계에 강력히 촉구한다.')

그리고 2000.10월에도 범국민대책회의는 무원칙한 의·정 야합을 중단할 것과 의사들의 현업복귀를 주장하는 성명서를 발표하였으며, 복지부장관의 사퇴를 요구하였다. 그리고 경실련, 녹색시민연합, YMCA 등 16개 시민단체를 중심으로 의료소비자운동을 표방한 의료개혁시민연합(의개련)을 발족하였다. 의개련은 의료개혁포럼 운영, 의료소비행태 조사, 의료소비자 고발상담센터 등을 통하여 의료계의 문제점을 지적하였다.

지금까지의 논의를 토대로 의약분업 논쟁과정에서 나타나는 주요 행위자들의 전략 및 상호작용방식을 정리해 보면 다음과 같다. 우선 정부는 완전 의약분업을 가급적 빠른 시일 내에 시행하되, 의사와 약사의 요구를 적절하게 조화함으로써 정치적 부담을 줄이려 하였다. 그리고 의약분업의 옹호자이면서 중재자 입장도 동시에 취하였다. 정부의 구체적인 전략은 크게 세 가지였다. 첫째. 이해당사자들이 참여하는 합의제 방식에 의존하였다. 이는 분추협 주도의 의약분업안 마련 단계에서 특히 강하였는데, 보건복지부는 1998.5월 정부, 의사단체, 약사단체, 소비자대표, 시민단체 등이 참여하는 분추협을 구성하였다. 이후 1999.6월에는 시민단체 중재안을 정부안으로 만들기 위해서 의약단체, 언론, 시민단체, 공무원 등이 참여하는 의약분업실행위원회를 구성하였다. 그리고 2000년 이후 의사단체의 반대가 극심해질 때에도 정부는 의·약 간의 의견을 절충하는 방식으로 문제에 접근하였다. 둘째, 제재의 방식을 통원하였다. 특히, 1999년 하반기부터는 의사단체의 집단행동에 대해서 다양한 방식으로 제제를 가하였다. 2000.2월과 4월의 전국의사궐기대회를 불법집회로 간주하고 주도자들을 고발하고, 의사회 간부들을 구속하였다. 그리고 2000.6월에는 의료기관에 대해서 폐업금지명령을 발동하였으며, 대통령이 직접 의사들의 집단행동을 비난하였다. 셋째, 유인의 방식을 동원하였다. 이는 이미 도덕적 비난을 감수하기로 한 전문직에 대해서 제재만으로는 한계가 있었기 때문이다. 정부는 건강보험수가와 처방료를 지속적으로 인상하였다. 2000.8월 복지부장관을 경질하였으며, 신임 장관은 의사회를 방문하는 등의 유화책을 취하였다. 9월에는 장관이 의약정책의 문제점을 사과하였다. 그리고 의사단체의 반발에 직면하여 의약분업의 내용을 계속 수정하였다. 여당 역시 기본적으로 협상을 통해서 의약단체의 반발을 무마하려 하였다.

시민단체의 경우는 1999.3-5월까지의 시민단체 중재기간을 제외하고는 대부분 주창자의 역할에 충실하였다. 그리고 정부·여당이 타협에 치중한 반면에, 시민단체는 보다 완전한 형태의 의약분업을 주창하였다. 구체적으로, 시민단체는 제1단계에서는 분추협에 참여하는 방식으로 활동하였다. 그러나 이후 의약단체의 반대로 의약분업이 무산될 위기에 처하자, 의약품 약가차액 폭로, 기자회견, 헌법소원 등의 강경한 전략을 동원하였다(안병철, 2000). 제3단계에 해당하는 1999.3월-5월까지는 중재자의 역할을 수행하였다. 즉, 시민대책위원회를 구성하고 수차례 토론회를 개최한 결과를 토대로 최종안을 제시하였다. 그러나 의사단체의 반대에 직면하자 시민단체는 1999.10월 이후 범국민대책회의를 결성하고 의료계를 비난하였으며, 정부에 대해서도 의료계와의 야합을 비난하였다.

약사회의 전략은 초기에는 의약분업을 연기하는 것이었으나, 이후는 의약분업을 수용하되 의약분업체계 내에서 의·약 간의 역할동등성을 인정받고, 조제 및 투약행위의 자율성을 확보하며, 경제적 이해를 극대화하고자 하였다. 활동방식 면에서는 의사단체와의 직접적인 대립보다는 정부를 상대로 압력을 행사하였다. 구체적으로, 제1단계에서는 정부주도의 분추협에 참여하였으나, 1998.11월 이후에는 의사단체와 함께 국회청원, 약사출신 의원 상대의 로비 등으로 의약분업을 연기하고자 하였다. 그러나 1999년 이후부터는 적극적 반대보다는 협의과정에 참여함으로써 자신의 이해를 극대화하고자 하였다(차흥봉, 2006).

의사단체는 의약분업 반대를 주도하였는데, 정부기구 참여는 물론, 병원협회와의 연대활동, 기자회견, 국회청원 및 로비, 궐기대회, 의료기관 폐문 등 다양한 전략을 동원하였다. 그리고 약사단체나 시민단체와의 직접적인 대립보다는 주로 정부를 상대로 압력을 행사하였다. 기본적으로는 의약분업을 연기하고자 하였지만, 여의치 않자 의약분업에서 약사의 자율성을 최소화하고 의약분업 대상범위를 축소하고자 하였다. 구체적으로, 의사회는 제1단계에서는 분추협 활동에 참여하였으나, 분추협안에 불복하고 다양한 방식을 동원하여 의약분업을 연기하려 하였다. 그러나 당시까지는 기자회견, 건의문, 국회청원, 의사출신 의원 상대의 로비 등 비교적 온건한 방식을 동원하였으며, 약사단체와도 공동보조를 취하였다. 이후 국민회의 주도의 제2단계와 1999.3-5월의 시민단체 중재기 등에서도 의사단체는 적극적 반대보다는 협상에 참여하여 이익을 극대화하고자 하였다. 그러나 1999년 중반이후의 제4단계에서는 의약분업실행위원회에는 참여하였으나, 1999.11월의 범의료계궐기대회 개최, 2000.2월과 4월의 전국의사궐기대회 개최 및 집단휴진, 5월의 정부주최

의약분업관련 회의 불참, 6월의 집단폐업, 7월의 약사법개정 청원서 제출 및 3차병원 의사들의 파업 등 매우 과격한 방식에 의존하였다. 2000.9월 이후에도 일부에서 휴진과 진료거부를 계속하였으나, 여론악화 및 정부의 유화책 제시로 의·약·정 협의체에 참여하여 약사법 개정에 합의하였다.

5) 정책산출

의약분업 논쟁의 정책산출은 2000.8월부터 의약분업을 실시하는 것으로 의약분업 찬성옹호연합의 의견이 반영되었다. 그러나 구체적 내용면에서는 정책결정과정에서 이해당사자들 간의 대립으로 처음 의도한 완전 의약분업과는 상당한 차이가 있었다. 즉, 의약분업의 예외인정 품목을 크게 확대하였으며, 시행시기도 수차례 연기하였다. 관련 법규인 약사법도 수차례 개정되면서 큰 혼란을 겪었다. 의약분업의 본질적 내용도 많이 훼손되었다.

구체적으로, 의약분업은 1998.3월부터 대선공약, 100대 국정과제, 1994년 약사법 개정 당시의 부칙조항 이행 등의 차원에서 추진되었다. 따라서 의약분업 논쟁의 창도자는 정부였다. 물론, 당시는 정부의 의약분업안이 완전하게 정해져 있지는 않았으며, 정부는 합의제적인 의사결정 방식을 취하였다. 이에 따라 1998.5월 정부, 의약단체, 시민단체 등이 참여하는 의약분업추진협의회가 결성되었다. 분추협은 김영삼정부 하의 의료개혁위원회가 1997.12월에 제안하였던 1999-2005년에 걸친 3단계 의약분업 시행안을 전면 수정하여 1999.7월부터 실시하기로 결의하였다. 이후 1998.8월에는 분추협안을 도출하였으며, 이를 보완하여 10월 분추협 최종안을 확정하였다. 내용은 의약분업 대상에는 주사제를 제외한 모든 전문의약품을 포함하며, 처방전은 일반명 또는 상품명으로 기재하며, 약사의 대체조제를 허용하며, 자체 약사를 보유하는 대형병원은 의약분업에서 제외한다는 것이었다(보건복지부, 의약분업추진협의회(제5차) 회의자료, 1998.10.9일자). 그러나 이에 대해서 의약단체가 의약분업 연기를 주장하자, 1998.12월부터는 여당인 국민회의가 중재자로 등장하였다.

국민회의는 1998.12월 보건의료개혁방안을 발표하였는데, 의원급 의료기관과 2차 의료기관의 외래조제실을 폐쇄하되, 희귀약제를 처방하는 3차 의료기관의 경우는 특수성을 감안하여 시행시기를 3-5년 연기하고자 하였다. 이후 국민회의는 의약단체와의 협상을 통해서 1999.2월 최종협상안을 제시하였는데, 여기에는 일반의약품의 범위 축소, 소분(낱알)판매 금지, 병원외래를 의약분업에 포함하고 외래조제실을 폐쇄하는 기관분업을 실시하되 3차 의료기관은 일정기간(1-2년) 유예한다는 내용이 포함되었다(바람직한 의약분업최종모형, 1999.2.9.일자). 그러나 약사회는 이를 수용하였으나, 의사회가 반대함으로써 정부·여당은 당정회의를 개최하고 분추협 합의대로 1999.7월부터 의약분업을 시행하기로 하였다.

이에 위기의식을 느낀 의약단체는 1999.2월 양자 간에 의약분업모형을 합의하기로 하고, 이를 조건으로 의약분업 1년 연기를 건의하였으며, 3월말의 수도권 재·보선을 앞둔 정부·여당은 이를 수용하였다. 따라서 정부·여당은 불과 열흘 만에 정치적 계산에 의하여 정책기조를 바꾸었다. 당시 합의내용은 의사회와 약사회는 2개월 이내에 시민단체 중재로 합의안을 도출하며, 그렇지 못할 경우에는 분추협안을 따른다는 것이었다. 이에 따라 1999.3월 국민회의 주도로 의약분업 1년 연기를 골자로 하는 약사법 개정안이 통과되었다.

1999.3월부터는 시민단체가 중재자로 등장하였는데, 시민단체는 시민대책위를 구성하고 4월 초안을 발표하였으며, 이를 토대로 의약단체의 합의를 유도하였다. 5월 시민단체 주도의 합의안을 도출하였다. 합의안

의 주요내용은 병원과 보건소를 포함한 모든 보건의료기관을 대상으로 실시한다. 모든 의약품을 대상으로 하는 강제분업을 실시한다. 처방방식은 상품명 및 일반명으로 하며, 약사의 일반의약품 판매를 허용하되 포장된 상태로만 허용한다. 약효동등성(bio-equivalence)이 검증된 의약품에 대해서 약사의 대체조제를 허용한다. 2000.7월부터 의약분업을 전면 실시한다는 것이었다. 이는 국민회의안에 비해서 약사에게 유리한 내용이 많았다.

시민단체 중재안의 입법작업을 위하여 보건복지부는 1999.6월 의약분업실행위원회를 구성하고, 도출된 건의사항을 토대로 9월 의약분업 최종안을 확정하였다. 이에 대해서 약사회는 찬성하였지만, 의료계는 반대하였다. 그러나 보건복지부는 실행위원회안을 토대로 10월 약사법 개정안을 입법예고하고 2000.7월부터 의약분업을 전면 실시할 것임을 발표하였다(하호수. 2000). 그리고 11월 의약품 실거래가 제도를 도입하였다. 이에 대해서 의사단체는 1999.11월부터 궐기대회 등 집단행동을 시작하였으며, 이러한 반발은 2000년 들어서 더욱 강해져 6월까지 집단폐업 등 강경한 반대활동을 하였다. 특히, 2000.6월 들어서 의료계의 반발이 대형병원 전공의 및 교수의 파업으로 까지 확산되자 정부는 총리실 국무조정실 주도로 의료계와의 협의를 시작하였으며, 정부의 최종조정안을 발표하였다. 이에 대해서도 의사단체는 거부하였다. 그러나 정부는 2000.7월부터 1개월의 계도기간을 설정하고 의약분업을 시행하였으며, 7월 임시국회에서 약사법 재개정안을 여·야 합의로 처리하였는데, 여기에는 의사의 동의 없는 대체조제를 금지하고, 낱알 및 혼합판매를 금지하고 통약판매를 강제화하며, 상용처방약을 600품목 이내로 제한하며, 의약분업 시행과정에서 발생하는 문제는 지역의약협력위원회를 통해서 조정한다는 것이었다(이경희·권순만, 2004). 이러한 내용은 의사단체의 의견을 대폭 반영한 것이었다.

2000.8월부터 의약분업이 본격적으로 시행되었지만, 의사단체는 여전히 반발하였다. 이에 따라 정부는 8-9월 중에 보건복지부장관 경질, 신임 장관의 사과 등을 통하여 의료계를 무마하였다. 9월부터 의·정 간 대화를 시작하였으며, 의·약·정 협의체를 구성하고 11월 약사법 개정에 대한 합의에 도달하였다. 최종 합의안은 정부는 제약회사들이 10정 미만의 약을 만들지 못하도록 행정지도 하는 등 임의조제를 근절하고, 생물학적 동등성 실험을 거친 의약품에 한해서만 대체조제를 허용키로 하였다(이경희·권순만, 2004). 이후 12월 정부는 약사법 개정안을 국회에 제출하였으며, 주사제 전부를 의약분업에서 제외하는 데 따른 약사회의 반발 등으로 인하여 2001.2.28.일에야 국회 본회의를 통과하였다. 궁극적으로는 주사제 전부가 의약분업에서 제외되었다(차흥봉, 2006). <그림 3-5>는 의약분업 논쟁과정에서의 정책산출의 변화 및 이에 대한 주요 행위자들의 반응을 기술한 것이다.

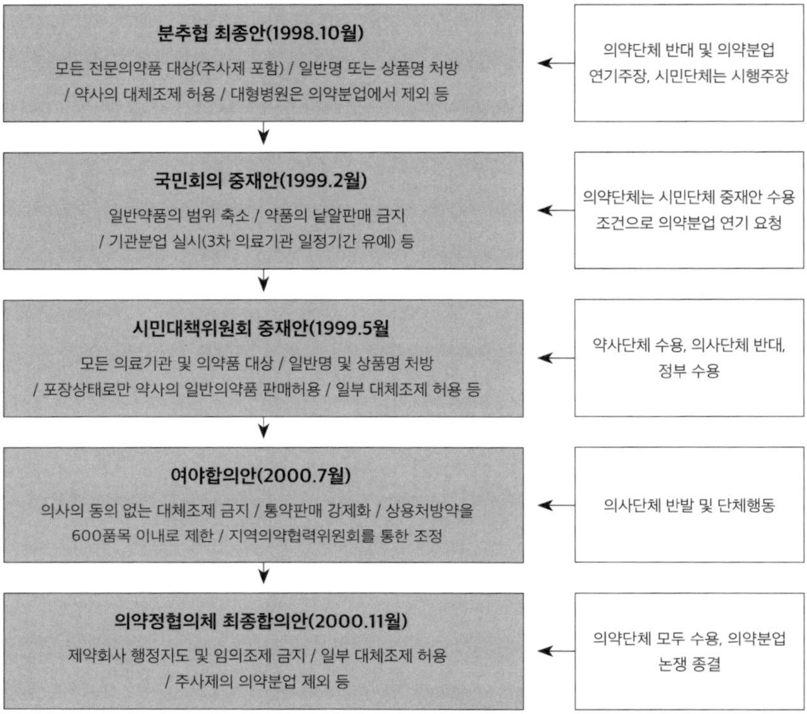

<그림 3-5 > 의약분업 정책산출의 변화 및 주요 행위자들의 반응

6) 종합적 논의 및 시사점

의약분업은 1980년대 초반부터 시도되었으나, 관련 이해집단들의 반발로 계속 무산되었다. 이에 비해 김대중정부에서의 의약분업은 비록 의료단체의 반발 등으로 그 내용이 크게 변화되었지만, 궁극적으로는 의약분업의 시행으로 종결되었다. 이하에서는 의약분업 논쟁의 특징적인 내용들을 토의해 보고자 한다. 첫째, 환경적 맥락이 의약분업 정책과정 및 정책산출에 큰 영향을 미쳤다. 특히, 1997.12월의 대선, 김대중정부의 등장, 2000.4월의 총선 등이 중요한 정치적 사건들이었다. 사회적 환경으로서의 시민사회의 활성화는 의약분업 논쟁과정의 참여자를 증대시키고, 주요 시민사회단체들로 하여금 논쟁과정에서 핵심적 역할을 수행하게 하였다. 의약단체의 경우도 시민사회의 일원으로서, 시민사회의 활성화와 더불어 집단행동 등의 강력한 방식을 동원하여 자신의 이해를 표출하였으며, 이는 정책산출의 내용에 큰 영향을 미쳤다.

둘째, 다양한 정치적 사건이 존재하고 시민사회가 활성화된 환경적 맥락 하에서, 의약분업 논쟁과정에서는 다양한 행위자들이 참여하고, 특정 행위자를 의도적으로 배제하는 것이 불가능하였다. 따라서 의약분업 정책하위체제는 이슈네트워크의 속성이 강하였다. 그리고 이러한 개방적인 정책하위체제는 주요 행위자들로 하여금 다양한 상호작용방식과 전략을 동원하게 하였으며, 이는 다시 정책산출의 내용을 가변적이고 예측불가능하게 만들었다.

셋째, 다양한 행위자들이 자유롭게 정책하위체제에 참여하였지만, 주도적 행위자는 비교적 안정적이었다. 이는 기본적으로 의약분업의 정책하위체제가 의(醫)와 약(藥) 간의 대립구도에 중재자가 개입하는 방식으로 전개되었기 때문이다. 의약단체가 전체 의약분업 논쟁과정에서 주도적 역할을 수행하였으며, 각 시기별로 정부부처, 여당, 시민단체가 중재자로서 개입되는 네트워크 형태였다.

넷째, 의약분업 논쟁과정의 주요 행위자들은 다양한 이해를 가지고 있었으며, 이는 이들의 상호작용방식과 전략의 선택 및 그 결과로서의 정책산출에 큰 영향을 미쳤다. 이해의 민감성 면에서, 의약단체는 의약분업이 직역이해에 사활이 걸린 사안이었다. 따라서 이들은 집단행동을 포함한 다양한 이익투입방식을 통하여 자신들의 이해를 지키려 하였다. 정부·여당도 의약분업에 중요한 이해를 가지고 있었다. 의약분업의 공익적 중요성은 차치하고라도 의약분업은 김대중정부의 대선공약이었으며, 주요 개혁의제였다. 또한 의약분업은 김대중정부와 신(新)권력으로 부상한 진보적 시민단체 및 노동단체 간의 연결고리였다. 다음에 의약분업은 시민단체에게도 중요한 이해를 가지는 것이었다. 이들에게서 의약분업은 보건의료개혁의 상징적 이슈였으며, 이를 통해서 정국을 주도할 수 있다고 생각했다.

다섯째, 의약분업 정책하위체제 참여자들은 다양한 전략을 구사하였다. 그리고 전략은 일정한 원칙이 있다기보다는 상황 및 이해관계에 따라 가변적이었다. 따라서 행위자들 간에는 신뢰가 형성되기 어려웠으며, 이는 다시 정책산출을 예측불가능하게 만들었다. 의약단체의 경우는 보건의료정책과 관련하여 전통적으로 의·약·정 협의체와 같은 조합주의적 방식과 다원주의적 방식 중에서도 극단적인 이익투입방식인 시위, 폐문, 항의방문 등을 병행하였다. 이 점에서 의약분업 논쟁에서의 이들의 전략은 두 가지의 전통적인 이익매개양식인 조합주의와 다원주의 방식 어느 하나만으로는 설명하기 어렵다. 의약단체의 활동에 대한 정부의 대응방식은 Gamson(1968)의 통제 유형에 따르면, 의료보험 수가 및 처방료 인상, 제도적 틀 내에서의 대화유도 등의 유인과 집단행동에 대한 사법처리 등 제재를 병행하는 것이었지만, 일관성과 원칙이 없었다. 시민단체의 경우는 한편으로는 중재자의 역할을 수행하였지만, 다른 한편으로는 의약단체의 의약분업 반대에 대해서 고발, 폭로 등의 방식을 동원한 의약분업의 옹호자이기도 하였다.

마지막으로, 정책과정의 동태성으로 인하여 정책산출도 매우 가변적이었다. 따라서 의약분업이 시행은 되었지만, 본래의 의도는 많이 변질되었다. 최종 정책산출은 예외를 최소화하는 의약분업을 시행하려 하였던 정부·여당의 의도와 이를 저지하고자 한 의료계의 이해가 적절히 타협된 불완전한 형태였다. 이렇게 된 데에는 행위자들의 상호작용 및 전략이 결정적인 영향을 미쳤다. 즉, 수차례에 걸친 의사단체의 집단행동으로 인해서 의약분업의 내용이 결정적으로 변질된 것이다.

김대중정부 하의 의약분업 논쟁은 보건의료정책으로서는 전례가 없이 논란이 컸던 이슈였다. 비록 의약분업이 최종적으로 시행되었지만 처음 의도한 내용이 크게 변질된 불완전한 형태로 되었음은 물론, 정책결정과정 면에서도 많은 문제점을 남겼다. 즉, 김대중정부 하의 의약분업 논쟁은 오랜 논란의 마침표를 찍었다는 점에서는 긍정적인 면이 크지만, 그 과정에서 정책내용의 변질, 불법행위와 무원칙의 만연, 국민들의 불편가중 등 많은 문제를 남겼다. 따라서 우리는 의약분업 논쟁을 통하여 다음과 같은 시사점들을 얻을 수 있다.

첫째, 관련 이해집단들에게 민감한 사안에 대한 정부의 역할이 재정립되어야 한다. 그동안 정부는 전문이익집단들 간의 갈등이 첨예하게 대립된 영역에서 중재자의 역할을 자임하였다. 물론 다원주의나 옹호연합모형 등에서는 정부를 중재자로 규정하고 있다. 그러나 이것들은 주요 정책들이 상당부분 제도화되어 있고 이해집단들이 게임규칙을 잘 지키는 서구의 다원사회를 배경으로 한 이론들로서, 새로운 제도화를 단행하고 게임규칙의 준수 정도가 낮은 국가에서 보편적으로 통용되기는 어렵다. 의약분업처럼 국민의 건강과 직결된 문제에서 정부가 중재자의 역할에만 충실하면 공익을 지키기 어렵다. 그리고 이해집단들이 게임규칙을 지키지 않음에도 정부가 집단이해에 끌려 다니게 되면, 이 역시 공익을 보호하기가 어렵다. 따라서 정부는 정책논쟁과정에서 공익을 우선시하고, 이를 지키기 위하여 단호하고 적극적으로 행동할 필요가 있다.

둘째, 정책내용 및 정부대응 방식 면에의 일관성을 유지해야 한다. 의약분업 논쟁에서 정부는 이해집단 특히 의료단체의 반발에 직면하여 수차례 의약분업의 내용을 수정하였다. 그 결과, 최종 정책산출은 정부가 처음 의도했던 것과 크게 달랐다. 그리고 이해집단의 요구에 대한 정부의 대응방식 역시 원칙과 일관성이 부족하였다. 불법적인 집단행동이나 약속위반 행위를 방조하면서 단기적인 문제해결에 집착하였다. 그 결과,

의료단체가 집단행동을 할 때마다 의보수가나 처방료를 인상하는 등으로 무마하였다. 그런데 정부의 정책내용이나 대응방식이 일관성이 없으면 공익이 도외시 될 우려가 있으며, 향후의 유사 사례와 관련해서도 부정적인 교훈을 남기게 된다.

셋째, 시민단체의 중재자 역할에 대한 인식도 재고되어야 한다. 1990년대 초반의 한약조제권 분쟁에서의 시민단체의 중재 사례가 있었으며, 의약분업 논쟁에서도 시민단체가 초기에 중재자로서의 역할을 하였다. 그러나 과거와 달리, 의약분업 논쟁에서는 시민단체의 중재자 역할이 크게 성공하지 못하였다. 이는 보건의료정책 영역에서 시민단체가 중재자인지 아니면 정책옹호자인지에 대한 근본적인 물음을 던지는 것이다. 이제 시민단체의 중재자로서의 역할은 한계에 직면하였다. 시민단체가 중립성을 상실하였기 때문이다. 1990년대 후반 들어서 시민단체의 정치적 중립성이 크게 훼손되었으며, 시민단체 및 신(新)권력엘리트의 주도로 우리 사회가 보수 대 진보의 대결구도로 양분되었다. 따라서 보수적 성향이 강한 전문이익집단들 간의 갈등을 진보적 성향의 시민단체가 중재한다는 것이 현실적으로 어렵다. 중재자가 이해당사자로부터 신뢰를 받지 못하면 중재행위가 성공하기는 어렵다. 따라서 이제 정부도 과거처럼 시민단체의 중재역할을 기대하기가 어려우며, 시민단체 역시 정책옹호자의 역할에 치중하는 것이 현실적일 것이다.

넷째, 의약분업 논쟁은 문제해결을 위해서는 행위자들 간의 신뢰 형성이 무엇보다도 중요하다는 사실을 다시 일깨워 주었다. 주요 행위자들인 의·약·정은 이전에도 서로 불신이 컸었지만, 의약분업과 관련해서도 수시로 약속을 파기하는 등 신뢰를 형성하지 못하였다. 논쟁과정에서 기본적인 행위규칙도 제대로 마련하지 못하였다. 의약단체는 불법적 집단행동을 통해서 이해를 관철하려 하였다. 이 과정에서 국민들의 건강권은 도외시되었다. 앞으로도 직역이해에 민감한 사안에 대해서는 이러한 상호불신과 규칙위반 행위가 반복될 소지가 크다. 따라서 향후에는 약속을 지키지 않는 행위에 대해서는 엄중한 국민적 감시와 제재가 필요하며, 정부로서는 정책의 일관성을 유지함으로써 신뢰성을 확보함은 물론, 이해집단들의 약속위반이나 반칙행위에 대해서는 엄정하게 대처하는 것이 필요하다. 그리고 의약단체의 집단행동 시에 발생할 의료공백을 메우기 위한 사전조치를 강구함으로써 이들의 불법적 집단행동의 효과를 무력화시키는 방안이 강구되어야 한다.

그러나 어떠한 방안을 강구하더라도 이해가 민감한 정책을 둘러싼 갈등을 단기간에 완전히 해결하기는 어렵다. 따라서 의약분업과 같은 직역이해와 밀접한 분야에서는 보다 장기적인 관점의 접근이 필요하다. 우선은 사회 전반에서의 공익에 대한 책임감 제고, 게임규칙의 준수, 타협과 양보, 신뢰 회복, 정책의 일관성 유지, 규칙 위반자에 대한 처벌의 일관성 등 근본이 바로 서야 한다. 이러한 바탕 위에서 갈등의 예방 및 해결을 위한 기술적 방안들이 제대로 작동하게 해야 한다.

제4절 2000년대의 보건의료개혁

1. 의료민영화 논쟁(2004-2016년)

1) 사례의 개요

의료민영화 논쟁의 쟁점은 포괄적인데, 1990년대 후반에는 주로 민간의료보험 도입 문제가 주요 논쟁점이었다. 그러나 당시는 의료보험통합 문제가 주요 이슈였기 때문에 정부차원에서 의료민영화를 심도 있게 논의한 것은 아니며, 학계를 중심으로 논의하는 수준이었다. 이후 의료민영화 논쟁이 본격적으로 촉발되는 것은 노무현정부(2003-2007) 들어서이며, 이때부터 이명박정부(2008-2012)까지의 의료민영화 논쟁은 주로 영리병원(투자개방형 의료법인) 도입과 경제자유구역 내의 외국인 영리병원에 대한 내국인 이용 허용과 관련한 논쟁이었다. 특히, 전자에 논쟁이 집중되었다. 그러나 2013년 박근혜정부 들어서는 의료민영화 논쟁이 원격진료 허용과 의료법인의 자회사설립 허용을 중심으로 전개되었다. 이하에서는 2004년부터 2016년까지 10년 이상에 걸쳐서 진행된 의료민영화 논쟁을 크게 영리병원 도입 논쟁(2004-2010)과 원격진료 및 의료법인 자회사설립 허용 논쟁(2013-2016)으로 구분하여 그 내용을 살펴보고자 한다.

영리병원 도입과 관련한 의료민영화 논쟁은 의료기관의 개설주체를 의료인과 비영리법인으로 제한함으로써 영리법인의 참여를 불허하고 있는 현재의 의료법을 개정하는 것과 관련된 것이다. 즉, 영리병원 도입 논쟁은 의료법을 개정하여 의료기관도 주식회사처럼 일반투자자로부터 자금을 조달하여 영리병원 형태로 설립·운영하고, 수익금을 투자자에게 돌려줄 수 있게 하자는 것이다. 이러한 영리병원 도입 논쟁은 이명박정부에서 본격화되었지만, 출발은 노무현정부로까지 거슬러 올라간다. 즉, 2004.1월 노무현대통령이 신년기자회견에서 "금융·의료·법률·컨설팅 같은 지식산업을 집중 육성하겠다."고 발표하면서 논쟁이 촉발되었다. 이후 2005.1월에는 경제자유구역 내 외국병원의 내국인진료 허용으로 논의가 진전되었으며, 2005.10월에는 국무총리실 산하에 의료산업선진화위원회를 발족하고 영리병원 도입을 공식적으로 논의하였다. 2006.12월에는 '서비스산업 경쟁력 강화 종합대책'을 발표하였다. 그리고 노무현정부에서는 지방자치단체 차원에서도 제주도를 중심으로 영리병원 도입 논쟁이 촉발되었다. 그러나 노무현정부에서는 영리병원 도입 논의가 크게 진전되지 못하였다.

영리병원 도입과 관련한 의료민영화 논쟁은 이명박정부 들어서 크게 진척되었는데, 우선 이명박대통령은 대선 당시부터 영리병원 도입의 필요성을 언급하였다(뉴시스, 2009.12.16일자). 2008.2월 이명박정부 출범 이후에는 의료선진화와 규제개혁의 차원에서 기획재정부 주도로 영리병원 도입을 추진하였는데, 기획재정부는 2008.3월 대통령에게 영리병원 도입을 검토하고 있음을 보고하였다. 2008.6월에 제주도는 의료관광 증진을 통한 지역경제 활성화, 일자리 창출, 의료의 질 향상을 명분으로 내국인 영리병원 도입을 발표하였다. 2009.1월에는 대통령 신년국정연설에서 "의료·교육 등을 국부창출의 원천으로 만들 것임"을 천명함으로써 영리병원 도입 논의는 가속화되었다. 그러나 여전히 대통령의 명확한 의중이 표현되지는 않았으며, 이에 따라서 정부부처 내에서도 적극적으로 추진하고자 하는 기획재정부(지식경제부도 지지)와 소극적이던 보건복지부 간에 갈등이 심하였다.

이처럼 도입여부를 둘러싸고 의견이 첨예하게 대립함에 따라서 2009.5월 기획재정부와 보건복지부는 '투자개방형 의료법인 도입 필요성'에 대한 공동용역을 발주하였다. 여기에는 기획재정부의 영향 하에 있는 한국개발연구원(KDI)과 보건복지부의 영향 하에 있는 보건산업진흥원이 공동으로 참여하였는데, 2009.12월의 공동 용역보고서에는 두 기관이 전혀 상반되는 결과물을 도출하였다. 즉, 한국개발연구원은 영리병원 도입의 긍정적 측면을, 보건산업진흥원은 부정적 측면을 부각하였다. 따라서 여전히 논쟁은 평행선을 달리게 되었으며 결국 대통령이 "민감한 사안이니 시간을 갖고 신중하게 검토하라."고 지시하면서 정부부처 내에서는 논의가 사실상 유보되었다(연합뉴스, 2009.12.16일자). 이렇게 된 데에는 2010.6월로 예정된 지방선거에서 이것이 이슈가 되는 것이 부담스러운데다, 행정수도 이전 문제 및 4대강살리기 사업 등 국정현안이 산적한 상황에서 영리병원 문제가 갈등요인이 되는 것은 바람직하지 않다고 판단했기 때문이었다. 이후 2010년 들어서도 제주도 내의 영리병원 설립문제를 두고 제주특별자치도특별법 개정안 발의 등이 있었지만, 중앙부처 차원의 논의는 사실상 흐지부지되었다.

2013년 박근혜정부 들어서는 의료민영화 논쟁이 원격진료 허용과 의료법인의 자회사설립 허용을 중심으로 전개되었다. 양자는 상이한 법체계에 기초하는 별개의 사안이지만, 하나의 패키지로 진행되었다. 원격진료 허용은 지금까지 행하는 의사와 환자 간의 대면진료를 넘어, 의료법을 개정하여 의료기관과 만성질환자 등의 특정 환자에 대해 제한적으로 IT기술을 이용한 원격진료를 허용하자는 것이다. 의료법인의 자회사설립 허용은 의료기관이 영리자회사를 통하여 해외환자 유치나 호텔업·장례식장 등을 영위할 수 있도록 서비스산업발전기본법을 제정하자는 것이다. 이는 보건의료 분야의 투자활성화 및 규제개혁 차원에서 추진하는 것이다. 반대로 의사단체가 중심이 된 의료계, 시민단체, 야당 등은 이를 의료민영화를 위한 예비단계로 규정하고 반대 입장을 취하였다.

원격진료 및 의료법인 자회사설립 허용 논쟁이 본격화되는 것은 2013.10월, 정부가 의사와 환자 간 원격진료를 허용하는 의료법 개정안을 입법예고하면서 부터이다. 정부는 원격진료 도입은 의료소외계층의 의료접근성을 높여 의료사각지대를 해소하기 위한 것으로서, 의료민영화와는 무관하다고 주장하였다. 박근혜대통령은 2013.11월의 국회 시정연설에서 의료·금융·관광 등 부가가치가 높은 서비스산업에 대한 규제를 과감하게 풀어갈 것임을 천명하였다. 이어서 보건복지부는 2013.12월 제4차 투자활성화대책을 발표하고 보건의료분야 규제개선안으로 의료법인의 자회사설립을 허용하고 부대사업 범위를 확대하겠다고 발표하였다. 이에 대해서 2013.12월부터 의료계의 반발이 본격화되었다. 대한의사협회는 2013.12월 '의료제도 바로세우기 전국의사궐기대회'를 개최하고, 정부의 의료법 개정과 서비스산업발전기본법 제정을 반대하였다. 그리고 인터넷 상에는 의료민영화 반대 서명운동이 전개되었다.

2014년 들어서 대통령은 1월의 신년기자회견에서 보건의료 등 5대 유망 서비스산업을 집중 육성하겠으며, 이를 위해서 규제를 대폭 완화하겠다고 하였다. 정부는 원격의료와 의료법인 자회사 문제를 서비스산업 활성화 및 규제완화 차원에서 접근하겠다는 것이다. 보건복지부장관도 의사단체를 방문하여 이를 논의하기 위한 협의체 구성을 제안하였다. 그러나 의사단체는 2014.1월 '의료제도 바로세우기 전국의사 총파업 출정식'을 개최하였으며, 3월 중에 총파업을 하겠다고 선언하였다. 그리고 한의사회, 약사회, 간호사회 등 주요 보건의료단체와 함께 반대 기자회견을 개최하였다. 야당인 민주당도 '의료영리화저지 특별위원회'를 출범시켰다. 이에 대해서 정부는 2014.1월 차관회의에서 두 정책의 추진의사를 재확인하였으며, 다른 한편으로는 보건복지부와 의사협회 간에 의료발전협의회를 설치하고 막후 대화를 행하였다. 이에 따라 양자는 2014.2월 여섯 차례의 회의 끝에 조건부 원격의료 도입, 제도보완 이후에 의료법인 영리자회사 설립 허용 등에 대해서 합의하였다. 그러나 합의내용의 해석을 둘러싸고 의사협회 내부적으로 혼선이 있어 회원들의 찬반여부를 묻는 총투표를 실시하기로 하였다. 투표결과 참가자의 77%가 합의를 반대하고 총파업을 실시하는 데 찬성하였다. 이에 대해서 정부는 2014.3월 검찰, 보건복지부, 경찰 등이 참석한 '의사협회 집단휴업 관련 공안대책협의회'를 개최하고 불법 집단행위에 대해서 업무개시명령, 면허취소 등 엄정하게 대처할 것이라고 공언하였다. 그러나 의사협회는 3.10일 집단휴진을 강행하였다. 이에 정부와 의사협회는 다시 협상을 시작하여 6개월간의 원격의료 시범사업을 실시한 이후에 그 결과를 입법에 반영하기로 하였으며, 영리자회사 허용은 진료수익의 편법 유출 등 우려사항을 의사협회를 포함한 보건의료단체들이 참여하는 협의기구를 구성하여 논의하기로 하였다. 합의내용에 대해서 의사협회는 회원투표를 실시하고 그 결과에 따라서 총파업 여부를 결정하기로 하였다. 이에 대해 투표 참가자의 62.2%가 합의안에 찬성함으로써 2차 휴진은 유보되었다. 이후 의료민영화 논쟁은 세월호사건, 공무원연금 개혁 등의 대형 이슈들에 묻혀 일시 소강상태로 접어들었지만, 박근혜정부 내내 입법이 국회에 계류된 상태로 있었으며, 정부는 의료민영화 논쟁의 핵심 법률인 의료법 개정안과 서비스산업발전기본법의 조속한 국회처리를 독촉하였다.

2) 환경적 맥락

의료민영화 논쟁은 김대중정부에서도 민간의료보험 도입을 중심으로 일각에서 논의를 하였지만, 본격적으로 논쟁이 된 것은 2004.1월 노무현대통령이 신년기자회견에서 보건의료분야를 지식산업으로 규정하고 이를 적극적으로 육성하겠다고 천명한 이후부터이다. 이후 노무현정부에서는 서비스산업 경쟁력 강화 및 외국인 투자확대의 차원에서 의료민영화를 인식하였으며, 이에 따라 경제자유구역과 제주특별자치도를 중심으로 영리병원 설립을 허용하는 방식으로 논쟁이 이어졌다. 그리고 이를 범정부차원에서 지원하기 위하여 의료산업선진화위원회를 설치하였다. 따라서 의료민영화의 토대는 진보정권인 노무현정부에서 거의 완성되었으며, 보수정권인 이명박, 박근혜정부는 내용을 일부 추가 내지는 보완하는 방식으로 의료민영화정책을 계승하였다.

이명박정부에서는 보건의료서비스를 신성장 동력으로 간주하고 경제부처인 기획재정부가 주동이 되어 의료서비스 규제완화, 의료법인의 부대사업범위 확대, 의료기관 간 인수·합병 허용 등을 중심으로 의료민영화를 계속 추진하였다. 이어 박근혜정부에서는 의료민영화 논쟁이 의료법인의 영리자회사 설립 허용과 원격진료 허용을 중심으로 전개되었다. 그리고 의료민영화를 서비스산업 발전의 차원에서 접근하였다.

이처럼 의료민영화 논쟁은 진보정권에서부터 촉발하여 두 차례의 보수정권을 거치면서 10년 이상 진행된 보건의료 분야의 대표적인 논쟁사례로서, 정권의 성향과 관계없이 민간부문이 아닌 정부주도로 지속적으로 추진된 특이한 성격을 갖는다. 이 과정에서 진보정권(노무현정부)과 진보성향의 시민단체 간의 갈등이 발생한 것도 특이한 점이다. 이는 진보정권이든 보수정권이든 궁극적으로는 경제발전이 중요하며, 이를 기존의 제조업기반으로는 실현하기가 어려운 상황에서 서비스산업이 중요하다는 현실적 인식이 깔려 있다. 2016년 하반기부터 국정농단사태와 이로 인한 대통령 탄핵이라는 비상시국 하에서 의료민영화 논쟁은 수면 하에 들어갔으며, 탄핵결과로 진보정권인 문재인정부가 들어서면서 의료민영화는 추진동력을 상당부분 상실하였다고 보여 진다. 그럼에도 논쟁이 전소(全燒)된 것은 아니며, 언제든지 재(再)점화할 소지가 있다. 이는 기본적으로 경제발전을 도외시할 정권은 없으며, 제4차 산업혁명시대에 서비스산업이 경제발전을 주도할 수밖에 없으며, 고령화사회에서 보건의료는 핵심적 서비스산업이기 때문이다. 실제로 문재인정부에서는 대선공약, 국정기획위원회 브리핑 등에서 의료민영화를 추진하지 않을 것임을 밝히고 있지만, 이미 박근혜정부에서 입법이 추진된 서비스산업발전기본법의 지역버전이라고 불리는 '지역전략산업 육성을 위한 규제프리존의 지정과 운영에 관한 특별법'(규제프리존법)의 입법이 추진되고 있다. 따라서 의료민영화 논쟁은 문재인정부 하에서도 언제든 수면 위로 부상할 개연성이 있는 것이다.

그러면 구체적으로 노무현정부 이래 이명박정부, 박근혜정부 하에서 의료민영화 논쟁에 영향을 미친 환경적 맥락은 어떠하였으며, 어떠한 요인들이 논쟁과정에 중요한 영향을 미쳤는가? 우선 정치적 환경을 보면, 노무현정부는 김대중정부를 계승하였지만, 보다 진보적이고 친(親)노동,

친(親)시민사회의 특성을 갖는 정권이었다. 물론 김대중정부도 대선과정에서 노동단체와 정책연대를 하고 집권이후 시민운동가들을 정부요직에 많이 등용하였지만, 김대중대통령 자체가 1960년대 이후의 보수적인 정치풍토에서 민주화를 기치로 내걸고 정치를 해온 데다, 보수정당인 자민련과의 DJP연합으로 집권하였기 때문에 진보적 정책을 갑작스럽게 추진하기는 어려웠다. 이에 비해서 노무현정부는 진보성향의 시민단체나 노동단체의 절대적인 지지를 기반으로 집권하였기 때문에 여러 정책영역에서 진보적 색채를 본격적으로 띠기 시작하였다. 노무현정부는 한국정치에서 본격적인 진보정권을 출발시킨 정권이라고 볼 수 있다(Heo and Roehrig, 2011). 그럼에도 노무현정부에서 의료산업 육성과 경제자유구역에서의 외자유치의 일환으로 진보성향의 시민단체들이 오랫동안 반대해온 의료민영화를 추진한 것은 아이러니한 일이다. 이는 기본적으로 서비스산업 경쟁력 강화와 외자유치를 위해서 의료서비스 민영화가 필요하다는 인식에 기반을 한 것으로서, 밖에서 반대하던 때와 국가를 운영하는 때는 상이하다는 것을 반증하는 것이다. 시민사회의 반대에도 불구하고 이라크파병을 단행한 것과 비슷한 경우로 이해하면 될 것이다.

노무현정부에서의 중요한 정치적 사건은 2004.3월부터 5월까지의 대통령 탄핵사태와 2004.4월 총선, 2006.5월 지방선거 등이다. 우선 대통령 탄핵사태는 2004.3월 새천년민주당과 한나라당이 중심이 되어 노무현대통령에 대해 선거법 위반 등 국법 문란행위, 측근비리 등 부정부패, 경제 및 국정의 파탄이라는 세 가지 이유를 들어 탄핵소추안을 발의하였으며, 3.12일의 본회의에서 찬성 193표로 탄핵안이 가결되었었다. 그러나 2004.5월 헌법재판소는 탄핵심판 결과 '기각' 결정을 내림으로써 노무현대통령은 직무에 복귀하였다(김희민, 2006).[93] 그런데 헌정사상

93 헌법재판소는 기각결정 사유로 노무현 대통령의 기자회견 발언이 공무원의 중립의무를 위반한 것은 사실이지만, 이것이 대통령직에서 파면될 만큼 중대한 사유가 될 수는 없다는 점을 들었다(<시사상식사전>, 박문각).

초유의 탄핵소추안 가결에 대해서 야당에 대한 국민적 비판이 쏟아졌으며, 탄핵반대 촛불시위가 전국적으로 발생하였다. 탄핵역풍이 거세게 불기 시작한 것이다. 대통령탄핵안 가결에 대한 국민적 비판과 분노는 탄핵기간 중인 4.15일에 치러진 제17대 총선에 결정적인 영향을 미쳤다. 선거결과 소수 여당인 열린우리당이 전체 299석의 50.8%인 152석(지역구 129석, 비례대표 23석)을 차지하였다. 반면에 제1당인 한나라당은 121석(지역구 100석, 비례대표 21석)에 그쳤으며, 제2당인 새천년민주당은 9석(지역구 5석, 비례대표 4석)을 얻는 참패를 당하였다. 자유민주연합도 지역구에서 4석을 얻는 데 그쳤다. 진보정당인 민주노동당은 지역구는 2석에 불과하였지만, 비례대표를 8석이나 확보하였다(중앙선거관리위원회 선거통계시스템 http://info.nec.go.kr). 이처럼 2004년 전반기에 있었던 대통령 탄핵사태와 이로 인한 총선승리는 노무현정부의 집권기반을 강화시켜주는 중요한 정치적 사건이었다. 이에 따라 노무현정부는 주요 정책을 보다 적극적으로 추진할 수 있게 되었으며, 의료민영화도 그 중의 하나였다.

그러나 노무현정부에 대한 국민들의 지지는 오래가지 않았다. 이후 측근비리, 한나라당과의 연정발언 등 대통령의 실정이 반복됨에 따라 전통적 지지층은 이탈하기 시작한 반면에, 보수세력은 결집하기 시작하면서 2006.5월에 실시된 제4대 지방선거에서 여당인 열린우리당은 참패하였다. 그 결과 임기 말에 들어선 노무현정부의 국정추진 동력은 크게 약화되었다. 제4대 지방선거 결과를 보면, 광역단체장의 경우는 16명 중에서 야당인 한나라당이 12명을 확보하였으며, 여당인 열린우리당은 전라북도지사 1명에 불과하였다. 당시 여당의 핵심기반인 광주와 전남의 경우는 야당인 민주당이 2명의 광역단체장 모두를 차지하였다. 광역의원 선거결과도 한나라당이 전례 없이 압승을 거두었다. 즉, 655명의 광역의원(시·도의원) 중에서 한나라당은 79.2%인 519명을 차지하였으며, 열린우리당은 33명을 확보하는 데 그쳐 민주당의 71명에도 크게 뒤졌다(중앙선거관리위원회 선거통계시스템. http://info.nec.go.kr). 이처럼 정치적 환경 측면에서 집권초반에는 비교적 논쟁적인 의료민영화를 추진하기에 유리한 환경이었으나, 집권후반기로 갈수록 국정지지도가 하락하면서 의료민영화를 추진할 동력도 크게 줄어들었다.

2007.12월의 대선에서 압승을 거둔 이명박정부는 10년 만에 보수세력이 정권교체를 이룬 시장친화적 정권이었다. 따라서 비록 진보정권에 의해서 추진된 의료민영화이지만, 이는 이명박정부의 국정기조에도 잘 부합하는 것이었다. 따라서 이명박정부에서는 집권초반부터 주무부처인 보건복지부가 아닌 경제부처인 기획재정부를 중심으로 의료민영화를 적극적으로 추진하였다. 그러나 이명박정부는 집권초반인 2008.4월부터 약 3개월에 걸친 한미 자유무역협정(FTA) 반대 촛불시위 즉, 광우병 사태로 국정이 거의 마비되었다. 진보적 시민단체 및 언론매체의 주동으로 시작된 광우병사태에서는 미국산 쇠고기 수입반대와 더불어 의료민영화와 철도민영화 반대도 중요한 이슈였다. 2008.5월 들어 촛불시위가 격화되자 정부는 건강보험 민영화 즉, 민간의료보험의 도입 계획이 없음을 공식적으로 발표하였다. 이후 6월에도 시민단체의 반발에 직면하여 정부는 의료관광 활성화 및 의료기관들 간 합병을 허용하는 등을 골자로 하는 의료법개정 추진과 의료민영화는 무관하다는 점을 재차 발표하였다(김정화·이경원, 2009). 이처럼 2008년 상반기 중에 장기간에 걸쳐서 진행된 대규모 촛불시위는 집권초기부터 이명박정부의 정책추진력을 약화시킨 중요한 정치적 사건이었다. 2008.4월 중에 실시된 제18대 총선에서는 전체 299석(지역구 245석, 비례대표 54석) 중에서 여당인 한나라당이 과반을 넘는 153석(지역구 131석, 비례대표 22석)을 차지하였지만, 공천과정에서 친박근혜계와 친이명박계 간의 갈등으로 친박연대(지역구 6석, 비례대표 8석 총 14석)와 무소속(25석)이 대거 당선됨으로써 여당 내의 계파갈등이 심화되었으며, 이는 이명박정부의 정책추진 동력을 약화시키는

뇌관이었다. 여당 내의 계파갈등은 이명박정부 내내 계속되었는데, 대표적인 것이 행정수도 이전을 둘러싼 갈등이었다. 야당은 통합민주당 81석(지역구 66석, 비례대표 15석), 자유선진당 18석(지역구 14석, 비례대표 4석), 민주노동당 5석(지역구 2석, 비례대표 3석) 등이었다(중앙선거관리위원회 선거통계시스템 http://info.nec.go.kr).

그리고 이명박정부에서는 집권 말기인 2012.4월 제19대 총선이 실시되었는데, 선거 결과 총 300석의 의석 중에서 여당인 새누리당은 152석(지역구 127석, 비례대표 25석)으로 과반을 차지하였지만, 이미 국회 내 권력의 중심은 이른바 '미래권력'이라고 불렸던 박근혜대표에게로 넘어갔다. 이에 따라 주요 정책의 결정권도 사실상 국회로 넘어갔으며, 입법조치가 필요한 정책에 대한 이명박정부의 추진동력도 크게 약화되었다. 야당인 민주통합당은 127석(지역구 106석, 비례대표 21석)을 확보하여 크게 약진하였으며, 후일 헌법재판소에 의해 정당해산 판결을 받는 통합진보당도 13석(지역구 7석, 비례대표 6석)을 확보하였는데(중앙선거관리위원회 선거통계시스템 http://info.nec.go.kr), 이는 보수정권에 실망한 유권자들의 표심이 반영된 결과였다.

이명박정부 하에서는 2010.6월 제5대 지방선거가 치러졌는데, 여당이 패배하였다. 우선 광역단체장은 16명 중에서 한나라당은 6명이 당선된 반면에, 야권에서는 제1야당인 민주당이 7명, 자유선진당 1명, 무소속 2명이 당선되었다. 광역의원선거도 여당이 패배하였다. 여당인 한나라당은 전체 680석 중에서 252석 확보에 그쳤으며, 야당인 민주당이 328석을 확보하여 크게 승리하였다. 이 밖에도 자유선진당 38석, 민주노동당 18석, 진보신당 3석, 무소속 36석 등으로 전체적으로 여당이 패배하였다(중앙선거관리위원회 선거통계시스템 http://info.nec.go.kr). 물론, 그 동안 지방선거는 중앙정치를 견제하려는 의도가 많이 작용하였지만, 제5대 지방선거 결과는 민심이 이명박정부로부터 상당부분 이탈하고 있음을 나타내는 것이며, 이에 따라 이명박정부의 정책추진력도 크게 줄어들었다.

박근혜정부는 2012.7월의 대통령선거에서 보수정권을 연장하는 데 성공하였다. 따라서 이명박정부에서 추진하던 서비스산업발전 및 투자활성화대책도 대체로 계승하였다. 특히, 집권초반기인 2013 중에는 대선기간 중의 국정원 댓글사건이 정치적으로 이슈가 되었지만, 의료민영화 추진에는 큰 영향을 미치지 못하는 가운데, 박근혜정부는 의료법인의 영리자회사 설립 및 원격진료 허용을 중심으로 투자활성화 및 서비스산업 발전의 차원에서 의료민영화를 추진하였다. 그러나 2014년 이후부터는 돌발 악재들이 나타나기 시작하는 데, 대표적인 것이 2014.4월 발생한 세월호 침몰사건으로서, 박근혜정부가 끝날 때까지 원인규명, 책임자처벌, 인양문제 등을 둘러싸고 정부와 진보진영 간에 첨예한 대립을 초래하였으며, 이는 박근혜정부의 정책추진 동력을 크게 약화시켰다. 그리고 박근혜정부에서는 2014.6월 제6대 지방선거가 시행되었는데, 광역단체장의 경우는 17명 중에서 여당인 새누리당 8명, 야당인 새정치민주연합 9명으로서 야당이 승리하였다. 특히, 야당이 서울시장을 차지하였다. 반면에 광역의원의 경우는 705명 중에서 새누리당이 375명을 차지함으로써 새정치민주연합 309명, 무소속 20명, 노동당 1명을 상회하였다(중앙선거관리위원회 선거통계시스템 http://info.nec.go.kr)

그러나 2015년 후반기 이후 박근혜정부는 대통령의 고집과 불통, 계파 간 갈등, 비선실세의 국정농단 등으로 정부·여당 내에서의 상호견제 기능이 상실되었으며, 이는 특히 여권 내의 극심한 갈등과 분열을 초래하여 궁극적으로는 2016.4월 총선에서의 패배, 2016.12월의 대통령 탄핵소추에 이르러 박근혜정부의 몰락을 초래하였다. 구체적으로 박근혜정부는 2015.7월의 이른바 '국회법파동'으로 새누리당 지도부와 갈등을 초래하였으며, 2016.4월의 총선에서는 독선적 공천으로 선거참패를 자초하였다. 즉, 제20대 총선을 앞두고 친박(親朴)과 비박(非朴) 간의 대립으로 무리한 공천을 강행한 결과, 총 300석 중에서 새누리당은 122석(지역구 105석, 비례대표 17석)을 얻는데 그쳤으며, 이때부터 박근혜정부의 여권 내 권력누수는 물론 국민적 지지도 크게 줄어들었다. 반면에 제1야당인 더불어민주당은 123석(지역구 110석, 비례대표 13석)을 얻어 제1당이 되었으며, 국민의 당도 38석(지역구 25석, 비례대표 13석)을 얻는 선전을 하였다. 이 밖에는 정의당 6석(지역구 2석, 비례대표 4석), 무소속 11석이었다(중앙선거관리위원회 선거통계시스템 http://info.nec.go.kr). 따라서 2016년 하반기 이래 박근혜정부는 국정수행 능력을 거의 상실하였으며, 이러한 와중에 2016.10월부터 최순실 국정농단사태가 표면화되어 정권퇴진을 요구하는 전국적 촛불시위가 발생하였으며, 박근혜대통령은 수차례에 걸쳐서 사과담화를 발표하는 등 국정추동력을 완전히 상실하였다. 급기야는 2016.12월 헌정사상 두 번째로 국회에서 탄핵소추안이 가결되었다. 따라서 2016년 하반기 이후는 의료민영화와 관련되는 의료법개정, 서비스산업발전기본법 등 주요 법안들이 입법이 될 수 없었다. 급기야는 2017.3월 헌법재판소의 탄핵결정으로 파면되기에 이르렀다.

그리고 박근혜정부에서 추진한 의료민영화의 입법을 저해한 결정적 제도는 소위 국회선진화법이라고 불리는 2012.5월의 개정 국회법(법률 제11453호, 2012.5.25., 일부개정)이었다. 동법은 다수당의 일방적인 법안이나 안건 처리를 막기 위해서 여·야 합의로 제정한 것으로서, 국회의장의 직권상정 권한을 천재지변, 전시·사변 또는 이에 준하는 국가비상사태, 국회의장이 각 교섭단체 대표와 합의한 경우로 제한하였으며, 재적의원 1/3 이상이 원하면 합법적 의사진행방해 행위인 필리버스터를 최장 100일까지 무제한 허용하였다(전진영, 2015). 무엇보다도 동법은 쟁점법안의 경우는 재적의원 3/5 이상 즉, 180명 이상이 동의해야 본회의에 상정할 수 있게 하였는데, 이 조항은 서비스산업발전기본법 등이 국회의 문턱을 넘지 못하는데 결정적인 영향을 미쳤다.

경제적 환경 면에서는 김대중정부 하인 1990년대 말 IMF 경제위기 국면에서 민간의료보험 활성화 방안이 일부에서 논의되기 시작하였으나, 이것이 경제위기 극복과 큰 연관이 있다고 보기는 어렵다. 당시는 보건의료분야에서는 의료보험통합일원화와 의약분업이 주요 쟁점이었으며, 의료민영화는 주목을 끌지 못하였다. 이후 의료민영화 논쟁은 노무현정부 들어서 특히, 2002.12월 제정된 '경제자유구역의 지정 및 운영에 관한 법률'(경제자유구역법)이 2003.7월부터 시행되면서 경제자유구역 내에서의 외국자본의 영리병원 설치 및 내국인진료 허용 등을 중심으로 촉발되었다.[94] 따라서 의료민영화 논쟁은 처음에는 경제 활성화를 위한 투자유치의 일환으로 추진된 것으로서 당시의 경제적 환경의 영향을 많이 받은 것이라고 할 수 있다. 그리고 노무현정부 후반기인 2006.2월에는 '제주도특별자치도 설치 및 국제자유도시 조성을 위한 특별법'(제주특별자치도법)이 제정되었는데, 제주도 내에서의 영리병원 설립 허용을 둘러싼 논쟁 역시 제주도의 투자활성화 및 의료관광을 촉진하기 위한 경제적 동기가 컸다(김성준·민기, 2011). 특히, 당시 급증하던 중국관광객을 겨냥한 중국자본의 유치를 통한 의료관광 활성화의 동기가 컸다. 따라서 노무현정부에서의 의료민영화 논쟁은 당시 성장잠재력이 크게 약화된 상황에서, 한정된 지역에서나마 영리병원 설립을 허용함으로써 국가 및 지역경제를 활성화할 필요가 있었던 경제적 환경이 크게 작용하였다.

이명박정부 들어서는 2008년의 세계금융위기 국면에서 신성장동력을 찾아야 했으며, 그 일환으로 보건의료서비스를 산업측면에서 육성할 필요성이 대두하였다. 특히, 이명박정부는 시장친화적 정부를 자임하였기 때문에 의료민영화 논의는 시장활성화 및 의료서비스 공급에서의 경

94 경제자유구역이란 외국인투자유치의 일환으로 외국자본과 기술의 국내유치를 위해서 정부가 지정하는 특정 지역을 의미하는 데, 2003.8월 인천경제자유구역이 처음 지정된 이래 부산·진해, 광양만, 황해, 새만금·군산, 대구·경북 경제자유구역 등 전국적으로 확대되었다(<시사상식사전>, 박문각).

쟁개념 도입을 위해서도 필요한 정책과제였다. 따라서 이명박정부에서의 의료민영화 논의는 경제부처인 기획재정부가 중심이 되어 의료서비스 규제완화, 민간의료보험 활성화, 의료법인의 부대사업 범위 확대, 의료기관 간 인수·합병의 용이성 제고, 해외환자의 유인·알선 허용, 경제자유구역 내의 의료규제 완화 등 주로 산업적 측면에서 접근하여 의료서비스 분야를 국부창출의 동력으로 삼겠다는 목표를 가지고 있었다. 2008년 이후의 세계경제 위기상황에 직면하여 의료서비스를 고부가가치 창출 산업으로 간주하였으며, 따라서 경제적 동기에 의하여 의료민영화를 적극적으로 추진하였다(신영전, 2010).

박근혜정부에서의 의료민영화 논의도 경제적 환경이 직접적인 영향을 미쳤다. 연평균 2%대의 성장에 머무르는 저조한 경제상황에서 새로운 성장동력을 찾아야 했으며, 그 일환으로 투자활성화 대책이 강구되었다. 교육, 관광 등과 더불어 의료서비스도 중요한 신성장산업으로 간주되었다. 따라서 의료법인의 영리자회사 설립, 원격진료, 법인약국, 외국인대상 의료광고 등의 허용을 산업측면에서 접근하였다. 특히, 의료와 IT기술, 관광을 접목한 복합서비스 개발을 적극적으로 추진하였다. 이에 맞추어 민간기업들도 보건의료분야를 유망산업으로 선정하고 집중적인 투자를 계획하였다(정형준, 2014). 보건의료분야를 신수종산업으로 선정하고 대규모투자를 계획한 삼성그룹이 대표적인 예이다. 따라서 의료민영화 논의는 노무현정부이래 이명박정부를 거쳐 박근혜정부에 이르기 까지 의료복지 측면보다는, 투자유치, 관광사업 활성화, 신성장동력 확보 등의 경제적 동기에 의해서 추진되었으며, 이 과정에서 경제적 환경이 큰 영향을 미칠 수밖에 없었다.

마지막으로 사회적 환경을 보면, 우선 노무현정부는 대표적인 진보정권으로서, 처음부터 친노동, 친시민사회를 표방하였으며, 주요 노동단체 및 시민단체 지도자들이 대거 정책결정 지위에 영입되었다. 따라서 시민사회는 제도적인 접근통로를 통해서도 자신의 이해를 투입할 수 있었다. 물론, 시민사회는 바깥에서 시위, 농성 등 다양한 방식을 동원하여 정부를 압박할 수도 있었다. 의료민영화와 관련해서는 대체로 반대의견을 표출하였다. 그러나 노무현정부에서는 시민단체나 노동단체가 의료민영화를 둘러싸고 격렬한 단체행동을 한 경우는 많지 않다. 이는 기본적으로 노무현정부가 시민사회와 공식적 대화채널을 개통하고 시민사회에 의존한 진보정권이었기 때문이다(이내영, 2011). 오히려 노무현정부에서 의료민영화를 둘러싼 집단행동은 의사, 약사, 한의사 등을 대표하는 전문이익집단이 주도하였다. 이들은 노무현정부가 말기에 들어선 2007년 전후로 의료법개정 반대 등을 내세우고 집단휴진, 대규모 시위 등 적극적인 이익투입활동을 하였다.

보수정권인 이명박정부 들어서는 의료민영화에 반대하는 시민사회의 반발이 더욱 거세졌다. 2008년 상반기의 미국산 쇠고기 수입반대, 철도 및 의료민영화 반대를 외치는 대규모 촛불시위가 시민단체 및 노동단체 주도로 3개월 이상 지속된 데서도 알 수 있듯이, 시민사회의 영향력은 극에 달하였다. 특히, SNS의 보급 등으로 대규모 동원이 용이하게 되면서 시민사회의 영향력이 급팽창하였으며, 이들은 공공성과 사회적 연대성을 중시하면서 의료민영화에 반대하였다. 그리고 이들의 반대는 야당에 영향을 미쳐 궁극적으로는 의료민영화 관련 입법을 좌절시켰다.

이명박정부보다 더욱 보수적인 박근혜정부는 진보세력이 주도하는 시민사회와는 계속 갈등을 하였지만, 시민사회의 영향력은 더욱 커지게 되었으며, 급기야는 대통령탄핵을 초래하기에 이르렀다. 박근혜정부는 출발당시부터 국정원 댓글사건, 세월호 사건, 국정교과서 사태 등을 겪으면서 시민사회와 충돌하였다. 이 과정에서 보수성향의 시민단체들도 본격적으로 활동을 시작하면서 시민사회는 진보와 보수 간 극심한 이념대립으로 점철되었으며, 이를 통해 시민사회의 영향력은 더욱 커졌다. 의료민영화와 관련해서도 시민사회의 반발이 컸다. 그리고 의사단체 등 전문가단체들도 의료민영화에 반대하면서 적극적으로 목소리를 내었다. 급기야는 2016년 하반기 이후에는 대규모 촛불시위가 전국적으로 발생하면서 박근혜정부의 종말을 가져올 정도로 시민사회의 영향력이 커졌다. 물론 시민사회의 이러한 영향력은 그 자체로서도 의료민영화에 영향을 미치는 것이었지만, 시민사회에 의존하던 야당에도 큰 영향을 미쳐 의료민영화 관련법들이 결국에는 폐기되는 원동력이 되었다.

3) 정책하위체제

(1) 행위자의 수 및 주도적 행위자

1980년대 후반 이후의 정치민주화 추세와 더불어 대통령직선제가 실시되고 시민사회가 활성화됨에 따라 정책결정체계의 개방성이 크게 증가하였으며, 이에 따라 정책과정에 개입되는 행위자의 수도 증가하였다. 특히, 1990년대 이후부터는 보건의료 영역에서는 진보적 보건의료인단체, 한국노총과 민주노총 산하의 보건의료노조, 참여연대 및 경실련으로 대표되는 시민단체 등 민주화와 더불어 새롭게 정책결정체계에 진입한 행위자들은 물론, 의사단체, 약사단체, 한의사단체 등 기존의 전문이익집단들도 정책과정에 적극적으로 개입하였다. 그 결과, 보건의료정책 영역은 정부부처와 여·야 국회의원 등 공식적 행위자들은 물론, 시민단체, 노동단체, 보건의료인단체 등 다양한 행위자들이 이슈의 성격에 따라 자유롭게 참여할 수 있게 되었으며, 이에 따라 보건의료 정책결정체계는 1980년대 이전까지의 폐쇄적이고 배제적인 정책공동체 내지는 철의 듀엣(iron duet) 형태로부터 이슈네트워크 형태의 개방적, 유동적, 포용적 정책결정체계로 전환되었다.

의료민영화 논쟁은 노무현정부 이래 집권세력 및 정부부처가 주도적으로 추진하였지만, 논쟁이 진행되면서 진보적 보건의료인단체, 의사단체 등 전통적인 보건의료 전문이익집단, 민주노총 등의 노동단체, 참여연대 등 시민단체, 대형병원을 대표하는 병원협회, 보험회사, 통신회사 등 다양한 이해관계자들이 참여하게 되었으며, 논쟁이 진행되면서 행위자의 수는 더욱 증가하였다. 따라서 의료민영화 논쟁은 처음부터 다양한 행위자들에게 정책결정체계가 개방되었으며, 이들이 논쟁과정에서 다양한 전략 내지는 상호작용방식을 동원하여 자유롭게 참여하는 이슈네트워크 형태의 정책하위체제를 형성하였다. 그리고 2000년대 들어서는 정치적 민주화가 만개하고, 대선, 총선, 지방선거 등 각종 선거들이 연속되는 상황에서 정보를 감추거나 특정 행위자를 정책하위체제로부터 의도적으로 배제하는 것은 불가능하였다(Seth, 2010). 더구나 IT기술 및 SNS의 발달은 정책행위자 수를 확장하는 데 큰 기여를 하였다. 일반국민들도 시민단체나 이익집단에 가입하지 않더라도 얼마든지 자신의 의견을 개진하거나 직접 시위현장에 참여하는 것이 가능하게 되었다. 이러한 추세는 노무현정부에서의 2004년 대통령탄핵반대 촛불집회, 이명박정부에서의 2008년 광우병 촛불집회, 그리고 박근혜정부에서의 2016년 대통령탄핵 촛불집회로 연결되었다. 촛불집회는 언제든지 발생할 소지가 있는 것으로서, 이를 통한 시민들의 직접참여 혹은 불복종운동은 향후로도 정책하위체제를 다양한 행위자들이 수시로 참여할 수 있는 개방적이고 유동적인 것으로 만들 것으로 보인다.

의료민영화 논쟁에서 정권은 진보정권에서 보수정권으로, 다시 진보정권으로 넘어갔지만, 찬성측과 반대측의 주도적 행위자는 크게 변하지 않았다. 우선 의료민영화에 찬성하는 측의 주도적 행위자는 노무현정부 이래 박근혜정부에 이르기까지 대통령을 포함한 청와대와 정부부처였다. 즉, 의료민영화를 투자유치 및 경제활성화의 일환으로 추진하였기 때문에 어느 정부든 경제발전을 하지 않고서는 자본주의체제 하에서 생존 자체가 어렵기 때문에 집권세력이 주도적으로 의료민영화를 추진할 수 밖에 없었다. 다만, 정부부처의 경우는 논쟁초기에는 주무부처인 보건복지부의 역할이 상대적으로 컸지만, 의료민영화 논쟁이 경제자유구역 및 제주도의 투자활성화 유인책의 일환으로 진행되면서 경제부처의 역할이 커지게 되었다. 특히 이명박정부 이후부터는 기업가출신 대통령의 의지가 강한 가운데 범정부차원에서 의료민영화 정책을 추진하였으며, 이 과정에서 청와대와 더불어 기획재정부가 정책을 주도하였다(김정화·이경원, 2009). 제주도 역시 지역경제 및 지역관광 활성화 차원에서 제주도 내에서의 의료민영화 논쟁을 주도하였다. 반면에 주무부처인 보건복지부는 오히려 의료민영화를 추진하는 대통령 및 청와대와 이를 반대하는 고객집단 특히, 의사단체의 중간에서 소극적인 행보를 보였다. 그동안 보건의료 및 복지관련 정책과 관련해서는 경제부처와 주무부처인 보건복지부 간에 갈등과 주도권 다툼이 적지 않았는데, 의료민영화정책의 경우도 마찬가지였다. 이는 기본적으로 경제부처와 복지부처는 우선시하는 정책이념과 대변하는 고객집단이 상이하기 때문이다. 반면에 주로 대형병원을 회원으로 둔 병원협회의 경우는 의료민영화에 찬성하였다. 이 밖에도 대체로 대통령과 정부의 입장을 지지하는 여당(노무현정부의 민주당 등, 이명박정부 이후의 한나라당과 새누리당), 민간보험회사, 통신회사, 여행업체 등은 의료민영화를 찬성하는 입장을 견지하였다.

의료민영화 반대측은 진보적 시민단체, 노동단체, 의사단체 등이 주도하였다. 노동단체 중에서는 진보성향의 민주노총의 목소리가 컸다. 특히, 시민단체와 노동단체 등은 의료민영화를 반대하는 범국민연대를 결성하고, 다양한 집단행동을 통하여 의료민영화 반대를 주도하였다. 의사단체 역시 반대측의 주도적 행위자이지만, 의료민영화의 사안에 따라서 찬반이 달랐다. 대체로 의사단체를 대표하는 대한의사협회는 영리병원 허용, 원격진료 허용 등의 의료민영화에는 반대하였다. 이는 의사단체의 주요 성원들이 동네의원 중심의 소형의원들이기 때문이다. 그러나 의사단체는 의료민영화의 일환인 건강보험의 당연지정제 폐지에 대해서는 찬성하였다. 건강보험에 대한 자유계약제가 자신들의 자율성을 확대하는 데 유리하다고 보았기 때문이다(신영전, 2010). 따라서 의료민영화 반대의 두 축인 시민사회와 의사단체 간에는 의료민영화를 전체적으로는 반대하지만, 특정 사안에서는 의견이 달랐다. 그리고 진보적 시민사회와 대표적인 보수 기득권세력으로 간주되는 의사단체 간에는 근본적으로 연합형성이 어려웠다. 따라서 의료민영화 반대측은 주도적 행위자들 간에 단일대오를 형성하지는 못하였다.

(2) 신념체계 및 정책이해

정부 주도로 추진된 의료민영화는 다양한 항목들을 포함하고 있으며 시기에 따라 항목들 간의 우선순위가 달랐지만, 궁극적으로는 그 동안 공공부문 내지는 비영리부문이 공급하던 의료서비스를 민간부문 특히, 시장과 기업도 공급할 수 있게 하자는 것이다(김민우, 2014). 그리고 정부가 의료민영화를 추진하는 논거는 기본적으로 의료서비스를 단순한 공공재가 아닌 수익과 국부를 창출할 수 있는 하나의 산업, 그것도 제4차 산업혁명에 대비하는 신(新) 성장산업으로 보는 것이다. 이 점에서 의료서비스는 민간재(private goods)의 성격이 강하며, 적어도 준(準)공공재에 해당한다고 보는 것이다. 의료서비스를 이렇게 보게 되면, 수익창출을 주요 목표로 하는 민간기업, 대형병원, 외국자본 등이 의료서비스에 관심을 가지지 않을 수 없으며, 경제발전과 국부창출을 관리하는 경제부처 역시 나서지 않을 수 없다. 반면에 의료민영화를 반대하는 진보성향의 보건의료인단체, 시민단체, 노동조합 등은 의료민영화가 현재 공공성에 기반을 두고 건강보험을 중심으로 작동하고 있는 우리나라의 보건의료체계를 근간에서 흔드는 것으로 보았다(김철신, 2011). 직접적인 이해당사자인 의사단체도 공식적으로는 보건의료의 공공성 훼손을 의료민영화 반대의 논거로 내세웠지만, 속내는 그렇게 단순하지는 않다. 어떻든 의료민영화 반대측은 적어도 표면적이고 공식적으로는 보건의료의 공공성, 형평성, 사회적 연대성을 강조하는 반면에, 찬성측은 경제성, 효율성, 수익성 등을 중시하였다. 이하에서는 이러한 인식의 바탕 위에서 의료민영화 논쟁에 참여하는 주요 행위자들의 신념체계 및 이해관계를 살펴본다.

의료민영화 찬성측의 경우, 정부는 대통령(청와대 포함), 경제부처(특히 기획재정부), 주무부처인 보건복지부, 제주특별자치도법의 적용을 받는 제주도를 포함한다. 이들은 모두 공익과 공공성을 우선시해야 하는 공공부문 내지는 공직자들이다. 보건의료와 관련해서도 마찬가지이다. 이들은 의료민영화가 공익이나 공공성을 훼손하려는 것은 아니라고 주장한다. 따라서 이들은 영리나 민영화라는 용어를 사용하기를 꺼려한다. 그 동안의 철도 및 전력산업 민영화 등을 둘러싼 오랜 갈등을 경험하였기 때문이다. 예로서, 정부는 영리병원이라는 용어보다는 투자개방형 병원이라는 용어를 선호하며, 논란이 클 수밖에 없는 민간의료보험 도입과 관련해서는 일찌감치 의도가 없음을 천명하였다(전진석·이선영, 2015). 이들은 공익이나 공공성의 개념에는 형평성, 사회적 약자보호도 중요하지만, 경제발전, 국부창출, 성장동력 확보, 외자유치, 관광자원 확보 등도 중요한 부분이라고 보는 것이다. 따라서 적어도 공공부문에서 의료민영화를 주창하는 행위자들은 의료민영화를 추진하는 것이 공익이나 공공성을 훼손하는 것은 아니라고 보고 있다.

구체적으로, 대통령(청와대 포함)의 경우는 국가경제를 건실하게 유지·확대해야 하며, 이를 위를 위해서는 기술발전에 부합하는 신성장동력을 확보해야 하며, 보건의료부문을 활성화하는 것은 이를 위해서 필요하다고 생각하는 것이 기본적 신념이다. 이러한 신념은 노무현대통령처럼 진보성향이든 이명박, 박근혜대통령처럼 보수성향의 지도자이든 크게 다르지 않았다. 개방적 자본주의체제 하에서 대통령직을 수행하는 사람이라면 공통적으로 가질 수밖에 없는 신념이라고 볼 수 있다. 이들은 학자나 시민단체와는 다른 위치에 있다. 물론, 대통령과 청와대의 성향에 따라서 정도는 다를 수 있다. 보수성향의 이명박, 박근혜대통령의 경우는 의료서비스를 서비스산업 활성화 차원에서 민간부문의 참여를 제고하겠다는 점을 대통령선거 과정에서부터 천명하였다(이현정·김선희, 2015). 특히, 이명박대통령의 경우는 대기업경영자, CEO시장(市長)이라는 출신배경에서 보듯이, 시장(市場)에 대한 믿음이 강하였으며, 이것이 의료민영화를 추진하는 데서 중요한 개인적 신념이 되었을 수 있다. 반면에 의료민영화를 추진하는 대통령의 이해를 유추해 보면, 의료민영화를 통한 보건의료산업의 발전이 국가경제발전에 기여하게 되면, 대통령으로서는 국민적 지지와 정책추진동력을 확보하는 데 용이하다. 정권재창출에도 기여할 수 있다. 이는 선거를 통해서 선출된 대통령이 공통적으로 갖는 이해이다. 이외에도 대통령이 선거과정에서 대기업이나 기업이익집단 등으로부터 지원을 받았다면, 이들이 선호하는 정책을 추진하는 것이 양자 모두의 이해에 부합하는 것이지만, 의료민영화의 경우는 이러한 동기가 작용하였다고 볼 만한 근거는 없다.

기획재정부를 중심으로 한 경제부처의 경우는 기본적으로 성장, 경제성, 효율성 등에 대한 신념이 강하다. 이들은 의료민영화를 통한 경제성장 동력의 확보, 외자유치, 관광산업 활성화, 경제자유구역 활성화, 경쟁개념의 도입 및 이를 통한 의료서비스의 질 향상, 관리운영 상의 효율성 제고 등을 기본적 신념으로 한다(이현정·김선희, 2015). 따라서 이들은 보건의료 주무부처가 아님에도 불구하고 의료민영화 논쟁과정을 주도하였다. 반면에 의료민영화와 관련한 경제부처의 이해는 우선 고객집단의 이해를 정책과정에 반영하는 것이다. 경제부처의 고객집단으로는 전국경제인연합회(전경련)를 비롯한 기업이익집단, 대기업, 민간보험회사, 이동통신회사 등이 해당한다. 경제부처는 국가경제의 발전과 활성화를 위해서 이들의 이해를 정책과정에 반영하지 않을 수 없다. 보다 근본적으로는 경제부처와 민간기업 간에는 이해가 일치하는 점이 많다. 민간기업이 활성화되어야 경제발전이 가속화될 수 있음은 물론, 세수확대 및 일자리 창출 등으로 경제 활성화의 동력을 찾을 수 있다. 따라서 기획재정부는 영리병원 허용, 민간의료보험 활성화, 당연지정제 폐지, 경제자유구역과 제주특별자치도에서의 제한적 의료민영화에 찬성하였다.

보건복지부의 경우는 의료민영화를 반대하지는 않지만, 적극적인 찬성자라고 보기도 어렵다. 모호하고 소극적인 경우가 많았다. 이러한 현상은 무엇보다 보건복지부는 사회복지 전담부처로서 경제부처와는 다른 이념적 성향을 가지는 데서 발생하는 것이다. 대체로 사회복지부처는 형평성, 분배, 사회적 연대성 등을 중시한다. 이는 관료 개인의 신념이라기보다는 조직차원의 신념이다. 이점에서 능률성, 성장, 수익성 등을 추구하는 경제부처와는 다른 신념을 가지고 있다. 그러나 그 동안의 보건복지부의 행태를 보면, 반드시 이러한 신념에 따라 정책을 결정하거나 집행한 것은 아니다. 특수직역 및 대기업 우선의 건강보험 적용, 조합주의 방식의 의료보험관리체계 채택, 의료인력 배출의 제한 등 여러 경우에 형평성이나 사회적 연대성 보다는, 재정안전성, 효율성 등의 가치에 입각하여 정책을 결정한 경우가 많다. 그리고 보건복지부는 정부조직의 일원으로서 대통령이나 청와대의 결정이나 지시에 따르지 않을 수 없다. 설사 신념이 다르다고 하더라도 대통령과 청와대가 앞장서 의료민영화를 추진하는 현실을 외면하기는 어렵다. 따라서 의료민영화에 반대하기가 어려운 입장에서 마지못해 찬성하였다. 그리고 의료민영화와 관련한 보건복지부의 이해는 크게 고객집단의 이해 배려와 정부부처들 간 경쟁에서의 주도권 확보의 두 가지로 요약할 수 있다. 우선 고객집단 이해의 배려와 관련하여, 보건의료 분야의 보건복지부의 가장 중요한 고객집단은 의사단체이다. 보건복지부는 이들의 감독부처로서 때로 갈등도 하지만, 정보획득, 제도 입법, 정책자문 등 여러 면에서 보건의료단체 특히, 의사단체에 대한 의존이 불가피하다. 따라서 보건복지부로서는 이들의 이해를 등한시하기가 어렵다. 의사단체는 건강보험 당연지정제 폐지를 주장한 것 외에는 의료민영화에 대해서 전반적으로 반대하였다. 다음에는 정부부처들 간의 주도권 다툼과 관련하여 전통적으로 경제부처와 복건복지부는 신념과 이해가 상반되는 경우가 많았다. 이들은 의료민영화와 관련해서도 주도권을 확보하기 위하여 대립하였다. 처음에는 보건복지부가 주도권을 행사하였지만, 곧 기획재정부에 주도권이 넘어갔다. 이는 의료민영화를 서비스 질이나 고객편의 향상의 차원에서 논의하는 것이 아니라, 투자활성화, 외자유치, 의료관광 활성화, 신성장동력 등의 경제적 차원에서 논의하는 상황에서 당연한 귀결이었다. 대통령 역시 경제부처에 힘을 실어주었다.

제주도의 경우도 의료민영화에 대한 신념과 이해가 경제부처와 크게 다르지 않았다. 의료민영화가 투자유치와 지역경제 활성화에 도움이 되며, 이를 통하여 도민들이 풍요롭게 되면 이것이 곧 공익이라고 보는 것이다. 이는 제주도의 지정학적 위치와 특별자치도로서 가지는 위상에 기인하는 것이다. 즉, 제주도는 특별자치도의 위상을 누리고 있으며, 풍부한 관광자원과 육지로부터 격리된 지정학적 위치로 인하여 무비자입국 관광객들을 수용할 수 있는 위치에 있다. 그리고 중국 등지로부터의 관광객 증가는 이들 국가로부터의 투자유치에 좋은 기회를 제공하고 있다. 이에 따라 현재 제주도의 숙박·위락시설의 상당부분이 중국자본 등이 개발하거나 운영하고 있는 실정이다. 영리병원의 경우도 기본적으로는 외국관광객을 대상으로 건강관련 서비스와 관광기회를 동시에 제공하는 의료관광을 활성화하기 위한 동기가 크다. 이처럼 제주도는 의료민영화가 관광산업 활성화 및 투자유치를 촉진함으로써 궁극적으로는 지역발전의 견인차가 될 수 있다는 신념에서 의료민영화를 찬성하였다. 이것을 공공성이고 공익이라고 보는 것이다(참여연대 사회복지위원회, 2008). 이 점에서는 신념과 이해가 큰 차이가 없다. 다만, 도지사의 경우는 민선이기 때문에 항시 다음 선거를 의식하며, 이를 위해서는 의료민영화를 통해서 지역경제를 활성화하는 것이 본인의 개인적 이해에 부합하는 것이다. 그리고 광역단체장인 도지사는 보다 큰 정치적 도약을 하려는 욕구가 강하기 때문에 도정업무 수행 중에 전국적인 이목을 끌면 자신의 정치적 입지를 마련하는 데 유용하다. 공무원의 경우도 의료민영화로 인하여 관광산업이 진흥되면 일자리가 창출되고 세수가 증대하며, 그 결과 행정조직이 팽창하면 이는 공무원 개인의 이해에도 좋은 것이다.

여당의 경우는 노무현정부에서의 여당인 민주당 혹은 열린우리당과 이명박 및 박근혜정부에서의 한나라당 혹은 새누리당이 정치적 성향은 다르지만, 집권여당으로서 대통령과 정부가 주창하는 정책을 지지하는 경우가 대부분이다. 물론 내부적으로는 지역구 특성이나 개인적 소신 등에 따라서 반대하는 경우도 있지만, 여당의원 개개인이 공개적으로 정부와 당의 정책을 반대하기는 어렵다(Robinson, 2007). 그리고 정부와 집권여당 간에는 당정협의회 등의 공식기구는 물론, 다양한 경로를 통해서 사전협의를 하게 된다. 따라서 당론을 벗어나 개인적 소신에 따라 행동하기는 어렵다. 여당이 의료민영화와 관련하여 주장하는 신념은 정부와 다를 바가 없다. 다만, 이해 면에서는 정치조직인 여당의 경우는 지역구, 노동단체, 시민단체 등의 행위자에게 보다 민감하게 반응해야 하며, 또한 입법과정에서 야당과 타협점을 찾아야 하므로 민감한 이해가 걸린 사안은 가급적 회피하려는 경향을 보인다. 또한 반대측의 의견에 보다 유연하게 대응하지 않을 수 없다. 그것이 득표와 재선이라는 가장 본질적인 이해를 보전하는 데 유리하기 때문이다. 따라서 이해 면에서 여당의 경우는 기본적으로는 대통령과 정부의 요구를 수용하되, 여론의 동향을 주시하면서 야당과의 타협점을 모색하면서 자신의 가장 큰 이해인 차기선거에서의 공천획득과 득표를 위하여 줄타기를 하는 것이다. 공천획득을 위해서는 여당의 대주주인 대통령의 의중을 따르면서, 동시에 득표를 위해서는 여론으로부터 크게 벗어나지 않는 선에서 행동을 해야 하는 것이다. 반면에 여당의원들 중에서도 직능비례대표 의원들의 경우는 자신들이 속한 직능이해를 추종하는 경향이 강하다. 그래야만 의원직을 종료한 이후에도 해당 단체에서 자신의 입지를 확보할 수 있다. 그리고 이들은 대부분 단임으로 끝나기 때문에 정부나 당보다는 소속 직능의 이해를 우선시할 가능성이 크다.

민간기업은 수익과 일자리를 창출하여 국가발전에 기여하는 것을 책무라고 생각하며, 이것이 기업경영자가 갖추어야 할 신념이라고 보게 된다. 의료민영화를 둘러싼 민간기업과 이들의 이익을 대변하는 기업이익집단의 신념은 이를 벗어나지 않는다. 그러나 민간기업의 이해는 처한 입장에 따라서 다르게 나타난다. 이들이 가지는 신념이라는 것도 결국은 개별 이해의 총화에 불과한 경우가 많다. 기업의 이해는 기본적으로 수익성을 창출하는 것이며, 그 결과 국부도 창출하고 일자리도 창출하는 즉, 기업보국의 신념을 달성할 수 있게 되는 것이다. 민간기업 중에서 의료민영화와 관련이 있는 곳은 보험회사, 이동통신회사, 병원기업 등이다. 보험회사의 경우는 당연히 민간의료보험의 도입, 의료관광과 민간의료보험의 결합 등에 관심이 있다. 특히, 근래 들어 보험시장이 포화상태에 이르고 외국계 보험회사의 국내시장 진출로 인한 수익성 악화를 건강보험 및 건강서비스 시장 진출로 타개하고자 한다(참여연대 사회복지위원회, 2008). 대형 생명보험회사의 경우가 특히 그러하다. 실손 의료보험도 그 일환으로 도입되었다. 이동통신회사의 경우는 원격진료 등 건강관리서비스를 통신서비스와 결합하는 새로운 시장을 창출하려는 욕구가 강하다. 이를 위해서는 의료민영화가 필요하다. 이외에 민간대기업의 경우도 생명공학, 제약 등과 아울러 보건의료분야를 미래의 먹거리로 선정하고 여기에 집중적인 투자를 하려는 곳들이 적지 않다. 영리병원이 허용되면 병원경영에 뛰어들 여지도 있다. 이를 위해서는 의료시장 진입이 용이해야 하며, 의료민영화가 필요하다. 대형병원이나 대형의료법인의 경우도 의료민영화를 통해서 수익을 늘릴 수 있다고 보고 있다. 자회사를 설립하여 부대사업을 확대할 수 있으며, 관광업계와 연계하여 의료관광을 활성화하는 데도 유리하다. 원격진료의 경우도 대형병원이 유리하다고 본다. 따라서 동종업종이지만, 동네병원 중심의 개원의들이 주축이 되는 의사협회는 당연지정제 폐지를 제외한 다른 의료민영화 정책에 대해서는 반대하는 데 비해서, 대형병원을 대변하는 병원협회는 의료민영화를 지지하는 것이다. 그리고 아직까지는 대부분 영세기업으로서 중요성이 부각되지 않지만, 여행업체들도 당연히 의료민영화에 찬성하는 이해를 가지고 있다. 이들은 의료관광 알선 등을 통해서 수익을 창출할 수 있다.

의료민영화에 반대하는 측은 참여연대 등의 시민단체, 민주노총과 보건의료노조 등의 노동단체, 건강연대 등 보건의료단체 등 대체로 진보성향의 시민단체들이 의료민영화를 저지하기 위한 연대기구를 결성하는 등 중심적 역할을 하였다. 다른 한편에서는 의사단체 중심의 보건의료전문이익집단의 경우도 건강보험 당연지정제 폐지를 제외하고는 대부분의 의료민영화 항목들에 반대하였다. 야당도 정부·여당이 추진하는 의료민영화의 국회 입법과정에서 반대를 하였는데, 특히 이명박, 박근혜정부하에서 야당의 반대가 심하였다.

이들이 의료민영화에 반대하는 신념은 의료민영화가 의료서비스를 시장에서 매매할 수 있는 하나의 상품으로 간주함으로써 의료서비스의 공공성을 저해한다는 것이다. 즉, 반대측의 가장 중요한 신념은 의료의 공공성을 지키는 것이다. 다음에 반대측은 의료민영화가 되어 영리병원들이 설립되면 이들이 수익을 높이기 위하여 의료서비스 가격을 인상할 것이며, 이렇게 되면 경제적 약자들이 의료서비스에 접근하기 어렵게 된다고 보았다. 즉, 의료민영화는 의료시장 접근성을 저해하게 된다는 것이다(송이은, 2012). 그리고 의료민영화는 민간의료보험의 도입을 촉진하게 되어 공공의료보험인 건강보험체계를 약화시켜 궁극적으로는 계층 및 지역 간 의료불평등을 심화시킬 것으로 보았다. 이렇게 되면 공공 의료서비스를 통한 사회적 연대성의 원리가 훼손될 수 있다. 또한 전문성이 부족한 민간자본이 의료시장에 진출하게 되고 특히, 원격진료가 도입되면 의료서비스의 안전성이 저해될 것으로 보았다(신영전, 2010). 이처럼 의료민영화 반대측은 공공성, 사회적 연대성, 형평성, 의료격차 해소, 안전성 등의 측면에서 현재와 같은 공공서비스 형태의 의료서비스가 보다 낫다는 신념을 가지고 있으며, 이것이 공익에 부합하는 것이라고 보았다. 따라서 의료민영화 찬성측과 반대측은 같은 현상에 대해서 서로 다른 신념을 가지고 있는데, 이를 의료민영화의 항목들 중에서 영리병원 도입을 중심으로 비교해 보면 <표 3-19>와 같다.

<표 3-19> 의료민영화에 대한 찬성측과 반대측의 신념

찬성측	반대측
-경쟁을 통한 의료서비스의 질 제고	-의료서비스의 형평성 및 공공성 저해
-의료시장에 대한 민간투자 활성화	-의료비 상승 우려(非보험 진료의 증가)
-의료기관 경영의 투명성 제고	-건강보험체계의 근간을 훼손시킬 우려
-외국인환자 유치에 유리	-거대자본 진입으로 중소병원의 경영악화
-일자리창출 확대	-수익을 늘리기 위한 진료남발의 우려

출처: 참여연대 사회복지위원회(2008), 송이은(2012), 김민우(2014) 등에서 발췌함.

의사단체 등 의료인들의 경우도 공식적인 신념은 시민사회와 크게 다르지 않다. 의료민영화로 인한 의료서비스의 공공성 훼손, 의료비용의 증가 및 이로 인한 의료접근성 감소, 의료서비스의 안정성 하락 등을 의료민영화에 반대하는 논거로 제시하고 있다(김민우, 2014). 그러나 의료인들은 시민사회에 비해서 의료전문가로서의 사명감을 보다 강조하며, 특히 의료민영화로 인한 필수 의료서비스의 감소, 수익성 추구에 따른 의료인의 책무의식 감소, 환자의 안전에 대한 우려 등도 의료민영화에 반대하는 중요한 논거로 제시하였다. 그러나 의료인들은 의료민영화의 한 항목인 당연지정제 폐지에 대해서는 찬성하는 이중적 태도를 보이고 있는데, 이에 대한 신념은 현행의 건강보험 당연지정제가 획일적 의료서비스를 조장하고, 국민의 의료서비스 선택권을 제한하며, 따라서 양질의 의료서비스를 제공하는 데 저해요인이 된다는 것이다(이현정·김선희, 2015). 즉, 의료서비스 공급의 다양성과 의료서비스에 대한 선택권을 확대함으로써 의료서비스의 질을 높이는 것을 신념으로 제시하는 것이다.

물론, 의료민영화 반대측의 주장이 신념에 기반 하는 것만은 아니다. 이들 역시 의료민영화에 반대하는 이해를 가지고 있다. 우선 시민단체의 경우는 그동안 1990년대 이래 계속하여 사회복지 및 보건의료와 관련해서는 공공성, 형평성, 사회적 연대성 등을 주장해 왔다. 이것이 공익에 부합한다고 보며, 따라서 이를 추구하는 것이 시민단체의 책무라고 보고 있다. 의료보험통합일원화, 의약분업 등과 관련하여 시민단체들이 일관성 있게 취한 논리이다(Wong, 2004). 그러나 시민단체라고 하여 이해가 없는 것은 아니다. 시민단체도 회원확보, 회비납부, 회원의 동원 등이 보장되어야 존립이 가능하다. 특히, 진보적 시민단체의 정체성은 공공성과 형평성을 추구하는 데서 유지될 수 있으며, 그렇게 되어야 시민들의 후원과 참여가 가능하다(Kim S., 2016). 이점에서 시민단체의 이해는 궁극적으로 하나의 조직으로서 생존하고 확대하는 것이며, 이를 위해서는 의료민영화에 반대하는 것이 유리하다. 특히, 2000년대 이후부터는 시민사회가 진보와 보수 진영으로 나누어지고 있기 때문에 진보적 시민단체의 경우는 정체성이 선명해야 존립기반을 유지할 수 있다.

진보적 보건의료인단체의 경우는 1980년대의 인도주의실천의사협의회(인의협), 건강사회를 위한 약사회(건약) 이래로 이들이 주장하는 바는 의료 및 건강형평성 제고, 의료접근성 강화, 의료의 공공성 제고 등이다. 따라서 이들의 이해 역시 진보적 시민단체와 크게 다르지 않다. 의료민영화에 대한 반대는 조직의 생존기반이 되는 것이며, 어느 조직에게나 이것만큼 중요한 이해는 없는 것이다.

의료민영화 반대를 주도한 민주노총과 보건의료노조의 경우는 노동단체로서의 이해관계를 가지고 있다. 우선 보건의료노조는 전국의 각 병원노조가 중심이 되고 있는 데, 의료민영화 특히, 영리병원이 도입되면 조합원들의 근무시간이 길어지고 성과평가 등이 강화되며, 신분의 안정성도 줄어들 것을 우려하게 된다. 즉, 근무여건이 전반적으로 악화될 것으로 보는 것이다. 물론 현재도 병원근무자들이 국공립병원을 제외하고는 공공기관 근로자는 아니지만, 현재처럼 비영리법인 소속으로 있는 것이 업무강도와 긴장감, 성과압력 등이 영리법인으로 될 경우보다는 적다고 보는 것이다. 그리고 병원 간 인수·합병이 허용되면 보수나 승진 등에서 불리할 수 있음은 물론, 자칫 일자리마저 잃을 우려가 있다. 따라서 노동단체의 본래 취지가 그러하듯이, 병원노조의 경우도 조합원의 근무여건 면에서 의료민영화가 불리하게 작용할 것을 우려하였다. 철도민영화, 전력산업 민영화 등의 경우에 노조가 공공성을 내세우며 극렬하게 반대한 이면의 이해도 이와 유사한 것이다. 조합원들의 근무여건을 유지·향상시키는 것은 노동조합의 본질적 이해인 것이다. 국민건강보험공단노조의 경우는 의료민영화 특히, 민간의료보험을 도입할 경우에는 건강보험료 수입감소 등으로 건강보험의 위상이 약화될 수 있다. 그렇게 되면

인력감축, 급여인하 등이 자연스럽게 논의될 수 있다. 이는 조합원의 본질적 이해를 침해하는 것이다. 영리병원이 생겨 의료보험이 적용되지 않는 고가진료를 많이 하게 되는 것도 공단노조원들에게는 좋지 않은 것이다. 그렇게 되면 건강보험의 재정안정성 문제는 차치하더라도, 건강보험 업무가 크게 줄어들게 된다. 업무가 줄어들면 조직과 인력의 감축압력이 발생하게 되며, 이는 기존의 승진 및 전보체계를 교란시키고 신분불안정을 야기하는 등의 인사관리상의 불이익이 초래한다(Kim S., 2016). 의료민영화의 항목들 중에서 당연지정제의 폐지도 이들에게 불리한 것이다. 그렇게 되면 의료기관과의 관계에서 공단이 불리한 지위에 서게 되는 것이다. 건강보험 환자를 진료하지 않는 병·의원이 증가하게 되면 건강보험의 위상이 낮아지고, 이는 궁극적으로 노조원들의 신분에도 불리하게 영향을 미치게 된다. 이처럼 병원노조와 국민건강보험공단노조는 의료민영화에 직접적인 이해관계를 가지고 있는 것이다.

보건의료노조를 회원조합으로 두고 있는 민주노총의 경우는 우선 당연히 회원조합의 이해를 충실하게 대변해야 한다. 민주노총은 회원조합들 간에 이해관계가 대립하는 사안이 아닌 한에서는 가능한 회원조합인 보건의료노조의 이해를 존중하지 않을 수 없다. 보다 중요한 측면에서는 의료민영화에 대한 반대는 민주노총의 정체성을 유지하고, 한국노총과 경쟁하는 정상(peak) 노동단체로서의 위상을 유지하기 위해서도 필요한 것이다. 민주노총은 1980년대 후반의 민주화과정에서 한국노총의 보수성, 기득권 유지, 경제주의 등을 비판하면서 대안적 노동조합으로 탄생한 것이다(김준, 2008). 이후 국제노동기구(ILO) 가입 및 복수노조 허용 등이 실현되면서 민주노총은 진보적인 강성노조로서의 위상을 공고히 하였다. 회원조합의 경우도 한국노총에 비해서는 강성인 경우가 대부분이다. 따라서 민주노총은 공공성, 형평성, 연대성 등의 진보적 가치에 충실하지 않으면 회원조합을 유지하기가 어렵다. 따라서 1990년대 이래 민주노총은 노동분야는 물론, 노동과 무관한 분야에서도 진보진영의 대표적인 행위자로서 역할을 하였다. 특히, 민주노총은 어느 조직보다 성원동원력이 강하기 때문에 진보진영에서 중요한 위치를 차지하고 있다.

야당의 경우는 정부·여당이 앞장서서 추진하는 정책에 대해서는 반대를 하는 것이 통상적인 행태이다. 의료민영화의 경우도 예외는 아니다. 특히, 노무현정부 하의 야당인 한나라당이 보수적 성향의 정당인 반면에, 이명박, 박근혜정부 하에서의 진보성향의 야당은 의료민영화에 대한 반대가 더욱 심하였다. 이들은 의료민영화를 신자유주의에 기반을 둔 시장친화적 정책으로 보는데다가, 자신들의 주요 지지기반인 진보적 시민단체나 노동단체 등이 의료민영화를 적극적으로 반대하고 있었기 때문이다. 그리고 야당의 반대활동을 가능하게 한 가장 중요한 수단이 국회선진화법이었다. 구체적으로, 이명박, 박근혜정부하에서 야당이 의료민영화에 반대하는 신념은 다른 반대집단의 그것과 동일하다. 의료서비스의 공공성, 형평성, 접근성 등을 주요 신념으로 내세우고 있는 것이다. 이것은 진보성향의 정당들이 기본적으로 중시하는 정책가치이다. 이해관계면에서는 정부·여당이 중점적으로 추진하는 정책이나 입법에 대해서는 일단 반대를 하는 것이 야당으로서는 정략적으로 유리하다. 한국정치에서 정부·여당과 야당은 제로섬(zero-sum) 관계에 있기 때문이다(심지연, 2004). 정부·여당에게 득점이 될 만한 정책을 좌절시켜야 야당의 집권가능성이 높아지는 것이다. 그리고 지지기반 면에서도 진보성향 야당의 주요 지지기반은 진보계층인데, 이들을 주도하는 세력이 진보적 시민단체와 노동단체인 것이다. 그리고 이들과 연대를 형성함으로써 촛불시위 등에서 정부·여당에 타격을 가할 수 있는데, 의료민영화 이슈는 이를 가능하게 하는 하나의 매개체로서 기능을 하였다. 따라서 야당이 의료민영화를 반대하는 것은 신념 측면에서는 정부개입, 공공부문 확대, 사회적 취약계층의 우선적 보호 등이 진보정당으로서 가지는 기본적 신념이었으며, 이해 측면에서는 집권가능성 제고, 진보성향 계층들로부터의 지지획득이라는 정략적 동기가 중요한 이해였다고 볼 수 있다.

의사단체 역시 의료민영화에 반대하는 기본적 신념 면에서는 다른 반대행위자들과 유사하다. 다만, 이들은 의료전문가로서 의료서비스의 안정성 확보, 필수 진료항목의 건강보험 적용, 의료서비스의 접근성 제고 등을 보다 강조하고 있다. 그리고 의사단체는 의료민영화를 구성하는 항목들 중에서 건강보험 당연지정제의 폐지에 대해서는 찬성하였다. 즉, 다른 항목들에 대해서는 의료민영화를 반대하지만, 당연지정제와 관련해서는 오히려 의료민영화에 찬동하는 것이다. 이에 대한 신념으로서는 자율계약제를 채택하는 것이 의료기관 및 환자들의 의료선택권을 확대하며, 이것이 의료서비스의 질을 높이는 데 유리하다고 주장한다(송이은, 2012). 그런데 당연지정제는 경쟁과 선택의 장점을 들어 반대하면서, 의료민영화를 구성하는 다른 항목들 역시 의료서비스 공급에서 경쟁을 촉진하고자 하는 것임을 감안하면, 의사단체의 주장은 논리적 일관성이 부족하다고 볼 수 있다. 의사단체가 당연지정제를 제외한 의료민영화를 반대하는 데서의 이해는 다음과 같다. 우선, 대형병원이 회원으로 있는 대한병원협회와는 달리, 대한의사협회로 대표되는 의사단체는 성원의 대부분이 동네의원이나 대학병원 의사 등으로 구성되어 있다. 물론, 대학병원도 대형병원이지만, 소속 의사와 병원의 관리자는 이해가 다른 것이다. 이들은 의료민영화가 결국은 대형병원에게 유리하며, 영세한 의료기관에게는 불리할 것으로 보았다. 가령, 원격진료를 도입하면 대부분의 환자들이 장비와 의료진이 좋은 대형병원에 집중될 것으로 보았다. 영리병원 도입으로 인한 외부투자도 주로 대형병원을 중심으로 이루어질 것이며, 그렇게 되면 대형병원과 동네의원의 의료서비스 격차는 더욱 커질 것이며, 이는 환자들의 대형병원 선호현상을 심화시킨다(정재철, 2014). 따라서 이들의 이익을 대변해야 하는 의사단체는 의료민영화에 반대하는 것이다. 반면에 당연지정제 폐지를 주장하는 데서의 의사단체의 이해는 그렇게 해야 건강보험 지정기관을 두고 보험자와 협상을 할 수 있으며, 이것이 진료수가를 인상하는 데 유리하다고 보는 것이다. 즉, 자유계약제로 해야 의료서비스 공급자인 의사들의 가격결정권이 높아질 수 있는 것이다(참여연대 사회복지위원회, 2008). 의사들에게 가장 중요한 현실적 이해는 진료수가를 높여 이익을 극대화하는 것인데, 이를 위해서는 자유계약제가 유리하다고 보는 것이다.

(3) 옹호연합의 형성과 작동

의료민영화에 대한 찬성측 및 반대측은 각자의 상이한 신념과 이해에 기반 하여 옹호연합을 형성하고 작동시켰다. 우선, 찬성측은 정부에서는 대통령, 기획재정부 등 경제부처, 제주도 등을 중심으로 하고, 여당은 의료법개정, 서비스산업발전기법, 경제자유구역법 및 제주도특별자치도법 등의 입법과정에서 정부를 지원하였다. 보건복지부는 소극적이고 장관이 누구냐에 따라 입장이 모호하였지만, 궁극적으로는 대통령의 의지를 추종할 수밖에 없는 입장이었다. 민간부문에서는 보건의료산업에 관심을 가지는 대기업 및 산하 연구소, 민간보험회사, 이동통신회사 등의 순수 민간기업과 이들의 이해를 대변하는 전경련 등의 기업이익집단이 핵심적인 의료민영화 옹호집단들이었다. 그리고 영리병원 허용과 의료법인 자회사의 업무영역 확대, 외부자본 유치 등으로 이익을 볼 것으로 기대한 대형병원과 네트워크병원 및 이들의 이해를 대변하는 대한병원협회 등도 중요한 옹호집단이었다. 보수성향의 언론매체들도 대체로 의료민영화를 통한 투자활성화 및 외자유치 촉진을 지지하면서 의료민영화에 우호적이었다(이현정·김선희, 2015). 따라서 의료민영화 찬성측은 대체로 보수적인 집단들이며, 이들은 의료민영화가 의료서비스 공급자들 간의 경쟁을 촉진함으로써 의료서비스의 질을 높일 수 있다고 보는 점에서 전통적인 보수진영의 이념과 궤를 같이 하였다.

그러나 이처럼 의료민영화에 찬성하는 행위자는 비교적 분명하지만, 이들이 실제로 옹호현합을 형성하였다고 보기는 어렵다. 개별 행위자들의 특성을 보면 그 이유가 쉽게 이해된다. 우선 대통령과 정부부처의 경우, 의료민영화 논쟁이 비록 진보정권인 노무현정부에서부터 촉발되었지만, 아무리 시급한 정책이라고 하더라도 노무현정부가 대기업이나 대형병원 등과 연대를 형성하는 것을 기대하기는 어려웠다. 노무현정부의 주요 인사들에게 대기업 및 기업이익집단, 전문이익집단, 고급관료, 보수언론 등은 청산해야할 기득권세력이었다. 따라서 이들과 연합이나 연대를 형성한다는 것은 정치 논리적으로 어려웠다. 그렇게 되면 전통적 지지기반인 진보적 시민단체나 노동단체의 지지를 상실하게 되기 때문이다. 따라서 노무현정부는 의료민영화 지지세력들과의 연대가 없이 독자적으로 의료민영화를 추진하였다. 보수정권인 이명박, 박근혜정부에서도 의료민영화를 두고 외부의 찬성집단들과 공식적으로 연합을 형성하는 등의 행위는 없었다. 오늘날 민간부문과 밀접한 상호작용과 협력을 토대로 하는 거버넌스형의 국정관리방식이 인기를 얻고 있지만, 기본적으로 정부와 민간기업이 특정사안을 두고 연대기구를 구축하는 것은 상당한 부담이 있는 것이다. 그리고 대기업이나 민간보험회사, 이동통신회사 등의 기업도 지금까지 전경련이나 한국경총 등의 경제단체를 통해서 이해를 표명하여 왔기 때문에 개별기업들이 별도의 옹호연합을 형성하는 등의 방식은 익숙하지 않았다. 민간기업들은 대체로 이슈가 되는 정책을 둘러싸고 전면에 나서는 것을 꺼려한다. 경제단체, 친(親)기업 성향의 연구소나 경제신문 등을 통한 간접적인 이익투입방식을 선호한다(Ainsworth, 2002). 병원경영자나 병원협회의 경우도 의료민영화를 둘러싼 이해관계는 확실하지만, 그 동안 연합형성 등의 방식을 동원하는 경우는 많지 않았다. 대형병원 경영자라는 속성 상 이들 역시 전면에 나서는 것은 부담스러우며, 무엇보다도 의사단체처럼 성원동원력이 크지 못하였다. 따라서 옹호연합을 형성하더라도 효과적인 압력수단을 동원하기도 어렵다. 따라서 의료민영화 찬성측은 각 행위자별 이해는 비교적 분명하지만, 밀착도가 높은 옹호연합을 형성하지는 못하였다. 그 보다는 기업이익집단이나 병원협회 등을 통한 로비나 친기업 성향의 연구소나 보수언론 등을 통해서 여론을 환기하는 등의 방식을 선호하였다.

반면에 의료민영화 반대측은 진보성향의 시민단체, 민주노총 및 보건의료노조 중심의 노동단체, 건강연대 등 대안적 보건의료인단체, 전통적인 의사단체인 대한의사협회 등으로 구성되었다. 이들 중에서 의사단체를 제외한 시민단체, 노동단체, 보건의료인단체 등은 '의료민영화 저지를 위한 범국민운동본부' 등의 연대기구를 형성하여 의료민영화에 적극적으로 반대하였다(전진석·이선영, 2015). 이들 행위자들은 이미 1990년대부터 의료보험통합일원화, 의약분업 등의 보건의료정책은 물론, 노무현대통령 탄핵반대, 한미 자유무역협정 반대 등 다양한 국가적 이슈에서 이미 진보연합을 형성해왔기 때문에 의료민영화와 관련해서도 쉽게 옹호연합을 형성할 수 있었다. 이들은 사회개혁과 기득권세력 척결이라는 이념을 공유하였을 뿐만 아니라, 의료민영화에 반대하는 핵심논거였던 공공성, 형평성, 사회적 연대성 등의 신념에 대한 공유도가 높았다. 그리고 이들은 1990년대 이후 시위, 서명운동, 농성, 파업 등의 방식으로 문제에 접근하는 것이 효과적이라는 것을 체득하여 왔다. 이를 위해서는 대규모 성원을 동원해야 하며, 이를 위해서는 연합을 형성하는 것이 유리하다는 인식을 가지고 있었다. 따라서 시민단체, 노동단체, 보건의료인단체 등은 신념에 기반 하는 동류의식을 가진데다 성원동원력 확보라는 현실적 필요에 의해서 연대기구를 형성하였다(신영전, 2010).

그러나 의사단체의 경우는 의료민영화에 전반적으로 반대한다는 측면에서는 이해를 같이 하였지만, 의료민영화를 구성하는 세부항목에 들어가면 찬·반이 혼재되어 있었다. 따라서 다른 반대 행위자들과 일사불란한 행동을 하기가 어려웠다. 그러나 더 근본적인 이유는 대표적인 사회기득권 계층이자 엘리트집단인 의사단체와 기득권세력에 대해서 부정적인 진보적 시민단체, 노동단체 간에는 신념의 공유 정도가 매우 낮았다. 따라서 이들 간에는 신념을 기반으로 해야 하는 옹호연합을 형성하기는 어려웠다. 그리고 의사단체와 진보성향의 보건의료인단체 간에도 연합을 형성하기가 어려운 사정이 많다. 이들이 국민건강을 책임지는 보건의료직종이라는 면에서는 정체성을 공유하지만, 성향이나 구성 면에서 보면 연합형성을 기대하기는 어렵다. 우선, 보건의료인단체들 중에는 의사들로 구성된 단체도 있으며 이들은 법정단체인 대한의사협회의 성원이기도 하지만, 활동 면에서는 설립초기인 1980년대 후반부터 의료보험통합일원화 등을 둘러싸고 전통적 의사단체와 갈등을 보이기 시작하였으며, 1990년대 이후에도 여러 보건의료 사안들에서 상이한 목소리를 내고 있다(Kim S., 2016). 이들은 인적 구성 면에서는 보건의료인단체이지만, 목표나 활동방식 면에서는 시민단체의 성향이 강한 것이다. 따라서 전형적인 이익집단인 의사단체와는 성향이 다르다.[95] 그리고 보건의료인단체의 경우는 회원 구성 면에서도 의사뿐만 아니라, 간호사, 약사 등 다양한 보건의료직종이 포함되어 있으며, 일부 단체는 이들이 주도하고 있다. 이들은 의사직종과는 다른 이해를 가지는 경우가 많다. 이러한 이유들로 인하여 의사단체는 의료민영화 반대연합의 구성원으로서 보다는 독자적으로 반대활동을 전개하였다. 물론 여기에는 상기한 요인들이 큰 영향을 미쳤지만, 다른 한편으로는 의사단체 독자적으로도 성원동원력과 대(對)정부 협상력이라는 주요 자원을 보유하고 있었기 때문이다.

95 이는 같은 변호사들로 구성되어 있지만, 긴장관계를 유지하고 있는 대한변협과 민주사회를 위한 변호사 모임(민변) 간의 관계와 유사하다.

4) 정책결정과정: 행위자의 전략 및 상호작용

정책행위자는 각기 자신의 신념 내지는 이해를 정책에 반영하기 위하여 다양한 전략을 동원하고, 다른 행위자들과 상호작용을 한다. 의료민영화 논쟁과정도 마찬가지이다. 구체적으로, 의료민영화를 처음 구상하고 추진한 대통령 및 관련 정부부처의 경우, 우선 대통령은 신년기자회견, 국정연설 등을 통해서 정책구상을 밝히는 방식으로 논의를 공식화하였다. 예로서, 노무현대통령은 2004.1월 신년기자회견에서 "향후 금융·의료·법률·컨설팅과 같은 지식산업을 집중적으로 육성해 나가겠다."는 요지의 발표를 통해서 의료민영화를 암시하는 발언을 하였다(김철신, 2011). 그리고 2005년 정기국회에서의 국정연설을 통하여 의료산업 육성방향을 제시하였다. 이를 받아 관련 정부부처는 부처업무보고, 언론브리핑 등을 통해서 의료민영화에 대한 구체적 방안을 밝히는 방식으로 대처하였다. 이명박정부 시기인 2008.3월 기획재정부는 대통령업무보고에서 민간의료보험 활성화, 영리의료법인 도입 검토, 해외환자 유치 활성화 등의 방안을 보고하였다. 같은 달에 보건복지부 역시 부처업무 보고에서 의료산업 육성을 위한 규제완화, 의료채권 발행 등을 보고하였다. 물론, 의료민영화와 관련하여 대통령이 기자회견을 하고 관련부처들이 업무보고를 행하기까지에는 청와대와 정부부처 간에 지속적인 대화가 있었다. 그리고 정부는 관련법률 개정안의 발의나 정부안 확정시에는 관계 장관회의, 국무회의 등의 절차도 거치게 된다. 예로서, 이명박정부에서는 출범초기인 2008.4월 17개 정부부처 합동으로 '서비스산업 선진화 방안'을 발표하고 범정부차원에서 의료민영화를 추진하고자 하였다(김정화·이경원, 2009). 박근혜정부에서도 관련 정부부처들이 수차례에 걸쳐 투자활성화 대책을 발표하였다. 그리고 국무회의 전(前)단계에서는 정부와 여당 간의 이견을 조정하기 위한 당정협의도 행한다. 정부부처들 간에도 이견을 조정하며, 민간전문가의 의견을 수렴하기 위하여 관련 위원회를 설치하기도 하였다. 예로서, 노무현정부에서는 2005.10월 국무총리 직속의 의료산업선진화위원회를 설치하여 의료민영화를 논의하였다. 이처럼 정부의 활동방식이나 전략은 기본적으로 기자회견, 부처 업무보고, 당정협의 등의 공식적인 통로를 통하는 것이다.

그러나 정책을 추진하는 데서는 상대가 있다. 논쟁이 되는 정책일수록 반대가 심하고 따라서 정부의 의도대로 되지 않는 경우가 많다. 진보성향의 노무현정부에서는 진보적 시민단체나 노동단체의 빈발은 상대적으로 적었던데 비해서, 전문이익집단들이 의료민영화를 강화하는 방향으로의 의료법 개정에 대해서 집단휴진, 대규모 시위 등의 방식으로 반발하였다. 이에 따라 정부는 처음 의도로부터 상당히 후퇴하였다. 예로서, 2007.4월의 정부의 의료법 개정안은 2007.3월 중의 의료관련 단체의 반발에 직면하여 처음 내용을 대폭 수정한 것이다. 보수성향의 박근혜, 이명박 정부에서는 진보적 시민단체, 노동단체, 보건의료인단체의 집단행동이 본격화되었다. 이들은 촛불시위 등을 이용하여 의료민영화에 강력하게 반대하였다. 이에 대해 정부는 의료민영화의 내용을 완화하는 방식으로 이들과 타협하는 방안을 선택하였다. 가령, 이명박정부 출범초기인 2008.4월부터 8월 동안 미국산 쇠고기 수입과 의료 및 철도 민영화를 반대하는 대규모 촛불집회가 장기간 계속되자, 이명박정부는 2008.4월-5월 중에 건강보험 당연지정제를 현행대로 유지하고 건강보험의 민영화를 추진할 계획이 없음을 공표하였다(송이은, 2012). 그리고 의료법 개정과 의료민영화는 관계가 없으며, 민간의료보험 도입은 고려하지 않고 있다는 점도 분명하게 하였다. 이는 의료민영화를 구성하는 항목들 중에서 상대적으로 논란이 적은 것들은 계속 추진하되, 시민단체나 노동단체가 심하게 반대하는 것들은 추진하지 않겠다는 분리전략을 택한 것이다. 그리고 '영리'나 '민영화'라는 용어에 대해서 반감이 크다는 것을 인식하고 투자개방형병원 등의 용어를 사용함으로써 반감을 줄이고자 하였다. 박근혜정부의 경우는 지속적으로 의료민영화를 추진하였지만, 이명박정부 이래로 영리병원 도입 등이 시민단체, 노동단체, 야당 등의 반대로 추진하기가 어렵게 되자, 의료법인 자회사 설립 및 부대사업 범위 확대, 원격진료 허용 등에 집중하였다. 이러한 것들은 시민단체와 노동단체의 반대는 상대적으로 적고 의사단체가 주로 반대하는 것이었다. 그리고 박근혜정부에서는 국회선진화법으로 인하여 의료민영화를 추진하기 위해서는 야당의 협조가 필수적이었지만, 야당은 오히려 이를 무기로 의료법 개정이나 서비스산업발전기본법 등의 입법에 대해서 더욱 강하게 반대하였다. 이에 대해서 박근혜정부는 대통령이 직접 국민들에게 호소하는 방식으로 야당을 압박하거나, 국회의장에게 직권상정을 압박하는 등의 전략을 선택하였다. 그러나 이러한 압박전략은 야당의 비협조, 국회의장의 직권상정 거부, 야당과의 소통부재 등으로 성과를 거두지 못하였다. 이 외에도 제주도의 경우는 제주도에 특화된 의료민영화 방안을 도입하기 위하여 제주특별자치도법을 개정하는 데 주력하였다. 이를 위하여 중앙정부와 협력하거나 제주도민 상대로 여론을 환기하는 등의 방식을 동원하였다.

반면에 대기업과 이들의 이익을 대변하는 전경련, 민간보험회사 및 이들의 이익을 대변하는 생명보험협회, 이동통신회사 등 의료민영화에 찬성하는 기업집단들은 의료민영화를 통해서 투자유치를 활성화하고 관련 산업을 발전시킬 수 있다는 경제적 논거를 제시하였다(김민우, 2014). 대기업의 경우는 산하의 경제연구소 등을 통하여 이러한 논리를 전파하였다. 일부 민간기업 연구소는 보건복지부의 관련 용역을 직접 수행하여 의료민영화의 타당성을 주장하기도 하였다. 전경련, 생명보험협회, 여행업협회 등의 기업이익집단들은 국회의 관련 상임위원회, 정부부처, 경제신문 등 보수언론을 중심으로 다양한 로비활동을 하였을 것이지만, 로

비활동의 속성 상 가시적으로 들어나지는 않았다. 그리고 기업의 경우는 태생적으로 시위나 서명운동 등의 집단행동은 좀처럼 하지 않는다. 정부정책에 명시적으로 반대하면 정부에 밉보이게 되고, 그렇다고 의료민영화를 공공연하게 지지하면 소비자이기도 한 시민단체나 노동단체 등에게 밉보이게 되는 것이다. 대체로 기업은 자신의 주장을 공공연하게 표명하는 데서는 불리한 위치에 있다. 이는 병원협회의 경우도 마찬가지이다. 이들은 의사단체와 이해가 같을 때에는 의사들의 집단행동에 편승하여 같은 주장을 하지만, 의료민영화처럼 주장하는 바가 다른 경우에는 동원할 만한 수단이 많지 않다. 따라서 건의문 전달, 간담회 개최, 홍보활동 등의 온건한 방식에 의존하거나 대국회 로비활동을 하는 방식을 택하게 된다. 집단행동을 하려면 동원할 수 있는 성원이 있어야 하는데, 대형병원의 관리자 등이 집단행동을 하는 것은 쉽지 않은 일이다.

의료민영화에 반대하는 측의 전략 및 상호작용을 보면, 우선 진보적 시민단체, 노동단체, 보건의료인단체의 경우는 의료민영화 저지를 위한 연대기구를 구성하여 집단적인 반대운동을 하였다. 이들은 진보정권인 노무현정부 하에서는 집단시위 등의 반대활동이 심하지 않았으나, 보수정권인 이명박, 박근혜정부 들어서는 대규모의 시위나 집단행동을 통하여 의료민영화에 저항하였다. 특히 이명박정부 초기인 2008.4월부터는 3개월 이상 촛불시위를 벌이며 의료민영화 반대 이슈를 부각시켰다(김정화·이경원, 2009). 이들은 당시 가장 중요한 이슈였던 미국산 쇠고기수입 반대와 결부시키는 연계전략을 구사하였다. 그리고 의료민영화와 철도민영화를 결합하여 반대함으로써 큰 틀에서의 민영화정책 전반에 대한 반대운동과 결부하였다. 그렇게 해야 철도노조를 포함한 다양한 세력들을 결합하는 데 유리하였기 때문이다. 그리고 이들 단체들은 야당의 동참도 강하게 압박하였다. 야당과는 사실상의 정책연대를 형성하여 정부가 추진하는 의료민영화에 반대하는 전략을 채택하였다.

야당은 정부·여당이 추진하는 의료민영화에 반대하는 입장에 섰는데, 노무현정부 하의 야당인 한나라당은 성향 자체가 보수적이기 때문에 의료민영화 자체에 이념적으로 반대한다기보다는, 정부·여당이 중점적으로 추진하는 정책이기 때문에 반대한 측면이 강하다. 어떤 면에서 의료민영화는 보수정당인 한나라당의 정체성에 보다 가까운 것이다. 따라서 노무현정부 자체가 의료민영화를 사활을 걸고 추진하지 않은 데도 이유가 있었지만, 보수정당의 속성 상 한나라당의 의료민영화에 대한 반대 활동도 심하지는 않았다. 그러나 이명박, 박근혜정부 들어서는 야당이 진보성향 정당들이었기 때문에 신념 면에서도 의료민영화에 반대하였으며, 더구나 주요 지지계층인 시민단체나 노동단체들이 결사적으로 반대하였기 때문에 야당 역시 반대수위를 높이지 않을 수 없었다. 따라서 야당은 이명박정부 초반의 촛불시위에 동참하면서 의료민영화를 반대하였으며, 무엇보다도 입법과정에서 개정 국회법(일명, 국회선진화법)에 편승하여 의사진행 지연, 여당 압박, 여론 환기 등 다양한 방식으로 의료민영화에 반대하였다. 야당의 이러한 전략은 본회의 의결을 위하여 180명 이상의 동의가 필요한 상황에서 의료법 개정이나 서비스산업발전기본법 입법 등을 효과적으로 저지할 수 있었다.

의사단체의 경우는 의료민영화에는 반대하였지만, 시민단체 등과의 연대를 형성하기보다는 독자적으로 집단행동을 하였다. 이는 보수성향의 기득권세력인 의사단체와 진보성향의 시민단체나 노동단체와는 신념이나 이념성향 면에서 연대를 형성하기가 어려웠기 때문이기도 하지만, 의사단체 단독으로도 정부를 압박할 수 있는 자원을 보유하고 있었기 때문이다. 오히려 이념성향이 다른 집단과 연대를 하게 되면 여론이 불리해질 수 있었다. 의사단체는 대규모의 성원동원능력이 있었으며, 정부와는 제도적 의사전달통로를 확보하고 있었으며, 무엇보다 대체 불가능한 전문성을 바탕으로 보건의료영역에서는 독보적인 기능적 중요성을 확보하고 있었다. 따라서 그동안 정부는 의사단체의 집단행동에 대해서 속수무책으로 양보하는 경우가 많았다. 이는 의료보험통합, 의약분업 등의 논쟁에서 충분히 입증되었다. 따라서 의사단체는 2007.2월과 3월의 집단휴진, 대규모집회 등을 개최하였으며, 이에 대해서 정부는 의료법 개정안의 내용을 대폭 수정하는 방식으로 양보하였다. 그리고 박근혜정부 하에서 추진된 원격진료 허용과 관련해서도 의사단체는 다양한 집단행동을 통하여 반대를 하였는데, 이 역시 동네의원부터 우선하여 원격진료 시범사업을 실시하겠다는 정부의 타협안을 이끌어 내었다. 그리고 의사단체는 의료민영화 반대와 진료수가 인상을 연계하는 전략을 택하였다. 즉, 의사단체에게 가장 민감한 이해가 있는 것은 진료수가와 건강보험 당연지정제인데, 의료민영화 전반에 대해서 반대함으로써 두 가지 핵심 사안에서 이익을 얻으려는 우회전략을 구사한 것이다.

5) 정책산출

의료민영화 논쟁은 10년 이상 계속되었으며, 2016년 들어 박근혜대통령에 대한 탄핵국면이 진행되면서 추진동력을 상실하였지만, 여전히 미완인 채로 남아 있다. 문재인정부는 대통령선거 기간 동안과 인수위원회 격인 국정기획자문위원회에서도 의료민영화를 추진하지 않겠다는 입장을 피력하였다(이데일리, 2017.6.20.일자). 따라서 의료민영화의 추진동력은 많이 소진되었다. 그럼에도 의료민영화의 주요 내용이 이름만 바꾸어서 다시 등장할 개연성은 항시 잠재되어 있다. 이는 기본적으로 경제성장의 잠재력을 전통적인 굴뚝산업에서는 더 이상 찾기가 어려운 데다, 제4차 산업혁명시대 및 초(超)고령사회에 직면하여 보건의료분야가 산업적으로 중요한 영역이 될 것임이 자명하기 때문이다. 이에 따라 여전히 규제프리존법 등의 유사 법안들이 논란이 되고 있으며, 이에 대해서는 많은 사람들이 박근혜정부에서 지속적으로 입법을 추진하던 서비스산업발전기본법의 지역발전 버전(version)이라고 생각하고 있다.

이처럼 향후 추이는 좀 더 지켜보아야 하겠지만, 적어도 2017년 현 단계에서는 오랫동안 지속되어 온 의료민영화 논쟁은 2016년 하반기의 대규모 촛불시위와 이로 인한 박근혜대통령의 탄핵과 더불어 사실상 추동력이 소진되었다고 보아도 무방하다. 노무현정부 이래 이명박, 박근혜정부를 거치면서 10년 이상 논란이 되어온 의료민영화 논쟁의 정책산출을 보면, 우선 노무현정부에서는 논쟁을 촉발은 하였지만, 사실상 논쟁이 경제자유구역과 제주특별자치도라는 한정된 지역 내에서의 외국자본의 영리병원 설립과 이러한 병원의 내국인 진료허용을 중심으로 논의되었으며, 이는 경제자유구역법 개정과 제주특별자치도법 제정으로 상당부분 정책에 반영되었다. 즉, 2014.12월 경제자유구역법 개정으로 경제자유구역 내의 외국인 상대의 영리병원에 내국인의 진료도 허용하였다. 2006.2월에는 외국인만 영리병원 설립을 허용한 제주특별자치도법이 통과되었다. 그러나 당초 의도하였던 국내 영리병원 설립허용, 민간의료보험 활성화 등의 의료민영화 항목들은 제주도와 경제자유구역의 성과를 보고 논의를 하자며 결정을 차기정부로 이월시켰다.

이명박정부는 노무현정부보다 더욱 야심차게 의료민영화 정책을 추진하였으나, 집권초반부터 대규모 촛불시위에 직면하여 2008.4월 건강보험 당연지정제를 유지하겠다고 발표하였으며, 5월에는 공기업 민영화추진과 건강보험은 무관하며 건강보험 민영화를 추진할 계획이 없다고 하였다. 그럼에도 시위가 계속되자 6월에는 대통령이 직접 이를 확인하였다(이현정·김선희, 2015). 역시 6월에는 외국인 환자에 대한 유인·알선 행위 허용, 의료법인 간 인수·합병 허용, 의료법인 부대사업 범위의 복지부장관령으로 완화 등의 내용을 담은 의료법 개정안을 건강보험 민영화로 오해할 소지가 있기 때문에 입법을 유예하겠다고 발표하였다. 이러한 일련의 행동들은 당시 장기간 지속된 촛불시위로 국정이 마비상태에 이른데 따른 무마책의 일환이었다. 이후 촛불시위가 종료된 이후에도 2009.12월 기획재정부와 보건복지부의 별도 용역보고서가 공개되고 의료민영화 지속 여부를 둘러싸고 두 정부부처 간에 의견이 대립하자, 급기야 이명박대통령이 영리병원 허용 문제 등 의료민영화 논의는 "시간을 갖고 충분히 논의하라."는 지시를 함으로써 사실상 유보되었다(연합뉴스, 2009.12.16.일자). 이처럼 이명박정부에서는 진보적 시민단체와 노동단체 등이 주도한 전대미문의 강력한 촛불시위, 경제부처와 복지부처 간의 의견불일치 등으로 인하여 영리병원 도입, 당연지정제 폐지, 민간의료보험 활성화 등의 의료민영화의 핵심 항목들은 정책으로 산출되지 못하였다. 비교적 논란의 소지가 적다고 본 제주도 내의 국내 영리병원 허용 등은 2010.5월 국무회의에서 의결함으로써 정부의 의지는 보였으나, 논란 끝에 2011.4월 제주도특별자치도법 개정에서는 이 조항이 삭제된 채 개정안이 통과되었다. 따라서 이명박정부 하에서의 의료민영화 논쟁은 논란만 무성하였지 실제로는 의도한 정책산출을 거의 만들어 내지 못하였다. 다만 이명박정부에서는 직접적인 의료민영화 정책이라고 보기는 어렵지만, 2008.5월부터 생명보험회사에 실손형 의료보험 판매를 허용하였는데, 이는 건강보험체계의 틀 내에서 이를 보완하려는 시도였다.

박근혜정부에서는 초기에는 갈등의 소지가 큰 영리병원 설립허용, 민간의료보험 도입 등과 같은 사안들 대신에 의료법인의 영리자회사 설립허용, 원격진료 허용 등을 중심으로 의료민영화 논쟁이 진행되었다. 이에 대해서 2014.3월 중에 의료계의 집단휴진 등의 반발이 있었지만 의료법의 개정으로 영리자회사 허용과 원격진료 허용이 제한적으로나마 시행되었다. 그러나 이후 투자활성화계획의 일환으로 메디텔(meditel) 허용 등 영리병원 허용을 현실화하게 되자, 시민단체와 야당의 반발이 본격화되었으며, 의료민영화의 중요한 입법이었던 서비스산업발전기본법은 끝내 국회의 문턱을 넘지 못하였다. 이후 2016년 들어서는 국정농단사태에 대한 촛불시위 등으로 박근혜정부의 국정추진동력이 상실된 가운데 의료민영화 논쟁도 더 이상의 정책을 산출하지 못하였다.

6) 종합적 토의 및 시사점

2000년대 이후의 의료민영화 논쟁은 노무현정부에서 시작되어 이명박 및 박근혜정부를 거치면서 10년 이상 지속된 사안이다. 사안이 복합적이며 대부분의 항목들은 시행이 좌절되었지만, 일부 항목들은 시행되었기 때문에 성공 혹은 실패 여부를 단정 짓기는 어렵다. 노무현정부에서는 경제자유구역과 제주특별자치도에 외국자본의 영리병원 설립 허용 및 내국인의 영리병원 이용 허용을 중심으로 의료민영화 논쟁이 진행되었다. 외국인은 당연히 진료가 허용되었다. 물론, 이들 특정지역에서의 성과를 토대로 다른 지역으로 확대할 계획이라고 하였지만, 사실상 차기 정부로 결정을 넘겼다. 따라서 논쟁의 대상지역이 협소하였고, 아직 논쟁의 초기단계였으며, 진보정권이 정책을 추진하였기 때문에 진보세력이 주도하는 대규모 저항이나 전국적 논쟁은 발생하지 않았다.

그러나 보수정권인 이명박 및 박근혜정부에서는 의료민영화의 항목이나 대상지역의 범위가 대폭 확대되었으며, 영리병원 허용, 민간의료보험 도입, 건강보험 당연지정제 폐지 등 민감한 사안들이 쟁점화 됨에 따라 의료민영화 논쟁도 전국적으로 확산되었다. 보수정권에 대항하여 진보적 시민단체와 노동단체의 반대활동도 격화되었다. 그리고 몇 차례의 촛불시위를 통하여 진보세력의 위력을 실감한 보수정권으로서는 자신있게 정책을 추진하지 못하였다. 특히, 이명박정부가 그러하였다. 따라서 의료민영화의 추진성과가 크지 못하였다. 박근혜정부에서도 시민단체나 노동단체의 반대활동이 계속되었지만, 집권초반에는 특유의 원칙과 고집을 내세워 원격진료 시범실시 등 어느 정도 성과를 거두었다. 그러나 박근혜정부 역시 집권 중후반으로 가면서 세월호 침몰사건 등 돌발악재가 발생하고 급기야는 탄핵사태까지 초래됨으로써 의도한 정책목표를 달성하기가 어려웠다.

이러한 의료민영화 논쟁과정을 보면서 느낄 수 있는 점은 첫째, 우리나라처럼 정치적 격변이 심한 나라에서는 정치적 환경 특히, 정치적 기회구조가 정책의 성공여부에 결정적인 영향을 미친다는 점이다. 이명박, 박근혜정부에서 의료민영화 추진이 암초에 부딪히게 되는 것은 궁극적으로는 보수정권이 추진하는 정책에 대한 진보진영의 반감이 컸기 때문이다. 진보정권인 노무현정부에서는 의사단체를 제외하고는 진보진영의 반대가 크지 않았다. 1990년대 이래 시민사회운동을 주도하던 진보세력들이 촛불시위 등의 저항행동을 통해서 보수정권이 추진하는 정책을 좌절시키고자 하였으며, 이들의 의도는 상당부분 성공하였다. 따라서 논쟁이 되는 정책의 결정과정을 이해하려면 정치세력들 간의 권력지형에 대한 이해는 물론, 군사정변, 선거, 탄핵사태, 촛불시위 등과 같은 정치적 기회구조 내지는 정책창의 역할에 대해서도 잘 이해해야 한다.

둘째, 국회의 의사결정제도가 입법활동을 제약하는 중요한 요인으로 등장하였다. 개정 국회법인 소위 '국회선진화법'이 그것이다. 동법은 다수당의 독주와 횡포를 방지하기 위하여 여야 합의로 제정된 것으로, 제대로 운영이 된다면 명칭 그대로 국회활동을 선진화시킬 수 있는 제도이다. 그러나 아직 여야 간에 양보와 타협의 전통이 제대로 확립되지 않은 상황에서 동법은 주요 논쟁사안의 입법을 결정적으로 저해하는 제도가 되었다. 서비스산업발전기본법이 대통령의 호소에도 불구하고, 끝내 제정되지 못한 것은 국회선진화법의 영향이 결정적이었다.

셋째, 옹호연합을 형성하기 위해서는 행위자들 간에 신념과 이해가 일치해야 한다. 의사단체와 시민단체 간에는 의료민영화에 반대하는 이해를 공유하였지만, 이들은 근본적으로 신념이 상이하였다. 의료민영화 논쟁은 아직까지는 보수와 진보가 연합을 형성하는 것이 어려운 일임을 입증하였다. 이익집단과 시민단체는 지향하는 가치와 신념이 상이하기 때문에 유사한 이해를 가졌지만 옹호연합을 형성하기는 어려웠다.

넷째, 정책행위자의 행동이나 활동을 이해하기 위해서는 행위자의 신념뿐만 아니라, 이해도 동시에 파악해야 하다. 옹호연합모형의 경우 신념체계가 동일하면 옹호연합을 형성할 수 있는 것으로 보고 있지만, 순수 시민단체를 제외하고는 현실에서는 이해가 일치하지 않으면 신념의 공유만으로 단일대오를 형성하기는 어렵다. 그리고 신념과 이해는 사실상 구분하기가 어려운 경우도 많다. 외형적으로 혹은 명목적으로는 신념을 말하지만, 실제로는 이해에 의해서 행동이 제약되는 경우가 많다. 의료민영화 논쟁과정에서 의사단체가 행한 행동이 그 예이다. 따라서 정책과정을 제대로 이해하기 위해서는 행위자들의 신념과 가치관은 물론, 이해도 정확하게 파악해야 하며, 나아가서는 신념과 이해가 어떻게 상호작용하는지에 대한 분석도 필요하다.

다섯째, 시민단체나 노동단체 등 대규모 성원을 동원할 수 있는 행위자들이 반대하는 정책은 의도대로 추진하기가 어렵다. 보수정권인 이명박 및 박근혜정부에서 의료민영화 정책이 소기의 성과를 거두지 못한 것은 진보성향의 시민단체와 노동단체들이 격렬하게 반대하였기 때문이다. 특히 SNS 등이 발달하면서 이들 단체들은 대규모 인력을 보다 쉽게 동원할 수 있게 되었는데, 이는 이명박 및 박근혜정부 하의 대규모 촛불시위에서 잘 드러났다. 특히, 2016년에는 촛불시위가 정권마저 무너뜨린 사례가 있어 향후 어느 정권이든 시민단체나 노동단체가 격렬하게 반대하는 정책은 추진하기가 어렵게 되었다. 이는 국민들의 의사에 부합하는 정책을 추진해야 한다는 긍정적 측면도 있지만, 아무리 필요한 정책이라도 이들이 반대하는 것을 추진하면 실패하게 된다는 측면에서 보면 양날의 칼과 같다.

마지막으로, 의료민영화처럼 찬반논쟁이 심한 정책을 추진하는 데서는 진정한 의미의 거버넌스(governance)가 필요하다는 교훈을 남겼다. 거버넌스는 정책집행과정에서만 작동해서는 안 되며, 정책결정단계에서부터 이해당사자들의 의견을 수렴하고 이들을 의사결정과정에 참여시키며, 궁극적으로는 책임도 공유하는 것이어야 한다. 그리고 거버넌스의 핵심은 소통과 진정성에 있다는 점도 명심해야 한다.

제4장
비교 및 종합적 논의

지금까지 1960년대 초반의 의료보험법 제정에서부터 최근의 의료민영화 논쟁에 이르기까지 50년 이상에 걸친 우리나라 보건의료개혁 과정의 정치적 동태성을 여덟 개의 사례를 중심으로 분석해 보았다. 대부분의 사례들이 정책결정과정에서 주요 이해당사자들 간에 첨예한 대립과 갈등이 있었으나, 1960-70년대의 권위주의체제 하에서 진행된 사례들의 경우는 폐쇄적인 공간에서 정부주도로 정책이 결정되었다. 따라서 정책을 추진한 정부의 의도가 대체로 관철되었다. 반면에 1980년대 후반 이후부터는 정치적 민주화와 더불어 보건의료개혁의 추진과정에서 다양한 행위자들이 개입하고 논쟁도 격화되었으며, 그 결과 정책산출은 처음 의도한 것으로부터 상당히 벗어나는 경우가 많았다. 특히, 1990년대 이후부터는 보건의료정책이 국민적 관심을 유발하면서 정책과정이 매우 논쟁적이고 소모적인 방향으로 진행되고 있다. 따라서 향후에도 보건의료개혁이 지속적으로 추진될 것을 생각하면, 지금까지의 보건의료개혁 사례들로부터 적절한 교훈과 시사점을 얻는 것이 시급하다. 보건의료개혁은 공익을 위해서는 반드시 추진되어야 하지만, 그 과정은 합리성, 소통, 협의에 기반을 두어야 한다. 이하에서는 이를 위하여 지금까지 분석한 여덟 개의 보건의료개혁 사례들의 특징적 내용을 제2장에서 설정한 분석변수에 입각하여 기술해 보고자 한다.

지금까지의 보건의료개혁 논쟁을 보면, 환경적 맥락 특히, 정치적 환경이 보건의료개혁 과정에 매우 큰 영향을 미쳤다. 이 점에서 정책과정은 정치적 과정이라는 말을 실감할 수 있다. 특히, 우리나라처럼 행동양식이나 의사결정에 대한 제도화의 정도가 낮은 곳에서는 정치적 요인이 정책결정에 큰 영향을 미치게 된다. 시기별로 고찰해 볼 때, 1960-70년대는 권위주의체제 하에서 정보공유가 제대로 되지 않았고, 민간부문이 정책과정에 참여할 수 있는 통로가 제한되어 있었으며, 사용가능한 이익투입방식도 한정되어 있었다. 따라서 보건의료개혁 과정의 참여자는 소수의 공식적 행위자와 정부로부터 인가된(authorized) 행위자로 제한되었으며, 따라서 보건의료개혁을 둘러싼 논쟁의 강도도 낮았다. 특히, 의료보험법이 제정된 1960년대 초반은 1961년의 5.16군사정변 이후에 등장한 군정체제였으며, 제2차 의료보험법 개정이 단행된 1976년은 유신체제 하였다. 따라서 정치적 분위기가 매우 경직되어 있던 상황에서 다양한 이해가 표출되기 어려웠다. 이 시기의 보건의료개혁 과정은 Yishai의 정책결정체계 유형화에 따르면 정부가 독단적으로 정책을 결정하는 정책커튼(policy curtain), 조합주의 관점에 따르면 정부와 인가된 소수의 이익집단만이 참가할 수 있는 국가조합주의 형태의 정책결정체계에 가까웠다. 반면에 1980년 후반부터는 정치민주화가 진행되면서 보건의료개혁을 둘러싼 정책결정체계도 개방적이고 유동적인 것으로 변하였다. 보건의료개혁에 대한 국민적 관심도 크게 증가하였다.

정치적 환경 중에서도 군사정변, 대통령선거, 정권교체, 대규모 반(反)정부시위 등과 같은 특정한 정치적 사건이 정책창(policy window)의 역할을 하면서 정책과정 및 정책산출을 제약하였다. 1963년의 의료보험법 제정은 1961.5월의 군사정변과 이로 인한 국가재건최고회의 설치, 군사정부의 정치적 필요성 등의 정치적 사건이 큰 영향을 미쳤다. 1980년대 후반의 제2차 의료보험통합일원화 논쟁 즉, 국민의료보험법 제정과정에서는 노태우정부 초기의 여소야대 국면이라는 새로운 정치지형과 노태우대통령에 대한 중간평가라는 정치적 사건이 입법과정에서 큰 영향을 미쳤다. 1990년대 후반 이후의 의료보험 완전 통합일원화 논쟁과 의약분업 논쟁은 김대중정부로의 수평적 정권교체와 이로 인한 지배권력의 교체가 중요한 영향요인이었다. 이명박정부에서 의료민영화의 추진동력을 상실하게 된 것은 2008.4월 이래의 대규모 촛불집회가 결정적인 영향을 미쳤다. 박근혜정부에서의 의료민영화 추진계획이 의도한 대로 되지 못한 데는 국회선진화법이라는 새로운 제도의 등장이 중요한 원인이었는데, 이 역시 일종의 정치적 사건으로 볼 수 있다. 따라서 다중흐름모형에서 언급하듯이, 정책추진자 내지는 정책활동가(policy entrepreneur)는 정책을 성공적으로 추진하기 위해서는 이러한 정책창을 면밀하게 파악하고 유리한 방향으로 이용할 수 있는 능력이 있어야 한다.

사회적 환경은 정치적 환경과 밀접하게 연관되어 있다. 정치가 민주화될수록 사회집단이 활성화되고 이들이 정책과정에 적극적으로 개입하게 된다. 1980년대 후반부터 정치적 민주화가 진행되면서 사회집단이 활성화되었으며, 이들이 보건의료개혁 과정에 중요한 행위자로 개입하게 되었다. 노동단체도 권위주의체제 하에서는 제대로 목소리를 내지 못하였으나, 1987년의 노동자대투쟁을 계기로 주요 이슈에 적극적으로 개입하게 되었다. 보건의료인단체의 경우도 기존의 의사단체나 약사단체의 기득권 지키기에 반감을 가진 운동권 성향의 보건의료인들이 주축이 되어 1980년대 후반부터 본격적으로 활동하였다. 그러나 1980-90년대는 시민단체 및 노동단체의 활동이 정치 및 사회민주화의 연장선상에서 전개되었으나, 2000년대 노무현정부 이후부터는 시민사회가 진보와 보수로 갈라지기 시작하였으며, 특히 진보진영의 시민단체나 노동단체의 발언권이 강화되었다. 시기적으로 보면, 1980년대 후반의 제2차 의료보험 통합 논쟁 때부터 시민사회의 다양한 행위자들이 보건의료개혁 과정에 개입하였으며, 그 결과 사회적 환경의 영향도 본격화되었다.

경제적 환경의 경우도 제한적이지만 보건의료개혁 과정에 어느 정도 영향을 미쳤다. 특히, 1990년대 이후의 보건의료개혁 사례들이 그러하다. 1990년대 후반부터 진행된 의료보험 완전 통합일원화 논쟁의 경우는 1997년 이후의 IMF 경제위기 상황을 극복하기 위한 노·사·정 대타협의 일환으로 합의된 것이다. 즉, 1998년 초반 대통령당선인 신분이던 김대중대통령은 노·사·정 합의를 통해서 경제위기 상황을 극복하고자 노사정위원회를 구성하고 '경제위기 극복을 위한 노사정대타협'을 도출하였다. 여기서는 노동단체들이 반대하던 구조조정과 정리해고 도입을 유도하기 위하여 다양한 양보안을 제시하였는데, 그 가운데 하나가 진보적 노동단체인 민주노총이 요구해오던 의료보험통합일원화를 수용하는 것이었다. 2004년 이후의 의료민영화 논쟁의 경우도 경제적 환경의 영향이 적지 않았다. 의료민영화의 추진 동기 자체가 투자활성화, 신성장산업 육성, 의료관광 활성화 등의 경제적 동기였다. 특히, 이명박정부는 2008년 이후의 세계경제 위기상황에서 의료산업을 중요한 신수종(新樹種)사업의 하나로 간주하고 의료민영화를 적극적으로 추진하였다. 보건의료를 산업이나 사업으로 간주하는 것 자체가 경제적 사고라고 할 수 있다. 이처럼 경제적 환경 역시 제한적이나마 보건의료개혁에 영향을 미쳤으며, 특히 경제위기를 극복하는 과정에서 그 영향이 컸다. 그러나 전반적으로 경제적 환경은 정치적 환경이나 사회적 환경에 비해서는 영향력이 적었다. 이는 보건의료 분야가 거시적 경제상황과는 상대적으로 관련성이 적은 데도 원인이 있지만, 이에 못지않게 그 동안 보건의료정책을 경제와 분리하고자 한 정부의 의도가 크게 작용하였다. 예로서, 1977년 이후의 강제가입 의료보험을 공무원 및 사립학교교직원, 대기업 근로자에게 우선적으로 적용하였는데, 이는 가입자의 시급성을 따지기 보다는 의료보험의 재정안정성과 정부의 재정부담 최소화에 관심이 컸기 때문이었다.

정책하위체제의 측면에서, 우선 행위자의 수 및 주도적 행위자는 1960-70년대, 1980년대, 1980년대 후반이후 현재까지의 세 시기에 따라 분명한 차이를 보였다. 우선 1960-70년대는 정부가 독점적으로 정책을 결정하였다. 1963년의 의료보험법 제정은 군사정부 하에서, 1976년의 제2차 의료보험법 개정은 유신체제 하에서 정부(특히, 최고지도자와 관련 정부부처)가 거의 단독으로 결정하였다. 1963년 당시는 주요 정당과 국회가 해산된 상태에서 국가재건최고회의에서 일부 최고위원들의 주도로 입법이 되었다. 이 과정에서 보건사회부 산하의 몇몇 전문가들이 적극적인 지원을 하였다. 1976년의 제2차 의료보험법 개정 역시 박정희대통령과 신현확 보사부장관, 보사부관료들을 중심으로 정책이 결정되었다. 유신체제 하에서 국회는 제대로 기능을 하지 못하였으며, 여당은 정부의 들러리 역할을 하는 데 그쳤다. 이해관계자인 의사단체 등의 전문이익집단, 노동단체, 기업이익집단 등은 건의문을 제출하거나 간담회를 개최하는 정도였다. 따라서 비록 두 사례이지만, 1960-70년대의 보건의료 정책결정체계는 정책공동체나 철의 삼각(iron triangle)이라고 보기도 어려우며, Yishai의 분류에 의하면 행정부가 장막 뒤에서 단독으로 정책을 의제화하고 결정하는 정책커튼에 가까운 폐쇄적인 형태였다. 따라서 행위자는 소수의 공식적 행위자들에 국한되었으며, 주도적 행위자는 대통령과 정부부처였다.

1980년대는 여전히 전두환정부의 권위주의체제였지만, 적어도 보건의료정책의 경우는 논쟁의 성격에 따라 정책결정체계의 성격이 상당히 변모하였다. 가령, 전두환정부 전반기인 1980년대 초반에 발생하였던 지역의료보험 시범사업 내 의약분업 논쟁(1981-1984)은 향후 지역의료보험의 전국적 시행에 대비하여 특정지역에서 두 차례 시범사업을 실시하면서, 도시지역인 목포시를 대상으로 의약분업 시범사업도 동시에 시행한 것이다. 이때는 의사단체와 약사단체 간에 격렬한 대립이 발생하였으며, 이들은 당시의 권위주의체제 하에서도 약국폐문, 진료거부, 집단시위, 성명서 발표, 연판장 작성 등 다양한 방식으로 저항하였다. 이에 대해서 정부는 공권력을 동원하는 등 일부 강경책을 구사하였지만, 대부분은 정책적인 양보를 하거나 의약단체의 가운데서 중재자의 역할을 수행하였다. 따라서 시범사업 내 의약분업 논쟁의 경우는 주요 행위자의 수가 크게 증가하였으며, 주도적 행위자는 의사단체와 약사단체라는 보건의료 전문이익집단과 정부부처였다. 이 점에서 Yishai의 유형화에 따르면, 정책과정에 정부부처와 특정 전문이익집단 간의 배타적이고 밀접한 상호작용이 발생하는 철의 듀엣(iron duet)에 가까운 것이었다. 그럼에도 차이점은 오히려 전문이익집단이 주도를 하고, 정부부처는 중재자에 가까운 역할을 하였다는 점이다. 이처럼 폐쇄적이고 권위주의적인 정치체제하에서도 집단이익의 표출이 가능하였던 것은 의약분업이라는 이슈가 의사와 약사에게는 사활이 걸린 사안인데다, 이들의 전문성과 기능적 중요성을 대체할 수단이 없는 상태에서 정부로서도 이들의 집단행위에 대해서 마땅한 대응책이 없었기 때문이다. 반면에 비슷한 시기에 발생한 제1차 의료보험통합 논쟁(1980-1982)의 경우는 여전히 대통령, 청와대, 정부부처라는 정부 내의 공식적 행위자들을 중심으로 논쟁이 진행되었으며, 외부 행위자의 적극적 참여는 없었다. 따라서 유사한 환경적 맥락 하이지만, 이슈의 심각성 정도 특히, 특정 집단의 이해에 민감한 정도에 따라서 참여자의 수나 주도적 행위자의 범위가 달라진다고 볼 수 있다. 따라서 정책하위체제 및 정책과정을 분석할 때는 논쟁이 되고 있는 이슈의 성격과 민감성이라는 변수도 동시에 고려해야 한다.

1980년대 후반 이후의 보건의료개혁 사례들은 대부분이 행위자의 수가 많고 유동적이며, 주도적 행위자도 정부부처 등의 공식적 행위자뿐만이 아니라, 시민단체나 노동단체 등의 비공식적 행위자인 경우도 적지 않다. 따라서 정책하위체제의 속성이 이전의 정책공동체 유형의 폐쇄적이고 배제성이 높은 형태에서 이슈네트워크 유형의 개방적이고 포용적(inclusive) 형태로 근본적인 변화를 하였다. 특히, 1980년대 이후는 정치민주화와 더불어 운동조직 성격의 다양한 시민단체들이 등장하였으며, 1987년을 기점으로 투쟁적인 노동단체들도 많이 등장하였다. 이들은 보건의료 논쟁을 관료, 전문이익집단, 대기업 등의 기득권 세력을 약화시킬 수 있는 기회로 인식하고 지속적으로 개입하였다. 특히, 시민단체는 사안에 따라서 때로는 중재자로서 때로는 옹호자로서 기능을 하였는데, 대체로 의료보험통합일원화 논쟁과 의료민영화 논쟁에서는 옹호자의 역할을 수행하였으며, 두 당사자 간의 갈등이 치열하였던 한약조제권 분쟁(1993-1996)이나 의약분업 논쟁(1998-2000)에서는 중재자의 역할을 자임하는 경우가 많았다. 그러나 점차 시간이 경과함에 따라 진보와 보수 간의 갈등과 대립이 심화되면서 시민단체가 중재자의 역할을 하기가 어렵게 되었으며, 특정 정책을 지지하는 옹호자의 역할로 전환하였다. 노동단체의 경우도 1990년대 이래 지속적으로 영향력을 확대하여 중요한 논쟁에서 대규모의 성원을 동원하면서 주도적인 역할을 하였다. 따라서 1980년대 후반 이래의 보건의료개혁 논쟁에서는 정책하위체제 내의 행위자 수가 크게 증가하였으며, 주도적 행위자도 이전의 공식적 행위자로부터 시민단체나 노동단체 등의 비공식적 행위자로 이전하기 시작하였다. 따라서 정책네트워크의 유형화에 따르면, 1990년대 이후부터는 많은 수의 행위자들이 특별한 진입장벽이 없이 보건의료정책 과정에 수시로 개입할 수 있는 이슈네트워크의 속성이 강하였다.

신념 및 이해의 측면에서, 1970년대까지는 보건의료정책의 중요성이 크지 않은 상황에서 보건의료개혁 과정에 참여하는 행위자의 수도 적었으며, 신념체계도 제대로 형성되지 못하였다. 당시는 정치적 필요성이 중요한 정책추진 동기였다. 이후 1980년대의 제1차 및 이후의 제2차 의료보험통합 논쟁을 둘러싸고는 점차 신념체계와 이해관계가 형성되기 시작하였다. 그러나 1980년대 초반의 제1차 의료보험통합 논쟁의 경우는 관료집단들 간에 상이한 신념과 이해를 보이는 정도였으며, 관료조직의 속성 상 이들이 다른 행위자들과 옹호연합을 형성하지는 못하였다. 그리고 신념도 아직 굳건하지는 못하였다. 반면에 시범사업 내 의약분업 논쟁의 경우는 의사단체와 약사단체 모두가 명분론적으로는 신념을 말하였지만, 실제로는 직역 이해에 따라 이합집산이 발생하였다. 보건의료개혁 논쟁에서 행위자들의 신념이 본격적으로 형성되기 시작한 것은 1980년대 후반의 민주화 추세와 더불어 진보성향의 시민단체, 보건의료인단체, 노동단체 등이 등장하면서 부터이다. 이들은 처음에는 기득권세력 타파라는 명분으로 단합하였지만, 점차 이념적 지향을 띠면서 신념을 정립해 갔다. 이들은 보건의료서비스를 중요한 공공재로 간주하면서 공공성, 형평성, 사회적 연대성, 사회적 약자의 우선보호 등의 신념을 공유하였다. 이들은 처음에는 민주화를 주장하는 운동권의 성격이 강하였지만, 1990년대 후반부터 특히, 노무현정부 이후부터는 점차 강한 진보적 이념을 표방하면서 일종의 진보블록을 형성하였다. 그러나 여전히 보수성향의 사회단체나 노동단체는 보건의료를 중요한 안건으로 인식하지 않았을 뿐만 아니라, 이와 관련한 신념의 정립도 미진하였다.

그리고 신념과 이해의 관계에서 양자의 경계는 불명확한 경우가 많다. 특히, 옹호연합모형에서 주장하는 규범적 핵심신념 정도를 제외하고는, 양자 간의 구분이 모호한 경우가 많다. 이차적 신념은 오히려 이해와 유사한 개념이라고 볼 수 있다. 대체로 공익단체의 성격이 강한 시민단체를 제외하고는 신념은 명목적으로 추구하는 경우가 많으며, 실질적으로는 이해에 의해서 추동되는 경우가 많다. 특히, 전문이익집단의 경우는 명목적으로는 환자의 건강권 보장, 의료서비스의 안정성 등을 신념으로 제시하지만, 실질적으로는 이해에 의해서 좌우되는 경우가 많다. 정당이나 정치인의 경우도 국민편의 등을 신념으로 내세우지만, 실제로는 선거에서의 득표와 정치적 위상 제고가 중요한 이해이며 이에 입각하여 행동하는 경우가 많다. 노동단체 역시 진보적이든 보수적이든 간에 신념과 이해의 경계가 모호하거나 불일치하는 경우가 많다. 이들도 기본적으로는 이익집단이기 때문이다. 다만 시기적으로 보았을 때는 1990년대 이래 행위자들 간에 이념성향에 기인한 신념의 차이가 부분적으로 나타나기 시작하다가 노무현정부 이후부터는 이것이 보다 분명해졌다. 즉, 진보세력과 보수세력이 보다 명확하게 구분되기 시작하였으며, 이에 따라 양자 간의 갈등과 대립이 심화되고 있다. 따라서 옹호연합이나 상호작용방식 등을 분석하려면 신념만으로는 이를 완전하게 분석하기가 어려우며, 이해와의 동태적 관계 속에서 이를 파악해야 한다.

옹호연합의 형성 및 작동 면에서, 대체로 1980년대 후반 이전에는 보건의료개혁 논쟁이 정부 내 혹은 공식적 행위자 사이에서 폐쇄적으로 발생하거나 일부 전문이익집단들이 대립하는 형태였다. 행위자의 수도 정부부처 및 일부 전문이익집단으로 국한되었다. 그리고 이들은 대체로 독자적으로 행동하거나 동종업종 내에서 연대활동을 하는 정도였으며, 성격이 상이한 집단들과 신념을 토대로 옹호연합을 형성한 경우는 없었다. 즉, 1980년대 초반의 시범사업 내 의약분업(1981-1984) 사례에서 개업의, 의과대학 교수, 의과대학생 등 의료인 내지는 예비의료인들 간에 연대활동은 하였지만, 다른 직종이나 노동단체 등과의 연대는 없었다. 이후 보건의료개혁 논쟁에서 본격적으로 옹호연합이 형성되고 작동하기 시작하는 것은 1980년대 후반의 정치적 민주화 전후로 발생한 제2차 의료보험통합 논쟁(1988-1989)부터이다. 이때부터 인의협, 건약 등 사회운동단체 성격의 보건의료인단체들이 등장하였으며, 노동단체들도 정부의 통제로부터 벗어나 본격적으로 정치활동을 시작하였다. 당시 통합논쟁이 1988.1월부터 시행된 농어촌 지역의료보험과 연관되어 있었기 때문에 각종 농어민단체들도 적극적으로 연대기구에 참여하였다. 따라서 1980년대 후반부터는 의료보험통합 논쟁을 둘러싸고 주로 이에 찬성하는 행위자들을 중심으로 옹호연합이 형성되었으며, 1990년대부터는 시민단체, 보건의료인단체, 노동단체, 농어민단체, 진보성향의 학자 등 다양한 행위자들이 정치사회 민주화의 일환으로 이를 추진함에 따라 옹호연합이 더욱 공고화되었다. 그리고 이들은 1990년대 말 이후의 의료보험의 완전 통합일원화를 달성하는 데 중심적 역할을 수행하였다.

전통적 기득권세력인 정부관료, 전문이익집단, 기업이익집단 등의 경우는 여전히 독자적으로 활동하였으며, 이들 간에 연대기구나 옹호연합을 형성하지는 못하였다. 보수세력들이 본격적으로 연대를 형성하기 시작하는 것은 2000년대 이후 우리사회가 보수와 진보로 확연하게 구분되기 시작하고, 이명박, 박근혜정부 들어서 진보세력들이 주도한 몇 차례의 대규모 촛불시위를 경험하면서 부터이다. 특히, 2016-2017년 중의 박근혜대통령 탄핵 촛불집회를 거치면서 이른바 '태극기집회'라는 이름으로 일부 강경 보수세력들이 본격적으로 연대하였다. 특히, 의료민영화 논쟁은 보수진영과 진보진영 간에 대립과 갈등이 본격화하기 시작한 노무현정부 때부터 발생하였기 때문에 진보진영은 의료민영화를 상징적인 보수정책으로 간주하고 단단한 옹호연합을 형성하고 한 목소리로 반대하였다. 그러나 보수진영은 의료민영화에 찬성은 하지만, 연대기구를 형성하지는 못하였다. 이들은 기본적으로 개인주의적 성향이 강하고 연대활동에는 취약하거나 거부감을 갖고 있다. 대체로 기득권계층일수록 약점이 많으며, 따라서 법집행 현장에서 앞장서서 반대하는 것을 망설이게 된다. 다만, 의사, 약사, 한의사 등의 의료전문가들은 예외적이었는데, 이는 의약분업이나 한약조제권 등의 사안이 직종의 이해에 매우 민감한 것이었기 때문이다.

정책결정과정에서의 행위자의 전략 및 행위자들 간의 상호작용을 보면, 1970년대까지는 1960년대 초반의 군사정부, 1970년대의 유신정부 하에서 보건의료개혁도 주요 행위자들이 대통령, 정부부처 등 주로 공식적 행위자에 국한되었다. 이들이 행사한 전략도 공식적이고 제도적인 틀을 벗어나지 않는 것들이었다. 국가재건최고회의, 대통령 등 최고통치권자의 의지가 실린 정책들이었기 때문에 관련 부처들 간에도 대립을 하거나 이견을 내기가 어려웠다. 전경련, 한국노총, 의사협회 등의 관련 단체들은 가끔 목소리를 내었지만, 이들 역시 대체로는 당시의 권위주의체제 하에서 건의문 발송, 간담회 개최 등의 온건한 방식의 이익투입활동을 하였다. 1980년대 전반기도 전두환정부의 권위주의체제였기 때문에 시민단체, 노동단체 등은 아직 활성화되지 못하였으며, 야당의 경우도 정치정화의 명목으로 관제(官制)야당의 활동만 허용되었기 때문에 정부를 제대로 견제하지 못하였다. 따라서 제1차 의료보험통합 논쟁(1980-1982)의 경우, 주로 청와대와 보건사회부 관료들을 중심으로 폐쇄적인 논쟁이 있었으나, 이 역시 대통령의 지시 한마디로 논쟁이 종결되었다. 다만, 지역의료보험 시범사업 내 의약분업 논쟁(1981-1984)의 경우는 당시의 권위주의체제 하에서도 집단시위, 농성, 약국폐문, 성명서 발표 등 과격한 이익투입활동이 전개되었다. 이는 의사와 약사 모두 의약분업을 자신들의 이해에 매우 민감한 사안으로 받아들였으며, 또한 이들은 고도의 전문직종들로서 정부로서도 마땅한 대응책이 없었기 때문이다. 그리고 정부 입장에서는 당시는 아직 시민사회나 노동세력이 활성화되어 있지 않았기 때문에 전문이익집단의 단독행동이 정권이나 체제를 유지하는 데 위협이 된다고는 생각하지 않았다. 따라서 주로 유인 및 중재의 방식으로 전문이익집단의 이익투입활동에 대처하였다.

그러나 1980년대 후반 이후 정치적 민주화와 더불어 민주화운동 세력들이 대거 시민사회운동가로 전환하고 노동운동이 활성화되면서 이들의 전략이나 상호작용방식도 판이하게 달라졌다. 이들이 중심이 되어 다양한 연대기구를 형성하기 시작하였으며, 특히 1990년대부터 보건의료분야 특히, 의료보험통합 이슈는 전문이익집단, 정부관료, 기업이익집단 등의 기득권세력을 약화시키는데 필요한 상징적 의제가 되었다. 따라서 1990년대 이래는 정부 특히, 보수정권이 추진하는 각종 이슈들마다 시민단체, 노동단체, 농어민단체, 사회운동 차원의 보건의료인단체 등이 연대하여 집단시위, 서명운동, 성명서, 정당당사 점거, 야당 압박, 선거에서의 정책연대 등 다양한 방식의 이익투입활동과 상호작용을 하였다. 그리고 김대중, 노무현 정부에서 이들은 다양한 정부기구에 공식적으로 참여하여 자신의 주장을 펼 수 있었다. 특히, 2000년대 이후의 진보와 보수진영 간의 대립국면에서는 이들이 진보진영의 주축으로 촛불시위 등을 주도하였다. 그리고 1990년대까지는 한약조제권 분쟁에서의 경실련의 역할처럼 일부 중재자의 역할을 하였지만, 2000년대 이후는 이들의 중립성이 크게 훼손되어 중재자의 역할을 더 이상 하기가 어렵게 되었으며, 따라서 옹호자의 역할을 전담하게 되었다.

야당의 경우도 1985.2월의 총선에서 정통야당 세력이 주축인 신민당이 제1야당이 되면서 정부·여당에 대한 견제역할을 하기 시작하였으며, 1987년의 민주화시위, 1988년의 여소야대 국면에서 영향력이 급팽창하였다. 따라서 야당도 시민사회와 보조를 맞추면서 보건의료분야에도 적극적으로 개입하기 시작하였다. 1990년대 후반 이래는 진보정권 하에서 한나라당 등 보수정당들이 야당이 되면서 시민단체나 노동단체 등과의 연대활동은 없어졌지만, 여전히 공청회 개최, 의안발의, 입법저지 등 다양한 방식으로 활동하였다. 이명박, 박근혜정부에서는 진보성향 정당들이 야당이 되면서 다시 시민단체, 노동단체 등과의 연대를 형성하였으며, 집단시위 등에도 적극 동참하였다. 더구나 국회선진화법의 제정으로 국회 내에서도 합법적으로 정부·여당 주도의 입법을 저지할 수 있었다.

의사, 약사, 한의사 등 전문직종의 경우는 의약분업, 한약조제권 분쟁 등의 영업권 분쟁과 관련된 영역에서 시위, 농성, 폐문, 진료거부, 성명서, 언론매체 광고 등 다양한 전략을 동원하여 이익투입활동을 하였다. 다른 한편으로는 의·약·정협의체 구축, 정부위원회 참여, 건의문, 보건의료직종 출신 의원들에 대한 로비 등도 행하였다. 특히, 2000년대 이후부터는 진보정권과 제도적 대화를 하는 것이 한계가 있었기 때문에 집단시위 등의 대중수준의 이익투입활동에 의존하는 정도가 더욱 커졌다. 반면에 전경련, 경총 등 기업이익집단들의 경우는 회원동원 능력이 부족하고 보수성향이 강해 집단행동을 하기는 어려웠으며, 정부기구 참여, 건의문, 간담회, 입법청원, 로비활동 등 주로 권력수준의 온건하고 제도적인 활동방식을 택하였다. 정부부처의 경우는 당연히 정부안 마련, 기자회견, 정부위원회 구성, 국무회의, 당정협의 등의 제도적이고 합법적인 방식으로 활동을 하였지만, 때로는 중재자의 입장을 취하면서, 때로는 옹호자의 역할을 동시에 수행하면서 정체성이나 일관성을 제대로 유지하지 못하는 경우가 많았다. 이에 따라 공익수호보다는 특정 이익에 경도되기도 하였다. 더구나 국회선진화법 출범 이후부터는 여당 단독으로는 쟁점법안의 국회처리가 어렵게 되자, 박근혜대통령처럼 대국민 혹은 대국회 호소에 의존하거나, 심지어는 국회의장의 직권상정을 압박하거나, 대통령이 민간단체의 서명운동에 직접 참여하기도 하였다.

마지막으로, 보건의료개혁 논쟁의 결과물로서의 정책산출을 보면, 1960-70년대의 의료보험법 제정과 제2차 의료보험법 개정은 군사정변 주도세력 혹은 대통령과 주무부처인 보건사회부가 논의를 거의 독점하였기 때문에 이들의 의도대로 정책이 산출되었다. 당시의 정책결정체계는 폐쇄적이고 배제적이었기 때문에 공식적 행위자의 이해가 정책산출에 주로 반영되었다. 정책내용의 변화를 보면, 1963년의 의료보험법 제정은 국가재건최고회의에서의 마지막 논의과정에서 핵심사항인 의료보험의 강제적용이 임의적용으로 수정되었는데, 이는 외부의 이익투입이나 압력에 의한 것이 아니라, 즉흥적이고 돌발적으로 발생한 것으로 보여 진다. 이는 그만큼 당시 의료보험에 대한 인식이 낮았으며, 수명이 다한 군사정부가 마지막에 한탕주의로 입법을 한 때문으로 보여 진다. 물론 군사정부의 비전문가들이 실현가능성 등에 대한 점검도 없이 군사정변의 정당성을 뒷받침하기 위한 수단으로서 사회복지정책이나 보건의료정책을 이용한 면도 있다. 반면에 1976년의 제2차 의료보험법 개정은 처음 의도한 주요 사항들이 최종 입법에 대부분 반영되었다. 이는 이미 의료보험법이 제정된 지 십년 이상이 지난 데다, 당시 남북한 간의 의료형평성 격차에 대한 우려가 있었으며, 절대 권력자인 대통령과 실세였던 신현확 보건사회부장관의 의지가 확고하였기 때문이다. 그리고 대기업부터 적용을 한 것은 의료보험을 시행하는 데서 정부부담을 최소화하면서 단계적으로 정착시켜야 한다는 정부의 의지가 강하였기 때문이다.

1980년대 초반의 제1차 의료보험통합 논쟁과 시범사업 내 의약분업 논쟁의 경우는 비슷한 시기이지만 상이한 방식으로 정책이 산출되었다. 통합논쟁의 경우는 주로 정부부처들 간에 논쟁이 발생하였지만, 대통령의 지시 한마디로 논란이 종료되었다. 의료보험통합에 반대하던 청와대 관료들의 의도가 정책산출에 반영된 것이다. 이는 당시 전두환대통령의 권위적 리더십과 청와대와 주무부처인 보건사회부 간의 현격한 권력격차를 보여주는 사례이다. 이후 보건사회부 내에서 통합을 주장하던 관료들은 대부분 숙청되었으며, 이후부터 보건사회부는 조합주의 방식을 지지하게 되었다. 반면에 의약분업 논쟁의 경우는 보사부의 중재로 의·약간 합의를 바탕으로 지역의료보험 시범사업지역인 목포시 내에서 계약방식의 의약분업이 시행되었지만, 궁극적으로는 의사단체의 반대로 계약기간 연장에 실패하였다. 따라서 계약기간을 연장하여 계속 시범사업을 진행하고자한 정부의 의도는 좌절되었다. 이 사례는 보건의료정책 과정에서 보건의료 전문이익집단 특히, 의사단체의 영향력이 얼마나 큰지를 잘 보여준다.

1980년대 후반 이후의 정치적 민주화 국면에서 전개된 보건의료개혁 논쟁사례들은 정책결정체계가 이슈네트워크 형태로 전환됨에 따라 행위자의 수가 많아지고 대통령과 정부부처가 독단적으로 정책결정을 주도할 수 없게 되었다. 시민단체와 노동단체가 주도적 행위자로 부상하였으며, 입법과정에서 야당의 역할이 커짐에 따라서 정책과정도 훨씬 동태적으로 되었다. 그 결과 정책산출의 내용도 변화가 심하고 유동적으로 되었다. 구체적으로, 제2차 의료보험통합 논쟁(1988-1989)의 경우는 시민단체, 노동단체, 야당의 주도로 통합일원화 법안인 국민의료보험법이 국회를 통과하였다. 그러나 최종적으로 대통령의 거부권 행사로 통합일원화가 좌절되었다. 따라서 조합주의자들의 이해가 반영되었다. 이 사례는 비록 시민사회나 야당의 권력이 커졌다고 하더라도, 우리와 같은 강력한 대통령제 하에서는 최고통치권자의 동의가 없이는 주요 정책이 입법화되기가 어려움을 보여 준다.

한약조제권 분쟁(1993-1996)은 약사와 한의사 간에 한방분업을 하고자하였던 정부의 의도가 많이 반영되었다. 그러나 정책과정에서 그 내용은 상당부분 수정되었다. 약사단체의 강력한 반발에 밀려 기존의 약사들이 가지고 있던 편익은 거의 보존되었다. 이 사례는 영업권 조정 성격의 보건의료개혁 과정에서는 관례라는 이름으로 유지되던 기득권을 타파하기가 얼마나 어려운지를 잘 보여준다.

의료보험 완전 통합일원화 논쟁(1997-2003)은 많은 시간이 소요되었지만, 궁극적으로는 통합주의자들이 주장하던 조직통합, 재정통합을 포함한 완전통합이 달성되었다. 따라서 통합일원화 주창자들의 이해가 정책산출에 궁극적으로 반영되었다. 그러나 이 과정에서 수차례 법률이 개정되고 시행시기가 연기되는 등 우여곡절이 있었다. 여기에는 실현가능성을 명분으로 내세웠지만, 여·여 정당들의 선거에서의 득표라는 정치적 이해가 많이 작용하였다. 그럼에도 궁극적으로 국민건강보험법이 제정되고 단일 보험자가 출발하게 된 데에는 김대중정부로의 정권교체, 경제위기 상황, 권력기반이 약한 김대중정부의 시민사회 및 노동단체와의 연대 필요성, 시민사회의 급성장 등 환경적 요인이 큰 영향을 미쳤다. 특히 김대중정부의 등장과 당시의 IMF 경제위기 상황은 정책창으로서의 역할을 수행하였다. 이 사례는 의료보험통합처럼 정치적 상징성이 큰 논쟁의 경우는 정권교체, 권력지형의 변화와 같은 거시적 환경의 변화가 얼마나 큰 영향을 미치는 지를 보여주는 것이다.

의약분업 논쟁(1998-2000)은 궁극적으로 의약분업이 달성됨으로써 정부가 의도한 정책이 산출되었다. 그러나 이 역시 정책결정과정에서 갈등이 심각하였으며, 정책결정과정에서 의약분업의 내용이 많이 변질되었다는 측면에서 보면 성공적인 정책결정이라고 단정하기는 어렵다. 의사단체의 반발에 직면하여 의약분업의 예외조항들이 많이 추가되었으며, 이들을 무마하기 위하여 수례에 걸쳐 진료수가를 인상하는 등 공익이 많이 침해되었다. 따라서 이 사례는 전문이익집단의 강력한 반대를 극복할 수 있는 방안을 확보하는 것이 필요하며, 정부가 공익을 최우선으로 하는 확고한 신념을 갖는 것이 왜 중요한지를 일깨워 준다.

의료민영화 논쟁(2004-2016)의 경우는 세 개의 정권에 걸쳐서 오랫동안 논쟁이 되었지만, 정치·사회적으로 큰 갈등을 유발하였으며, 정책의도가 극히 일부분만 달성되었다는 점에서 실패한 정책결정사례로 기록될 만하다. 영리병원 도입, 민간의료보험 도입, 건강보험 당연지정제 폐지 등 의료민영화를 구성하는 본질적인 항목들은 시민사회의 저항으로 무산되었으며, 경제자유구역이나 제주특별자치도라는 특정지역 내의 외국인 영리병원 허용, 원격진료 시범사업, 의료법인 자회사의 부대사업

범위확대 등과 같은 비교적 시민사회의 반발이 작은 항목들만 부분적으로 달성되었다. 서비스산업발전기본법 등과 같은 의료민영화를 위한 주요 입법들도 야당의 반대로 폐기되었다. 따라서 의료민영화 논쟁사례는 2000년대 이후 진보적 시민단체와 노동단체의 영향력이 급팽창하면서 이제 어떠한 정권도 이들이 집단적으로 반대하는 정책은 추진하기가 어렵게 되었음을 보여 준다. 특히 2008년과 2016년 중의 대규모 촛불시위로 이들이 정권을 위태롭게 하거나 정권자체를 무너뜨릴 정도의 영향력이 있음이 입증되었기 때문에 앞으로 이른바 '국민적 동의'를 얻지 못하는 정책을 추진하기는 어렵게 되었다. 또한 이른바 '국회선진화법'의 시행으로 야당이 반대하는 정책은 정부·여당 단독으로 처리하기는 어렵게 되었다. 의료민영화와 관련되는 서비스산업발전기본법의 폐기가 이를 증명한다. 이제 정책추진자들은 정치적 지형의 근본적 변화를 잘 인식하고 이에 현명하게 대처해야 한다.

제5장
결론 및 정책적 시사점

지금까지 여덟 개의 사례를 통해서 50년 이상 지속된 보건의료개혁 과정을 분석하였는데, 기본적으로 정책결정과정은 역동적인 정치적 과정임을 알 수 있다. 이는 보건의료개혁이 단순하게 합리성(rationality)이나 바람직함(desirability)만으로 결정되거나 시행될 수 있는 것이 아니라, 민감한 정쟁의 대상이 되었음을 의미한다. 특히, 우리처럼 정치적 격변이 잦은 나라일수록 주요 정책의 결정과정은 정치적 동태성이 매우 높다. 특히, 1980년대 후반이후 정치적 민주화가 진행되면서 보건의료개혁은 초기에는 운동권세력과 이른바 보수기득권 세력, 이후에는 진보세력과 보수세력 간의 중요한 갈등의 소재가 되었다. 단순한 보건의료정책 논쟁이 아니라, 진보진영과 보수진영 간의 상징적인 이념대립의 대상이 되었다. 이는 기본적으로 보건의료정책이 복지정책의 일환으로서, 분배, 형평성, 공공성, 사회적 연대성 등을 우선하는 세력과 성장, 경제적 효율성, 자율성, 개인적 책임 등의 이념을 지지하는 세력 간의 갈등과 대립의 장이 되었기 때문이다. 이 점에서 보건의료개혁의 경우는 대립적인 옹호연합들 간에 서로 다른 신념이 비교적 분명하게 드러나는 분야이다. 특히, 2000년대 이후는 정치 및 시민사회가 진보진영과 보수진영으로 분명하게 구분되고, SNS의 발달 등으로 주로 진보진영을 중심으로 촛불시위 등 대규모집회가 빈발하는 가운데, 보건의료개혁을 둘러싼 논쟁은 우리사회를 분열시키는 중요한 이슈가 되고 있다.

그러나 이러한 지나친 갈등과 대립은 국가전체의 이익 및 국민들의 편의를 위하여 바람직하지 않다. 누구든 자신의 이념과 가치관에 부합하는 정책을 지지하고 옹호하는 것은 당연하지만, 자신의 주장만 하면서 상대방의 주장에는 귀를 닫는다면 바람직한 정책을 창출할 수가 없다. 국민전체의 편익증진이라는 공익도 달성할 수가 없다. 정권이 바뀔 때마다 기존정책이 뒤집어지고 백지화되거나 표류하는 것도 바람직하지 않다. 이는 국력의 낭비를 초래하며, 사회적 갈등을 심화시키는 것이다.

향후로도 보건의료개혁은 어느 정권 하에서든 지속적으로 추진될 것이다. 고여 있는 물은 썩기 마련이며, 소용돌이치는(turbulent) 환경을 외면하고서는 작은 조직은 물론 국가도 생존할 수가 없기 때문이다. 환경변화에 능동적으로 대처하기 위해서는 지속적인 개혁이 필요한 것이다. 그러나 지금까지의 방식과 자세로는 향후 바람직한 보건의료개혁을 달성하기가 어렵다. 보건의료 정책결정체계 전반에 걸친 재구조화(restructuring) 내지는 리셋(reset)이 필요하다. 이를 위한 방안을 본서의 결론에 갈음하여 예시해 보면 다음과 같다.

첫째, 정치권과 사회전반에서의 타협, 양보, 관용, 소통, 공동체정신(communalism)이 필요하다. 현재는 주요 정책행위자들이 상대방을 서로 인정하지 않고 있다. 자신의 주장만 옳다고 하면서 남의 의견에는 귀를 닫고 있다. 타협과 양보, 소통과 관용이 부재하며, 집단이기주의 내지는 직역이기주의에 사로잡힌 채 공동체정신을 망각하고 있다. 따라서 기본은 정책결정과정에서 보다 큰 대의를 생각하면서 상대방을 서로 인정하고 소통하며, 타협하고 양보하는 자세가 선행되어야 한다. 무엇이 개인이나 집단이익에 앞서 공동체이익에 부합하는지를 먼저 생각해야 한다. 그렇지 않고서는 향후 시민사회나 전문이익집단이 사생결단으로 반대하는 보건의료개혁은 어느 정권이든 추진하기 어려울 것이다.

둘째, 영향력이 있으면서 중립적인 중재집단이 형성되어야 한다. 1990년대까지는 한약조제권 분쟁이나 의약분업 논쟁의 경우처럼 보건의료개혁 과정에서 시민단체 등이 중재자의 역할을 수행한 경우가 있으며, 일정한 효과도 있었다. 그러나 2000년대 이후부터는 이념대립이 격화되면서 이러한 중재자를 찾기가 어렵다. 옹호연합모형에서는 국회나 사법부 등도 중재역할을 할 수 있다고 하지만, 현재 국회는 특정 지지층의 이해에 편승한 여·야 간 대립의 장이 되었기 때문에 이슈가 되는 정책에서 중재역할을 수행하기가 어렵다. 사법부의 경우는 판결을 통해서 결과론적으로 중재역할을 할 수 있지만, 사법심사의 대상이 되지 않는 정책인 경우에는 중재자의 역할을 할 수가 없다. 그리고 주요 정책의 입법과정에서 각종 공청회 등이 정책학습(policy learning)의 공간이 될 수 있지만, 우리의 경우는 참가자들이 자신의 주장만 하기 때문에 학습행위가 발생하기 어렵다. 그러나 이러한 중재자 부재의 현상은 바람직하지 않은 것이다. 노사대립을 중재하기 위한 기구가 있듯이, 보건의료 영역에서도 초당파적인 인사들로 구성된 공익적 중재기구를 설치하고 여기에 권한을 부여하는 방안을 강구해야 한다.

셋째, 정책과정에서 지나치게 진영논리가 개입되는 것을 방지해야 한다. 이념이나 가치관이 다른 개인이나 집단이 존재하는 것은 당연한 것이지만, 모든 것을 진영논리 하에서 판단하고 행동하는 것은 바람직하지 않다. 진영논리를 타파하기 위해서는 각 행위자들이 타협과 양보의 정신, 공동체의식 등을 가져야 하지만, 대통령, 국회의원 등 선출직 공무원의 역할이 무엇보다 중요하다. 이들이 지지계층의 이념이나 이해만 대변한다면 국민전체를 아우르는 개혁정책을 추진하기는 어렵다. 그리고 이들이 정책이나 입법을 추진할 때는 특정 진영에서만 통용되는 용어를 사용하거나 특정 진영에 경도된 정책을 추진하는 것도 바람직하지 않다. 시민단체, 정부, 국회 모두가 진영논리보다는 합리성과 공익에 토대를 둔 정책논리를 우선하는 것이 중요하다.

넷째, 대통령, 정부부처, 지방자치단체 등 정책결정 및 집행의 최종 책임자인 정부는 보건의료개혁을 추진하는 데서 공익과 국민편익의 증진을 최우선으로 추구해야 한다. 이를 위해서는 정책기조를 분명하게 설정하고 흔들림이 없어야 한다. 전문이익집단이나 시민단체 등 목소리가 큰 집단에게 흔들리면서 단순한 중재자 역할에 만족하는 것은 책임 있는 정부가 취할 태도는 아니다. 때로 중재자의 역할이 필요하더라도 항시 공익의 실현을 최우선시 해야 한다. 그리고 정부는 지지층과 고객집단만을 생각해서는 안 된다. 보건의료개혁의 방향이 옳다고 생각하면 이들의 이익에 반하거나 이들이 저항하는 경우에도 과감하게 추진하는 공적 사명감이 필요하다. 그리고 정책집행 주체인 정부는 항시 정책대상집단의 반응과 저항요인을 예측하고 대처방안을 사전에 수립해야 한다. 정책수단 면에서 유인과 제재를 결합하는 다양한 정책옵션을 갖추고, 이를 정책대상집단의 반응양식에 따라 적기에 사용할 수 있어야 한다.

다섯째, 시민단체나 노동단체의 경우는 지나친 경직성과 나만 옳다는 선민의식을 불식해야 한다. 특히, 몇 차례 촛불시위의 성공으로 이들이 향후 중요한 논쟁적 사안들에서 무소불위의 권력을 행사할 개연성이 있다. 물론 이에 대해서는 국민과 정부 모두 경계하고 대비해야 하지만, 우선적으로는 이들 스스로가 상대방을 인정하고 타협하는 자세를 갖추어야 한다. 또한 전략이나 활동방식을 선택하는 데서도 보다 유연해질 필요가 있다. 제로-섬(zero-sum) 게임의 사고 하에서 집단행동에만 의존한다면 어떠한 개혁정책도 추진되기 어렵다. 모든 문제를 집단행동을 통해서 해결하려 한다면 사회의 갈등과 분열이 가속화되고 나아가서는 민주주의 자체도 위협을 받게 될 것이다.

여섯째, 전문이익집단도 집단이익이나 직역이해를 추구하는 데만 몰두해서는 안 되며, 국민의 건강과 생명을 다루는 보건의료 전문가로서의 도덕적 책무를 가져야 한다. 한약조제권 분쟁이나 의약분업 논쟁 등의 사례에서 보면, 보건의료 전문이익집단들은 집단이익을 극대화 하는 데 매몰되어 전문가에게 주어진 권한을 남용하는 경우가 많았다. 이들은 자신의 역할을 다른 사람이 대체할 수 없다는 것을 무기로 진료거부, 약국 폐문 등 국민과 환자를 담보로 하는 행동을 무시로 하였다. 정부로서도 이들의 집단행동을 비난만 할 것이 아니라, 합리적 주장에 대해서는 사전에 점검하여 개선하는 것이 필요하다. 대체로 이들이 집단행동을 하면 그 때서야 유인책을 제시하면서 무마하는 행태가 반복되고 있다.

일곱째, 야당과 국회도 정쟁에 매달려 입법권을 남용하는 행위를 삼가야 한다. 1980년대 후반 이래 정치적 민주화와 더불어 여소야대 국면이 수시로 나타나고, 근래는 소위 '국회선진화법'의 시행으로 정부에 대한 국회의 권력, 정부·여당에 대한 야당의 견제력이 크게 증가하였다. 그러나 문제는 어느 정당이 야당이 되던 정부·여당이 추진하는 개혁정책은 무조건적으로 반대한다는 점이다. 그리고 진보계층 및 보수계층 중에서 지지계층의 이해에만 편승하여 보편적 이익을 구현하지 못하고 있다.

여덟째, 언론의 경우는 보다 설득력 있고 중립적인 비판의 자세가 필요하다. 2000년대 이후 진보와 보수 간의 이념대립이 격화되면서 언론매체의 경우도 보수언론과 진보언론으로 나누어져 언론의 합리적 비판과 대안제시 기능을 상실하고 있다. 진보성향의 언론매체는 진보정권이나 진보적 시민단체 등의 활동에 대해서는 노골적으로 편을 든다. 보수언론은 그 반대이다. 언론은 공기(公器)라고 하면서도, 우리의 언론매체들이 영업 전략의 일환으로 혹은 권력과의 유착을 위하여 공익과 공공성을 저버리지는 않는지 자문하고 반성해야 한다. 언론이 무분별한 편들기와 이념추구로 국가와 사회의 분열을 재촉하고 있다면 이는 언론의 사명을 다시 생각해보아야 한다.

아홉째, 보건의료정책 영역에서도 노동정책 분야의 노사정위원회와 같은 상시적인 대화내지는 대타협기구를 설치하는 것을 고려해야 한다. 갈등과 대립이 상시적으로 발생하는 정책영역이라면 이에 대처하는 데서도 상시적인 대책기구가 필요한 것이다. 이러한 대화기구는 시민단체, 노동단체, 전문이익집단 등의 이해당사자는 물론, 중립적인 공익 인사, 정부대표, 여·야 정당대표 등이 참여하는 거버넌스체계가 되어야 한다. 이 기구에서 논쟁점에 대해서 충분히 토의하고 합의점을 도출해 낸다면 보건의료개혁을 둘러싼 사회적 갈등을 크게 줄일 수 있을 것이다. 물론, 이를 위해서는 무엇보다도 합의사항이 지켜지고 구속력이 있어야 하며, 참여 대표들이 각기 성원통제력을 가지고 있어야 한다.

마지막으로, 보건의료개혁을 제대로 추진하기 위해서는 무엇보다 국민들이 감시의식과 인기영합주의를 경계할 수 있는 냉정한 판단력을 가져야 한다. 이를 위해서는 현재의 보건의료정책이나 제도에 의해서 미래 세대가 짊어질 부담을 인식해야 하며, 현재의 환경적 요인을 냉정하게 분석할 수 있는 능력이 필요하다. 그리고 특정 집단이나 정치인들의 과도한 주장에 대해서는 비판하고 감시하는 자세가 필요하다.

참고문헌

강광하(2005), <경제개발 5개년 계획: 목표 및 집행의 평가>, 서울대학교 출판부.

강문구(1998), 한국의 민주적 공고화와 사회협약의 가능성: 김대중정부 하의 노사정위원회를 중심으로, <한국과 국제정치> 14(2): 1-25.

강문구(2003), <한국 민주화의 비판적 탐색>, 당대.

건강연대(2001), <의료보험통합의 쟁점과 과제>.

구영록 외(1994), <정치학개론>, 박영사.

구종서(1996), 동아시아의 발전모델과 한국, <한국정치학회보> 30(2): 209-224.

국민건강보험공단(2001), <건강보험백서>, 중앙대학교 사회과학연구소.

국민의료보험관리공단(1999), <의료보험통합자료모음집>.

권문일(1989), 1960년대의 사회보험, 하상락 편, <한국사회복지론>, 박영사.

권석천·장현주(2015), Kingdon의 다중흐름모형을 통해서 본 검찰개혁과정: 대검찰청 중앙수사부 폐지 과정을 중심으로, <한국정책학회보> 24(2): 335-362.

김민우(2014), 의료민영화를 논한다, <노동사회과학> 7: 25-43.

김성준·민기(2011), 지방정부의 규제완화 정책에 대한 주민의 수용요인 분석: 제주도 영리의료법인 도입 추진 사례, <지방정부연구> 15(1): 143-161.

김순양(1994), <사회정책과정에서의 이익대표체계의 변화에 관한 연구>, 서울대학교 박사학위논문.

김순양(1994), 집단이익의 갈등과 정부개입에 관한 비교 연구: 보건의료정책분야의 의약분업 사례와 한약조제권 분쟁사례의 비교, <한국정치학회보> 28(1): 375-402.

김순양(1995), 의료보험 정책과정에서의 참여자의 특성 변화에 관한 연구, <한국행정학보> 29(2): 415-434.

김순양(1996), 사회복지정책 집행의 성공 및 실패요인 고찰: 사회보험을 중심으로, <한국행정논집> 8(3): 483-512.

김순양(1997), 노동입법 과정에서의 노동자단체의 이익투입방식에 관한 고찰, <의정연구> 5: 118-154.

김순양(1998), 노동자단체에 대한 정부개입방식의 비교 분석, <한국행정학보> 31(4): 95-112.

김순양(2003), 정책네트워크 모형의 이론적 쟁점 분석, <정부학연구> 9(1): 178-217.

김순양(2004), 권위주의 정치체제와 정책네트워크, <한국행정논집> 16(3): 429-456.

김순양(2005), 한국 보건의료개혁 과정에서의 정책네트워크 및 정책산출 분석, <한국행정논집> 17(4): 1063-1098.

김순양(2006), 보건의료 정책형성 과정의 동태성: 옹호연합모형(ACF)을 통한 의료보험통합일원화 논쟁의 해석, <한국정책학회보> 15(3): 1-33.

김순양(2007), 정책과정 및 정책네트워크의 동태성 분석: 의약분업논쟁 사례의 적용, <지방정부연구> 11(3): 243-269.

김순양(2009), 권위주의적 발전국가의 사회정책형성과정 분석: 제2차 의료보험법 개정과정을 중심으로, <한국행정논집> 21(1): 69-106.

김순양(2010), 보건의료 정책과정에서의 옹호연합의 형성과 작동: 의약분업 및 의료보험통합 논쟁 사례의 비교·분석, <한국정책학회보> 19(2): 1-44.

김순양(2010), 정책과정분석과 옹호연합모형: 이론적·실천적 적실성 검토, <한국정책학회보> 19(1): 35-71.

김순양(2010), 정책과정분석에서의 정책네트워크모형: 이론적·실천적 적실성의 검토 및 제언, <한국정책학회보> 19(4): 177-210.

김순양(2012), 5.16군사정부하의 사회정책형성의 동태성: 사회보험의 입법과정을 중심으로, <사회복지여구> 43(4): 151-193.

김순양(2012), 한국의 발전국가와 사회정책 간 관계의 재해석: 1960-70년대 고도경제성장기의 경우, <한국정책학회보> 21(1): 63-102.

김순양(2014), 고도경제성장기의 사회정책 형성체계 및 형성과정 분석: 1970년대 연금보험과 의료보험의 제도화과정 비교, <한국정책학회보> 23(3): 199-239.

김순양(2015), 고도경제성장기 사회복지의 제도화과정에 대한 정치적 해석: 1960-70년대 박정희정권 시기를 중심으로, <한국사회와 행정연구> 26(1): 53-82.

김순양(2017), 보건의료정책과정에서의 정책행위자의 신념과 이해: 의료민영화 논쟁의 경우를 중심으로, <지방정부연구> 21(2) :405-434.

김연명(1989), 국민의료보험법 입법과정에서의 쟁점에 대한 고찰, 보건과 사회연구회 편, <한국의료보장연구>, 청년세대.

김연명(2000), 의료보험통합의 이해관계: 의의와 향후 과제, 이종찬 엮음, <한국의료대논쟁>, 소나무.

김영래 외(1997), <이익집단정치와 이익갈등>, 한울아카데미.

김영명(2003), <한국현대정치사>, 을유문화사.

김영수(2004), <시민단체의 갈등중재 역할>, 한국학술정보.

김정화·이경원 (2009), 권력의 두 얼굴: 이명박정부의 영리병원허용 논쟁을 중심으로, <경제와 사회> 82: 186-216.

김종대(2001), <의료보장 제3의 길>, 한누리 미디어.

김종대(2002), <새판을 짜야 국민이 산다>, 아이북닷컴.

김종해(1984), <제2종 의료보험 시범지역 내의 의약분업지침 결정과정에 관한 연구>, 서울대학교 석사학위논문.

김 준(2008), 노동법 개정투쟁과 민주노총 건설, 1993-97, 조돈문·이수봉 엮음, <민주노동운동 20년>, 후마니타스.

김철신(2011), 영리병원도입 정책의 추진경과, <대한치과의사협회지> 49(9): 511-518.

김한주(1983), <한국사회보장론>, 법문사.

김행범(1993), <복지정책의 산출요인에 관한 연구>, 서울대학교 박사학위논문.

김형아(2005), <유신과 중화학공업: 박정희의 양날의 선택>, 일조각.

김희민(2006), 노무현대통령 탄핵: 게임이론을 사용한 분석, <동서연구> 18(1): 127-149.

노동청(1973), <노동행정 10년사>.

노인철·김수봉(1996), <사회보장재정의 국제비교와 전망>, 한국보건사회연구원.

대한민국정부(1998), <국민과 함께 내일을 연다>.

대한약사회(1989), <의약분업 관련자료 및 문헌요약>.

대한약사회(1991), <대한약사회사 (제3집)>.

대한의학협회(1979), <대한의학협회 70년사>.

대한한의사협회(1989), <대한한의사협회 40년사>.

마인섭(2001), 압축산업화, 취약한 노동, 그리고 낙후된 복지국가, <한국정치외교사논총> 23(2): 228-253.

맹진학(2005), 의약분업제도의 입안과 집행결정과정 참여자들의 권력자원 및 전략과 복지제도개혁 변형에 관한 연구, <사회복지정책> 23: 49-76.

문병주(2005), 한국 산업화시기 노사관계와 복지체제의 성격: 생산레짐론적 시각에서의 재조명, <한국정치학회보> 39(5): 153-177.

문옥륜(1998), 의료보장제도의 발전적 개선방향, 보건사회부, <의료보장제도의 발전적 개선방안에 관한 공청회 보고서>.

문옥륜 외(1991), <한국의료보험론>, 신광출판사.

박관용·이충길 외(2001), <공직에는 마침표가 없다>, 명솔출판.

박동서 외(1985), <의회와 입법과정>, 법문사.

박병현 외(2007), 한국사회복지정책의 변화과정 분석: 사회진보의 결과인가 사회통제의 결과인가?, <사회복지정책> 29: 169-194.

박정호(1996), <한국 의료보험 정책과정에서의 정부 역할>, 서울대학교 박사학위논문.

배용수·주선미(2016), 제4차 공무원연금 개혁정책의 형성과정 분석: 복합흐름모형의 적용을 중심으로, <국정관리연구> 11(2): 109-140.

백승호(2001), 의료보험통합일원화 정책결정과정 분석: 권력자원이론의 확대사용을 중심으로, <한국사회과학> 23(2).

법무부(1998), <법무부사>.

보건과 사회연구회(1991), <보건의료인과 보건의료운동>, 한울.

사공진(1998), 의료보험통합과 보험료 부담, 한국보건행정학회 통합의료보험 운영에 관한 정책토론회.

서병조(1985), <비록 제3공화국>, 문학창조사.

서봉섭(1995), <한국 정치체제의 정당성과 복지정책의 변화>, 고려대학교 박사학위논문.

서울대학교 행정대학원(1980), <행정사례집: 77년 의료보험제도>.

서울대학교 행정대학원(1982), <정책집행사례 (I)>.

서울대학교 행정대학원(1985), <정책집행사례개발>.

서익진(2004), 한국산업화와 발전양식, 이병천 엮음, <개발독재와 박정희시대>, 창비.

설봉식(2006), <박정희와 한국경제>, 중앙대학교출판부.

손명세(1989), <한국의료보험 정책결정과정의 연결망 분석>, 연세대학교 박사학위논문

손준규(1981), <한국의 복지정책결정과정에 관한 연구>, 서울대학교 박사학위논문.

손호철(2004), 한국의 산업화가 노동과 복지체제에 미친 영향, <사회과학연구> 12(2): 162-183, 서강대학교.

송이은(2012), 노무현정부 이후 진행된 한국 의료민영화의 성격, <한국사회학> 46(4): 205-232.

신동준·김광수·김재온(2005), 한국 시민단체의 성장에 대한 양적 연구, <조사연

구> 6(2): 75-101.
신영란(2004), <한국 의료보험통합일원화 정책결정과정의 역동성 연구>, 한국외국어대학교 박사학위논문.
신영전(2010), 의료민영화 정책과 이에 대한 사회적 대응의 역사적 맥락과 전개, <상황과 복지> 29: 45-90.
심재진(2011), 사회복지사업법 제정사 연구, <사회보장연구> 27(2): 279-307.
심지연(2004), <한국정당정치사>, 백산서당.
안병철(2000), <정책형성과정에서의 역동성 분석: 의약분업정책의 참여자간 상호작용을 중심으로>, 고려대학교 박사학위논문.
안병철(2001), 정책형성과정의 정치적 성격과 특성: 의약분업정책의 사례 분석, <한국정책학회보> 10(2): 23-55.
안상훈(2010), <현대 한국복지국가의 제도적 전환>, 서울대학교 출판문화원.
양재진(2008), 한국 복지정책 60년, <한국행정학보> 42(2): 327-349.
오을임(1987), <한국의 사회복지정책형성과정에 관한 연구>, 건국대학교 박사학위논문.
원석조(1990), <한국의료보험의 정치경제학적 연구>, 중앙대학교 박사학위논문.
유승흠(1990), <의료보험총론>, 수문사.
의료보험연합회(1997), <의료보험의 발자취>.
의보연대회의(1999), <의보연대회의 활동보고서>.
이경희·권순만(2004), 의약분업정책: 이익집단의 영향과 정책과정의 교훈, <한국정책학회보> 13(5): 255-277.
이규식(2000), 의료보험통합논리의 변화와 문제점, 이종찬 엮음, <한국의료대논쟁>, 소나무.
이내영(2011), 한국사회 이념갈등의 원인, <한국정당학회보> 10(2): 251-287.
이두호 외(1992), <국민의료보장론>, 나남출판사.
이목훈(1992), <한국의 노동통제정책의 변화에 관한 연구>, 서울대학교 박사학위논문.
이상이(2000), <의약분업 정책결정과정에 관한 연구>, 경희대학교 박사학위논문.
이상이·윤태영·김철웅(2000), 우리나라 의약분업 정책과정의 특성에 관한 연구, <보건행정학회지> 10(2): 41-77.
이송호(2008), <관계장관회의>, 대영문화사.
이신용(2007), 권위주의국가와 사회복지정책: 한국의 관료적 권위주의를 중심으로, <사회복지정책> 28: 105-139.
이영찬(2003), <한국 사회복지정책 결정에 관한 연구: 의료보험통합정책 결정과정을 중심으로>, 경희대학교 박사학위논문.
이재희(2000), <한국 의료보험정책 변화의 과정에 관한 연구>, 고려대학교 박사학위논문.
이종찬 외(2000), <한국의료대논쟁>, 소나무.
이진만·전영상(2009), Kingdon의 정책의 창 모형을 적용한 한국콘텐츠진흥원 설립과정, <정책분석평가학회보> 19(4): 283-305.
이현정·김선희(2015), 수정된 정책옹호연합모형을 활용한 정책변동 분석: 의료영리화정책을 중심으로, <한국정책학회보> 24(4): 301-337.
이혜림·박재완(2016), 경기도 다문화가정 서포터즈 사업 형성과정 분석, <국정관리연구> 11(2): 25-53.
이혜승(2005), <한국의 사회보험정책 네트워크의 성격에 관한 연구>, 이화여자대학교 박사학위논문.
이호철(1996), 행위자와 구조, 그리고 제도: 제도주의의 분석수준, <사회비평> 14: 63-113.
이홍윤(2000), <사회복지정책 결정과정 참여자의 역할에 관한 연구: 김영삼정부와 김대중정부의 비교를 중심으로>, 성균관대학교 박사학위논문.
임을기(2001), <의료보험정책의 변동에 관한 연구>, 서울대학교 석사학위논문.
임종일(1993), <연표로 보는 제3공화국>, 영언문화사.

전남진(1989), <사회정책강론: 복지정책의 수립과 분석>, 서울대학교 출판부.

전진석(2003), 의약분업 정책변화에 대한 연구: 옹호연합모형을 적용하여 <한국정책학회보> 12(2): 59-87.

전진석·이선영(2015), 옹호연합모형과 정책 네트워크의 결합모형을 통한 의료민영화 정책변동에 관한 연구, <한국사회와 행정연구> 26(2): 385-414.

전진영(2015), 국회선진화법은 국회를 선진화시켰는가?, <현대정치연구> 8(1): 99-125.

정형준(2014), 박근혜정부의 의료민영화 정책, <월간 복지동향> 183: 9-13.

정홍기·조정찬(2001), <국민건강보험법>, 한국법제연구원.

조원탁(2001), 의료보험 도입과 역사적 전개과정, <건강보험백서>, 국민건강보험공단.

주재현(2008), <정책과정론>, 대영문화사.

지은정(2016), 다중흐름모형의 관점에서 본 노인일자리사업의 정책변동, <행정논총> 54(3): 225-268.

차흥봉(1988), 의료보장제도의 발전적 개선방향: 의료보험의 통합일원화 방안을 중심으로, 보건사회부, <의료보장제도의 발전적 개선방안에 관한 공청회 보고서>.

차흥봉(1991), 한국의료보험정책의 형성 및 변화에 관한 일고찰, <비교사회복지>, 한림대 사회복지연구소 편.

차흥봉(2006), <의약분업 정책과정>, 집문당.

참여연대 사회복지위원회(2008), 누가, 왜 의료민영화를 추진하는가?, <월간 복지동향> 119: 18-33.

총무처(1992), <위원회편람>.

최성두(2000), 의료보험정책의 설계논리와 실현가능성 평가, <한국정책학회보> 9(1): 369-390.

최정원(1998), <한국의 복지정책결정과정 연구: 정책환경과 정책행위자 간의 관

계를 중심으로>, 연세대학교 박사학위논문.

최천송(1991), <한국사회보장연구사>, 한국사회보장문제연구소.

최한수(2004), <한국정치의 이해>, 건국대학교출판부.

최희경(2007), <한국의 의료갈등과 의료정책>, 지식산업사.

통계청(1998), <대한민국 50년의 경제사회상 변화>.

하용출(2005), 보건정책결정과정에서의 국가의 역할: 1993년 한약조제권 분쟁을 중심으로, <한국정치연구> 14(2): 33-68.

하태권 외(1998), <현대한국정부론>. 법문사.

한국경영자총협회(1989), <노동경제 40년사>.

한국노동연구원(1991), <노동동향분석>.

한국노동조합총연맹(1979), <한국노동조합운동사>.

허만형·정주원(2012), 다중흐름이론 관점에서 본 국회선진화법 개정과정 분석, <한국행정연구> 21(3): 37-69.

Ainsworth, S. H. (2002), *Analyzing Interest Groups: Group Influence on People and Policies*, New York, NY: W. W. Norton & Company.

Alford, R. R. and R. Friedland (1985), *Powers of Theory*, London, UK: Cambridge University Press.

Anderson, J. E. (2010), *Public Policy-making*. Boston, MA: Wadsworth.

Bealey, F. (1988), *Democracy in the Contemporary State*, Oxford, UK: Clarendon Press.

Bentley, A. F. (1967), *The Process of Government*, Cambridge, MA: Harvard University Press.

Berry, J. M. (1989), *The Interest Group Society*, Glenview, Ill: Scott, Foresman.

Beverwijk, J. (2005), The Genesis of a System: Coalition Formation in

Mozambique Higher Education, 1993-2003. Center for Higher Education Policy Studies, Netherlands.

Blom-Hansen, J. (1997), A New Institutional Perspective on Policy Network, *Public Administration* 75(4): 669-693.

Boase, J. P. (1996), Institutions, Institutionalized Networks and Policy Choices: Health Policy in the US and Canada, *Governance* 9(3): 287-310.

Bochel, C. and H. M. Bochel (2004). *The UK Social Policy Process*, Basingstoke, UK: Palgrave.

Buzo, A. (2002), *The Making of Modern Korea*, London, UK: Routledge.

Cashore, B. (2003), Perspectives on Forest Certification as a Policy Process: Reflections on Elliott and Schlaepfer's Use of the Advocacy Coalition Framework, E. Meidingeret. et al.(eds.), *Social and Political Dimensions of Forest Certification* (Proceedings).

Cawson, A. (1986), *Corporatism and Political Theory*, New York, NY: Basil Blackwell.

Chun, Chang-bae (2005), *Two Paths of Health Care Reforms: Korea and the United States*, Unpublished PhD Thesis, Seoul: Hankuk University of Foreign Studies.

Chun, Chang-bae, et al. (2009), *Health Systems in Transition: Republic of Korea*, Copenhagen: World Health Organization.

Cobb, R. W. and C. D. Elder (1983), *Participation in American Politics: The Dynamics of Agenda-Building*, Boston, MA: The Johns Hopkins University Press.

Cochran, C. E. (2003), *American Public Policy*, Belmont, CA.: Wadsworthy/Thomson.

Cohen, M. D., J. G. March and J. P. Olsen (1972), A Garbage Can Model of Organizational Choice, *Administrative Science Quarterly* 17: 1-25.

Collins, N. (1995), Agricultural Policy Networks of Republic of Ireland and Northern Ireland, *Political Studies* 43: 664-82.

Cope, S. (2001), Analyzing Criminal Justice Policy-making: Towards a Policy Network Approach?, In M. Ryan et al. (ed), *Policy Network in Criminal Justice*, Basingstoke, UK: Palgrave.

Daugbjerg, C. (1998), *Policy Networks under Pressure: Pollution Control, Policy Reform and the Power of Farmers*, Aldershot, UK: Ashgate.

Döhler, M. (1991), Policy Networks, Opportunity Structure and neo-Conservative Reform Strategies in Health Policy, In B. Marin and R. Mayntz (eds.), *Policy Networks: Empirical Evidence and Theoretical Considerations*, Boulder, CO: Westview Press.

Dorey, P. (2005), *Policy Making in Britain*, London, UK: SAGE Publications.

Dwyer, P. (2004), *Understanding Social Citizenship*, Bristol, UK: The Policy Press.

Dye, T. R. (2007), *Understanding Public Policy*, Englewood Cliffs, NJ: Prentice-Hall.

Elliott, C. and R. Schlaepfer (2001), The Advocacy Coalition Framework: Application to the Policy Process for the Development of Forest Certification in Sweden, *Journal of European Public Policy* 8(4): 642-61.

Engel, F. (2007), Analyzing Policy Learning in European Union Policy Formation: The Advocacy Coalition Framework Meets New-Institutional Theory, Bruges Political Research Papers, European

Political and Administrative Studies.

Fenger, M. and P. Klok. (2001), Interdependence, Beliefs, and Coalition Behavior: A Contribution to the Advocacy Coalition, *Policy Sciences* 34(2): 157-170.

Flyvbjerg, B. (2001), *Making Social Science Matter: Why Social Inquiry Fails and How It Can Succeed Again*, Cambridge, UK: Cambridge University Press.

Fűg, O. C. (2009), The Advocacy Coalition Framework Goes to Europe, The Annual Conference of Political Studies Association, Manchester, UK.

Gamson, W. A. (1968), *Power and Discontent*, Homewood, Ill: The Dorsey Press.

Grant, W. (1985), *The Political Economy of Corporatism*, New York, NY: St. Martin's Press.

Grant, W. (1992), Models of Interest Intermediation and Policy Formation Applied to an Internally Comparative Study of Dairy Industry, *European Journal of Political Research* 21(1-2): 53-68.

Green, M. and B. Houlihan (2004), Advocacy Coalition and Elite Sport Policy Change in Canada and the United Kingdom, *International Review for the Sociology of Sport* 39(4): 387-403.

Groenendijk, N. (2001), Multi-level Governance, Network Governance and Fiscal Federalism Theory, A paper to presented at Multi-level Governance, University of Sheffield, UK.

Ham, C. (1999), *Health Policy in Britain*, Basingstoke, UK: Palgrave.

Harris, F. R. (1983), *America's Democracy: The Ideal and the Reality*, Glenview, Ill: Scott Foreman.

Harrison, R. J. (1980), *Pluralism and Corporatism: The Political Evolution of Modern Democracies*, London, UK: George Allen & Unwin.

Hay, C. (1998), The Tangled Webs We Weave: The Discourse, Strategy and Practice of Networking, In D. Marsh (ed.), *Comparing Policy Networks*, Buckingham, UK: Open University Press.

Heclo, H. (1978), Issue Networks and the Executive Establishment, In A. King (ed.). *The New American Political System*, Washington, DC: American Enterprise Institute.

Henry, A. D. (2009), The Challenge of Learning for Substantiality: A Prolegomena to Theory, *Human Ecology Review* 16(2): 131-40.

Heo, Uk and T. Roehrig (2011), *South Korea Since 1980*, New York, NY: Cambridge University Press.

Hill, M. (2005), *The Public Policy Process*, Essex, UK: Pearson Education.

Hort, S. and S. Kuhnle (2000), The Coming of East and South-East Asian Welfare States, *Journal of European Social Policy* 10: 162-184.

Hudson, J. and S. Lowe (2004). *Understanding the Policy Process*, Bristol, UK: The Policy Press.

Huelshoff, M. G. (1992), Corporatist Bargaining and International Politics, *Comparative Political Studies* 25(1): 3-25.

Hwang, Gyu-Jin.(2006), *Pathways to State Welfare in Korea*, Aldershot, UK: Ashgate.

Ike, R. M. (2009), Advocacy Coalition Framework: An Approach to Critical Theory and Belief Systems in Policy Making, The Annual Convention of the British Political Studies Association, Manchester, UK.

Jacek, H. J. (1986), Pluralist and Corporatist Intermediation, Activities of Business Interest Associations and Corporate Profits: Some Evidence from Canada, *Comparative Politics* 18(4): 419-437.

Jenkins-Smith, H. and P. A. Sabatier (1993), The Study of Public Policy Processes, In P. A. Sabatier and H. Jenkins-Smith (eds.), *Policy Change and Learning*, Boulder, CO: Westview Press.

Jenkins-Smith, H. and St. Clare (1993), The Politics of Offshore Energy: Empirically Testing the Advocacy Coalition Framework, In P. A. Sabatier and H. Jenkins-Smith (eds.), *Policy Change and Learning*, Boulder, CO: Westview Press.

Jordan, A. G. and K. Schubert. (1992), A Preliminary Ordering of Policy Network Labels, *European Journal of Political Research* 21: 7-27.

Judge, D. (1990), Parliament and Interest Representation, In M. Rush, (ed.) *Parliament and Pressure Politics*, Oxford, UK: Clarendon Press.

Kickert, W. J., E. Klijn and J. Koppenjan (1997), *Managing Complex Networks*, London, UK: Sage Publications.

Kihl, Y. W. (2005), *Transforming Korean Politics: Democracy, Reform and Culture*, New York, NY: M. E. Sharpe.

Kim, Hun-jin (2003), *An Analysis of the Policy-Making Process of the National Health Insurance Scheme in the Republic of Korea*, Unpublished PhD Thesis, Edinburgh University, UK.

Kim, Soon-yang (2006), *The Politics of Health Insurance Reform in Korea: Institutions, Policy Networks and Policy Outputs*, Unpublished PhD Thesis, The London School of Economics and Political Science, UK.

Kim, Soon-yang (2016), *Health Politics in Korea: The Political Dynamics of Healthcare Reform*, Seoul: Seoul National University Press.

Kingdon, J. W. (2014), *Agendas, Alternatives, and Public Policies*, New York, NY: Longman.

Klijn, E. H. (1997), Policy Network: An Overview, In W. J. Kickert et al. (eds.), *Managing Complex Networks*, London, UK: Sage Publications.

Knoke, D. and J. H. Kuklinski (1982), *Network Analysis*, Beverley Hills, CA: Sage Publications.

Knoke, D. et al. (1996), *Comparing Policy Networks: Labor Policies in the US, Germany and Japan*, Cambridge, UK: Cambridge University Press.

Korpi, W. (1979), *The Working Class in Welfare Capitalism*, London, UK: Routledge & Kegan Paul.

Kwon Soon-man (2000), Physician Strikes and the Separation of Prescribing and Dispensing Drugs in Korea, presented at the Korean Association for Policy Studies Conference.

Lloyd, L. (2001), Social Policy, in J. Naidoo and J. Wills (eds.), *Health Studies: An Introduction*, London, UK: Palgrave.

Lowi, T. J. (1976), *The End of Liberalism*, New York, NY: Norton.

Maitland, I. (1985), Interest Groups and Economic Growth Rates, *The Journal of Politics* 47(1): 44-58.

Marger, M. N. (1981), *Elites and Masses: An Introduction to Political Sociology*, New York, NY: D. Van Nostrand Company.

Marin, B. and R. Mayntz (1991), *Policy Networks: Empirical Evidence and Theoretical Considerations*, Boulder, CO: Westview Press.

Marsh D. and R. A. W. Rhodes (1992), *Policy Networks in British*

Government, Oxford, UK: Oxford University Press.

Marsh, D. (1998), The Utility and Future of Policy Network Analysis, in D. Marsh (ed.), *Comparing Policy Networks*, Buckingham, UK: Open University Press.

Martin, R. M. (1983), Pluralism and the New Corporatism, *Political Studies* 31(1): 86-101.

Mawhinney, H. B. (1993), An Advocacy Coalition Approach to Change in Canadian Education, In P. A. Sabatier and H. Jenkins-Smith (eds.), *Policy Change and Learning*, Boulder, CO: Westview Press.

McAnulla, S. (2002), Structure and Agency, In D. Marsh and G. Stoker (eds.), *Theory and Methods in Political Science*, Basingstoke, UK: Palgrave.

McCool, D. (1990), Subgovernments as Determinants of Political Viability, *Political Science Quarterly* 105(2): 269-293.

Montpetit, E. (2005), A Policy Network Explanation of Biotechnology Policy Differences between the United States and Canada, *Journal of Public Policy* 25(3): 339-66.

Park, Soon-woo (2004), *The Struggle for Social Citizenship in Korea: 1945-1997*, Unpublished PhD Thesis, The London School of Economics and Political Science, UK.

Parsons, W. (2003), *Public Policy: An Introduction to the Theory and Practice of Policy Analysis*, Cheltenham, UK: Edward Elgar.

Peters, B. G. (2004), *American Public Policy: Promise and Performance*, Washington, DC: CQ Press.

Powell, M. and M. Hewitt (2002), *Welfare State and Welfare Change*, Buckingham, UK: Open University Press.

Pye, K. and R. Yates (1997), *British Politics: Ideas and Concepts*, Cheltenham, UK: Stanley Thrones.

Rhodes, R. A. W. (1988), *Beyond Westminster and Whitehall: The Sub-Central Governments of Britain*, London, UK: Unwin Hyman.

Rhodes, R. A. W. and D. Marsh (1992), New Directions in the Study of Policy Networks, *European Journal of Political Research* 21(1-2): 181-205.

Richardson, J. and G. Jordan (1979), *Governing under Pressure*, Oxford, UK: Martin Robertson.

Robinson, M. E. (2007), *Korea's Twentieth-Century Odyssey*, Honolulu, HI: University of Hawaii Press.

Robinson, R. T. (1991), Niger: Anatomy of a Neo-traditional Corporatist State, *Comparative Politics* 24(1): 1-20.

Rushefsky, M. and K. Patel (1998), *Politics, Power and Policy Making*, New York, NY: M.E. Sharpe.

Sabartier, P. A. and H. Jenkins-Smith (1999), The Advocacy Coalition Framework: An Assessment, In P. A. Sabartier (ed.), *Theories of the Policy Process*, Boulder, CO: Westview Press.

Sabatier P. A. and C. M. Weible (2007), The Advocacy Coalition Framework: Innovations and Clarifications, In P. A. Sabatier (ed.), *Theories of the Policy Process,* Boulder. CO: Westview Press.

Sabatier, P. A. (1988), An Advocacy Coalition Framework of Policy Change and the Role of Policy-oriented Learning Therein, *Policy Sciences* 21: 129-168.

Sabatier, P. A. and H. Jenkins-Smith (2007), The Advocacy Coalition Framework: An Assessment, In P. A. Sabatier (ed.), *Theories of the*

Policy Process, Boulder, CO: Westview Press.

Schlager, E. (1995), Policy Making and Collective Action: Defining Coalitions within the Advocacy Coalition Framework, *Policy Sciences* 28(3): 242-270.

Schmitter, P. C. (1979), Still the Century of Corporatism?, In P. C. Schmitter and G. Lehmbruch (eds.), *Trends Toward Corporatist Intermediation*, Beverly Hills, CA: Sage Publications.

Seth, M. J. (2010), A *Concise History of Modern Korea*, Lanham, MD: Rowman & Littlefield.

Sharf, E. B. (1994), Paradoxes of national Antidrug Policy-making, In D. A. Rchefort and R. W. Cobb (eds.), *The Politics of Problem Definition: Shaping the Policy Agenda*, Lawrence, KS: University Press of Kansas.

Smith, M. J. (1993), *Pressure, Power and Policy: State Autonomy and Policy Networks in Britain and the United States*, London, UK: Harvester Wheatsheaf.

Smith, M. J. (2006), Pluralism, In C, Hay et. al. (eds.), *The State: Theories and Issues*, New York, NY: Palgrave.

Stubbs, R. (2009), What Ever Happened to the East Asian Developmental State?: The Unfolding Debate, *The Pacific Review* 22(1): 1-22.

Swell, G. C. (2005), *Actors, Coalitions, and the Framework Convention on Climate Change*, Unpublished PhD Thesis, Massachusetts Institute of Technology, USA.

Tat, Yan Kong (2000), *The Politics of Economic Reform in South Korea: A Fragile Miracle*, London, UK: Routledge.

Truman, D. (1971), *The Governmental Process*, New York, NY: Alfred A.

Knopf.

Waarden van, F. (1992), Dimensions and Types of Policy Networks, *European Journal of Political Research* 21(1-2): 29-51.

Walsh, M. et al. (2005), *Social Policy and Welfare*, Cheltenham, UK: Nelson Thornes.

Watts, D. (2007), *Pressure Groups*, Edinburgh, UK: Edinburgh University Press.

Weible, C. M. (2005), Beliefs and Perceived Influence in a Natural Resource Conflict: An Advocacy Coalition Approach to Policy Networks, *Political Research Quarterly* 58(3): 461-75.

Weible, C. M. (2006), An Advocacy Coalition Framework Approach to Stakeholder Analysis: Understanding the Political Context of California Marine Protected Area Policy, *JPART* 17: 95-117.

Weible, C. M. et al. (2009), Themes and Variations: Taking Stock of the Advocacy Coalition Framework, *The Policy Studies Journal* 37(1): 121-140.

Williams, A. (2004), Governance and Sustainability: An Investigation of the Role of Policy Mediators in the European Union Policy Process, *Policy and Politics* 32(1): 95-110.

Williamson, P. J. (1989), *Corporatism in Perspective*, London, UK: Sage Publications.

Wilson, F. L. (1982), Alternative Models of Interest Intermediation: The Case of France, *British Journal of Political Science* 12(2): 173-200.

Wong, J. (2004), *Health Democracies: Welfare Politics in Taiwan and South Korea*, Ithaca, NY: Cornell University Press.

Wynia, C. W. (1990), *The Politics of Latin American Development,*

Cambridge, UK: Cambridge University Press.

Yin, R. K. (2009), *Case Study Research: Design and Methods*, Thousand Oaks, CA: Sage Publications.

Yishai, Y. (1992), From an Iron Triangles to an Iron Duet?: Health Policy Making in Israel, *European Journal of Political Research* 21(1-2): 91-108.

Young, B. (1990), Does the American Dairy Industry Fit the Meso-corporatist Model?, *Political Studies* 38(1): 72-82.

Zahariadis, N. (1995), *Markets, States, and Public Policy: Privatization in Britain and France*, Ann Arbor, MI: The University of Michigan Press.

Zeigler, H. (1988), *Pluralism, Corporatism and Confucianism*, Philadelphia, PA: Temple University Press.

찾아보기

ㅈ